全国高等卫生职业院校课程改革规划教材

供五年制高职临床医学、护理、助产等医学相关专业使用

案例版™

病原生物学与免疫学

主　编　赵　斌　祝继英

副主编　米亚英　赵海琳　刘　萍

编　者　（按姓氏汉语拼音排序）

刘　萍（四川护理职业学院）

米亚英（大同大学医学院）

任振嶷（四川护理职业学院）

苏映琼（雅安职业技术学院）

吴华英（无锡卫生高等职业技术学校）

谢玲林（四川护理职业学院）

徐泊文（唐山职业技术学院）

赵　斌（四川护理职业学院）

赵海琳（曲靖医学高等专科学校）

赵敏敏（广西医科大学护理学院）

祝继英（雅安职业技术学院）

科学出版社

北　京

内 容 简 介

本教材是全国高等卫生职业院校课程改革规划教材之一,由教学一线的多位高年资老师结合模块化课程改革和案例教学的思路编写而成,在编写过程中编者力求贯彻科学性、实用性和创新性方针,对基础知识遵循“必需”“够用”“实用”的原则。本书主要内容包括三篇,即第一篇医学微生物学,共有23章;第二篇人体寄生虫学,共有4章;第三篇医学免疫学,共有13章,合计40章。教材的内容分为三个模块,即基础模块、技能模块和选学模块,结合具体内容设置了“链接”、“案例”和“考点”。全书制作了配套的课件。

本教材主要供五年制护理专业使用,也可供五年制其他医学相关专业和中职各专业使用,同时可供教师作参考书使用。

图书在版编目(CIP)数据

病原生物学与免疫学 / 赵斌,祝继英主编. —北京:科学出版社,2015.1
全国高等卫生职业院校课程改革规划教材
ISBN 978-7-03-042437-2

Ⅰ.病… Ⅱ.①赵… ②祝… Ⅲ.①病原微生物-高等职业教育-教材 ②医学-免疫学-高等职业教育-教材 Ⅳ.①R37 ②R392

中国版本图书馆CIP数据核字(2014)第261761号

责任编辑:张映桥 邱 波 / 责任校对:胡小洁
责任印制:赵 博 / 封面设计:范璧合

科学出版社 出版
北京东黄城根北街16号
邮政编码:100717
http://www.sciencep.com

北京世汉凌云印刷有限公司 印刷
科学出版社发行 各地新华书店经销
*
2015年1月第 一 版 开本:787×1092 1/16
2019年4月第四次印刷 印张:22
字数:523 000

定价:98.80元

(如有印装质量问题,我社负责调换)

前　言

随着国民经济不断增强和社会的不断发展，近年来，我国对职业教育的重视程度不断增加，政策的支持力度也越来越大。此背景下，我国职业教育改革的步伐愈加稳健，职业教育教学改革的探索也在不断深入。培养出能适应社会科技发展和岗位需求的人才是职业教育工作者们的共同愿望。近年来学分制教学管理改革为职业教育教学制度改革与创新打下了坚实的基础。模块化课程改革和案例教学的探索为中国的职业教育改革和发展提供了契机，教育教学质量正不断提高。

本教材是教学一线的多位高年资老师结合模块化课程改革思路和案例教学成果编写而成，是他们多年教学经验的反映。在编写过程中编者力求贯彻科学性、实用性和创新性方针，对基础知识遵循“必需”、“够用”、“实用”的原则。本教材的特点是章节衔接科学合理、文字流畅、内容翔实、彩图美观大方，学生易学易懂。本教材主要供五年制护理专业使用，也可供中等卫生职业学校师生作参考书使用。

本教材包括三篇，即第一篇医学微生物学，共有23章；第二篇人体寄生虫学，共有4章；第三篇医学免疫学，共有13章，合计40章。教材内容分为三个模块：基础模块、技能模块和选学模块（标有“▲”）。基础模块和技能模块是必修内容，是基本的要求。选学模块的内容由任课教师依据各校各地区实际情况选择性使用。实验部分放在每一章的后面，与相应正文紧密衔接，基本涵盖了该章节所有的实验内容，在具体教学中教师可以根据学校的实际情况开设必要的实验。并可依据实际情况调整教学内容的先后顺序。本教材采用四色印刷，正文中设置了“案例”“链接”和“考点”。在每章后面设置了目标检测题，主要采用护士执业资格考试题型，既有利于学生及时检测知识点的掌握情况，也有利于学生熟悉护士执业资格考试的题型，同时也可供教师教学参考。教材后附有教学大纲及学时分配建议，各学校可依据实际情况灵活安排教学。

本教材建议学时为96学时。本教材的第1~4章由赵敏敏编写，图片由谢玲林提供；第5~7章由赵海琳编写；第8~12章由刘萍编写；第13~15章由苏映琼编写，图片由谢玲林提供；第16~19章由徐泊文编写，图片由谢玲林提供；第20~23章由吴华英编写；第24~27章由赵斌编写；第28~30章由任振巍编写;第31~33章由米亚英编写;第34~37章有谢玲林编写;第38~40章由祝继英编写,图片由刘萍提供。审稿由赵斌、刘萍、米亚英、赵海琳、祝继英完成。

本教材的编写过程中得到了四川护理职业学院、大同大学医学院、广西医科大学护理学院、曲靖医学高等专科学校、雅安职业技术学院、唐山职业技术学院及无锡卫生高等职业技术学校的大力支持,在此表示感谢。由于编者的水平有限,编写时间仓促,教材中难免会有疏漏之处,恳请广大师生批评指正。

编　者

2014年3月

目　录

第一篇　医学微生物学

第 1 章　医学微生物学绪论 ………… (1)
第 1 节　微生物与病原微生物 …… (1)
第 2 节　微生物学与医学微生物学 ………………………… (2)
第 3 节　医学微生物学发展简史 … (2)
第 2 章　细菌的形态与结构 ………… (5)
第 1 节　细菌的大小与形态 ……… (5)
第 2 节　细菌的结构 ……………… (6)
第 3 节　细菌的形态检查 ………… (11)
实验一　细菌的形态学检查 ……… (11)
第 3 章　细菌的生理 ………………… (14)
第 1 节　细菌的生长繁殖 ………… (14)
第 2 节　细菌的代谢产物及其意义 ……………………… (15)
第 3 节　细菌的人工培养 ………… (17)
第 4 节　细菌的分类与命名原则 ………………………… (18)
实验二　细菌的人工培养及生化反应 ………………………… (19)
第 4 章　微生物的分布与消毒灭菌 ……………………………… (22)
第 1 节　微生物的分布 …………… (22)
第 2 节　消毒灭菌 ………………… (24)
第 3 节　影响消毒灭菌的因素 …… (28)
实验三　细菌的分布与消毒灭菌 ……………………… (29)
第 5 章　细菌的遗传与变异 ………… (32)
第 1 节　细菌的变异现象 ………… (32)
第 2 节　细菌的遗传物质▲ ……… (33)
第 3 节　细菌变异的机制 ………… (36)
第 4 节　细菌遗传变异在医学中的应用 ……………………… (39)
第 5 节　细菌的耐药性▲ ………… (40)
实验四　细菌的药物敏感性实验…… (41)
第 6 章　细菌的感染 ………………… (44)
第 1 节　细菌的致病性 …………… (44)
第 2 节　感染的发生与类型 ……… (47)
第 3 节　医院感染 ………………… (49)
第 4 节　细菌感染的检查与防治 ……………………… (52)
实验五　细菌毒素的检测 ………… (53)
第 7 章　球菌 ……………………… (56)
第 1 节　葡萄球菌属 ……………… (56)
第 2 节　链球菌属 ………………… (59)
第 3 节　奈瑟菌属 ………………… (62)
第 8 章　肠杆菌科 ………………… (67)
第 1 节　埃希菌属 ………………… (67)
第 2 节　沙门菌属 ………………… (69)
第 3 节　志贺菌属 ………………… (72)
第 4 节　其他肠道杆菌▲ ………… (74)
第 9 章　螺形菌 …………………… (76)
第 1 节　弧菌属 …………………… (76)
第 2 节　螺杆菌属 ………………… (78)
第 3 节　弯曲菌属▲ ……………… (79)
第 10 章　厌氧性细菌 ……………… (81)
第 1 节　厌氧芽胞梭菌属 ………… (81)
第 2 节　无芽胞厌氧菌 …………… (85)
第 11 章　分枝杆菌属 ……………… (88)
第 1 节　结核分枝杆菌 …………… (88)
第 2 节　麻风分枝杆菌▲ ………… (92)
第 12 章　动物源性细菌▲ ………… (95)
第 1 节　布鲁菌属 ………………… (95)
第 2 节　耶尔森菌属 ……………… (96)
第 3 节　芽胞杆菌属 ……………… (97)
第 13 章　其他病原菌 ……………… (100)
第 1 节　白喉棒状杆菌……………… (100)
第 2 节　铜绿假单胞菌……………… (101)
第 3 节　百日咳鲍特菌……………… (102)
第 4 节　嗜肺军团菌▲……………… (102)
第 5 节　流感嗜血杆菌▲…………… (103)

实验六 常见病原菌实验 ……… (103)

第 14 章 其他原核细胞型微生物 … (107)
第 1 节 螺旋体 ………………… (107)
第 2 节 衣原体 ………………… (109)
第 3 节 支原体 ………………… (111)
第 4 节 立克次体 ……………… (113)
第 5 节 放线菌 ………………… (115)

第 15 章 真菌 ……………………… (117)
第 1 节 真菌的生物学性状 …… (117)
第 2 节 致病性与免疫性 ……… (119)
第 3 节 常见的病原性真菌 …… (120)
第 4 节 微生物学检查与防治原则 ………………… (121)
实验七 其他原核细胞型微生物及真菌实验 ……………… (121)

第 16 章 病毒概述 ……………… (123)
第 1 节 病毒的基本性状 ……… (123)
第 2 节 病毒的感染与免疫 …… (127)
第 3 节 病毒感染的检查与防治 ………………… (131)

第 17 章 呼吸道病毒 …………… (134)
第 1 节 流行性感冒病毒 ……… (134)
第 2 节 麻疹病毒 ……………… (136)
第 3 节 腮腺炎病毒 …………… (138)
第 4 节 冠状病毒及新型冠状病毒 ………………… (138)
第 5 节 风疹病毒 ……………… (139)
第 6 节 其他呼吸道病毒▲ …… (140)

第 18 章 胃肠道感染病毒 ……… (142)
第 1 节 肠道病毒 ……………… (142)
第 2 节 急性胃肠炎病毒 ……… (144)

第 19 章 肝炎病毒 ……………… (147)
第 1 节 甲型肝炎病毒 ………… (147)
第 2 节 乙型肝炎病毒 ………… (148)
第 3 节 其他肝炎病毒▲ ……… (152)

第 20 章 反转录病毒 …………… (156)
第 1 节 人类免疫缺陷病毒 …… (156)
第 2 节 人类嗜 T 细胞病毒▲ … (159)

第 21 章 疱疹病毒 ……………… (162)
第 1 节 单纯疱疹病毒 ………… (163)
第 2 节 水痘-带状疱疹病毒 …… (165)
第 3 节 EB 病毒 ……………… (166)
第 4 节 巨细胞病毒……………… (167)

第 22 章 虫媒病毒与出血热病毒 … (170)
第 1 节 虫媒病毒……………… (170)
第 2 节 出血热病毒▲………… (172)

第 23 章 其他病毒与朊粒 ……… (175)
第 1 节 狂犬病病毒…………… (175)
第 2 节 人乳头瘤病毒▲……… (177)
第 3 节 朊粒▲………………… (178)

第二篇 人体寄生虫学

第 24 章 人体寄生虫学总论 ……… (181)
第 1 节 寄生现象与生活史……… (181)
第 2 节 寄生虫与宿主的关系…… (182)
第 3 节 寄生虫病的流行与防治…………………… (183)

第 25 章 医学蠕虫 ……………… (186)
第 1 节 线虫…………………… (186)
第 2 节 吸虫…………………… (198)
第 3 节 绦虫…………………… (206)
实验八 医学蠕虫实验 ………… (215)

第 26 章 医学原虫 ……………… (217)
第 1 节 叶足虫………………… (217)
第 2 节 鞭毛虫………………… (220)
第 3 节 孢子虫………………… (221)
第 4 节 纤毛虫▲……………… (226)

第 27 章 医学节肢动物 ………… (229)
第 1 节 概述…………………… (229)
第 2 节 昆虫纲………………… (231)
第 3 节 蛛形纲………………… (237)
实验九 医学原虫与医学节肢动物实验 ………………… (240)

第三篇 医学免疫学

第 28 章 医学免疫学概述 ……… (242)
第 1 节 免疫的概念与功能……… (242)
第 2 节 免疫的类型…………… (243)
第 3 节 医学免疫学发展简史…… (243)

第 29 章 免疫系统 ……………… (247)
第 1 节 免疫器官……………… (247)
第 2 节 免疫细胞……………… (248)

第 3 节　免疫分子 ……………… (251)
第 30 章　抗原 ……………… (253)
第 1 节　抗原的概念与特性 …… (253)
第 2 节　抗原的分类 ………… (253)
第 3 节　抗原的特异性与交叉反应 ……………… (255)
第 4 节　决定抗原免疫原性的条件 ……………… (255)
第 5 节　医学上重要的抗原 …… (256)
第 6 节　超抗原与佐剂▲ ……… (259)
第 31 章　免疫球蛋白 ……………… (261)
第 1 节　免疫球蛋白的结构 …… (261)
第 2 节　免疫球蛋白的生物学活性 ……………… (263)
第 3 节　五类免疫球蛋白的特性与功能 ……………… (264)
第 4 节　人工制备抗体▲ ……… (265)
第 32 章　补体系统 ……………… (267)
第 1 节　概述 ……………… (267)
第 2 节　补体系统的激活 ……… (268)
第 3 节　补体系统的生物学活性 ……………… (271)
第 4 节　补体系统异常与疾病▲ ……………… (272)
第 33 章　主要组织相容性复合体 … (273)
第 1 节　HLA 复合体 ………… (273)
第 2 节　HLA 的结构、分布与生物学活性 ………… (274)
第 3 节　HLA 的医学意义 ……… (276)
第 34 章　细胞因子▲ ……………… (278)
第 1 节　细胞因子的共同特性 … (278)
第 2 节　细胞因子分类 ……… (280)
第 3 节　细胞因子的生物学活性 ……………… (281)
第 4 节　与细胞因子及其受体相关的生物制品 ………… (282)
第 35 章　免疫应答 ……………… (284)
第 1 节　概述 ……………… (284)
第 2 节　抗原提呈 ……………… (285)
第 3 节　B 淋巴细胞介导的体液免疫应答 ……………… (287)
第 4 节　T 淋巴细胞介导的细胞免疫应答……………… (290)
第 5 节　免疫耐受▲……………… (291)
第 6 节　免疫调节▲……………… (292)
第 36 章　抗感染免疫 ……………… (294)
第 1 节　非特异性免疫…………… (294)
第 2 节　特异性免疫……………… (296)
第 3 节　抗各类病原体感染免疫……………………… (297)
第 37 章　超敏反应 ……………… (299)
第 1 节　Ⅰ型超敏反应…………… (299)
第 2 节　Ⅱ型超敏反应…………… (303)
第 3 节　Ⅲ型超敏反应…………… (305)
第 4 节　Ⅳ型超敏反应…………… (307)
实验十　超敏反应实验 ………… (309)
第 38 章　免疫缺陷病与自身免疫性疾病▲ ……………… (311)
第 1 节　免疫缺陷病……………… (311)
第 2 节　自身免疫性疾病………… (314)
第 39 章　肿瘤免疫▲ ……………… (318)
第 1 节　肿瘤抗原………………… (318)
第 2 节　机体抗肿瘤免疫效应…… (319)
第 3 节　肿瘤的免疫逃逸机制…… (320)
第 4 节　肿瘤的免疫诊断与治疗……………………… (320)
第 40 章　免疫学的临床应用 ……… (322)
第 1 节　免疫学防治……………… (322)
第 2 节　免疫学检测▲…………… (327)
实验十一　凝集反应实验 ……… (331)
实验十二　酶联免疫吸附试验——HBsAg 的检测 … (332)
参考文献 ……………………… (334)
病原生物学与免疫学教学大纲 …… (335)
目标检测选择题参考答案 ………… (344)

第一篇 医学微生物学

第 1 章 医学微生物学绪论

第 1 节 微生物与病原微生物

微生物(microorganism)是自然界中一类用肉眼看不见,必须借助显微镜放大数百倍乃至数万倍才能观察到的微小生物的总称。微生物具有个体微小、结构简单、繁殖迅速、容易变异、分布广泛等特点。

考点:微生物的概念

一、微生物的种类

微生物种类繁多,按其结构、分化程度、化学组成等特点可分成三型(表 1-1,图 1-1)。

表 1-1 三型微生物比较表

考点:微生物分类

比较点	真核细胞型微生物	原核细胞型微生物	非细胞型微生物
大小	最大,5.0~30.0μm	中等,0.2~20.0μm	最小,0.02~0.30μm
细胞核	真核	拟核	无
核酸	DNA 和 RNA	DNA 和 RNA	DNA 或 RNA
细胞壁	有	有或无	无
细胞器	完善	不完善	无
繁殖方式	无性和(或)有性	二分裂	复制
人工培养基	可以培养	除立克次体、衣原体外,可以培养	不可以培养
滤菌器	不能通过	除支原体、立克次体、衣原体外,不能通过	能通过
抗生素	不敏感	敏感	不敏感

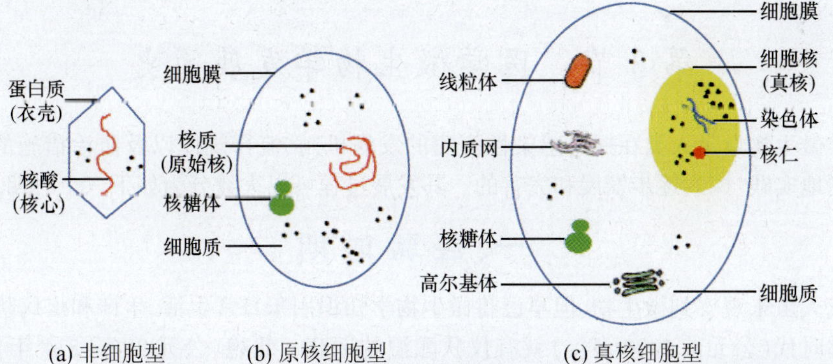

图 1-1 三种类型微生物结构模式图

1. 真核细胞型微生物　细胞核分化程度较高,有核膜、核仁和染色体;胞质内有完善的细胞器如内质网、核糖体及线粒体等,如真菌。

2. 原核细胞型微生物　细胞核分化程度较低,没有核膜与核仁,仅有 DNA 盘绕而成的拟核;细胞器不完善,只有核糖体。这类微生物种类众多,包括细菌、螺旋体、支原体、立克次体、衣原体和放线菌。

3. 非细胞型微生物　无完整的细胞结构,无产生能量的酶系统,只能在活细胞内生长繁殖。大多由核酸(DNA 或 RNA)和蛋白质组成,有的则仅有核酸或蛋白质。非细胞型微生物主要包括病毒和亚病毒。

二、微生物与人类的关系

考点:病原微生物概念

自然界、人和动植物体表及与外界相同的腔道中都有微生物存在。绝大多数微生物对人类是有益的。微生物参与自然界氮、碳等的物质循环。微生物与医药工业密切相关,可预防传染病和制造生物药剂,如抗生素和维生素的生产。食品工业中,常利用微生物制备、改善食品,如用毛霉菌和黄酒生产酱豆腐;还可利用微生物制备饮品,如生产酸奶。人类体表及其与外界相通腔道中的微生物,在正常情况下具有拮抗外来菌的侵袭和定居、为人类提供必需的营养物质(维生素和氨基酸)等作用。

少数微生物可引起人类或动植物疾病,称为病原微生物。这类微生物可引起人类多种疾病,如伤寒、痢疾、结核、麻疹、肝炎、艾滋病(获得性免疫缺陷综合征)及非典(严重急性呼吸道综合征)等疾病。有些微生物只有在特定条件下才具有致病性,称为条件致病菌,又称为机会致病性微生物。

第 2 节　微生物学与医学微生物学

微生物学是研究微生物的形态结构、生命活动、分类以及与人类、动植物、自然界相互关系的科学。

医学微生物学(medical microbiology)是研究与人类疾病有关的病原微生物的生物学特性、致病性、感染与免疫、微生物学诊断及防治措施的科学,以控制和消灭感染性及其相关疾病,保障和提高人类健康水平。

医学微生物学的基本理论和基本知识也是为学习其他医学基础课程和临床医学奠定基础。通过学习医学微生物学,学生能够树立无菌观念,会进行正确的无菌操作,进而预防和控制感染性疾病的发生。

第 3 节　医学微生物学发展简史

医学微生物学是人类在探讨感染性疾病的发病机制、流行规律以及防治措施的过程中,通过不断地实践、探索逐步发展和完善的。其发展过程可以大致分为如下三个时期。

一、经 验 时 期

古代人虽未观察到微生物,但早已将微生物学知识用于日常生活、生产和疾病防治中。

夏禹时代(公元前 2000 多年)就有仪狄酿酒的记载。北魏(公元 386 ~ 534 年)《齐民要术》中详细记载了制醋的方法。民间生活中常用的糖渍、盐腌、烟熏等保存食物的方法,正是通过抑制微生物的生长繁殖来防止食物的腐烂变质。

北宋末年(11世纪初),刘真人提出肺痨(肺结核)是由虫引起的,开启了关于传染病发生机制的探究。明朝李时珍在《本草纲目》中指出,将患者的衣服蒸过后再穿就不会传染上疾病;在明代隆庆年间(1567～1572)我国率先使用人痘来预防天花,我国在古代已意识到疾病预防的重要性。

二、实验时期

(一) 病原微生物学的建立

1676年,荷兰人列文虎克(Antony van Leeuwenhoek,1632～1723)用自磨镜片制造了世界上第一架放大倍数40～270倍的显微镜,并从雨水、池塘水等标本中第一次观察到了各种微生物,从而揭示出一个过去从未有人知晓的微生物世界,奠定了微生物形态学的基础。

1857年,法国科学家巴斯德(Louis Pasteur,1822～1895)发现微生物与人、动物和植物疾病的关系,证实微生物可引起有机物质的发酵与腐败,并创立了至今仍沿用于酒类和乳类的巴氏消毒法,开创了微生物的生理学时代。

1873～1881年,德国细菌学家郭霍(1843～1910)发现了炭疽杆菌、伤寒杆菌、结核杆菌、霍乱弧菌等传染病菌,发明了细菌的固体培养技术、细菌染色法、用于诊断结核病的结核菌素和预防炭疽、霍乱的免疫接种法。

(二) 疾病防治探索

随着病原微生物学的发展,人们也在不断探索传染性疾病的防治方法。

1. 传染病预防方法的探索　18世纪末,英国医生琴纳(Edward Jenner)创用牛痘预防天花;法国科学家巴斯德研制鸡霍乱、炭疽和狂犬病疫苗成功;1891年,德国学者贝林(Behring)用含白喉抗毒素的动物免疫血清成功治愈白喉患儿。

2. 传染病治疗方法的探索　1910年,德国化学家欧立希(Ehrlich)合成了治疗梅毒的砷剂,开创了微生物性疾病的化学治疗途径。1929年,英国细菌学家弗莱明(Fleming)发现了青霉素,随后链霉素、氯霉素、红霉素等抗生素不断被发现并广泛应用于临床,为感染性疾病的治疗带来了一场伟大的革命。

三、现代微生物学时期

20世纪以前,人类健康的最大杀手是细菌。经无数科学家的努力,在已了解大多数致病菌并找到对付其的最有利武器——抗生素以后,病原微生物学家把更多的注意力转移到病毒身上。

20世纪中期,随着电子显微镜、气相及液相色谱、免疫学、分子生物学技术的进步,医学微生物学得到迅速发展。军团菌、幽门螺杆菌、SARS冠状病毒、人类免疫缺陷病毒、朊粒等不断被发现;对病原微生物致病性的认识更加深入,如内源性感染、细菌耐药性机制的研究等;新的抗生素也不断问世,有效地控制了传染性疾病的流行。免疫标记技术、DNA探针技术、聚合酶链反应等微生物学检验技术飞速发展,传染病的防治措施不断更新,亚单位疫苗、基因工程疫苗、核酸疫苗等新型疫苗研制进展迅速,细胞因子、单克隆抗体和基因治疗等手段亦开始出现于病毒性疾病的治疗领域。

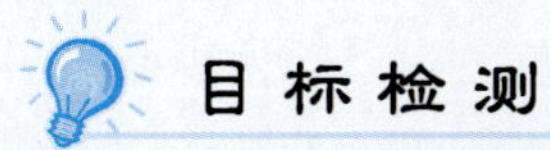

一、名词解释

1. 病原微生物　2. 医学微生物学

二、填空题

1. 微生物种类繁多,按其结构、分化程度、化学组成等特点可分成三型：________、________和________。

2. 医学微生物学的发展过程可以大致分为三个时期：________、________和________。

三、选择题

A_1 型题(单句型最佳选择题)

1. 下列属于原核细胞型微生物的是
A. 细菌 B. 病毒
C. 真菌 D. 亚病毒
E. 以上都不对

2. 下列属于真核细胞型微生物的是
A. 立克次体 B. 细菌
C. 真菌 D. 病毒
E. 支原体

3. 下列属于非细胞型微生物的是
A. 衣原体 B. 病毒
C. 细菌 D. 放线菌
E. 真菌

4. 显微镜的发明人是
A. 列文虎克 B. 巴斯德
C. 郭霍 D. 琴纳
E. 弗莱明

5. 创用牛痘预防天花的是
A. 巴斯德 B. 列文虎克
C. 郭霍 D. 琴纳
E. 弗莱明

四、简答题

1. 简述三型微生物的特点及相关微生物。
2. 简述微生物与人类的关系。

(赵敏敏)

第 2 章　细菌的形态与结构

细菌(bacterium)是一类具有细胞壁和核质的单细胞原核细胞型微生物。其特点是体积微小、结构简单,无核膜、核仁,为一团核质,只有核糖体一种细胞器。细菌的生物学性状在鉴别细菌、诊断与防治细菌性疾病等方面有非常重要的临床意义。

第 1 节　细菌的大小与形态

一、细菌的大小

细菌体积微小,通常以微米(μm)作为其大小的计量单位,需借助于光学显微镜放大几百倍到上千倍才能看到。细菌种类不同,其大小不一;同一种细菌因菌龄和生长环境的不同大小也有所差异。

考点:细菌大小的计量单位

二、细菌的形态

细菌按其外形主要分为三类:球菌、杆菌和螺形菌(图 2-1)。

考点:细菌的基本形态

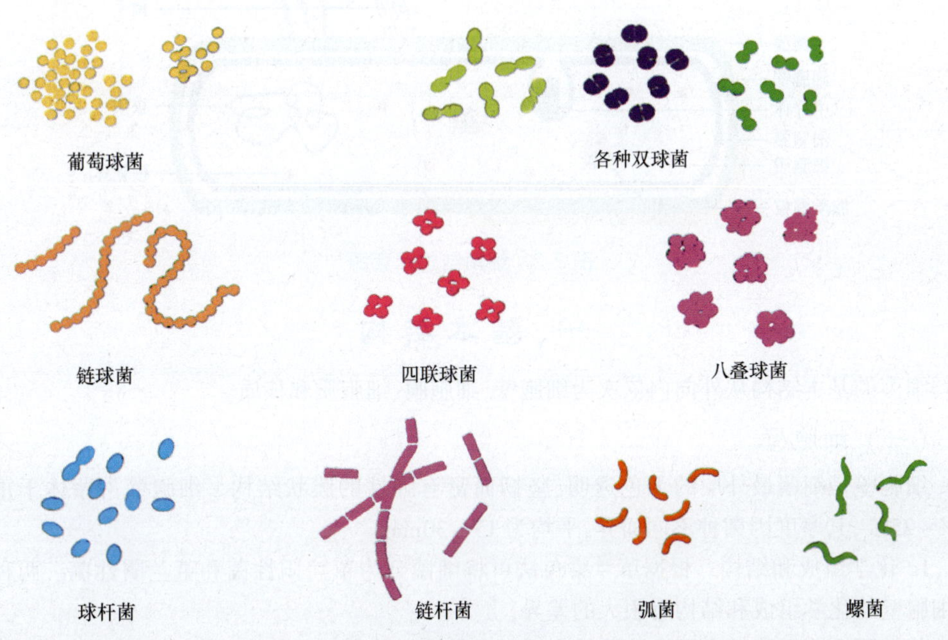

图 2-1　细菌的基本形态

(一) 球菌

球菌外观呈球形或近似球形,直径 1μm 左右。根据细菌繁殖时分裂平面的差异和分裂后菌体之间相互黏附方式的不同,可将球菌分为双球菌、链球菌、葡萄球菌、四联球菌、八叠球菌等。

(二) 杆菌

杆菌的形态多为直杆状,有的菌体微弯。根据杆菌形态上的差异,可把杆菌分为棒状杆菌、球杆菌、分枝杆菌等。

杆菌的大小存在很大差异。大多数杆菌属于中等大小，如大肠埃希菌为(0.5～0.7)μm×(2～3)μm；个别杆菌偏大或偏小，如炭疽杆菌为(1.0～1.3)μm×(3～5)μm，而野兔热杆菌为0.2μm×(0.3～0.7)μm。

(三) 螺形菌

螺形菌可分为弧菌和螺菌。弧菌，呈弧状或逗点状，菌体长2～3μm，只有一个弯曲，如霍乱弧菌；螺菌，呈螺旋状，菌体长3～6μm，有数个弯曲，如鼠咬热螺菌。

在适宜的生长条件下培养8～18h的细菌形态较为典型。各种理化因素均可影响细菌的形态。当温度、时间、pH以及培养基的成分发生改变或细菌受抗生素等不利因素的作用时，常出现梨形、气球状、丝状等多种衰退型形态，不易识别，在观察和鉴定时应引起注意。

第2节 细菌的结构

细菌的结构可分为基本结构和特殊结构(图2-2)。基本结构是所有细菌都具有的结构，包括细胞壁、细胞膜、细胞质和核质。特殊结构是某些细菌在一定条件下所形成的特有结构，有鞭毛、菌毛、荚膜、芽胞等。

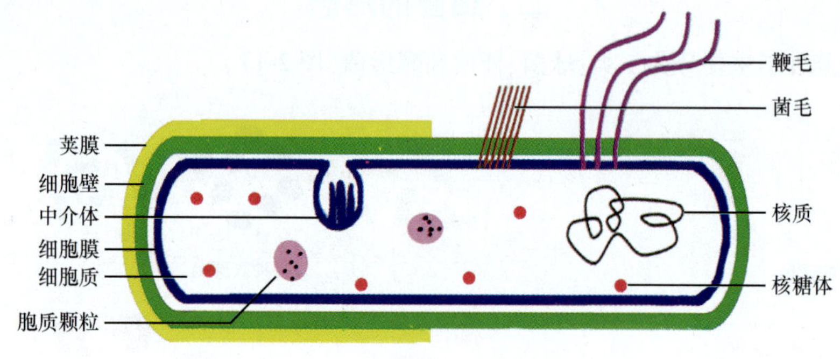

图2-2 细菌结构示意图

一、基本结构

考点：细菌的基本结构

细菌的基本结构从外向内依次为细胞壁、细胞膜、细胞质和核质。

(一) 细胞壁

细胞壁是细菌最外层的无色透明、坚韧而富有弹性的膜状结构。细胞壁占菌体干重的10%～25%，其厚度因菌种不同而异，平均为15～30nm。

1. 化学组成和结构 根据革兰染色法可将细菌分为革兰阳性菌和革兰阴性菌。两种细菌细胞壁的化学组成和结构有很大的差异。

考点：G^+菌和G^-菌细胞壁的化学组成和结构特点

革兰阳性菌细胞壁主要由肽聚糖和磷壁酸构成(图2-3)。肽聚糖包括聚糖骨架、四肽侧链和五肽交联桥三部分。革兰阳性菌的肽聚糖可多达50层。聚糖骨架由N-乙酰葡萄糖胺和N-乙酰胞壁酸经β-1,4糖苷键连接，交替排列而成；四肽侧链的氨基酸组成及连接方式随菌种而异；五肽交联桥由五个甘氨酸组成，与相邻的四肽侧链连接，构成了肽聚糖的三维立体结构(图2-4)；磷壁酸镶嵌于肽聚糖的三维结构中，能黏附在机体细胞的表面，与细菌的致病性密切相关。有些药物就是通过破坏肽聚糖的结构或抑制其合成而杀伤细菌的，溶菌酶能切断肽聚糖中N-乙酰葡萄糖胺和N-乙酰胞壁酸的β-1,4糖苷键连接，破坏肽聚糖骨架结构，引起细菌裂解；青霉素通过干扰四肽侧链上的D-丙氨酸与五肽交联桥之间的连接，使细菌不能合成完整的细胞壁，导致细菌死亡。

有些革兰阳性菌细胞壁表面有一些与细菌致病性有关的特殊表面蛋白质，如A组链球菌表面的M蛋白、金黄色葡萄球菌表面的A蛋白等。

革兰阴性菌细胞壁主要由肽聚糖和外膜组成(图2-5)。肽聚糖是由聚糖骨架和四肽侧链形成的疏松二维平面结构，革兰阴性菌的肽聚糖只有1～2层；外膜位于肽聚糖外侧，由内向外依次为脂蛋白、脂质双层和脂多糖。

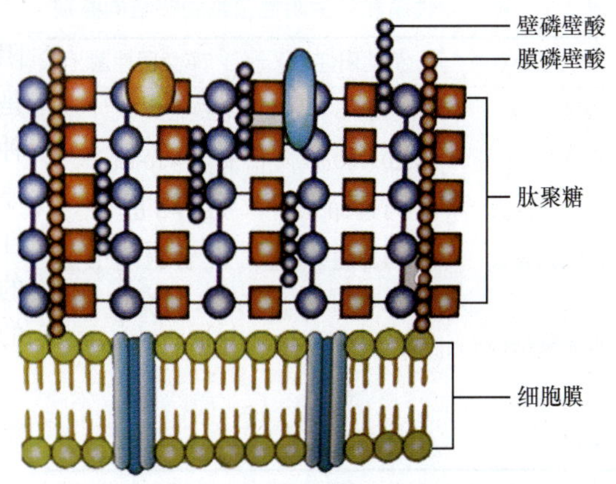

图 2-3　革兰阳性菌细胞壁结构模式图

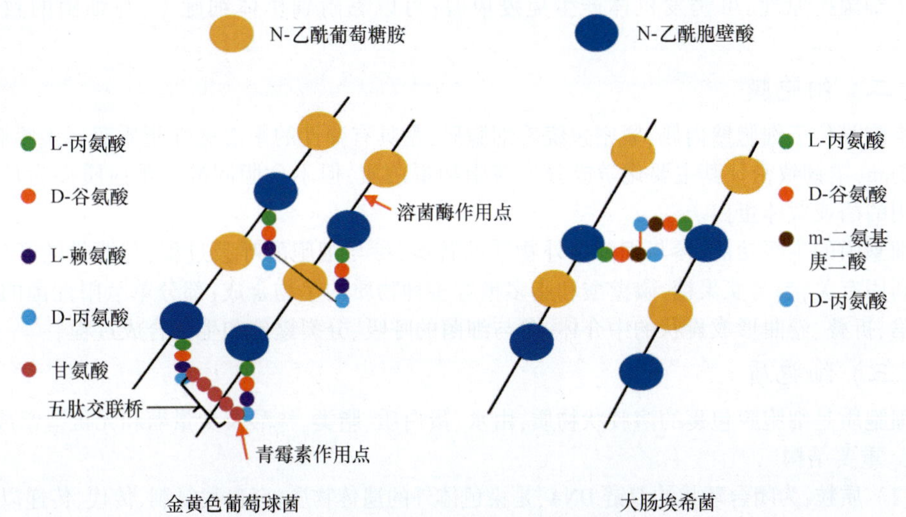

图 2-4　肽聚糖结构示意图

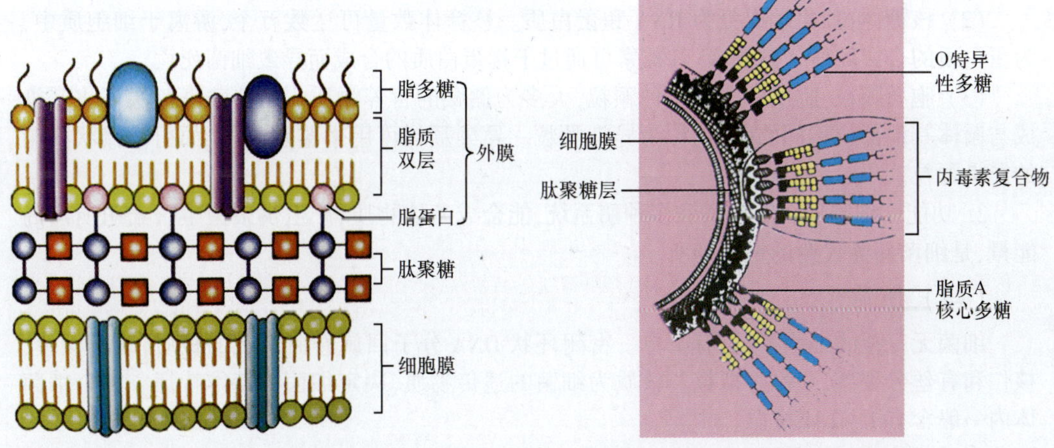

图 2-5　革兰阴性菌细胞壁结构示意图

图 2-6　革兰阴性菌脂多糖结构示意图

表 2-1 革兰阳性菌和革兰阴性菌细胞壁结构鉴别

鉴别点	革兰阳性菌	革兰阴性菌
强度	较坚韧	较疏松
厚度	厚,20~80nm	薄,5~10nm
肽聚糖层数	多,可达50层	少,1~3层
肽聚糖含量	多,可占胞壁干重50%~80%	少,占胞壁干重5%~20%
肽聚糖结构	三维立体	二维平面
磷壁酸	+	-
外膜	-	+

脂多糖(lipopolysaccharide,LPS)是革兰阴性菌的内毒素,由三部分组成(图2-6)。一是O特异性多糖,位于脂多糖的最外层,具有种特异性,是革兰阴性菌的菌体抗原(O抗原);二是位于中间的核心多糖,具有属特异性;三是最内层的脂质A(lipid A),是内毒素的毒性部分,因为无种属特异性,故不同细菌的内毒素引起的毒性作用相似。

革兰阳性菌和革兰阴性菌细胞壁结构的主要区别见表2-1。

2. 功能 细胞壁的主要功能有:维持菌体形态;能耐受菌体内的高渗透压,保护细菌在低渗环境下不易破裂;允许水分及直径小于1nm的可溶性小分子自由通过,与细胞膜共同完成菌体内外的物质交换;有多种抗原决定簇,决定了细菌抗原性,可诱发机体产生免疫应答;可以黏附到机体细胞上,与细菌的致病性有关。

(二) 细胞膜

细胞膜位于细胞壁内侧,紧密包绕着细胞质,是具有弹性的半渗透性脂质双层生物膜,厚约7.5nm,柔韧致密。其主要化学成分为磷脂和蛋白质,但不含胆固醇。蛋白质多为具有特殊作用的酶或载体蛋白。

细胞膜的主要功能:参与细菌内外物质的转运;参与细胞的呼吸过程,与能量的产生、储存和利用有关;参与肽聚糖、磷壁酸和脂多糖等多种物质的生物合成;部分革兰阳性菌的细胞膜内陷、折叠、卷曲形成囊状的中介体,参与细菌的呼吸、分裂繁殖和生物合成过程。

(三) 细胞质

细胞质是细胞膜包裹的溶胶状物质,由水、蛋白质、脂类、核酸及少量糖和无机盐组成。

1. 重要结构

(1) 质粒:为闭合环状的双链DNA,是染色体外的遗传物质,有自我复制、传代、传递以及自行丢失或消除等基本特征。质粒控制细菌某些特定的遗传性状,如致育质粒(F质粒)、耐药性质粒(R质粒)、毒力质粒(Vi质粒)等分别决定着细菌的性菌毛、耐药性以及毒力等生物学性状。

(2) 核糖体:其化学成分为RNA和蛋白质。核糖体数量可达数万个,游离于细胞质中,为蛋白质的合成场所。链霉素、红霉素可通过干扰蛋白质的合成而导致细菌死亡。

(3) 胞质颗粒:胞质中含有多种颗粒,大多为储藏的营养物质。用特殊染色法可将其染成与菌体其他部位不同的颜色,称为异染颗粒。异染颗粒可用来鉴别细菌,如白喉棒状杆菌的异染颗粒。

2. 功能 细胞质含有核酸和多种酶系统,能合成菌体物质,产生供细菌生长繁殖所需的能量,是细菌新陈代谢的重要场所。

(四) 核质

考点:细菌特殊结构的功能及意义

细菌无完整的细胞核,仅有由单一密闭环状DNA分子回旋卷曲而成的核质,缺乏核膜、核仁和有丝分裂器,又称为拟核。核质为细菌的遗传物质,决定细菌的基本特征。一个细菌体内一般含有1~2团核质。

二、特殊结构

细菌的特殊结构是某些细菌的特有结构,主要包括荚膜、菌毛、鞭毛和芽胞。

（一）荚膜

荚膜是某些细菌生长时合成分泌到细胞壁外的一层黏液性物质(图 2-7)。细菌荚膜的化学成分一般为多糖,如肺炎双球菌;少数的为多肽,如炭疽杆菌;个别的是透明质酸,如链球菌。荚膜对碱性染料的亲和力低,普通染色法不易着色,需要特殊染色法方能显色。

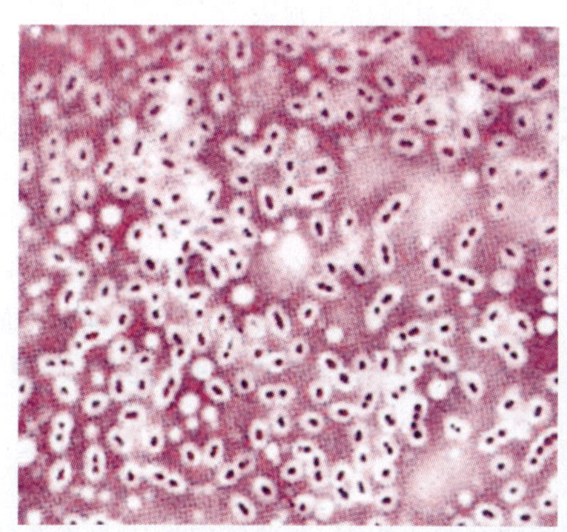
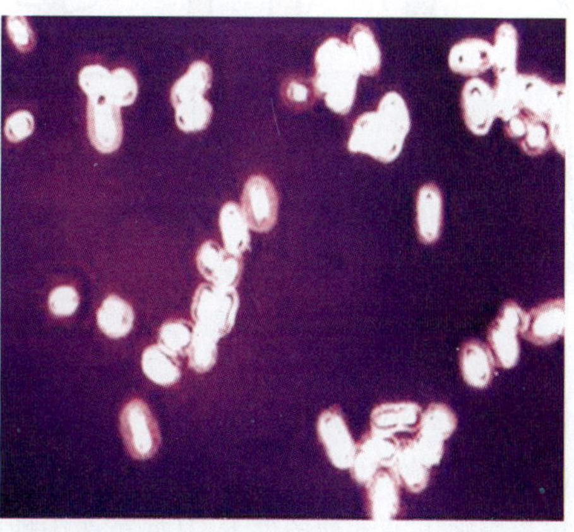

图 2-7　细菌的荚膜

不同细菌荚膜的有无及形态特点各异,因此荚膜可以作为细菌鉴别与分型的依据。荚膜与细菌的致病性密切相关,可黏附于组织细胞表面,引起机体的感染;能抵抗机体吞噬细胞的吞噬作用;还可以避免或减少抗体、药物等杀菌物质对菌体的损伤,保护菌体,从而增强细菌的侵袭力。

（二）菌毛

多数革兰阴性菌与少数革兰阳性菌表面有一种细而短、多而直的丝状物,称为菌毛。菌毛的基本成分为蛋白质,称为菌毛素。菌毛必须在电子显微镜下才可以被观察到。

菌毛分为普通菌毛和性菌毛两种。普通菌毛具有很强的黏附性,可以牢固地与呼吸道、消化道或泌尿生殖道的黏膜上皮细胞受体结合并定植,进而侵入细胞内,引起机体感染;菌毛消失,菌体的侵袭力也随之丧失。性菌毛可以在细菌间传递质粒,进而传递某些遗传信息(图 2-8)。

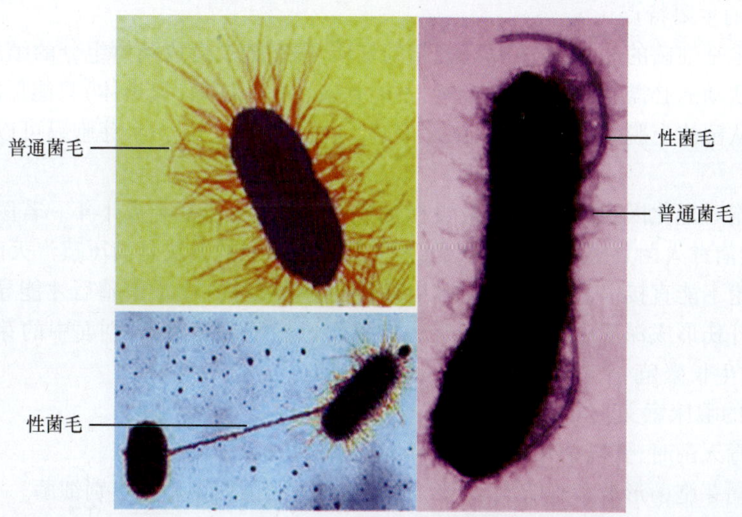

图 2-8　菌毛电镜图

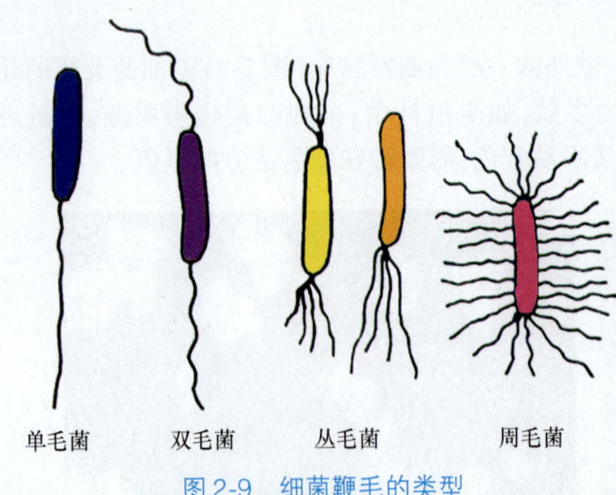

图 2-9 细菌鞭毛的类型

(三) 鞭毛

鞭毛是附着在某些细菌的细胞膜上并游离于菌体外的细长呈波浪状弯曲的丝状物。鞭毛的形态可用特殊染色法在光学显微镜下观察。

根据鞭毛位置和数量的差异可将此类细菌分为四类(图 2-9):单毛菌、双毛菌、丛毛菌、周毛菌。

鞭毛为菌体的运动器官;有些菌体的鞭毛与致病性有关,活泼的鞭毛运动可以使菌体迅速到达易感的组织细胞表面,产生毒性物质而致病,如霍乱弧菌;鞭毛亦可以作为细菌鉴别与分型的依据。

(四) 芽胞

在营养缺乏等不利条件下,某些革兰阳性菌胞质会脱水浓缩,在菌体内形成通透性低、折光性很强、不易着色的圆形或椭圆形小体,称为芽胞(图 2-10)。

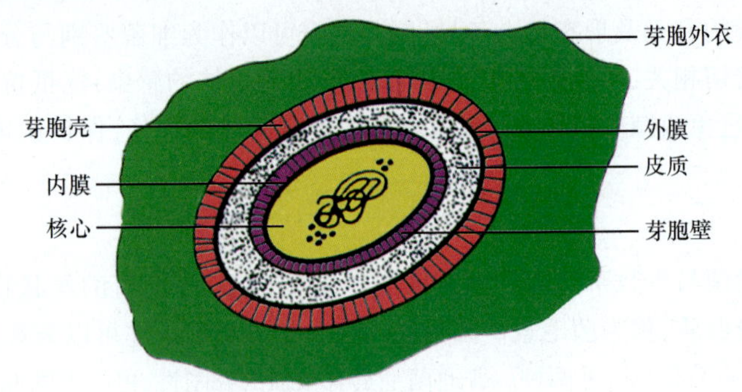

图 2-10 细菌芽胞结构模式图

1. 芽胞的主要特点

(1) 芽胞是细菌的休眠状态,具有完整的核质、酶系统及合成菌体组分的结构,保存了细菌全部生命活动的必需物质,但代谢缓慢,不能繁殖。一个细菌(繁殖体)只能形成一个芽胞,芽胞成熟后从菌体上脱落、游离,菌体随之崩解。在适宜条件下,一个芽胞只可以形成一个繁殖体。

(2) 芽胞对理化因素的抵抗力强,可在自然界中存活几年甚至数十年。若医疗物品被其污染,用一般消毒灭菌方法难以将其杀死,杀灭芽胞最可靠的方法是高压蒸汽灭菌法。

(3) 芽胞不能直接引起疾病,只有其出芽转变为繁殖体并大量繁殖后才能导致疾病的发生。如人体外伤形成深部创口,若被泥土中的破伤风梭菌芽胞污染,创面中的芽胞形成繁殖体,在伤口内生长繁殖 ,产生毒素从而引起破伤风。

2. 芽胞的临床意义

(1) 消毒灭菌时,要以杀死芽胞作为彻底灭菌的指标。

(2) 不同芽胞菌形成芽胞的大小、形态和位置不同,因而可用来鉴别细菌。

第 3 节　细菌的形态检查

细菌的形态和结构是鉴别细菌的重要依据之一。细菌的形态检查一般分为不染色标本检查法和染色标本检查法两种。

一、不染色标本检查法

不染色标本检查法是指细菌标本不经过染色直接镜检。常用的方法有压滴法和悬滴法。普通光学显微镜或暗视野显微镜可观察菌体的形态和运动情况，而相差显微镜则能相对清晰地观察菌体的形态和结构。

二、染色标本检查法

由于细菌个体微小且半透明，因此染色标本检查法能更好地观察细菌的大小、形态和结构。由于细菌在中性或弱碱性的环境中带负电荷，易与带正电荷的碱性物质结合着色，所以一般选用碱性染料进行染色。常用的方法如下。

（一）单染色法

单染色法只用一种染料染色，如亚甲蓝、复红等。单染色后可以观察细菌的形态、大小和排列，但不能鉴别细菌。

（二）复染色法

复染色法又称鉴别染色法。使用两种以上的染料染色，可将细菌染成不同颜色，染色后可以鉴别细菌。常用的方法有革兰染色法和抗酸染色法。目前应用最广泛的为革兰染色法。

1. 革兰染色法　由丹麦细菌学家革兰于 1884 年创建，是细菌学中最为经典的染色方法。

考点：革兰染色法的染色方法结果及临床意义

（1）染色方法：细菌涂片干燥固定后，用结晶紫初染，再加碘液媒染，使之生成结晶紫与碘的复合物，然后用 95% 乙醇脱色，最后用稀释复红复染。

革兰染色法可将细菌分为两大类：凡能抵抗乙醇脱色，仍呈现紫色者为革兰阳性菌；凡能被乙醇脱色，由稀释复红复染后呈红色者为革兰阴性菌。

（2）临床意义：一是鉴别细菌，革兰阳性菌被染成紫色，而革兰阴性菌则呈现红色；二是选择抗菌药物，如大多数革兰阳性菌对青霉素、红霉素等比较敏感，而革兰阴性菌则对链霉素、庆大霉素等比较敏感；三是研究细菌的致病性，革兰阳性菌多以外毒素致病，而革兰阴性菌主要以内毒素致病，两者的致病机制和所致临床症状均不相同。

2. 抗酸染色法　主要用于鉴别抗酸性杆菌与非抗酸性杆菌。方法是将干燥固定后的细菌涂片用 5% 的苯酚复红加温初染，再用 3% 盐酸乙醇脱色，最后用亚甲蓝复染。凡能抵抗乙醇脱色，呈现红色者为抗酸染色阳性菌，如结核分枝杆菌；凡能被乙醇脱色，由亚甲蓝复染后呈蓝色者为抗酸染色阴性菌。

实验一　细菌的形态学检查

一、实验目的

1. 掌握革兰染色法的基本步骤和结果判断。
2. 能熟悉使用显微镜观察细菌基本形态和特殊结构。
3. 了解悬滴法和压滴法的基本步骤。

二、实验用品

实验用品包括葡萄球菌或大肠埃希菌普通琼脂培养物、葡萄球菌液体培养物、凹玻片、盖玻片、载玻片、凡士林、生理盐水、玻片夹、革兰染色液、滴管、酒精灯、接种环、小镊子、显微镜及葡萄球菌、大肠埃希菌、白喉杆菌、链球菌、结核杆菌、鞭毛、芽胞、荚膜染色标本片等。

三、实验内容和方法

(一) 不染色标本检查法

1. 悬滴法

(1) 取凹玻片一张,在凹窝四周涂少许凡士林。

(2) 用接种环取一环葡萄球菌菌液置于盖玻片中央。

(3) 将凹玻片倒置于盖玻片上,凹窝正对盖玻片中央的菌液。

(4) 迅速翻转凹玻片,用小镊子轻压盖玻片,使之与凹玻片黏合封闭。

(5) 显微镜观察标本片:先用低倍镜找到标本所在位置,再换中倍镜、高倍镜或油镜观察。观察时可下调聚光器,减少光亮,以利于观察悬滴片。

2. 压滴法

(1) 用接种环取 2 ~ 3 环菌液,置于载玻片中央。

(2) 用镊子夹一片盖玻片,先使盖玻片一侧接触菌液,然后缓慢放平,盖于菌液上,过程中应防止气泡产生。

(3) 用小镊子轻压盖玻片,使之与载玻片黏合封闭。

(4) 显微镜观察标本片:先用低倍镜找到标本所在位置,再换中倍镜、高倍镜或油镜观察。观察时可下调聚光器,减少光亮,以利于观察悬滴片。

(二) 染色标本检查法

1. 细菌涂片的制作

(1) 涂片:接种环用酒精灯烧灼并冷却后,取 1 ~ 2 环生理盐水置于载玻片中央。接种环再烧灼冷却后,取少许菌落放在载玻片生理盐水中研磨,制成菌液。

(2) 干燥:用玻片夹夹住细菌涂片,标本面朝上,在离酒精灯火焰 15cm 处缓慢加热烘干,切勿靠近火焰。也可以将标本片放于室温下自然晾干。

(3) 固定:用玻片夹夹住细菌涂片,标本面朝上,使涂片水平迅速地来回通过酒精灯火焰 3 次。注意玻片温度不可过高,以玻片反面触及手背部皮肤不烫为宜。

2. 革兰染色方法

(1) 初染:用滴管吸取结晶紫染液,滴 1 ~ 2 滴到涂片上,静置 1min,用滴管吸水轻轻冲洗,甩去积水。

(2) 媒染:用滴管吸取碘液,滴 1 ~ 2 滴到涂片上,静置 1min,用滴管吸水轻轻冲洗,甩去积水。

(3) 脱色:用滴管吸取 95% 乙醇,滴数滴到涂片上,摇动玻片数秒钟,然后斜持玻片,继续滴乙醇到涂片上,直至滴下的乙醇为无色为止(约 0. 5min)。最后用滴管吸水轻轻冲洗,甩去积水。

(4) 复染:用滴管吸取稀释复红染液,滴 1 ~ 2 滴到涂片上,静置 0. 5min,用滴管吸水轻轻冲洗,甩去积水。

(5) 吸干:用吸水纸吸干标本片。

(6) 显微镜观察:先用低倍镜找到标本所在位置,再换中倍镜、高倍镜观察。然后在标本片上滴加松柏油，换油镜头仔细观察。

3. 实验结果　革兰染色法可将细菌分为两大类：凡能抵抗乙醇脱色，仍呈现紫色者为革兰阳性菌，如葡萄球菌；凡能被乙醇脱色，由稀释复红复染后呈红色者为革兰阴性菌，如大肠埃希菌。

（三）细菌形态的观察

1. 细菌基本形态　用油镜头观察细菌的大小、形态、排列及染色性等基本特征。

2. 细菌特殊结构　用油镜头观察细菌特殊结构的大小、形态、数量、颜色和位置等特点。

四、实验作业

1. 描绘葡萄球菌、大肠埃希菌、芽胞和荚膜的显微镜下图。

2. 革兰染色法为什么能够将革兰阳性菌染成蓝紫色？

目标检测

一、名词解释

1. 细菌　2. 革兰染色法

二、填空题

1. 细菌按其外形主要分为________、________和________三类。

2. 细菌的特殊结构是某些细菌的特有结构，包括________、________、________和________。

三、选择题

A_1 型题（单句型最佳选择题）

1. 细菌的测量单位常用
   A. 毫米　B. 微米
   C. 毫微米　D. 纳米
   E. 厘米

2. 细菌的特殊结构不包括
   A. 荚膜　B. 菌毛
   C. 鞭毛　D. 芽胞
   E. 核糖体

3. 维持细菌形态的主要结构是
   A. 细胞壁　B. 细胞膜
   C. 细胞质　D. 芽胞
   E. 荚膜

4. 关于芽胞描述正确的是
   A. 芽胞可以繁殖
   B. 所有的细菌均能形成芽胞
   C. 抵抗力强，是消毒灭菌的指标
   D. 芽胞一般在体内形成
   E. 芽胞容易着色

5. 革兰阴性菌和革兰阳性菌细胞壁共有的成分是
   A. 肽聚糖　B. 外膜
   C. 磷壁酸　D. 脂质A
   E. 以上都不对

6. 可作为灭菌是否彻底的指标的是
   A. 荚膜　B. 菌毛
   C. 鞭毛　D. 芽胞
   E. 核糖体

7. 可在细菌之间传递质粒的结构是
   A. 普通菌毛　B. 鞭毛
   C. 性菌毛　D. 荚膜
   E. 外膜

8. 下列有关荚膜的描述正确的是
   A. 细菌的运动器官
   B. 用一般染料染色易着色
   C. 成分多为多糖
   D. 营养缺乏时易形成
   E. 以上都不对

A_2 型题（病历摘要型最佳选择题）

9. 患者，男，52岁，因发热，腹痛、腹泻、大便带有黏液、脓血1天来诊。确诊为细菌性痢疾。该患者发热的原因是内毒素引起的内毒素血症。内毒素存在于细菌的
   A. 细胞壁　B. 细胞膜
   C. 细胞质　D. 核质
   E. 菌毛

四、简答题

1. 简述细菌的基本结构和特殊结构。

2. 简述革兰染色法的基本步骤。

（赵敏敏　谢玲林）

第 3 章　细菌的生理

第 1 节　细菌的生长繁殖

细菌可从外界摄取营养物质,合成自身成分并获得能量,同时不断排出代谢产物。细菌的代谢产物对医疗卫生行业具有重要的意义。

细菌的生长繁殖与环境条件关系密切。条件适宜时,细菌代谢繁殖迅速;条件不利时,细菌的代谢会受到抑制甚至死亡。了解细菌的生长繁殖条件与规律对细菌的人工培养、分离鉴定以及细菌的致病性、诊断方法、防治措施的研究均具有重要的意义。

一、细菌的理化性状

(一) 化学组成

1. 一般成分　细菌和其他生物细胞相似,基本化学成分包括水、蛋白质、无机盐、糖类、脂肪和核酸等。液体成分是水,占菌体重量的 75% ~ 90% 。剩余部分为固体成分,其中蛋白质以核蛋白、糖蛋白和脂蛋白为主;核酸包括 DNA 和 RNA。DNA 存在于染色体和质粒中,RNA 则主要存在于胞质中。

2. 特殊成分　细菌还含有一些特殊的成分,如胞壁酸、磷壁酸、肽聚糖、D 型氨基酸、二氨基庚二酸、脂多糖、吡啶二羧酸等。

(二) 物理性状

1. 半透性　细菌的细胞壁和细胞膜都具有半透膜性质,允许水和部分小分子物质自由通过,同时允许其他物质有选择地通过。半透性是细菌与外界环境进行物质交换的基础。

2. 表面积　细菌体积微小,故相对表面积大,利于细菌代谢产物的排出和营养物质的进入,因而细菌生长繁殖迅速、代谢旺盛。

3. 带电现象　蛋白质是细菌的主要固体成分,它具有两性电离的性质,在溶液中可电离为带正电荷的氨基和带负电的羧基,正负电荷相等时,为其等电点。革兰阳性菌等电点较低,pH 为 2 ~ 3,而革兰阴性菌 pH 为 4 ~ 5。在近中性或弱碱性环境中,细菌均带负电荷。细菌的带电状态与细菌的凝集反应、染色反应、抑菌和杀菌作用密切相关。

4. 光学性质　细菌为半透明体,光线照射到细菌时,部分光线被吸收,部分光线发生折射,故细菌悬液呈现混浊状态,细菌越多,浊度越大。此光学性质的存在,利于用相差显微镜观察细菌的形态和结构。

5. 渗透压　由于细菌内含有丰富的营养物质,其渗透压较高。革兰阳性菌渗透压高达 20 ~ 25 个大气压,而革兰阴性菌渗透压为 5 ~ 6 个大气压。细菌一般处于低渗环境中,因其坚韧的细胞壁的保护,能保持菌体的基本形态而不会膨胀破裂。

二、细菌的生长繁殖

(一) 细菌生长繁殖的条件

1. 营养物质　水、无机盐、含碳和含氮化合物是细菌生长繁殖的主要营养物质。某些细菌生长繁殖还需要生长因子,如维生素、某些氨基酸、嘌呤等。

2. 温度　病原菌最适宜的生长温度为37℃,即人体的体温。个别细菌如鼠疫耶尔森菌28~30℃条件下生长最好。有些细菌在低温下也可以繁殖,如金黄色葡萄球菌在5℃冰箱内能缓慢生长,并释放毒素。

考点:细菌生长繁殖的条件

3. 酸碱度　细菌新陈代谢中的酶只有在一定的pH范围才能发挥作用。多数病原菌的最适生长pH为7.2~7.6,近中性或弱碱性。少数细菌在pH 6.5~6.8的弱酸条件下生长良好,如结核杆菌。还有细菌在pH 8.8~9.0的碱性条件下生长良好,如霍乱孤菌。

4. 气体环境　细菌生长繁殖需要的气体主要是氧气和二氧化碳。多数细菌自身所产生的二氧化碳可满足其代谢所需。根据细菌对氧的需求不同,可将其分为四类。

(1) 专性需氧菌:菌体必须在有氧的环境下生存,如结核杆菌等。

(2) 微需氧菌:菌体在低氧(5%~6%)的环境中生长最好,氧浓度超过10%则对其有抑制作用,如幽门螺杆菌、空肠弯曲菌等。

(3) 专性厌氧菌:菌体只能在无氧环境中才能生存,如破伤风梭菌、脆弱类杆菌等。

(4) 兼性厌氧菌:菌体在有氧或无氧环境中都能生长,但以有氧时生长较好。大多数病原菌属于兼性厌氧菌,如葡萄球菌、伤寒沙门菌等。

(二) 细菌生长繁殖的规律

1. 细菌个体的生长繁殖规律　细菌以二分裂的方式进行无性繁殖。球菌沿一个或多个平面分裂,可形成葡萄状、链状等排列方式;杆菌一般沿横轴进行分裂。在适宜的环境下,绝大多数细菌的繁殖速度很快,20~30min繁殖一代,个别细菌繁殖速度较慢,如结核分枝杆菌需18~20h才能繁殖一代。

考点:细菌生长繁殖的方式、进度及生长曲线

2. 细菌群体的生长繁殖规律　将一定量的细菌接种培养,隔一定时间取样,检查细菌数。以培养物中细菌数的对数为纵坐标,培养时间为横坐标,可绘出一条细菌生长曲线(图3-1)。

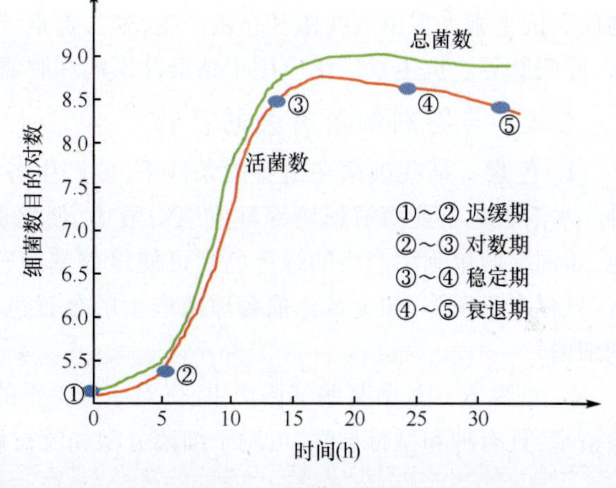

图3-1　细菌生长曲线

根据细菌生长曲线,细菌群体生长繁殖可分为四个期。

(1) 迟缓期:细菌在适应新的环境,故生长迟缓。

(2) 对数期:细菌生长繁殖最迅速的时期,其基本形态、生理活性等都较典型,对环境因素的作用敏感。

(3) 稳定期:细菌繁殖速度减慢,繁殖数与死亡数基本相等,活菌数保持相对稳定。此期细菌产生外毒素、抗生素等代谢产物,芽胞也多在此期形成。

(4) 衰亡期:细菌的繁殖速度越来越慢甚至停止,死亡数超过活菌数。细菌形态显著改变,如变形、肿胀、自溶等。

第2节　细菌的代谢产物及其意义

细菌的新陈代谢包括分解代谢与合成代谢,故其代谢产物包括分解产物和合成产物两类。细菌的代谢产物在临床诊断和治疗中具有重要的意义。

一、细菌的合成代谢产物及其意义

（一）与致病性有关的产物

考点：细菌的合成代谢产物及其意义

1. 毒素　细菌可产生内毒素和外毒素两种毒素。内毒素是革兰阴性菌在菌体死亡崩解后游离出来的脂多糖。外毒素是革兰阳性菌及少数革兰阴性菌在代谢过程中产生并释放的一种毒性蛋白质。

考点：热原质的发热反应

2. 热原质　是由大多数革兰阴性菌和少数革兰阳性菌合成的、能引起人体或动物体发热反应的一种多糖。革兰阴性菌的热原质即其细胞壁中的脂多糖，革兰阳性菌的热原质为致热性多糖。

热原质可作用于下丘脑的体温调节中枢，使体温调定点上移，导致机体的发热反应。注射液、器皿等若被热原质污染，可引起输液反应，因此在制备和使用注射液等的过程中必须严格无菌操作，防止细菌污染，保证无热原质存在。

热原质耐高温，高压蒸汽灭菌法不能将其破坏，玻璃器皿需经250℃高温干烤才能破坏热原质。吸附、过滤可除去液体中大部分热原质，蒸馏法效果最好。

3. 侵袭性酶　是某些细菌产生的能增强其侵袭力的胞外酶。如金黄色葡萄球菌产生的血浆凝固酶对菌体有保护作用；链球菌产生的透明质酸酶能破坏组织，利于细菌扩散。

（二）与疾病治疗有关的产物

1. 维生素　某些细菌能合成维生素，除供自身需要外，还能分泌到周围环境中，供人体吸收利用。例如，大肠埃希菌在肠道内合成的维生素B、维生素K等。

2. 抗生素　是某些微生物在代谢过程中产生的能抑制和杀灭其他微生物和肿瘤细胞的物质。抗生素大多由放线菌和真菌产生，如青霉素、链霉素等。少数可由细菌产生，如多黏菌素、杆菌肽等。抗生素广泛应用于感染性疾病和肿瘤的治疗。

（三）与鉴别细菌有关的产物

1. 色素　某些细菌在适宜的条件下，能产生各种色素。色素可分为水溶性和脂溶性两种。水溶性色素能溶解到培养基或组织液中，使培养基或组织液以及菌落均呈现一定的颜色，如铜绿假单胞菌产生的绿色色素可使培养基或感染的脓液呈绿色；脂溶性色素不扩散于水，只存在于菌体，如金黄色葡萄球菌产生的金黄色色素能使菌落呈金黄色。色素有助于鉴别细菌。

2. 细菌素　是由某些细菌产生、仅对亲缘关系的细菌具有抗菌作用的蛋白质。细菌素抗菌谱窄，具有种和型特异性，可用于细菌分型和流行病学的调查。

二、细菌的分解代谢产物及其意义

不同的细菌具有的酶不同，对糖和蛋白质的分解能力不同，产生的代谢产物也不同。根据分解不同营养物质产生不同的代谢产物的特点，用生化方法来鉴定细菌，称为细菌的生化反应。

（一）细菌对糖的分解

各种细菌分解糖的种类、能力和产物均不相同。如糖发酵试验，大肠埃希菌能分解葡萄糖和乳糖产酸产气，而伤寒沙门菌分解葡萄糖产酸不产气，对乳糖无分解能力，酸性物质的产生，使指示剂颜色改变，气体的产生会使培养基出现气泡或裂隙，借此可以鉴别两种细菌。

（二）细菌对蛋白质的分解

1. 靛基质试验（吲哚试验） 某些细菌如大肠埃希菌、霍乱弧菌等含有色氨酸酶，能分解培养基中的色氨酸产生无色的靛基质（吲哚），当加入对二甲基氨基苯甲醛后，生成玫瑰色靛基质，此为靛基质试验阳性。

2. 硫化氢试验 有些细菌如变形杆菌、乙型副伤寒沙门菌等能分解含硫氨基酸产生硫化氢，后者能与培养基中乙酸铅或硫酸亚铁结合生成黑色的硫化铅或硫化亚铁沉淀，此为硫化氢试验阳性。

第3节 细菌的人工培养

细菌的人工培养是根据细菌生长繁殖的条件和规律，用人工方法为细菌提供营养物质和适宜的环境条件。

一、培 养 基

培养基是人工配制的适合细菌生长繁殖的营养基质。按培养基的用途分为基础培养基、营养培养基、选择培养基、鉴别培养基和厌氧培养基等。按培养基的物理性状分为液体培养基、半固体培养基、固体培养基。

二、细菌在培养基中的生长现象

将细菌接种到培养基中，经37℃培养18～24h后，可肉眼观察到生长现象。个别生长缓慢的细菌经数周培养后，方可观察到生长现象。不同的细菌在不同的培养基中有不同的生长现象（图3-2），所以细菌生长现象的观察有助于细菌的鉴别。

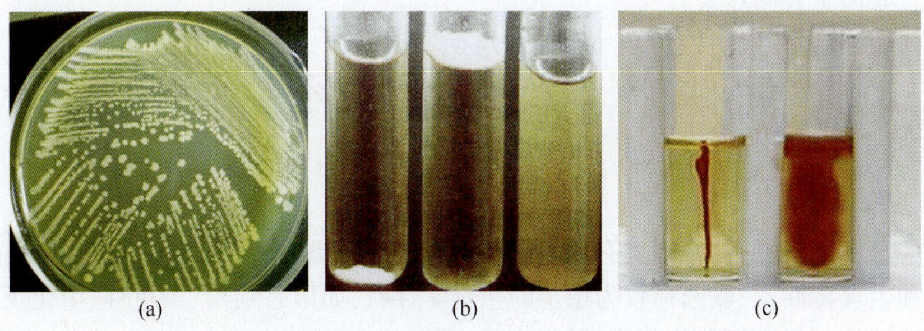

(a) (b) (c)

图3-2 细菌在培养基上生长现象

(a)菌落和菌苔；(b)沉淀、菌膜和混浊；(c)只沿穿刺线生长、扩散生长

（一）固体培养基

经培养，在固体培养基表面肉眼可见由单个细菌繁殖后形成的细菌集团，称之为菌落。多个菌落融合成片则形成菌苔。不同细菌菌落的大小、形状、色泽、边缘、透明度、湿润度及在血平板上的溶血情况各不相同（图3-3），因此可根据菌落的特征对细菌进行初步鉴定。

（二）半固体培养基

用穿刺接种法，将纯种细菌接种在半固体培养基中培养后，无鞭毛的细菌，沿着穿刺线生长，穿刺线四周的培养基清澈半透明；有鞭毛的细菌，沿穿刺线向四周扩散生长，使培养基呈放射状或云雾状。观察细菌在半固体培养基中的生长现象可以判别细菌有无动力。

考点：细菌的生长现象

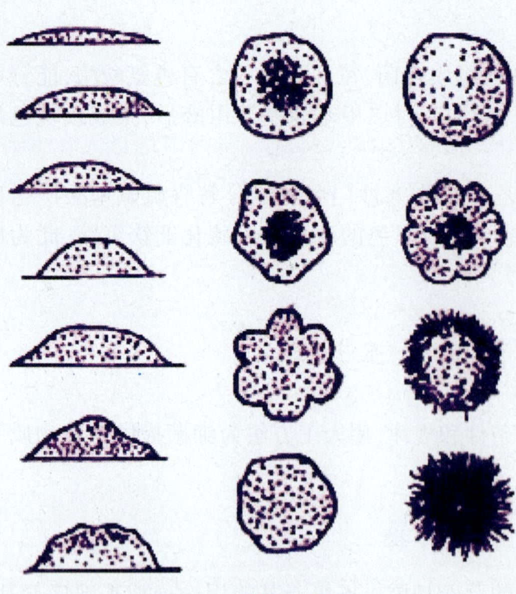

图 3-3 细菌的菌落形态

（三）液体培养基

多数细菌在液体培养基中出现均匀浑浊生长，如葡萄球菌；少数呈链状生长的细菌沉积于培养基底层，出现沉淀生长，如链球菌；专性需氧菌在液体培养基中出现表面生长，即在液体表面形成菌膜，如结核分枝杆菌。临床应用的澄清透明的药液或其他液体制剂若出现上述任何一种现象，则表明已被细菌污染，不能继续使用。

三、人工培养细菌的意义

1. 生物制品的制备　利用细菌及其代谢产物制备用于诊断、治疗和预防疾病的生物制品也离不开人工培养细菌，如制备疫苗、抗毒素、诊断用标准菌液。

2. 病原学诊断和治疗　从患者标本中分离并鉴定出细菌是诊断感染性疾病最可靠的依据；对细菌进行药物敏感试验，为感染性疾病的治疗提供了合理的用药选择。

3. 细菌学研究　研究细菌的生理、遗传变异、致病性、免疫性和耐药性等，均需人工培养细菌。

4. 基因工程　由于细菌结构简单，繁殖迅速，容易培养，故常用作基因受体细胞。如将人或动物细胞中编码胰岛素的基因重组到质粒上，再导入大肠埃希菌，就可以从后者的培养液中获得大量基因工程胰岛素。

第 4 节　细菌的分类与命名原则

一、细菌的分类

细菌的分类比较复杂，原则上有传统分类法和种系分类法两种。传统分类法的依据是细菌的形态和生理特性，一般选择较为稳定的生物学性状，如形态结构、染色性、生化反应、培养特性或抗原性等。再进行数值分类，即用电泳、质谱和色谱等方法，对细菌组成、代谢产物组成进行分析，按这些数值的相似度进行分类，相似度大于 80% 为同种细菌。种系分类法是在数值分类的基础上，引入核酸分析，比较细菌核酸或蛋白质的同源程度，揭示了细菌进化的基本信息。

细菌分类的层次或单位众多，包括界、门、纲、目、科、属和种。例如，金黄色葡萄球菌和表皮葡萄球菌属于细球菌科、葡萄球菌属；大肠埃希菌属于肠杆菌科、埃希菌属；细球菌科和肠杆菌科则同属于真细菌目、裂殖菌纲、菌门。

细菌分类学中常用的是属和种。种是最基本的分类单位，种下还有亚种、菌株和型等。种是一大群表型特征高度相似、亲缘关系极其接近，与同属内其他种有着明显差异的菌株的总称。属是生物学性状基本相同、具有密切关系的一些种组成的分类单位。型则是细菌种内的分类形式。菌株是由单细胞繁殖而成的纯种群体。

二、细菌的命名

国际通用的细菌命名法是拉丁双名法。由属名和种名两部分组成，前为属名（用名词并以大写字母开头，斜体），后为种名（用形容词，小写，斜体）。另外种名后常加上命名者的姓氏（正体排列），也可以省略。当该种是一个亚种时，学名用三名法。还有学名后加菌株名，再用字母、符号或编号表示的。有的细菌还可以用俗名表示。

（一）双名法

双名法是“属名+种名”的命名方法。

eg：*Escherichia coli*　埃希大肠杆菌

（二）三名法

三名法是由“属名+种名+亚种名（缩写为 subsp. 正体）”的命名方式。

eg：*Bacteroides fragilis* subsp. *ovatus* 脆弱拟杆菌卵形亚种

（三）菌株的名称置于学名后，用字母、符号、编号等表示

eg：*E. coli* B，*E. coli* K12

（四）通俗名

通俗名是除学名外，细菌还有俗名。

eg：结核分枝杆菌，学名为 *Mycobacterium tuberculosis*；俗名为结核杆菌 tuberclebacillus（TB）。

实验二　细菌的人工培养及生化反应

一、实验目的

1. 掌握细菌在固体、半固体和液体培养基上的接种方法；细菌在培养基上的基本生长现象。
2. 熟悉常见的细菌生化反应及意义。
3. 了解培养基制备的基本方法。

二、实验用品

1. 培养基制备用品　琼脂、蒸馏水、牛肉膏、蛋白胨、氯化钠、天平、试管、培养皿、电炉、三角烧瓶、高压蒸汽灭菌器、恒温培养箱、酸度计、pH 试纸、酚红指示剂、比色管、吸管、盐酸、氢氧化钠等。

2. 细菌培养用品　葡萄球菌、大肠埃希菌平板培养物、琼脂平板、斜面培养基、半固体培养基、液体培养基、酒精灯、接种环、接种针、试管架、恒温培养箱、标记笔等。

3. 细菌生长现象观察用品　金黄色葡萄球菌和大肠埃希菌的琼脂平板、液体、半固体、斜面培养物，溶血性链球菌血平板、液体培养物，绿脓杆菌斜面、液体培养物等。

4. 细菌生化反应观察用品　大肠埃希菌和伤寒杆菌乳糖发酵培养物、大肠埃希菌吲哚试验培养物等。

三、实验内容和方法

（一）细菌的人工培养

1. 培养基制备

（1）调配组分：按需要的培养基容积，计算质量比，依次称取各种组分，放入三角烧瓶内，

搅拌均匀。

(2) 溶解:将盛有培养基的三角烧瓶放到微波炉里加热,使其溶解,补足加热蒸发的水分。

(3) 矫正 pH:用 pH 试纸或比色计对比培养基的酸碱度,用酸或碱调节到 pH 7.4 ~7.6。

(4) 过滤与分装:用四层纱布夹脱脂棉或滤纸过滤,去除沉淀或浑浊物,使培养基澄清。将培养基分装到不同容量的试管或三角烧瓶中。

(5) 灭菌:将盛有培养基的器皿放到高压蒸汽灭菌器内,灭菌 15 ~30min。

(6) 无菌检查:将制备好的培养基温育 24h,无细菌生长为培养基无菌。

(7) 保存:培养基做好标记,放于冰箱 4℃保存。

2. 细菌的接种与培养

(1) 平板分区划线培养法

1) 取琼脂平板一个,以目测分为四个区域。

2) 点燃酒精灯,先烧灼接种环,待冷却后,用接种环挑取细菌菌落。

3) 先在 1 区以曲线形式来回划线,后烧灼接种环,冷却后,用接种环从 1 区末端划到 2 区,如是划完 3、4 区。每区划线相对独立,但下一区的划线必须与上一区有三个往返的划线交叉,以便最后在 4 区生成单个菌落。

4) 划线完毕,做好标记,置于 37℃恒温培养箱培养 18 ~24h。

(2) 斜面培养法:接种环灭菌后,挑取细菌菌落,先将接种环伸到斜面培养基底端,然后从底部向上蜿蜒划线,得到一条蛇形接种曲线。

(3) 半固体培养法:接种针灭菌后,挑取细菌菌落,从半固体培养基的中心位置垂直穿刺到试管底部上方 5mm 左右,然后原路退出培养基。

(4) 液体培养法:接种环灭菌后,挑取细菌菌落,将试管稍微倾斜,用接种环在接近液面的试管壁上研磨,并蘸取少许液体溶散环上菌落,然后放正试管,使细菌均匀分布到培养基中。

3. 细菌在培养基上的生长现象

(1) 细菌在固体培养基上的生长现象

1) 平板培养基:经培养,在固体培养基表面肉眼可见菌落、菌苔。溶血性链球菌在血平板可产生溶血环。

2) 斜面培养基:细菌在斜面培养基上亦有菌落和菌苔出现,金黄色葡萄球菌还能产生金黄色的色素,而铜绿假单胞菌则产生绿色的色素。

(2) 细菌在半固体培养基上的生长现象:金黄色葡萄球菌,因为没有鞭毛,沿着穿刺线生长,穿刺线四周的培养基清澈半透明;而有鞭毛的大肠埃希菌,沿穿刺线向四周扩散生长,使培养基呈放射状或云雾状。

(3) 细菌在液体培养基上的生长现象:金黄色葡萄球菌在液体培养基中出现均匀浑浊生长;链球菌沉积于培养基底层,出现沉淀生长;铜绿假单胞菌在液体培养基中出现表面生长,即在液体表面形成菌膜。

(二) 细菌生化反应的结果观察

1. 乳糖发酵试验　大肠埃希菌能分解乳糖产酸产气,酸性物质的产生,使指示剂颜色改变,气体的产生会使培养基出现气泡或裂隙;而伤寒沙门菌对乳糖无分解能力,指示剂颜色不发生改变。

2. 吲哚试验　大肠埃希菌含有色氨酸酶,能分解培养基中的色氨酸产生无色的靛基质(吲哚),当加入对二甲基氨基甲苯醛后,生成玫瑰色靛基质,此为靛基质试验阳性。

四、实验作业

1. 简述细菌在固体、半固体和液体培养基中的生长现象。
2. 分析细菌在半固体培养基中会出现两种不同的生长现象的原因。
3. 思考细菌生化反应的医学意义。

目标检测

一、名词解释

1. 菌落　2. 热原质

二、填空题

1. 细菌可产生________和________两种毒素。________是革兰阴性菌在菌体死亡崩解后游离出来的脂多糖。________是革兰阳性菌及少数革兰阴性菌在代谢过程中产生并释放的一种毒性蛋白质。
2. 细菌在液体培养基中有________、________和________三种生长现象。

三、选择题

A_1 型题(单句型最佳选择题)

1. 大多数病原菌生长繁殖的最适 pH 为
   A. 6.5~6.8　B. 7.2~7.6
   C. 7.8~8.4　D. 8.2~9.0
   E. 8.5~9.5
2. 多数病原菌生长最适温度是
   A. 28~30℃　B. 32℃
   C. 37℃　D. 38~40℃
   E. 35℃
3. 细菌生长过程中,生物学性状最典型的时期是
   A. 迟缓期　B. 对数期
   C. 减数期　D. 稳定期
   E. 衰退期
4. 有鉴别意义的细菌代谢产物是
   A. 热原质　B. 色素
   C. 毒素　D. 侵袭性酶类
   E. 维生素
5. 有鞭毛的细菌在半固体培养基上的生长现象是
   A. 菌落　B. 菌苔
   C. 沿穿刺线生长　D. 菌膜生长
   E. 沿穿刺线扩散生长
6. 能杀死细菌用于治疗疾病的细菌代谢产物是
   A. 抗生素　B. 色素
   C. 维生素　D. 侵袭性酶类
   E. 内毒素
7. 能引起机体发热反应的细菌代谢产物是
   A. 热原质　B. 色素
   C. 抗生素　D. 侵袭性酶类
   E. 维生素

四、简答题

1. 简述细菌在固体、液体和半固体培养基上的生长现象。
2. 简述细菌的合成代谢产物及其医学意义。

(赵敏敏　谢玲林)

第 4 章　微生物的分布与消毒灭菌

微生物广泛分布于土壤、水、空气等生态环境中，在人类的体表及其与外界相通的腔道中也有多种微生物存在。

细菌的生命活动受其生存环境的影响。适宜的环境，能促进细菌进行正常的新陈代谢和生长繁殖。当环境不允许时，细菌的代谢活动则可发生相应改变，引起变异；当环境条件改变超过一定限度时，可导致细菌的主要代谢活动发生障碍，其生长被抑制，甚至死亡。了解细菌对环境的依赖关系，采取一定的方法进行消毒灭菌，可以达到控制感染性疾病的目的。

第 1 节　微生物的分布

一、微生物在自然界的分布

（一）空气中的微生物

空气中缺少细菌生长所需的营养物质，并受日光照射，细菌数量较少。但由于土壤中的细菌随尘土飞扬、人和动物的呼吸道不断排出细菌，空气中也存在着一定数量和种类的细菌。

空气中的病原菌主要引起呼吸道传染病或伤口感染，非病原菌是培养基、生物制品、医药制剂的重要污染源。为了避免感染与污染的发生，手术室、病房、制剂室等都要经常进行空气消毒。

（二）水中的微生物

水中的细菌多来自土壤、空气以及人和动物的排泄物，常见的病原菌有伤寒杆菌、痢疾杆菌、霍乱弧菌等引起消化道传染病的细菌。若水中发现有病原菌，表明水已被土壤或粪便等污染。加强粪便管理，保证饮水水源的卫生，对预防和控制消化道传染病具有重要意义。

（三）土壤中的微生物

土壤是细菌生长繁殖的有利环境，其中的细菌数量大、种类多，以非致病菌为主。少数病原菌来源于传染病患者或动物的尸体及排泄物，其大多数在土壤中很快死亡，只有芽胞菌可存活几年甚至几十年，可通过污染伤口导致感染，如破伤风梭菌、产气荚膜梭菌等。所以被泥土污染的伤口或创面应及时进行消毒灭菌处理，防止发生芽胞菌感染。

二、微生物在正常人体的分布

在正常人体的体表以及与外界相通的腔道中，分布有1000余种不同的细菌。当机体免疫功能下降时，部分细菌可趁机引起人类疾病。

人体各部位的菌群分布见表4-1。

表 4-1　人体各部位的菌群

部位	主要细菌种类
皮肤	葡萄球菌、类白喉棒状杆菌、铜绿假单胞菌、非致病性分枝杆菌、痤疮丙酸杆菌、白假丝酵母菌
口腔	葡萄球菌、甲型和丙型链球菌、肺炎链球菌、非致病奈瑟菌、乳杆菌、类白喉棒状杆菌、梭菌、螺旋体

续表

部位	主要细菌种类
鼻咽部	葡萄球菌、甲型和丙型链球菌、肺炎链球菌、非致病奈瑟菌、卡他布兰汉菌、类杆菌、铜绿假单胞菌
外耳道	葡萄球菌、类白喉棒状杆菌、铜绿假单胞菌、非致病性分枝杆菌
眼结膜	葡萄球菌、干燥棒状杆菌、非致病奈瑟菌
胃	一般无菌
肠道	大肠埃希菌、产气肠杆菌、变形杆菌、铜绿假单胞菌、葡萄球菌、肠球菌、类杆菌、产气荚膜梭菌、破伤风梭菌、双歧杆菌、乳杆菌、白假丝酵母菌
尿道	葡萄球菌、类白喉棒状杆菌、非致病性分枝杆菌
阴道	乳酸杆菌、大肠埃希菌、类白喉棒状杆菌、白假丝酵母菌

三、人体正常菌群及其意义

(一) 正常菌群

存在于正常人体的体表以及与外界相通的腔道中、对人体健康无害的各种微生物，称为正常菌群(normal flora)。一般情况下正常菌群的种类和数量具有相对稳定性。

考点：正常菌群的概念

(二) 正常菌群的生理意义

1. 营养作用　正常菌群参与机体的营养合成、物质代谢、生物转化等过程。如大肠埃希菌能产生人体所需的维生素B和维生素K，利于机体健康的维持。

2. 生物拮抗作用　正常菌群通过竞争营养或产生细菌素等方式对入侵的病原菌产生生物拮抗作用。如唾液链球菌产生的过氧化氢可抑制脑膜炎奈瑟菌的生长繁殖；大肠埃希菌产生的大肠菌素对痢疾杆菌也有抑制作用。

考点：正常菌群的生理意义

3. 免疫作用　正常菌群能促进机体免疫器官的发育和成熟，也可刺激免疫系统发生免疫应答，产生的免疫效应物质对具有交叉抗原的病原菌有抑制和杀灭作用。

4. 其他作用　正常菌群的某些种类如双歧杆菌、乳酸杆菌等可以促进机体的生长发育，具有抗衰老和抑制肿瘤的作用。

(三) 条件致病菌

在特定条件下，正常菌群与人体之间以及正常菌群之间的平衡被破坏而引起疾病，这些细菌称为条件致病菌(conditioned pathogen)。特定的条件有以下几种。

1. 寄居部位改变　如大肠埃希菌由原寄居部位肠道进入泌尿道、腹腔、血液等可分别引起泌尿道感染、腹膜炎或败血症。

2. 机体免疫力下降　机体因使用皮质激素、抗肿瘤药物、放射治疗或患某些疾病如艾滋病、慢性消耗性疾病时，免疫力下降，此时正常菌群中的某些细菌如克雷伯菌等可引起感染导致疾病的发生。

考点：条件致病菌

3. 菌群失调与菌群失调症　正常菌群中各种细菌的种类和数量发生较大变化，称为菌群失调(dysbacteriosis)。严重的菌群失调使机体表现出一系列临床症状，称为菌群失调症，又称为二重感染。

临床上菌群失调常见于长期大量应用广谱抗生素的患者，由于正常菌群中的敏感菌被杀灭，而原来数量少但对抗生素耐药的菌株借机大量繁殖而导致感染的发生，因此合理使用抗生素对预防菌群失调与菌群失调症有着重要的医学意义。菌群失调一旦发生，必须马上停用原来的抗菌药物，通过药物敏感试验选择药物，也可使用乳杆菌等微生态制剂以恢复正常菌群的生态平衡。

第2节 消毒灭菌

采用物理、化学及生物学的方法,清除病原微生物,切断传播途径,从而有效控制环境的污染,可保护易感个体,避免感染性疾病的发生。

一、相关术语

考点:消毒、灭菌相关的基本概念

1. 清洁 将被微生物污染了的无生命表面还原为安全水平的处理过程,即清除物体上的一切污秽,如尘埃、油脂、分泌物等。

2. 消毒(disinfection) 杀灭物体上除细菌芽胞外的病原微生物的方法,称为消毒。用于消毒的化学药品称为消毒剂。常用浓度下的消毒剂,只对细菌繁殖体有效,要杀灭芽胞则需提高消毒剂浓度和延长作用时间。

3. 灭菌(sterilization) 杀灭物体上所有微生物包括细菌芽胞的方法,称为灭菌。

4. 无菌(asepsis)与无菌操作 物体中无活的微生物存在,称为无菌。防止微生物进入机体、无菌物品或无菌区域的方法,称为无菌操作或无菌技术。无菌操作是医疗护理操作中防止发生感染的一项重要基本操作。护士必须加强无菌观念,正确熟练地掌握无菌操作,严守操作规程,以保证患者的安全。

5. 防腐(antisepsis) 防止或抑制微生物在物体中生长繁殖的方法,称为防腐。用于防腐的化学药品称为防腐剂。许多化学药品低浓度时为防腐剂,高浓度则为消毒剂。

二、物理消毒灭菌法

物理消毒灭菌法是医学实践中常用的方法,通常包括热力、电磁波辐射、微波消毒灭菌法、生物净化法以及滤过除菌法等。

(一)热力消毒灭菌法

考点:热力消毒灭菌的方法及适用范围

利用热力使微生物的蛋白质凝固变性、酶失去活性、细胞膜发生改变,以达到消毒灭菌的目的。热力消毒灭菌法分干热法和湿热法。在同一热力温度下,湿热法比干热法具有更好的效果。

1. 干热灭菌法 包括焚烧法、烧灼法、干烤法。

(1)焚烧法:是用直接点燃或在焚烧炉内焚烧的方法来灭菌。这是一种简单、迅速、彻底的灭菌法,常用于无保留价值的污染物品的处理,如动植物尸体、污染的纸张、传染性疾病用过的敷料等。

(2)烧灼法:是直接用火焰灭菌,适用于接种环、镊子等金属器械、试管口、瓶口以及搪瓷容器的灭菌。实验室常用酒精灯火焰来烧灼灭菌。

(3)干烤法:常用干烤箱,通电升温到100℃以上时,可对放在烤箱内的物体进行消毒灭菌。通常120~140℃,维持10~20min可达到消毒效果;而160~170℃,维持2h可达到灭菌效果。该法适用于高温下不变质不蒸发的物品,如金属、玻璃、陶瓷类、油脂及各种粉剂等的灭菌。

2. 湿热消毒灭菌法 包括煮沸消毒法、高压蒸汽灭菌法、巴氏消毒法和流通蒸汽消毒法。

(1)煮沸消毒法:最简单、经济的消毒方法。将水煮沸(100℃)5~10min,可杀灭细菌繁殖体,煮沸1~2h可杀灭芽胞。若在水中加入1%~2%碳酸氢钠,沸点可提高到105℃,除增强杀菌作用外,还可以防止金属器械生锈。此法适用于耐高温、耐潮湿的物品,如注射器(玻璃制品)、刀剪、食具的消毒。

(2) 高压蒸汽灭菌法:利用高压下的高温饱和蒸汽杀灭包括芽胞在内的所有微生物。高压蒸汽灭菌法是最常用、最有效的灭菌法。高压蒸汽灭菌法所需压力为103~137kPa,温度为121~126℃,维持20~30min,方可达到灭菌效果。常用的高压蒸汽灭菌器有手提式、卧式和预真空式等。此法适用于耐高温、耐潮湿物品的灭菌,如手术器械、敷料、注射液、普通培养基等。

(3) 巴氏消毒法:由法国学者巴斯德创建,是以较低温度杀灭液体中的病原菌或特定微生物、避免不耐热成分被破坏的消毒方法。加热温度为61.1~62.8℃,持续30min,或71.7℃,持续15~30s。此法主要用于不耐高温食品的消毒,如牛奶、酒类和饮料等。

(4) 流通蒸汽消毒法:是利用蒸笼或阿诺蒸锅进行,在100℃温度下,经15~30min可杀死细菌的繁殖体,但不能杀死芽胞。把经过流通蒸汽消毒的物品置于37℃的温箱中过夜,使芽胞发育为繁殖体,次日再经流通蒸汽加热。如此连续3次,可以达到灭菌的目的。反复多次地利用流通蒸汽进行灭菌,称为间歇蒸汽灭菌法。此法常用于不耐高温的营养物质如含糖、牛奶的培养基的灭菌。

(二) 辐射灭菌法

考点:紫外线消毒法的方法及适用范围;电离辐射灭菌法的适用范围

1. 日光暴晒法　最简单、经济的方法,将患者的衣服、被褥、书报等在日光下暴晒6h,定时翻动,可杀死物体表面的大部分微生物。日光中有杀菌作用的成分主要是紫外线。

2. 紫外线消毒法　紫外线的波长在200~300nm时,可通过干扰细菌DNA的正常碱基配对而导致细菌死亡或变异,从而达到杀菌的目的。波长在265~266nm范围内的紫外线杀菌力最强。紫外线室内空气消毒时,剂量为$1W/m^3$,距离为1~2.5m,时间为30~180min。紫外线穿透力很弱,不能穿过一般薄纸、玻璃、尘埃,因此只适用于患者床铺等物体表面,以及手术室、烧伤病房、无菌制剂室、微生物接种室等空气的消毒。

杀菌波长的紫外线对人体皮肤和眼睛有一定的损伤作用,可引起紫外线皮炎和眼炎,因此使用紫外线消毒时,应远离光源,必须靠近时,应戴墨镜或遮盖皮肤,做好防护措施。

3. 微波消毒法　微波是波长1~1000mm的电磁波,可穿透玻璃、陶瓷和薄塑料等物品,但不能穿透金属表面。微波主要通过热效应消毒灭菌,由于热效应不均匀,故消毒效果不稳定。此法适用于食品、餐具、检验室用品、耐热非金属器械、医疗药品等的消毒。

4. 电离辐射灭菌法　包括β射线、γ射线和阴极射线等。其有较强穿透力,可产生较强的致死效应。电离辐射灭菌法不能使物品升温,因而不会破坏物品中的营养成分。此法适用于大量一次性医用塑料制品、中药、食品和生物制品的消毒。

(三) 生物净化除菌法

生物净化除菌法采用生物洁净技术,通过初、中、高三级空气过滤器,除掉空气中0.5~5.0μm的尘埃微粒,并采用合理的气流方式,达到洁净空气的目的。此法常用于手术室和烧伤病房的除菌。

(四) 滤过除菌法

考点:滤过除菌法的适用范围

用滤菌器采用机械性阻留的方法将液体或空气中的细菌去除的方法,但不能除去病毒、支原体、衣原体及L型细菌等微小生物。常用的滤菌器有薄膜滤菌器、玻璃滤菌器、石棉滤菌器以及素陶瓷滤菌器等。此法主要用于不耐热的液体如抗毒素、血清、维生素、生物药品等的除菌和空气的消毒。

(五) 臭氧灭菌法

考点:臭氧灭菌法的适用范围

臭氧以氧原子的氧化作用破坏微生物膜的结构,以发挥其杀菌作用。由于它的消毒能力极强从而代替了常规消毒被应用到各个领域。臭氧能够杀灭空气中含有的细菌和病毒,可用于室内空气的消毒。用臭氧水对手术前医护人员的双手消毒,可杀死所有细菌,不仅时间极短(只需 5s),而且其消毒效果也是其他碘类消毒剂无法比拟的,其杀菌力远远超过乙醇和氯,因此此法亦适用于皮肤消毒。

链 接

外科消毒之父——约瑟夫·李斯特

约瑟夫·李斯特(Joseph Lister,1827 ~ 1912)是英国维多利亚时代的外科医师、外科消毒法的创始人之一。1865 年,在法国科学家巴斯德的影响下,李斯特明确了感染的发生是由细菌引起的,因此要控制伤口感染,必需杀灭侵入伤口的细菌。1867 年起,他用苯酚在整个手术过程中不断对手术室和手术台进行喷雾消毒,结果获得了巨大的成功,术后死亡的人数和死前产生的坏疽症状明显减少。1867 年,他发表论文公布了这一成果,不到 10 年就使手术后死亡率从 45 % 降到 15 %。挽救了亿万人的生命。1895 年之后,消毒剂在医院手术及战争中被普遍使用,开启了无菌外科手术的时代,他因而被称为“外科消毒之父”。

三、化学消毒灭菌法

利用化学药物影响微生物的理化特性及生理活动,进而达到防腐、消毒甚至灭菌的目的,称为化学消毒灭菌法。用于化学消毒灭菌的药品,称为化学消毒剂。

化学消毒剂没有生物选择性,在杀灭微生物的同时,对人体的组织细胞也有损伤作用,因此只能外用。

1. 作用机制　不同种类的化学消毒剂具有不同的作用机制。有的使菌体蛋白质变性或酶蛋白失去活性,引起细菌代谢障碍;有的可破坏菌体细胞壁或细胞膜的结构,改变其通透性,使菌体破裂、溶解,导致细菌死亡。

2. 分类　根据杀灭微生物的效能,可将化学消毒剂分为三类。

(1) 低效消毒剂:可杀灭大多数细菌的繁殖体及亲脂性病毒,包括高锰酸钾、氯己定和季铵盐类消毒剂。多用于皮肤、黏膜、地面、物体表面等的消毒。

某些低浓度的消毒剂可用作防腐剂。为防止生物制品如疫苗、抗血清、药物制剂中杂菌的生长,常需要加入防腐剂。常用的防腐剂有 0.1%~0.2% 甲醛、0.5% 苯酚、0.01% 柳硫汞等。

(2) 中效消毒剂:能杀灭除细菌的芽胞以外的各种微生物,包括含碘消毒剂和醇类消毒剂。常用的有碘酊、碘伏、乙醇和异丙醇等。多用于皮肤、医疗护理器材、体温计、物体表面等的消毒。

(3) 高效消毒剂:能杀灭包括细菌芽胞和真菌孢子在内的各种微生物,包括过氧化物消毒剂、醛类消毒剂和环氧乙烷。适用于不耐高温但必须进入人体的医疗物品的消毒,如内镜、塑料手术器材等。

3. 常用消毒剂的种类、用途、浓度和使用方法　见表 4-2。

考点:常用化学消毒剂的最适浓度及适用范围

表 4-2　常用化学消毒剂的应用

名称	种类	消毒效力	用途、浓度与方法	注意事项
过氧乙酸(PPA)	氧化剂	高效	①0.2% 溶液用于手的消毒,浸泡 2min;②0.5% 溶液用于餐具消毒,浸泡 30 ~ 60min;③1% ~ 2% 溶液用于室内空气消毒;④1% 溶液用于体温表消毒,浸泡 30min	①易氧化分解而降低杀菌力,应现用现配;②浓溶液有刺激性及腐蚀性,配置时要戴口罩和橡胶手套

续表

名称	种类	消毒效力	用途、浓度与方法	注意事项
漂白粉	氧化剂	高效	①水溶液用于浸泡、喷洒或擦拭如，0.5%溶液用于消毒餐具、便器等，浸泡30min，1%～3%溶液喷洒或擦拭地面、墙壁及物品表面；②干粉用于消毒排泄物，与粪便以1∶5用量搅拌后，放置2h，尿液每100ml加漂白粉1g，放置1h	①有腐蚀性及漂白作用，不宜用于金属制品、有色衣服及油漆家具的消毒；②配制的溶液性质不稳定，应现用现配；③保存于密封容器内，置于阴凉、干燥、通风处，减少有效氯的丧失
戊二醛	醛类	高效	2%溶液用于浸泡器械、内镜等，消毒30～60min；灭菌10h	①中性溶液浸泡碳钢制器械时，应加防锈剂0.5%亚硝酸钠；②一经碱化，稳定性降低，应现配现用
甲醛	醛类	高效	①40%甲醛熏蒸消毒空气和某些物品；②4%～10%甲醛用于浸泡器械及内镜	①甲醛蒸汽穿透力弱，消毒物品须悬挂或抖散；②对呼吸道和眼有刺激作用，注意防护
碘酊	卤素及其化合物	中效	2%碘酊用于皮肤消毒，涂擦后20s，再用70%乙醇脱碘	①不能用于黏膜消毒；②皮肤过敏者禁用
乙醇	醇类	中效	①70%乙醇用于皮肤消毒；②95%乙醇用于烧灼灭菌	①易挥发，需加盖保存，定期测试，保持有效浓度；②有刺激性，不宜用于黏膜及创面消毒；③易燃，应存放于阴凉、避火处
碘伏	卤素及其化合物	中效	①0.5%溶液用于皮肤消毒；②20%溶液用于消毒体温计，前后两次各浸泡30min后，用冷水冲净，揩干	①碘伏为碘与表面活性剂的不定型络合物，易受溶液中拮抗物的影响；②稀释后稳定性差，应现配现用；③避光密封保存于阴凉处
氯己定(洗必泰)	表面活性剂	低效	①0.02%溶液用于手的消毒，浸泡3min；②0.05%溶液用于黏膜消毒；③0.1%溶液用于消器械消毒，浸泡30min	忌与肥皂及盐类相遇，以免减弱消毒作用
苯扎溴胺(新洁尔灭)	表面活性剂	低效	①0.05%溶液用于黏膜消毒；②0.1%溶液用于皮肤消毒，亦用于消毒金属器械，浸泡30min	①是阳离子表面活性剂，与阴离子表面活性剂如肥皂有拮抗作用；②有吸附作用，溶液内勿投入纱布、毛巾等；③对铝制品有破坏作用，不可用铝制容器盛装

四、消毒灭菌的临床运用

消毒灭菌在实验微生物学、医疗卫生和临床检验具有重要作用，具体操作中应根据污染对象的不同，选用合适、有效的消毒灭菌方法。

（一）医疗物品的消毒灭菌

高危器械物品，即使用时需要进入无菌组织的物品，如注射器、手术器械、插管、导管、注射液体、手术敷料等，多采用高压蒸汽灭菌法。不耐高温的可用高效消毒剂。中危器械物品，即使用时不进入无菌组织但需要接触黏膜的物品，如麻醉机、各种内镜、体温计和口腔器械等，多采用流通蒸汽消毒法、煮沸法或消毒剂浸泡消毒。低危器械物品，使用时既不进入无菌组织又不需接触黏膜的物品，如治疗车、食品器皿等，只需一般清洁消毒即可。

(二) 手和皮肤的消毒

用肥皂和流动水正确洗手，可预防多种微生物感染。但医护工作者和患者密切接触，难免沾染到病原微生物，常需借助一般消毒剂进行手部和皮肤的消毒。常用消毒剂有0.2%过氧乙酸、75%乙醇、0.05%氯已定、10g/L碘伏等。

(三) 黏膜的消毒

口腔黏膜可用3%过氧化氢漱口，起到消毒效果。泌尿生殖系统的黏膜可用1g/L高锰酸钾或0.05%氯已定进行消毒。

(四) 室内空气的消毒灭菌

室内空气的消毒灭菌常用紫外线杀菌法，但必须在无人的状态下进行。也可以采用滤过除菌法将空气中的细菌和尘埃去除掉。化学消毒剂进行喷雾和熏蒸也可到达消毒空气的效果。常用的化学消毒剂有过氧乙酸、过氧化氢、二氧化氯等。

(五) 患者污染物品的消毒灭菌

煮沸法可用来消毒日常生活小用品，过氧乙酸可用来消毒家具，流通蒸汽消毒法可用来消毒衣服、被褥等，焚烧法可用于处理不用的物品。

(六) 患者排泄物或分泌物的消毒灭菌

患者排泄物或分泌物可用次氯酸钠和漂白粉等消毒液作用1~2h，再做处理。

(七) 环境的消毒

病房及周边环境，可用过氧乙酸或含氯消毒液于无人时喷洒，作用30~60min，应注意避开不耐腐蚀的物品。厕所可用生石灰进行有效消毒。

第3节 影响消毒灭菌的因素

消毒剂的作用效果受消毒剂本身、微生物种类、温度、pH和有机物等多种因素的影响。

一、消毒剂的性质、浓度和作用时间

消毒剂对微生物的作用程度，取决于其理化性质的差异。例如，结核杆菌对70%乙醇特别敏感，而革兰阳性菌对表面活性剂的敏感度高于革兰阴性菌。除醇类外，消毒剂的浓度越高，作用时间越长，其杀菌效果越明显。70%~75%乙醇消毒效果好，是因为高浓度的醇类使菌体蛋白质迅速脱水凝固，影响醇类渗入菌体内，降低杀菌效果。

二、微生物的种类与数量

不同种类的细菌对消毒剂的敏感程度不一样；即使同一种类的细菌在不同的生活状态下，对消毒剂的抵抗力也存在差异。例如，细菌的芽胞比繁殖体抵抗力强；幼龄细菌比老龄细菌对消毒剂敏感；有荚膜的细菌比无荚膜菌抵抗力强。微生物的数量越多，消毒灭菌所需的时间越长。

三、温　　度

温度升高，消毒剂的杀菌效果会相应提高。例如，2%戊二醛杀灭炭疽杆菌时，56℃仅需要1min，20℃却需要15min。

四、pH

消毒剂的杀菌效果还受酸碱度的影响，如戊二醛呈弱酸性，不能杀灭芽胞，而加入碳酸氢钠后就具有了灭菌效果。

此外，湿度、穿透力和拮抗物质也可以影响消毒灭菌效果。

实验三　细菌的分布与消毒灭菌

一、实验目的

1. 掌握皮肤、空气、咽喉部细菌分布的检查方法。
2. 熟悉高压蒸汽灭菌器的基本结构和使用方法。
3. 了解紫外线杀菌的基本实验步骤。

二、实验用品

血平板、普通琼脂平板、金黄色葡萄球菌、大肠埃希菌培养物、无菌棉签、无菌生理盐水、75%乙醇、2.5%碘酊、1%碘伏、三角形黑纸片、接种环、镊子、酒精灯、温度计、标记笔、超净工作台、恒温培养箱、手提式高压灭菌器等。

三、实验内容和方法

（一）细菌分布的检查

1. 咽喉部细菌的检查

（1）取血平板一个，打开盖子，将培养基放在距离口腔10cm处，用力咳嗽几声，盖好培养皿，做好标记。

（2）培养：将培养皿放入恒温培养箱中，37℃，温育18～24h。

（3）观察结果：正常人咽喉部存在大量正常菌群，血平板上会有菌落或菌苔生长。

2. 空气中细菌的检查

（1）取一个普通平板放在桌面，打开盖子，将培养基充分暴露于空气中，持续10min，盖好培养皿，做好标记。

（2）培养：将培养皿放入恒温培养箱中，37℃，温育18～24h。

（3）观察结果：空气中的细菌掉落到培养基上，经培养出现菌落或菌苔。

3. 皮肤消毒实验

（1）分区标记：取一个普通平板，在其底部用标记笔分成均匀五个扇形区域。分别标记为无菌生理盐水、75%乙醇、2.5%碘酊、1%碘伏和对照。

（2）处理皮肤：用棉签蘸取上述四种液体，涂抹四个手指的掌面。

（3）接种：3min后，将四个手指和未处理手指分别在无菌生理盐水、75%乙醇、2.5%碘酊、1%碘伏和对照区轻按指印，盖好培养皿。

（4）培养：将培养皿放入恒温培养箱中，37℃温育18～24h。

（5）观察结果：观察不同区域细菌生长状态，比较细菌菌落种类和数量。

（二）常用消毒灭菌方法

1. 高压蒸汽灭菌器

（1）分类：高压蒸汽灭菌器按照样式大小分为手提式高压灭菌器、立式压力蒸汽灭菌器、卧式高压蒸汽灭菌器等。

（2）基本结构：高压蒸汽灭菌器是一个双层的圆筒，外筒厚，内筒薄，内筒内有带孔的搁板，用以放置要灭菌的物品。盖上有压力表、排气阀、安全阀，盖旁附有螺钮，借以紧闭盖，防止蒸汽外溢。

（3）操作步骤

1）加水，将内筒取出，向外层锅内加入适量的水，使水面与三角搁架相平为宜。

2）将待灭菌物品放入内筒中，不可太拥挤，以免妨碍蒸汽流通而影响灭菌效果。

3）加盖，并将盖上的排气软管插入内层灭菌桶的排气槽内。再以两两对称的方式同时旋紧相对的两个螺栓，使螺栓松紧一致，以免漏气。

4）加热，同时打开排气阀，使其内冷空气排出。待冷空气完全排尽后，关上排气阀，让锅内的温度随蒸汽压力增加而逐渐上升。当锅内压力升到所需压力时，控制热源，维持压力103.4kPa，温度121.3℃，20～30min。

5）灭菌时间达到后，停止加热，让锅内温度自然下降，当压力表的压力降至零时，打开排气阀，排净余气，打开盖子，取出灭菌物品。

2. 紫外线杀菌实验

（1）接种：接种环在酒精灯火焰灭菌后，取一环细菌，密集涂布在普通琼脂培养基上。

（2）贴纸：用灭菌过的镊子夹取无菌三角形黑纸片，贴到平板的中央。

（3）紫外线照射：在超净工作台中，打开培养皿的盖，将培养基充分暴露在紫外灯下1m范围内，维持30min。

（4）培养：用镊子将黑纸片取下来丢掉，盖好培养皿，做好标记，放到恒温培养箱内，37℃，温育18～24h。

（5）观察结果：被黑纸片挡住的部位细菌生长旺盛，而周边区域几乎没有细菌生长，表明紫外线的穿透力弱，只能用于物体表面和空气的消毒。

四、实验作业

1. 观察皮肤消毒实验结果，分析各个区域细菌生长与否的原因。
2. 简述高压蒸汽灭菌法的基本步骤、灭菌条件及注意事项。
3. 通过紫外线杀菌实验，思考紫外线的弱点和杀菌的适用范围。

目标检测

一、名词解释

1. 正常菌群 2. 条件致病菌 3. 消毒 4. 无菌操作

二、填空题

1. 高压蒸汽灭菌法所需压力为________，温度为________，维持________，方可达到灭菌效果。
2. 巴氏消毒法主要适用于不耐高温食品的消毒，如________、________和________。

三、选择题

A_1 型题（单句型最佳选择题）

1. 杀灭物体上所有微生物的方法包括芽胞在内称为
   A. 消毒　B. 灭菌
   C. 防腐　D. 无菌操作
   E. 清洁
2. 高压蒸汽灭菌可以达到的温度是
   A. 121.3℃　B. 100℃
   C. 66℃　D. 180℃
   E. 128.3℃
3. 不能用于高压蒸汽灭菌的物品是
   A. 含糖量高的培养基　B. 生理盐水
   C. 玻璃试管　D. 手术敷料
   E. 瓷器
4. 关于紫外线，说法错误的是
   A. 紫外线适用于空气的消毒
   B. 紫外线虽穿透力弱，但对人体有损害
   C. 紫外线波长在265～266nm时杀菌作用最强

D. 紫外线因穿透力弱,故对人体无损害
E. 紫外线适用于物体表面的消毒

5. 滤过除菌法不能除去的微生物是
A. 葡萄球菌　B. 大肠埃希菌
C. 结核杆菌　D. 霍乱弧菌
E. 肝炎病毒

6. 对化学消毒剂描述错误的是
A. 浓度越高,杀菌效果越好
B. 在一定浓度内,作用时间越长,杀菌效果越好
C. 一般而言,温度越高,杀菌效果越好
D. 微生物的种类对其杀菌效果有影响
E. 环境中有机物的存在会影响其杀菌效果

7. 下列消毒灭菌方法使用错误的是
A. 金属器械:漂白粉
B. 排泄物:漂白粉
C. 人和动物血清:滤过除菌
D. 饮用水:氯气
E. 皮肤:碘伏

A_2 型题(病历摘要型最佳选择题)

8. 对结核病患者用过的餐具,常选用的消毒方法是
A. 高压蒸汽灭菌法　B. 煮沸法
C. 浸泡消毒法　D. 干烤灭菌法
E. 擦拭消毒法

四、简答题

1. 简述正常菌群转变为条件致病菌的特定条件。
2. 影响消毒灭菌的因素有哪些?

(赵敏敏)

第 5 章 细菌的遗传与变异

细菌为单细胞微生物，虽结构简单，但作为生命体，仍与其他生物一样具有遗传、变异的基本特征。细菌的形态结构、生理代谢、致病性、耐药性、抗原性等性状都由遗传（heredity）决定；若子代与亲代之间以及子代与子代之间的生物学性状出现了差异则称为变异（variation）。遗传使细菌的性状保持相对稳定，代代相传，其种属得以保存；而变异则使细菌产生新变种，变种的新特性又靠遗传得以巩固，从而使物种得以发展和进化。

第 1 节 细菌的变异现象

一、形态结构的变异

细菌在生长繁殖过程中，若受到一定外界环境条件的影响，其形态结构会发生一定变异。如鼠疫耶尔森菌在陈旧的培养物或含 30g/L NaCl 的培养基上，形态可从典型的两极浓染的椭圆形小杆菌变为球形、酵母样形、哑铃形等多种形态。又如许多细菌在青霉素、免疫血清、补体和溶菌酶等因素影响下，细胞壁合成受阻，成为细胞壁缺陷型细菌（即 L 型菌），L 型菌的革兰染色多为阴性，呈球形、长丝状或多形态，在含血清的高渗低琼脂培养基（含 20% 血清、5% NaCl、0.8% 琼脂）上能缓慢生长，形成中央厚而四周薄的荷包蛋样小菌落。

案例

患者，女，47 岁，因反复发热 3 个月余收入院。体检：体温 38.7℃，皮肤有出血点，心率 120 次/分。血常规：白细胞 13×10^9/L，中性粒细胞 0.85。初步诊断为败血症。多次血常规细菌培养均为阴性，抗生素治疗效果不佳。后疑患者被细菌 L 型感染所致，随后用血平板进行分离培养，确定金黄色葡萄球菌感染。据药物敏感试验选用头孢曲松钠治疗，12 天后体温恢复正常，1 个月后症状消失，痊愈出院。

问题：L 型细菌的形成原因是什么？其基本特点有哪些？

细菌的特殊结构，如荚膜、芽胞、鞭毛等也可发生变异。如肺炎链球菌在机体内或初分离时在含有血清的培养基中可形成荚膜，致病力强，经传代培养后荚膜逐渐消失，致病力也随之减弱。将炭疽芽胞杆菌在 42℃ 条件下培养 10～20 天后，可失去形成芽胞的能力，同时毒力也会相应减弱。将有鞭毛的普通变形杆菌点种在琼脂平板上，细菌在平板上弥散生长，称迁徙现象，菌落形似薄膜（德语“hauch”意为薄膜），故称 H 菌落；若将此菌点种在含 1% 苯酚的培养基上，细菌失去鞭毛，只能在点种处形成不向外扩展的单个菌落，称为 O 菌落（德语“ohne hauch”意为无薄膜）。通常将失去鞭毛的变异称为 H-O 变异，此变异是可逆的。

二、菌落变异

细菌的菌落主要有光滑（smooth，S）型和粗糙（rough，R）型两种。S 型菌落表面光滑、湿润、边缘整齐；R 型菌落表面粗糙、干燥、边缘不整。有的细菌经人工培养多次传代后菌落即从光滑型变为粗糙型，称为 S-R 变异，常见于肠道杆菌。菌落发生变异后，细菌的理化性状、抗原性、毒力等也会发生改变。一般而言，S 型菌的致病力强，R 型菌致病力弱或不致病。但也有少数细菌反而是 R 型菌致病力强，如结核分枝杆菌、炭疽芽胞杆菌和鼠疫耶尔森菌等。掌握菌落变异的特点，对于细菌的鉴定及病原学诊断具有重要意义。

三、毒力变异

细菌的毒力由弱变强或由强变弱的过程称为毒力变异。无毒力的白喉棒状杆菌常寄居在咽喉部，不致病，这种无毒的白喉棒状杆菌一旦感染了 β 棒状杆菌噬菌体后变成溶原性细菌，则获得产生白喉毒素的能力，引起白喉。将有毒菌株长期在人工培养基上传代培养，可使细菌的毒力减弱或消失，如 Calmette 和 Guerin 二人曾将有毒的牛型结核分枝杆菌接种在含有胆汁、甘油、马铃薯的培养基上，经过 13 年的长期培养，其间连续传代 230 次，最终获得了一株毒力减弱但仍保持免疫原性的变异株，即卡介苗（BCG）。

四、耐药性变异

细菌对某种抗菌药物从敏感变为不敏感的过程称耐药性变异。从抗生素广泛应用以来，细菌对抗生素耐药的不断增长成为世界范围内的普遍趋势。金黄色葡萄球菌耐青霉素菌株已从 1946 年的 14% 上升至目前的 80% 以上，金黄色葡萄球菌耐甲氧西林菌株（methicillin resistant *Staphylococcus aureus*，MRSA）亦逐年上升，我国于 1980 年前仅为 5%，1985 年上升至 24%，1992 年以后达 70%；耐青霉素的肺炎链球菌也达 50% 以上。有些细菌还表现为同时耐受多种抗菌药物，即多重耐药性（multiple resistance），甚至还有的细菌变异后产生对药物的依赖性，如痢疾志贺氏菌链霉素依赖菌株，离开链霉素反而不能生长。细菌的耐药性变异给临床治疗带来了很大的困难，并成为当今医学上的重要问题之一。

考点：耐药性变异

第 2 节　细菌的遗传物质▲

细菌的遗传物质为 DNA，是细菌遗传变异的物质基础，包括染色体 DNA 及染色体以外与遗传变异有关的所有 DNA 分子。染色体外的遗传物质主要有质粒 DNA、转位因子、噬菌体 DNA 等。

一、细菌的染色体

染色体是细菌的主要遗传物质，决定着细菌的生长繁殖及其主要生物学特性。细菌染色体 DNA 为环状双螺旋结构，附着在横隔中介体上或细胞膜上。细菌染色体缺乏组蛋白，无核膜和核仁，在菌体内高度盘旋缠绕成丝团状。

二、质　粒

质粒是细菌染色体以外的遗传物质，是环状闭合的双链 DNA，经人工抽提后可变成开环状或线状。质粒有大小两类，大质粒可含几百个基因，占染色体的 1%～10%，小质粒仅含 20～30 个基因，约为染色体的 0.5%。

（一）质粒 DNA 的特征

1. 质粒具有自我复制能力　一个质粒即是一个复制子（replicon），在细菌内可复制出其拷贝（copy）。

2. 质粒控制某些遗传性状　质粒 DNA 所编码的基因产物赋予细菌某些特殊性状，如致育性、耐药性、致病性、某些生化特性等。

3. 质粒可自行丢失或消除　质粒并非细菌生命活动不可缺少的遗传物质，可自行丢失或经紫外线等理化因素处理后消除，随着质粒的丢失与消除，质粒所赋予细菌的性状亦随之消失，但细菌仍能存活。

4. 质粒具有转移性　质粒基因可通过接合、转化或转导等方式在细菌间转移。在实验室中，细菌与哺乳动物细胞之间也可发生质粒的转移。

5. 质粒的相容与不相容性　质粒具有相容与不相容两种情况。若几种质粒能同时共存于一个细菌内则说明他们具有相容性，若不能共存则称为不相容。

（二）质粒的种类

根据质粒基因所编码的主要生物学性状，把质粒分为多种类型。

1. 致育质粒或 F 质粒（fertility plasmid）　F 质粒编码性菌毛，带有 F 质粒的细菌能编码产生性菌毛，称为雄性菌；无 F 质粒的细菌不形成性菌毛，称为雌性菌。

2. 耐药性质粒　耐药性质粒编码细菌对抗菌药物或重金属盐类的耐药性。耐药性质粒分为两类，一类可以通过细菌间的接合进行传递的称接合性耐药质粒，又称 R 质粒（resistance plasmid）；另一类是不能通过接合传递的非接合性耐药质粒，但它可通过转导噬菌体传递给其他细菌。

3. 毒力质粒或 Vi 质粒（virulence plasmid）　毒力质粒编码与该菌致病性有关的毒力因子。如致病性大肠埃希菌的 ST 质粒决定其产生耐热肠毒素，LT 质粒决定其产生不耐热肠毒素。有些细菌能黏附定植在肠黏膜表面由其 K 质粒决定。

4. 细菌素质粒　编码产生相应的细菌素，如大肠埃希菌的 Col 质粒编码产生大肠菌素。细菌素对同品系或近缘的细菌具有抑制作用，而对产生细菌素的细菌本身起到保护作用。

5. 代谢性质粒　代谢性质粒编码产生相关的代谢酶。如沙门氏菌能分解利用乳糖、枸橼酸盐等化学物质，是因其具有相应质粒，编码产生了相关的代谢酶的缘故。

通常一种质粒决定一种性状，但也有的质粒带有多个基因，决定多个性状，如某些耐药性质粒除带有耐药基因外还带有毒力基因，故此种质粒既编码细菌的耐药性，又编码细菌的致病性。

三、转位因子

转位因子（transposable element）是指可以在细菌的基因组（染色体、质粒 DNA、前噬菌体）中从一个位置转移到另一个位置的独特 DNA 片段也称为“跳跃基因”或“移动基因”。转位因子通过位移改变了遗传物质的核苷酸序列，从而导致细菌的变异。转位因子主要有三类：

1. 插入序列（insertion sequence, IS）　IS 是最小的转位因子，长度不超过 2kb，只携带与转位有关的基因，而不携带其他任何基因。在插入某基因序列后，往往与插入点附近的 DNA 序列共同发挥作用。在细菌染色体和质粒中含有不少 IS，是造成基因重组的条件之一。

2. 转座子（transposon，Tn）　Tn 的长度一般超过 2kb，结构复杂，除携带与转位有关的基因外，还携带耐药基因、抗金属基因、毒素基因及其他结构基因等。因此当 Tn 插入某一基因组时，一方面可引起插入点基因失活产生基因突变，另一方面可因带入耐药基因或毒素基因而使细菌获得耐药性或更强的致病性。转座子可能与细菌的多重耐药性有关。

3. 转座噬菌体（transposition bacteriophage，TB）　TB 是一些具有转座功能的溶原性噬菌体，也称转导噬菌体。当转座噬菌体基因组整合到细菌染色体上时，能改变细菌的某些生物学性状，如白喉棒状杆菌、肉毒芽胞梭菌等的外毒素就是由转座噬菌体的有关基因所编码的。另外，当转座噬菌体从细菌染色体上分离脱落时，可能会发生偏差，把相邻的细菌 DNA 片段带走，并把该 DNA 片段转移到新的细菌中，故转座噬菌体在遗传物质的转移过程中起着载体的作用。

四、噬　菌　体

噬菌体是一类个体微小、结构简单的非细胞型微生物，能侵染各类细胞型微生物（细菌、放线菌、螺旋体、真菌等），因感染细菌后能导致细菌裂解故名噬菌体。在微生物分类上，噬菌体归属于病毒。噬菌体种类繁多，具有严格的胞内寄生性和宿主特异性。噬菌体感染细菌后能把自身基因整合于细菌染色体，因而成了细菌遗传变异的重要物质基础。

（一）噬菌体的生物学性状

1. 形态与结构　噬菌体体积微小，需用电子显微镜才能观察到。噬菌体主要有三种形态，即蝌蚪形、微球形和丝形。大多数噬菌体呈蝌蚪形，由头部和尾部组成。头部一般呈二十面体，立体对称，内含遗传物质核酸；尾部是一管状结构，由中空的尾髓和外面包着的尾鞘组成（图 5-1）。尾髓具有收缩功能，可使头部核酸注入宿主菌；在头、尾连接处有一尾领结构，可能与头部装配有关；尾部末端有尾板、尾刺和尾丝，尾板内有裂解宿主菌细胞壁的溶菌酶；尾丝为噬菌体的吸附器官，能识别宿主菌体表面的特殊受体。

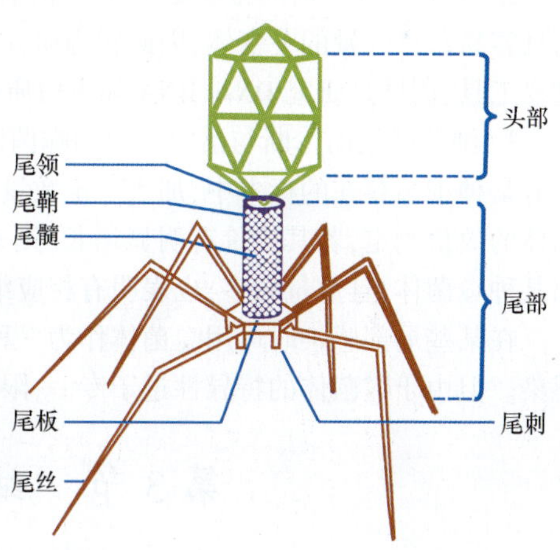

图 5-1　蝌蚪形噬菌体结构模式图

2. 化学组成　构成噬菌体的化学成分主要是核酸和蛋白质。核酸是噬菌体的遗传物质，噬菌体的核酸为 DNA 或 RNA。噬菌体基因组小，常见噬菌体的基因组大小为 2 ~ 200kb。蛋白质是构成噬菌体头部衣壳及尾部的重要化学物质，起着保护核酸的作用，并决定噬菌体外形和表面特征。

3. 抵抗力　噬菌体对理化因素的抵抗力通常比其宿主菌强。一般经 75℃ 30min 或更长时间才能将其灭活；能抵抗乙醚、氯仿和乙醇；能耐受低温和冰冻。但对紫外线和 X 线敏感，一般经紫外线照射 10 ~ 15min 即失去活性。

（二）噬菌体类型

根据噬菌体与宿主菌的相互关系，噬菌体可分成两种类型：即毒性噬菌体（virulent phage）和温和噬菌体（temperate phage）。毒性噬菌体又称烈性噬菌体，温和噬菌体称溶原性噬菌体（lysogenic phage）。

1. 毒性噬菌体　若噬菌体感染细菌后在细菌细胞内复制增殖，产生许多子代噬菌体，并最终导致细菌裂解死亡，此种噬菌体称为毒性噬菌体。毒性噬菌体从吸附于细菌并最终导致细菌溶解的整个过程称为噬菌体的复制周期或溶菌周期。

2. 温和噬菌体　若噬菌体感染细菌后不进行独立复制，而是把自己的基因与宿主菌染色体整合，噬菌体 DNA 随细菌 DNA 复制而复制，并随细菌的分裂而传代。因细菌内不产生子代噬菌体，细菌亦不被裂解，故把此类噬菌体称为温和噬菌体。整合在细菌染色体中的噬菌体基因组称为前噬菌体（prophage），相应细菌则称为溶原性细菌（lysogenic bacterium），此时两者处于溶原状态。溶原状态通常十分稳定，能经历许多代，但某些理化因素，如紫外线、X 线、致癌剂、突变剂等可中断溶原状态而让噬菌体进入溶菌周期，最终导致细菌裂解。由此可看出，温和噬菌体具有溶原性和溶菌性两个周期，而毒性噬菌体就只有一个周期，即溶菌性周期。

温和噬菌体结束其溶原性周期而进入溶菌性周期，这就意味着温和噬菌体转变成了毒性噬菌体,因此,温和噬菌体和毒性噬菌体之间并非存在着绝对的界限。

(三) 噬菌体的应用

1. 细菌的鉴定与分型　噬菌体与宿主菌的关系具有高度特异性,即一种噬菌体只能感染并裂解一种相应细菌,故噬菌体可用于细菌的鉴定和分型。例如,用伤寒沙门菌 Vi 噬菌体可将伤寒沙门菌分为 96 个噬菌体型,这对流行病学调查、追查传染源等具有重要意义。

2. 分子生物学研究的重要工具　噬菌体基因数量少,结构比细菌和高等细胞简单得多,而且容易获得大量的突变体,因此成为研究基因复制、转录、重组以及基因表达调控机制等的重要工具,同样是研究 DNA、RNA 和蛋白质相互作用的良好模型系统。

3. 细菌感染的诊断与治疗　应用噬菌体效价增长试验可检测标本中的相应细菌。即在疑有某种细菌存在的标本中,加入一定数量的已知相应噬菌体,37℃孵育 6~8h,再进行该噬菌体的效价测定,若其效价有明显增长,则表明标本中有某种细菌的存在。若在一标本中检出某种噬菌体,且数量较多,也表明有相应细菌的存在。

在某些局部感染时可用噬菌体作为一种辅助治疗,如应用铜绿假单胞菌噬菌体治疗创口感染。但由于噬菌体的特异性过于专一,限制了噬菌体在临床上的广泛应用。

第 3 节　细菌变异的机制

细菌的变异分为遗传型变异和非遗传型变异两种,前者是细菌的基因结构发生了改变,故又称基因型变异;后者是细菌在一定的环境条件影响下产生的变异,其基因结构未发生改变,称为表型变异。基因型变异常发生于个别的细菌,不受环境因素的影响,变异产生的新性状可稳定的遗传给后代;表型变异常发生于同一环境因素下的群体细菌,当影响因素去除后,变异的性状又可复原,表型变异不能遗传。本节主要介绍遗传型变异。

细菌实现遗传型变异的方式主要有:基因突变、基因的转移与重组。

一、基因突变

突变(mutation)是指细菌遗传物质的结构发生突然而稳定的改变,从而导致细菌的性状发生变异的现象。若细菌 DNA 上核苷酸序列的改变仅为一个或几个碱基的置换、插入或丢失,出现的突变只影响到一个或几个基因,引起较小的性状变异,称为小突变或点突变;若涉及大段的 DNA 发生改变,称为大突变或染色体畸变。

二、基因的转移与重组

某遗传物质由供体菌转入受体菌的过程称为基因转移,转移的基因与受体菌 DNA 整合在一起则称为重组。基因的转移与重组也是导致细菌变异的重要原因,通过基因的转移与重组,让受体菌获得供体菌的某些遗传基因,从而实现性状变异。细菌主要通过转化、接合、转导、溶原性转换等方式来实现基因的转移与重组。

(一) 转化

转化(transformation)是指供体菌裂解游离出的 DNA 片段被受体菌直接摄取,使受体菌获得新的遗传性状的过程。

转化现象在肺炎链球菌、葡萄球菌和流感嗜血杆菌等细菌中被证实。1928 年 Griffith 用肺炎链球菌进行试验,有荚膜的肺炎链球菌为Ⅲ型,属光滑(S)型菌落,称ⅢS 型菌,有毒力;无荚膜的肺炎链球菌为Ⅱ型,属粗糙(R)型菌落,称ⅡR 型菌,无毒力。分别用ⅡR 型菌和ⅢS

型菌注射给小鼠，前者存活，后者死亡，而且从死鼠心血中分离到ⅢS 型菌。如将ⅢS 型菌杀死后再注射小鼠，则小鼠存活。若将杀死的ⅢS 型菌与活的ⅡR 菌混合在一起给小鼠注射，则小鼠死亡，并从死鼠心血中分离出活的ⅢS 型菌，这表明活的ⅡR 型菌从死的ⅢS 型菌中获得了产生荚膜的遗传物质，使活的ⅡR 型菌转化为ⅢS 型菌。后来 Avery（1944 年）用活的ⅡR 型菌加上提取的ⅢS 型菌 DNA 片段注射小鼠，同样致小鼠死亡，且从死鼠中分离到ⅢS 型菌，进一步证实引起转化的物质是 DNA。若用 DNA 酶处理游离的ⅢS 型菌 DNA 片段，则转化不再发生。转化实验见图 5-2。

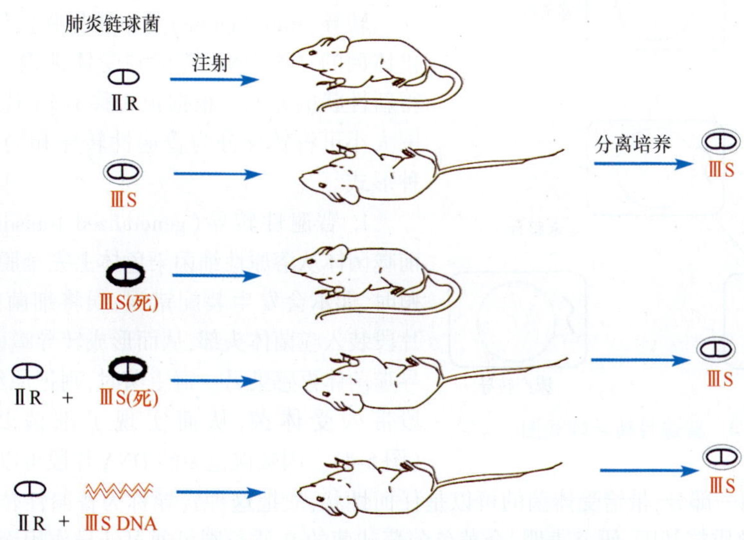

图 5-2　小鼠体内肺炎链球菌的转化试验

（二）接合

接合（conjugation）是细菌通过性菌毛相互连接沟通，将遗传物质（主要是质粒 DNA）从供体菌转移给受体菌的过程。能通过接合方式转移的质粒称为接合性质粒，主要包括 F 质粒、R 质粒、Col 质粒和毒力质粒等，不能通过性菌毛在细菌间转移的质粒为非接合性质粒。

1. F 质粒的接合　带有 F 质粒的细菌有性菌毛，相当于雄性菌（F^+）；没有 F 质粒的细菌则不形成性菌毛，相当于雌性菌（F^-）。当 F^+ 菌株的性菌毛末端与 F^- 菌株表面受体发生接合时，性菌毛逐渐缩短使两菌之间靠近并形成通道，F^+ 菌的质粒 DNA 中的一条链断开并通过性菌毛通道进入 F^- 菌内（图 5-3）。两菌细胞内的单股质粒 DNA 链以滚环式进行复制，形成各自完整的 F 质粒。受体菌获得 F 质粒后即长出性菌毛，成为 F^+ 菌，而原来的供体菌虽转移了 F 质粒但自身并未发生质粒的丢失，仍为 F^+ 菌。通过接合转移 F 质粒的频率高达 70%。

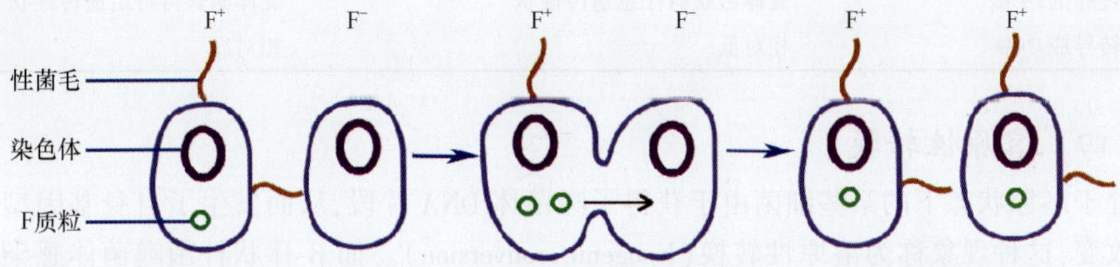

图 5-3　F 质粒转移与复制示意图

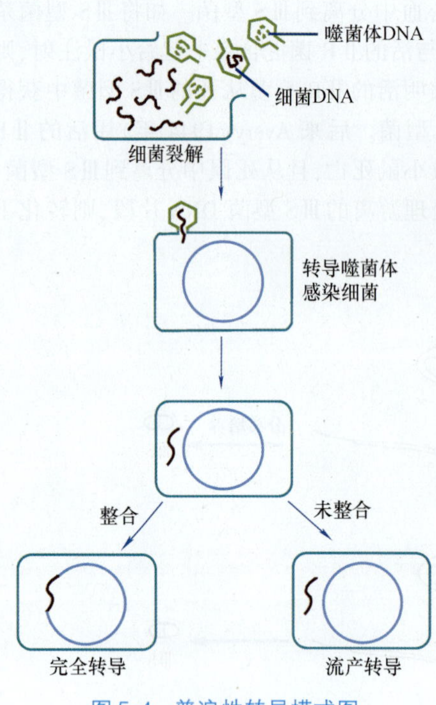

图 5-4 普遍性转导模式图

2. R质粒的接合 R质粒由耐药传递因子和耐药决定因子两部分组成，前者编码性菌毛，后者编码耐药性（单重或多重耐药）。因此，当具有R质粒的菌株与不具有R质粒的菌株发生接合时，既实现了性菌毛基因的传递，又实现了耐药基因的转移。

（三）转导

转导（transduction）是以转导噬菌体为载体，将供体菌的一段DNA转移到受体菌内，使受体菌获得新性状的方式。根据被转移DNA片段的来源范围大小可将转导分为普遍性转导和局限性转导两种形式。

1. 普遍性转导（generalized transduction） 当前噬菌体从溶原性细菌染色体上完全脱离并进行增殖时，偶尔会发生装配错误，误将细菌的部分DNA片段装入噬菌体头部，从而形成转导噬菌体，当该转导噬菌体再感染另一宿主菌时，则把原细菌DNA片段带入受体菌，从而实现了细菌基因的转移（图5-4）。因被误包装的DNA片段可以是供体菌染色体上的任何一部分，带给受体菌的可以是任何性状，故把这种转导称为普遍性转导。普遍性转导也能转导质粒基因，研究表明，金黄色葡萄球菌的R质粒则可通过转导作用而进行耐药性的传播。

2. 局限性转导（restricted transduction） 又称特异性转导（specialized transduction），是指通过转导噬菌体把供体菌染色体上的特定基因转入受体菌的过程。局限性转导是由于前噬菌体基因组从细菌染色体上脱离时发生偏差，误把邻近的细菌DNA片段带走，这一DNA片段则随噬菌体一起进入受体菌中，从而实现细菌基因的转移。由于所转导的基因只限于供体菌DNA上的特定基因（即位于前噬菌体基因组两旁的基因），故称局限性转导。

普遍性转导与局限性转导都是噬菌体在繁殖过程中出现差错所致，但由于差错发生的时段不同，其结果也不同。两种转导的主要区别见表5-1。

表 5-1 普遍性转导与局限性转导的区别

	普遍性转导	局限性转导
转导形成原因	噬菌体装配错误	前噬菌体偏差脱离
转导的遗传物质	供体菌任何DNA片段	供体菌特定DNA片段
转导的结果	受体菌获得任意遗传性状	受体菌获得特定遗传性状
转导成功率	相对低	相对高

（四）溶原性转换

处于溶原状态下的某些细菌由于获得了噬菌体DNA片段，从而发生了自身基因型和性状的改变，这种现象称为溶原性转换（lysogenic conversion）。如β-棒状杆菌噬菌体感染白喉棒状杆菌后，由于噬菌体携带编码毒素的基因，使无毒的白喉棒状杆菌获得产生白喉毒素的能力。同样，A群链球菌、产气荚膜梭菌、肉毒梭菌、金黄色葡萄球菌等，均可因溶原性转换而产生相应的红疹毒素、α毒素、肉毒毒素、表皮剥脱毒素等。

第4节　细菌遗传变异在医学中的应用

一、在疾病的诊断、治疗与预防中的应用

(一) 在疾病诊断方面

很多感染性疾病需要进行病原学诊断，而细菌的变异让其形态结构变得不够典型，甚至连代谢特征都发生了改变，这给细菌的鉴定工作带来了很大麻烦，故在临床细菌学检查中不仅要熟悉细菌的典型特性，还要了解细菌的变异规律，只有这样才能去伪存真做出正确的判断。如金黄色葡萄球菌随着耐药性菌株的增加，绝大多数菌株所产生的色素也由金黄色变为灰白色，许多血浆凝固酶阴性的葡萄球菌也成为致病菌，这不仅给诊断和治疗带来困难，而且对以往判断葡萄球菌致病性的指标也产生了怀疑。另外从伤寒患者分离到的伤寒沙门菌中10%的菌株不产生鞭毛，检查时无动力，患者也不产生抗鞭毛(H)抗体，故进行血清学(肥达)试验时，不出现H凝集，O凝集效价也很低，影响了正确的判断。

(二) 在疾病治疗方面

由于抗生素的广泛应用，临床分离的细菌中耐药株日益增多，甚至出现了对多种抗生素均耐药的菌株，以致于感到新药开发研究的速度跟不上细菌耐药性变异的变化。而且有些耐药质粒同时带有编码毒力的基因，使其致病性增强，这些变异的后果给疾病的治疗带来了很大的困难。为此，对临床分离的致病菌，必须在药物敏感试验的指导下正确选择用药，不能滥用抗生素。为提高抗生素的疗效，防止耐药菌株的扩散，应考虑合理的联合用药原则，尤其在治疗慢性疾病需长期用药时，除联合使用抗生素外，还要考虑使用免疫调节剂。

(三) 在疾病预防方面

细菌的毒力变异既有从弱到强的变异，也有从强到弱的变异。我们可以充分利用细菌毒力从强变弱的原理，用人工的方法让细菌毒力减弱，保留其免疫原性，制备成预防疾病的各种疫苗，为传染病的预防做贡献。如用于预防结核病的卡介苗。

二、在测定致癌物质中的应用

一般认为肿瘤的发生是多因素综合作用的结果，但细胞内遗传物质的改变可能是最根本的原因。因此凡能诱导细菌发生基因突变的物质都有可能是致癌物质。Ames试验就是根据能导致细菌基因突变的物质均为可疑致癌物的原理设计的。选用几株鼠伤寒沙门菌的组氨酸营养缺陷型(his^-)作试验菌，以被检测的可疑化学物质作诱变剂。因his^-菌在组氨酸缺乏的培养基上不能生长，若发生突变成为his^+菌则能生长。比较含有被检物的试验平板与无被检物的对照平板，计数培养基上的菌落数，凡能提高突变率、诱导菌落生长较多者，证明被检物有致癌的可能。

三、在基因工程中的应用

基因工程是根据遗传变异中细菌可因基因转移与重组而获得新性状的原理设计的。基因工程的主要步骤是：①从供体细胞(细菌或其他生物细胞)的DNA上切取一段需要表达的基因，即目的基因；②将目的基因结合在合适的载体(质粒或噬菌体)上；③通过载体将目的基因转移到工程菌(受体菌)内，随着细菌的大量繁殖表达出大量的目的基因产物。目前通过基因工程已能使工程菌大量生产胰岛素、干扰素、各种生长激素、IL-2等细胞因子和乙肝疫苗等

生物制品，并已探索用基因工程技术治疗基因缺陷性疾病等。今后，基因工程在医学领域和生命科学中必将得到更广泛的应用。

第5节　细菌的耐药性▲

耐药性(drug resistance)是指细菌对某一抗菌药物的敏感性下降甚至消失，导致该药物的疗效降低或无效。近年来，由于抗菌药物的广泛使用，且存在滥用的情况，耐药现象越来越普遍，细菌不仅产生单一耐药，而且还出现了对多种药物同时耐药的多重耐药菌株。耐药性已成为影响抗菌药物疗效的严重问题，同时也是整个医药界面临的又一大难题。

一、细菌的耐药机制

考点：细菌耐药机制

细菌耐药性的产生有着复杂的机制，其中包括耐药的基因机制、分子生物学机制、生物化学机制等。

（一）细菌耐药的基因机制

细菌的耐药性可分为固有性耐药和获得性耐药两类。固有性耐药是指由于细菌染色体基因结构特点，决定了该细菌不表达某种抗菌药物的作用靶位，或存在天然渗透屏障阻碍药物渗入，而对该种抗菌药物形成的天然耐药性。细菌的固有性耐药具有典型的种属特异性，代代相传。获得性耐药是细菌发生基因变异后产生的耐药，包括细菌自身DNA结构发生改变(即基因突变)而形成的耐药以及通过基因转移与重组而获得的耐药。获得性耐药即通常所说的耐药性变异。根据耐药基因的来源，可分为染色体介导的耐药、质粒介导的耐药、转座子介导的耐药以及噬菌体介导的耐药等。

（二）细菌耐药的生物化学机制

1. 药物作用的靶位改变　由于药物作用的靶位发生了分子结构或理化性状的改变，使药物的结合作用下降或消失，从而产生了耐药性。如链霉素耐药菌株，主要是由于核糖体30S亚基上P10蛋白发生了构象改变，使链霉素不能与之结合而产生耐药性；淋病奈瑟菌对青霉素G的耐药、金黄色葡萄球菌对甲氧西林的耐药，是因为基因突变导致了青霉素结合蛋白结构发生改变，使药物不易与之结合所致。

2. 细菌出现药物渗透障碍　药物需渗入细菌细胞才能充分发挥作用，若细菌外膜通透性降低，则可能导致细菌出现药物渗透障碍，即抗菌药物不能进入菌体内或进入的药量减少从而产生耐药性。如鼠伤寒沙门菌因缺乏外膜孔蛋白通道而产生多重耐药性，铜绿假单胞菌因细胞壁水孔堵塞而对头孢菌素类耐药。

3. 细菌产生破坏药物结构的灭活酶　灭活酶主要有两类：水解酶和钝化酶。水解酶是指可破坏抗菌药物某一特殊结构而让其失去抗菌活性的酶。如葡萄球菌耐药菌株通过产生β-内酰胺酶水解青霉素、头孢菌素等的β-内酰胺环而使其失去抗菌作用。钝化酶又称合成酶，如乙酰转移酶、磷酸转移酶等，可催化某些化学基团结合到抗菌药物的羟基或氨基上，使抗菌药物失去活性，如某耐药菌株产生的磷酸转移酶能使链霉素、卡那霉素及新霉素等氨基糖苷类抗生素失活而表现出耐药性。导致灭活酶产生的基因一般存在于R质粒上。

4. 细菌代谢途径改变　细菌通过改变自身代谢途径，减小药物对其产生的不利影响而形成耐药性。如对磺胺耐药的菌株，可直接利用外源性叶酸或产生较多的磺胺药拮抗物而对磺胺耐药。

5. 细菌形成药物外排系统　细菌通过形成自身能量依赖性的主动外排系统，将不同种类的抗菌药物主动泵出菌体外,使菌体内的药物浓度明显降低,不足以杀死细菌,这是细菌产生多重耐药性的重要原因。主动外排系统通常由外排转运蛋白、外膜通道蛋白和连接蛋白(或辅助蛋白)等组成。

6. 细菌生物膜的形成 近年来的研究发现,细菌对抗菌药物的耐药性不仅与耐药菌株的大量产生有关,亦与致病菌在体内形成生物膜有关。生物膜细菌对抗菌药物的抵抗力比浮游细菌强100~1000倍。有研究表明,白假丝酵母菌生物膜对氟康唑的耐药性是悬浮状态的100多倍,对两性霉素B的耐药性是悬浮状态的20~30倍,生物膜对于抗菌药物的抵抗可见不一般。另外,生物膜还是形成持续感染的重要原因。

二、细菌耐药性的防治

细菌耐药性防治是目前面临的重要课题,具有长期性、艰巨性和复杂性。只有通过多种途径,综合治理,才能收到理想的效果。目前,对于临床工作者来说,控制耐药性主要从以下几方面考虑。

考点:细菌耐药性防治

(一)合理使用抗菌药物

合理使用抗菌药物是控制耐药性的最直接而有效的措施。①加强管理,建立合理使用抗菌药物的制度。包括确定抗菌药物使用的疾病范围,规范抗菌药物使用程序、使用原则等,防止滥用抗菌药物。②提高临床诊疗水平,尤其对感染性疾病的病原学明确诊断,减少或避免误用抗菌药物。③通过药物敏感试验(药敏试验)为临床选用抗菌药物提供依据。④及时发现耐药性,并对耐药菌及耐药菌感染者进行动态监测。

(二)严格执行消毒隔离制度,避免耐药菌的传播扩散

加强医院感染性疾病的管理,是预防耐药菌爆发流行的重要举措。第一,对于医务工作人员的诊疗活动加强管理,强化无菌操作意识;第二,对医院内环境、医疗用品等严格消毒灭菌;第三,对耐药菌感染者进行隔离治疗,避免耐药菌的扩散和传播。

(三)寻找治疗感染性疾病的新方法

1. 开发新的抗菌药物 寻找可干扰细菌生长繁殖某一环节的天然抗菌药,或人工生产可作用于细菌新靶位的人工合成药。已开发出的人类天然抗微生物肽有多种,如来源于动物的杀菌肽、爪蟾抗菌肽、鲨胺等。

2. 利用中医药优势控制细菌耐药性 耐药基因大多来自于细菌R质粒,而某些中草药中可能含有R质粒消除剂成分,故选择合适的中草药,辅助抗菌药物治疗感染性疾病,对于控制细菌耐药性具有一定作用。

3. 破坏细菌耐药机制 包括:①破坏耐药基因,使耐药菌恢复对抗菌药物的敏感性;②开发破坏细菌耐药机制的各类抑制剂,如灭活酶抑制剂、膜通透剂、外排泵抑制剂、细菌生物膜抑制剂等。这些抑制剂可配合传统抗菌药物使用,重新恢复其疗效。

4. 研发更多特异性细菌疫苗 通过疫苗的使用降低细菌感染发生率,从而减少抗菌药物使用量,延缓耐药性的出现。疫苗的研发和使用是解决难治性耐药菌感染的一条重要途径。

实验四 细菌的药物敏感性实验

一、实验目的

1. 掌握抗菌药物对细菌的抑菌(或杀菌)作用。

2. 了解细菌对不同抗菌药物的敏感性及耐药性。

3. 学会药物敏感试验的基本操作。

二、实验原理（纸片法）

在涂有细菌的琼脂平板上，药敏纸片中的抗菌药物在琼脂内向四周扩散，其浓度呈梯度递减，因此在纸片周围一定距离内的细菌生长受到抑制，经培养后，在纸片周围形成一个抑菌圈。根据抑菌圈的大小，可以判断细菌对该药物的敏感度，抑菌圈越大，说明该菌对此药敏感性越高；反之越小。若无抑菌圈，则说明该菌对此药具有耐药性。

三、实验用品

普通琼脂平板或血琼脂平板、药敏纸片、大肠埃希菌或葡萄球菌、接种环、无菌镊子、无菌棉签、酒精灯、恒温箱等。

四、实验步骤

1. 接种细菌

（1）方法一：用灭菌接种环挑取适量细菌培养物，以划线方式将细菌均匀密集涂布于平板培养基表面。

（2）方法二：挑取待测细菌于少量生理盐水中制成高浓度细菌混悬液，用灭菌棉拭子将细菌混悬液均匀涂布于平皿培养基表面。

2. 贴药敏纸片　用无菌镊子取药敏纸片贴到平皿培养基表面相应位置。

注意：①药敏纸片需一次贴成。可用镊子轻按药敏片使之与培养基紧密相贴。②药敏纸片需有规律地分布于平皿培养基上。一般可在平皿中央贴一片，外周等距离贴若干片（4～6片）。③每次取药敏纸片之前都需对镊子进行烧灼灭菌。

3. 细菌培养　将平皿置于37℃温箱中培养18～24h。

4. 观察并记录结果　观察每一种药敏纸片周围是否出现抑菌圈，测量并记录抑菌圈大小，按抑菌圈大小判断药物敏感性。一般抑菌圈直径在15mm以上者为高度敏感，10～15mm为中度敏感，10mm以下为低度敏感，无抑菌圈则为耐药（图5-5）。

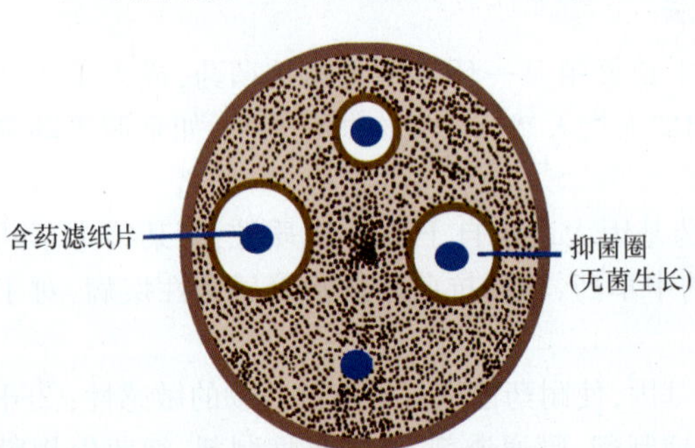

图5-5　药敏试验结果图

五、实验作业

分析药敏试验对临床用药的实际意义。

目标检测

一、名词解释

1. 质粒　2. 温和噬菌体　3. 毒性噬菌体　4. 转化　5. 转导　6. 接合　7. 溶原性转换

二、填空题

1. 细菌的遗传物质包括________、________、________、________。

2. 基因转移与重组的方式主要有________、________、________和________。

3. 转位因子包括________、________和________。

4. 转导可分为________和________两种。

5. 噬菌体可分为________噬菌体和________噬菌体两种。

三、选择题

A_1 型题（单句型最佳选择题）

1. 关于质粒的叙述，错误的是
   A. 质粒是细菌染色体以外的遗传物质
   B. 质粒是细菌的必备结构
   C. 质粒能在细胞质中自行复制
   D. 与某些细菌的耐药性有关
   E. 质粒可自行消失或转移
2. 卡介苗的制备利用的是何种变异原理
   A. 形态结构变异　B. 菌落变异
   C. 耐药性变异　D. 毒力变异
   E. 抗原性变异
3. 细菌的主要遗传物质是
   A. 染色体　B. 质粒
   C. 转座子　D. 噬菌体
   E. 其他
4. 与细菌耐药性有关的质粒是
   A. F 质粒　B. R 质粒
   C. Col 质粒　D. ST 质粒
   E. Vi 质粒
5. 与性菌毛形成有关的质粒是
   A. F 质粒　B. R 质粒
   C. Col 质粒　D. ST 质粒
   E. Vi 质粒
6. 细菌耐药性产生的主要原因是
   A. 抗菌素的广泛使用
   B. 医疗器械消毒不严
   C. 机体免疫力下降
   D. 药物质量不高
   E. 其他
7. 大多青霉素耐药菌株耐药的机制是
   A. 产生青霉素灭活酶
   B. 药物作用靶位改变
   C. 药物吸收减少
   D. 药物排出增加
   E. 代谢途径改变
8. 转化现象首先在何种细菌中被证实
   A. 葡萄球菌　B. 链球菌
   C. 肺炎链球菌　D. 大肠埃希菌
   E. 脑膜炎奈瑟菌
9. 对临床治疗影响最大的变异是
   A. 形态结构变异　B. 菌落变异
   C. 耐药性变异　D. 毒力变异
   E. 抗原性变异
10. 细菌的接合与下列何种结构有关
    A. 鞭毛　B. 普通菌毛
    C. 性菌毛　D. 核糖体
    E. 异染颗粒

四、问答题

1. 细菌的变异与疾病的诊断、治疗及预防有何关系？
2. 什么是质粒？质粒有哪些特性？
3. 如何控制细菌的耐药性？

（赵海琳）

第 6 章　细菌的感染

细菌的感染(bacterial infection),是指在一定条件下,细菌侵入机体,在宿主体内生长繁殖引起宿主不同程度病理变化的过程。能引起宿主疾病的细菌称为病原菌或致病菌,不能引起宿主疾病的称为非病原菌或非致病菌。

病原菌侵入机体后,在对机体造成损害的同时,亦能激发宿主免疫系统产生一系列免疫反应,病原菌与宿主免疫系统相互作用,决定着感染的整个过程。

第 1 节　细菌的致病性

细菌的致病性是指细菌能引起疾病的性能。不同的病原菌可引起不同的病理过程和不同的疾病,如伤寒沙门菌引起伤寒,结核分枝杆菌引起结核,这是由细菌的种属特异性决定的。同种细菌的不同型或株,其致病力也各不相同,通常把细菌不同程度的致病力称为细菌的毒力(virulence),毒力是决定细菌致病性强弱的主要因素,其次,细菌的侵入数量及侵入门户也是影响其致病性强弱的重要因素(图 6-1)。细菌进入机体后能否引起疾病,除取决于细菌本身的致病因素外,还与机体的免疫力、环境等因素有关。

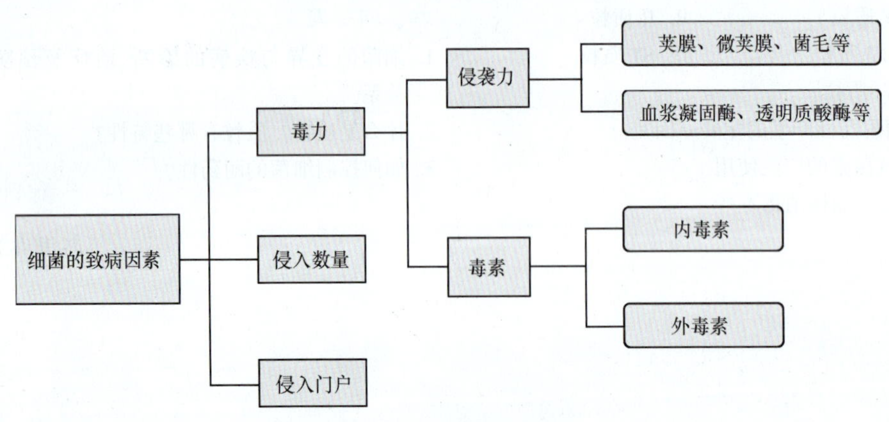

图 6-1　细菌的致病因素

一、细菌的毒力

毒力常用半数致死量(median lethal dose, LD_{50})或半数感染量(median infective close, ID_{50})表示,即在规定时间内,通过指定的感染途径,能使一定体重或年龄的某种动物半数死亡或感染需要的最小细菌数或毒素量。但由于是实验动物,且接种途径常非自然感染途径,故这类指标只能作为判断细菌毒力的参考。

构成细菌毒力的物质基础包括侵袭力和毒素。

(一) 侵袭力

病原菌突破机体防御功能,在机体内定植、生长繁殖和扩散的能力称为侵袭力。侵袭力主要由菌体表面结构及侵袭性酶类决定。

1. 菌体表面结构　主要包括荚膜、微荚膜、菌毛等特殊结构及细胞壁表面一些具有黏附作用的黏附因子(黏附素)。

(1) 荚膜和微荚膜:细菌的荚膜本身没有毒性,但它具有抵抗吞噬细胞的吞噬和阻抑体液中杀菌物质的杀菌作用,使细菌在宿主体内大量繁殖并引起疾病。例如,无荚膜的肺炎链球菌往往不致病,而有荚膜的肺炎链球菌,则只需少量便能引起疾病。此外某些细菌表面有类似于荚膜功能的特殊物质,如 A 群链球菌的 M 蛋白,伤寒沙门菌的 Vi 抗原以及某些大肠埃希菌的 K 抗原等,因其厚度小于 200nm,比一般的荚膜薄,通常称为微荚膜。

(2) 普通菌毛:细菌黏附在宿主的呼吸道、消化道、泌尿生殖道等黏膜上皮细胞是引起感染的首要因素,具有普通菌毛的细菌通常能更好地黏附在机体黏膜表面造成感染,因此,普通菌毛成了细菌的致病因素之一。很多革兰阴性菌,如致病的大肠埃希菌、痢疾志贺菌、霍乱弧菌、淋病奈瑟菌等都具有普通菌毛,因而成为致病菌。普通菌毛能产生黏附素,通过该黏附素使细菌黏附在宿主黏膜表面。由菌毛产生的黏附素通常称为菌毛黏附素。

(3) 非菌毛黏附素:有些致病菌虽没有菌毛,但同样可以通过其菌体表面的某种特殊化学成分(一般为蛋白质或多糖类物质)实现黏附作用,这些并非来自于菌毛的黏附素称为非菌毛黏附素。如金黄色葡萄球菌的脂磷壁酸(LTA)、A 群链球菌的 LTA-M 蛋白复合物、肺炎支原体的 P_1 蛋白等。黏附素通过与相应的靶细胞受体结合而介导黏附作用。细菌的黏附作用具有组织特异性,如淋病奈瑟菌黏附于泌尿生殖道,痢疾志贺菌黏附于结肠黏膜等。

2. 侵袭性酶类　某些病原菌在代谢过程中能产生一种或多种胞外酶,一般不具有毒性,但能在感染过程中起到抗吞噬或协助病原菌扩散等作用,这些胞外酶称为侵袭性酶。

例如,致病性葡萄球菌产生的血浆凝固酶,能使可溶性纤维蛋白原变为不溶的纤维蛋白,沉积在菌体表面及病灶周围,保护病原菌不被吞噬细胞和体液中的抗菌物质杀灭,有利于细菌在局部繁殖。A 群链球菌产生的透明质酸酶(又称扩散因子),能溶解结缔组织中的透明质酸,导致组织疏松,通透性增加,有利于细菌及其毒性产物在组织中扩散,造成全身感染。

此外,侵袭性酶类还有链激酶、胶原酶、链道酶、磷脂酰胆碱酶等,这些酶均能增强细菌的侵袭力。

(二) 毒素

毒素是细菌在生长繁殖过程中产生的对人体具有毒性作用的化学成分。可直接或间接损伤宿主细胞、组织、器官,或干扰机体生理功能。按其来源、性质和作用不同可分为外毒素和内毒素两大类。内毒素与外毒素的主要区别见表 6-1。

表 6-1　外毒素与内毒素的主要区别

区别要点	外毒素	内毒素
来源	革兰阳性菌及部分革兰阴性菌	革兰阴性菌细胞壁成分
释放方式	直接分泌或细菌溶解后释放	菌体崩解后释放
化学组分	蛋白质	脂多糖
稳定性	不耐热,60～80℃ 30min 破坏	耐热,160℃ 2～4h 破坏
免疫原性	强,能刺激机体产生抗毒素;脱毒后可制成类毒素	较弱,不能刺激机体产生有效抗体;不能制成类毒素
毒性作用	强;对组织细胞有选择性毒害作用,引起不同的临床症状	弱;无选择性毒害作用,不同细菌的内毒素其毒性作用大致相同

1. 外毒素 外毒素是能分泌到菌体外的毒性物质。其主要特点如下。

(1) 来源及存在部位:细菌外毒素的来源主要是革兰阳性菌,比如破伤风芽胞梭菌、肉毒梭菌、产气荚膜梭菌、白喉棒状杆菌、金黄色葡萄球菌、A 群溶血性链球菌等。另外,部分革兰阴性菌,如痢疾志贺菌、鼠疫耶尔森菌、霍乱弧菌、铜绿假单胞菌等也能产生外毒素。大多数外毒素可直接分泌到菌体外,但也有少数外毒素存在于菌体内,当菌体溶解后才释放出来,如痢疾志贺菌和产毒性大肠埃希菌的外毒素。

(2) 化学成分及稳定性:外毒素的化学成分为蛋白质,由 A、B 两个亚单位组成,亦称 A-B 毒素。其中 A 亚单位是毒性部分,决定毒素的致病作用;B 亚单位无毒性,但能与宿主靶细胞表面的特殊受体结合,介导 A 亚单位进入靶细胞。若 A、B 亚单位单独存在对宿主无致病作用,只有两者同时存在才能发挥毒性作用。由于外毒素的化学本质是蛋白质,因此绝大多数外毒素对理化因素不稳定,受热易变性,如破伤风外毒素加热 60℃ 20min 即可被破坏,但葡萄球菌肠毒素是个例外,它能耐受 100℃ 30min 不被破坏,并引起食物中毒。

(3) 免疫原性:外毒素的免疫原性较强,可刺激机体产生高效价的抗毒素抗体。经 0.3% ~0.4% 甲醛作用后可以脱去毒性的 A 亚单位,保留免疫原性制成类毒素。类毒素注入机体后仍能刺激机体产生具有中和外毒素作用的抗体,用于传染病的预防。

(4) 毒性作用:外毒素的毒性作用强,部分外毒素只需极少量即可导致易感动物死亡,如肉毒毒素是目前已知毒素中毒性最强的一种,它的毒力比氰化钾强一万倍,1mg 纯化的肉毒毒素即可杀死 2 亿只小鼠,对人的致死量仅为 0.1μg。外毒素对组织细胞具有高度选择性,因此对机体发挥选择性毒害作用,引起的病变和临床症状各不相同。如破伤风痉挛毒素能与中枢神经系统抑制性突触前膜结合,阻止抑制性介质释放,导致抑制性神经冲动无法传递,因而患者骨骼肌强直性痉挛。根据外毒素对宿主细胞的亲和性及作用机制不同,外毒素可分为细胞毒素、神经毒素和肠毒素三大类(表 6-2)。

2. 内毒素 存在于革兰阴性菌细胞壁中,只有当细菌死亡裂解或用人工方法破坏菌体后才能释放出来。

(1) 来源及存在部位:内毒素来源于革兰阴性菌,是革兰阴性菌细胞壁外膜层中的脂多糖成分,为细菌的结构成分之一,只有当细菌裂解后才释放出来。螺旋体、衣原体、支原体、立克次体的胞壁中也有内毒素样物质存在。

表 6-2 外毒素的种类及作用特点

类型	细菌	外毒素	引起疾病	作用机制
神经毒素	破伤风梭菌	痉挛毒素	破伤风	阻断上下神经元间正常抑制性神经冲动传递
	肉毒梭菌	肉毒毒素	肉毒中毒	抑制胆碱能神经释放乙酰胆碱
细胞毒素	白喉棒状杆菌	白喉毒素	白喉	抑制多种细胞的蛋白质合成
	葡萄球菌	表皮剥脱毒素	烫伤样皮肤综合征	使表皮与真皮分离
	A 群链球菌	致热外毒素	猩红热	破坏毛细血管内皮细胞;致热
肠毒素	霍乱弧菌	肠毒素	霍乱	激活肠黏膜腺苷环化酶,增高细胞内 cAMP 水平
	产毒素型大肠埃希菌	肠毒素	腹泻	不耐热肠毒素同霍乱肠毒素;耐热肠毒素使细胞内 cGMP 增高
	产气荚膜梭菌	肠毒素	食物中毒	同霍乱肠毒素
	金黄色葡萄球菌	肠毒素	食物中毒	作用于呕吐中枢

（2）化学成分及稳定性：内毒素的化学本质为脂多糖。内毒素对理化因素稳定，可耐 100℃ 1h 不失活性，需 160℃ 加热 2～4h，或用强酸、强碱、强氧化剂煮沸 30min 才能被破坏。

（3）免疫原性：内毒素免疫原性较弱，能刺激机体产生少量的抗体，该抗体亲和力极低，不能中和内毒素，因而对机体无保护作用。不能用甲醛脱毒制成类毒素。

（4）毒性作用：内毒素的毒性作用相对较弱，对组织细胞无选择性毒害作用。由于内毒素的主要毒性成分为脂质 A，而不同革兰阴性菌脂质 A 的结构基本相似，因此，不同革兰阴性菌感染时，由内毒素引起的毒性作用大致相同，均表现如下：

1）发热反应：极微量（1ng/kg）内毒素入血就能引起发热反应。其机理是内毒素为外源性致热原，能作用于单核-巨噬细胞，使之释放白细胞介素-1（IL-1）、肿瘤坏死因子（TNF）等细胞因子，这些因子作为内源性致热原作用于宿主下丘脑体温调节中枢而引起发热反应。

2）白细胞反应：当大量内毒素进入血循环后，白细胞先急剧减少，1～2h 后又显著增多。白细胞减少是由于内毒素能使白细胞大量黏附于毛细血管壁，白细胞增多则是因为内毒素刺激骨髓释放大量中性粒细胞所致。但伤寒沙门菌内毒素是个例外，它始终使血循环中的白细胞数减少，机制不明。

3）内毒素血症与休克：当血液中的细菌或病灶内细菌裂解释放大量内毒素入血时，可导致内毒素血症。内毒素作用于巨噬细胞、中性粒细胞、内皮细胞、血小板、补体系统、凝血系统等，形成和释放各种生物活性介质，使小血管功能紊乱出现微循环障碍和低血压，表现为微循环血液淤滞，有效循环血量减少，组织器官毛细血管灌注不足、缺氧、酸中毒等，严重者可致休克。

4）弥散性血管内凝血（DIC）：是血液在一定的致病因子作用下，从高凝状态转入低凝状态的一个复杂过程。高浓度的内毒素可激活凝血因子和血小板，从而导致大量促凝物质入血，微循环中形成广泛的微血栓；由于微血栓的形成又消耗了大量凝血因子和血小板，导致患者继发性纤维蛋白溶解功能亢进，从而出现明显的出血、休克、器官功能障碍和溶血性贫血等临床表现，严重者可致死亡。弥散性血管内凝血是临床上一种危重综合征，死亡率极高。

二、细菌的侵入数量

具有一定毒力的病原菌，还需要达到足够的数量才能引起疾病。一般情况下，细菌毒力越强，引起疾病所需的数量越少；细菌毒力越弱，引起疾病所需的数量越大。如毒力强的鼠疫耶尔森菌，只需几个细菌侵入机体就能引起鼠疫；而毒力弱的肠炎沙门菌则需一次性摄入数亿个才能引起急性胃肠炎。

三、细菌的侵入途径

病原菌除具有一定的毒力和足够数量外，还需要经过适当的侵入门户，才能到达特定的组织、细胞和器官引起感染。例如，志贺菌必须经口侵入肠道才能引起细菌性痢疾；破伤风杆菌及其芽胞必须经缺氧的深部伤口侵入，才能引起破伤风，若经口侵入则不能引起感染。少数病原菌有多种侵入门户，如结核分枝杆菌可经呼吸道、消化道及皮肤创伤等多个部位侵入机体引起结核病。

第 2 节　感染的发生与类型

一、感染的来源与传播途径

（一）感染的来源

考点：感染的来源

1. 外源性感染　来源于宿主体外的病原菌引起的感染称为外源性感染。病原菌的来源如下。

(1) 患者:是传染病的主要来源,从疾病的潜伏期到病后的恢复期,都可能具有传染性。

(2) 带菌者:携带某病原菌,不产生临床症状,但不断向体外排菌者。一般可分为健康带菌者和恢复期带菌者。带菌者因其不出现临床症状,不易被他人和自身察觉,在疾病的传播上,其危害性高于患者。

(3) 患病及带菌动物:有些细菌如鼠疫耶尔森菌、炭疽芽胞杆菌、布鲁菌等属于人兽共患病的病原菌,因而患病或带菌动物排出的病原菌也可传染给人。

2. 内源性感染 由自身正常菌群或潜伏于体内的病原菌(如结核分枝杆菌)引起的感染称为内源性感染。内源性感染往往发生在特定的条件下,如正常菌群寄居部位改变、机体免疫功能低下、菌群失调等。目前内源性感染已成为临床感染性疾病的新动向,有增多趋势。

(二) 感染的传播途径

考点:感染的传播途径

1. 呼吸道感染 呼吸道是病原菌进入机体的主要途径。例如,结核分枝杆菌、白喉棒状杆菌、百日咳鲍特氏菌等,由患者或带菌者通过咳嗽、喷嚏或大声说话等,将含有病原菌的飞沫或呼吸道分泌物散布到空气中,被易感者吸入而感染。

2. 消化道感染 是指通过进食含有病原菌或其毒素污染的水或食物引起的感染。如伤寒、痢疾、霍乱等均为消化道传染病。

3. 皮肤黏膜创伤感染 是指病原菌通过皮肤、黏膜创伤或动物咬伤等方式进入机体引起的感染,如金黄色葡萄球菌、链球菌、破伤风芽胞梭菌等细菌均可经过此途径引起感染。

4. 接触感染 是指通过与患者或带菌者直接或间接接触而引起的感染,如淋病奈瑟菌通过性接触传播,布鲁菌通过人与动物的密切接触而感染。

5. 节肢动物媒介感染 有些疾病是以节肢动物为传播媒介而引起感染的,如鼠蚤叮人吸血可传播鼠疫、斑疹伤寒等疾病。

6. 多途径感染 有些细菌可经多种途径进入机体引起感染,如结核分枝杆菌、炭疽芽胞杆菌等细菌,既可发生呼吸道感染,也可发生消化道及皮肤的感染。

二、感染的类型

感染的发生、发展和结局,取决于机体与病原菌之间的相互作用。根据双方力量对比,感染可表现为隐性感染、潜伏感染、显性感染和带菌状态等不同类型,各种感染类型并非一成不变,而是可随着双方力量的增减而移行、转化或交替出现的。

(一) 隐性感染

当宿主的抗感染免疫力较强,或侵入的病原菌数量不多或毒力较弱,感染后对机体损害较轻,不出现或仅出现不明显的临床症状称为隐性感染,又称亚临床感染。隐性感染后,机体常可获得足够的特异性免疫力,能抵御相同病原菌的再次感染。

(二) 潜伏感染

在机体的抗感染免疫力与病原菌的相互作用过程中,若双方力量处于暂时平衡状态,病原菌可潜伏于病灶内或某些特殊组织中,一般不出现在血液、分泌物或排泄物中,当机体的免疫力下降时,潜伏的病原菌大量繁殖而引发宿主疾病,如梅毒螺旋体、结核分枝杆菌等病原体常引起潜伏感染。

(三) 显性感染

当机体的免疫防御功能较弱,侵入的病原菌数量较多或毒力较强,以致机体的组织细胞受到明显的损害,生理功能也发生改变,并出现一系列明显的临床症状和体征者称为显性感染，即传染病。显性感染又可分为不同的类型。

（1）按病情缓急不同，分为急性感染和慢性感染。急性感染发病急、病程短（数日至数周），病愈后病原菌即从宿主体内消失，如霍乱弧菌、脑膜炎奈瑟菌引起的感染；慢性感染通常发展缓慢，病程长（数月至数年），整个感染过程中病原菌持续存在，引起慢性感染的病原菌多为胞内寄生菌，如结核分枝杆菌、麻风分枝杆菌等。

（2）按感染部位不同，分为局部感染和全身感染。局部感染是指病原菌侵入机体后，仅局限在一定部位生长繁殖并引起局部病变，如金黄色葡萄球菌引起的疖、痈等；全身感染是指感染发生后，病原菌及其毒性代谢产物进入血液向全身播散而引起全身症状的感染。

全身感染通常有下列几种类型。①菌血症：病原菌由原发部位一时或间断性侵入血流，但未在血流中生长繁殖。如伤寒早期的菌血症。②败血症：病原菌侵入血流并在其中生长繁殖，释放毒素，引起严重的全身中毒症状，表现为高热、皮肤和黏膜瘀斑、肝脾肿大等，如鼠疫耶尔森菌、炭疽芽胞杆菌等引起的败血症。③毒血症：病原菌在局部组织中生长繁殖，不侵入血流，而其产生的外毒素进入血流，并损害相应细胞或组织，引起特殊的毒性症状。如破伤风芽胞梭菌引起的毒血症。④内毒素血症：侵入血流的革兰阴性菌在血流中大量繁殖，崩解后释放出大量的内毒素；或病灶内大量革兰阴性菌死亡，释放内毒素入血所致。如脑膜炎奈瑟菌引起的内毒素血症。⑤脓毒血症：化脓性细菌侵入血流后，生长繁殖并随血流播散至全身其他组织或器官，产生新的化脓性病灶。如金黄色葡萄球菌引起的脓毒血症，常导致多发性肝脓肿、肾脓肿等。

考点：全身感染的类型

（四）带菌状态

机体在隐性或显性感染后，病原体并未立即消失，而在体内继续留存一定时间，并与人体免疫力处于相对平衡状态，称为带菌状态。处于带菌状态的人称为带菌者。例如，伤寒病后常出现带菌状态。带菌状态在显性感染临床症状出现之前称潜伏期带菌者；显性感染之后称恢复期带菌者；隐性感染之后称健康带菌者。带菌者经常或间歇性排出病原菌，成为重要传染源之一，因此，及时检出带菌者并进行隔离和治疗，对于控制和消灭传染病具有重要意义。

第3节　医院感染

随着医院规模的逐步扩大，就医人员的迅猛增加，医院成了以患者为中心的人群密集地，医院亦成了病原生物传播的重要场所，近年来，医院内发生的感染日益增多。医院感染的危害不仅表现在增加患者发病率和病死率，增加患者的痛苦，增加医务人员的工作量及降低病床周转率等方面，还给患者及社会造成了重大的经济损失。因此医院感染已成为当今世界所有医院面临的突出公共卫生问题，应当高度重视。

一、医院感染的基本特点

医院感染是指在医院内获得的感染。医院感染与社会感染有着明显的不同，其发生的地点、针对的人群及发生的原因都其特殊背景。医院感染具备以下几个特点。

考点：医院感染的概念、原因

（一）感染发生的地点必须是在医院内

医院感染强调的是病原体进入机体时正好处于医院这一特定环境，而是否在医院内发病并非判断医院感染的标准。所以医院感染既包括在医院内发生并发病的感染，也包括在医院内获得出院后发病的感染，但不包括入院前已发生或入院时已处于潜伏期而入院后发病的感染。

（二）医院感染针对医院内所有人群

医院是以患者为中心的医疗场所，医院感染的主要对象是患者。但医院内还有除患者以外的很多相关人员,所以,广义地讲,医院感染的对象包括在医院中活动的所有人群,除住院患者外,医务工作人员、门诊患者、探视者和患者家属等都是医院感染的对象。

二、医院感染的类型及原因

(一) 医源性感染

在医院的诊疗过程中,由于使用了消毒不严的医疗器具、污染的血制品和药品等所致的感染称为医源性感染。医源性感染是医院感染的重要类型。

(二) 自身感染

自身感染为内源性感染,引起这类感染的病原体来自患者自身的正常菌群。发生自身感染的原因一般有三种:第一,由于自身疾病或医疗行为而导致的患者免疫功能低下;第二,由于抗菌药物的大量使用导致菌群失调而出现的菌群失调症;第三,由于各种医疗操作导致正常菌群中的某些细菌寄居位置改变而成为病原菌引发自身感染。自身感染是医院感染的常见类型。

(三) 交叉感染

在医院里,由于患者之间、患者与医护人员之间存在着较为紧密的接触,因而容易发生个体间的交叉感染。

(四) 环境感染

由于医院内各种设施(床、桌椅、卫生间、空调系统等)以及空气等环境被病原生物污染而导致的感染。

三、医院感染的微生态特征

(一) 医院感染的常见病原体

考点: 医院感染的常见病原体

医院感染中常见的病原体,包括细菌、病毒、真菌、支原体、衣原体及寄生虫等,其中以各种细菌最为常见,占95%以上。

1. 医院感染常见细菌

(1) 革兰阳性球菌,如对多种抗生素耐药的金黄色葡萄球菌、表皮葡萄球菌、溶血性链球菌、肠球菌等。

(2) 革兰阴性杆菌,如能引起肺炎、菌血症及手术部位感染的大肠埃希菌、变形杆菌、克雷伯菌、肠杆菌等,以及存在于水、潮湿环境的铜绿假单胞菌、鲍曼不动杆菌等非发酵菌。

(3) 厌氧菌,如艰难梭状芽胞杆菌、脆弱类杆菌等肠道厌氧菌通常也是医院感染的重要病原菌。艰难梭状芽胞杆菌为革兰阳性有芽胞厌氧菌,是假膜性结肠炎的重要病原菌;脆弱类杆菌为革兰阴性无芽胞厌氧菌,是女性盆腔炎的常见病原菌。

2. 医院感染常见病毒　常见病毒有以下几种。

(1) 呼吸道病毒,如流感病毒、腺病毒、呼吸道合胞病毒等。

(2) 肝炎病毒,如乙肝病毒、丙肝病毒,可通过输血、透析、内镜检查、器官移植等途径造成感染。

(3) 胃肠炎病毒,如轮状病毒,通过粪-口途径传播,是儿童腹泻的常见病原体。

(4) 其他病毒,HIV、巨细胞病毒、疱疹病毒等都已成为医院感染的重要病原体。

3. 医院感染常见真菌　包括念珠菌、新型隐球菌、卡氏肺孢子菌等。多数情况下,真菌是条件致病菌,具有完整防御功能的健康人一般不易感染,而免疫力低下者则易被感染。

4. 医院感染常见其他病原体　如能引起肺炎的肺炎支原体,易导致免疫功能低下者感染的隐孢子虫、弓形虫等,容易在成人和儿童中传播的蓝氏贾第鞭毛虫,易引起皮肤感染的疥螨等。

(二) 医院感染的病原体特点

1. 以条件致病菌为主　引起医院感染的细菌大多为条件致病菌,例如,表皮葡萄球菌和不动杆菌,可黏附于动脉、静脉导管表面,一旦导管被污染,对于抵抗力低下的患者,则会引起菌血症甚至败血症;大肠埃希菌可黏附于泌尿道上皮细胞,成为泌尿道感染的主要病原菌。

2. 多为多重耐药菌　医院感染中的细菌,尤其是革兰阴性菌,有许多为多重耐药菌,常给临床治疗带来很大的困难。

四、医院感染的危险因素

与社会感染不同,医院感染有其特定的决定因素,将这一决定因素称为医院感染的危险因素。

1. 易感对象多　老年人、婴幼儿及患有各种慢性疾病的患者由于对病原体的抵抗力较低,往往成为医院感染的主要对象。

2. 侵入性检查及治疗增多　如内镜、泌尿系导管、动静脉导管、牙钻、采血针、监控仪探头等的侵入性诊治,为医院感染提供了机会,不仅可能把外界或机体正常菌群中的微生物导入体内,而且损伤了机体的屏障结构,使病原体更容易侵入机体。

3. 大量使用免疫抑制剂　有的患者因长期使用糖皮质激素等免疫抑制剂,致使免疫功能下降而成为易感者。

4. 长期滥用抗生素　在治疗过程中,不经过药敏试验,盲目地应用多种抗生素或长期使用广谱抗生素,使耐药菌株增加,患者体内菌群失调,易发生二重感染。

5. 医院管理缺失　没有建立健全的控制医院感染的规章制度,缺乏对消毒灭菌效果的监测;医务人员对医院感染及其危害性认识不足,不能严格地执行无菌操作和消毒隔离制度;医院环境污染严重等,均可加大医院感染的可能性。

五、医院感染的防治

目前普遍认为易感人群、医院环境、病原生物是发生医院感染的主要危险因素,控制医院感染的危险因素是预防和控制医院感染的最有力和最有效措施。可从以下几方面对医院感染进行预防和控制。

(一) 严格消毒与灭菌

医院感染的病原菌主要来源于各种医疗器械及医用材料(镊子、剪刀、缝线、敷料等)、被污染的血液制品、食品及药品等;患者自身正常菌群;医护人员正常菌群及其携带的病原菌等。所以,严格消毒与灭菌,是控制医院感染的一项重要措施。通过使用无菌器械、物品及药品以及对患者相关部位的严格消毒,医护人员手的消毒,医院各种设施及空气的严格消毒等,都能在一定程度上降低医院感染的发生率。

考点:医院感染的预防

(二) 隔离预防

隔离预防是防止病原体从患者或病原体携带者传给其他人群的一种保护性措施。隔离措施主要分为七种,每一种都有严格的隔离程序和要求。

1. 严格隔离　专为预防具有高度传染性或毒力较强的病原体引起的感染而设计的隔离措施。适用的疾病有:鼠疫(尤其肺鼠疫)、SARS、艾滋病、出血热、白喉、高致病性禽流感等。

2. 接触隔离　针对传染性强或有流行病学意义,且主要通过接触传播的传染病而设计,适用于新生儿淋菌性结膜炎、葡萄球菌脓疱疮、A群链球菌子宫内膜炎、带状疱疹、狂犬病等。

3. 呼吸道隔离　针对主要经气溶胶(飞沫)短距离传播的疾病,适用于麻疹、腮腺炎、百日咳、流脑(流行性脑脊髓炎)、儿童流感嗜血杆菌感染等。

4. 结核病隔离　主要是针对痰涂片结核杆菌阳性患者采取的隔离措施。

5. 肠道隔离　针对病原体可通过粪便排出并经消化道传播的疾病,适用于霍乱、甲型肝炎、肠道病毒感染等。

6. 引流物-分泌物隔离　针对可通过直接或间接接触脓汁等引流物或分泌物而引起感染的疾病,适用于皮肤伤口感染、小面积烧伤感染等。

7. 血液-体液隔离　针对可通过直接或间接接触血液或体液而引起感染的疾病,适用于乙型肝炎、丙型肝炎、艾滋病、梅毒、登革热、疟疾等。

(三) 规范诊疗手段

①合理使用抗生素,及时控制原有感染并避免二重感染;②规范侵入性操作技术,减少自身感染的发生;③慎用糖皮质激素、免疫抑制剂等药品,尽量保障患者免疫力正常;④提高检验技术的敏感性及特异性,明确诊断,减少误诊误治;⑤严格血液制品的检测制度,避免血源性传播。

另外,通过医疗制度改革、宣传教育、专业训练等手段提高医务人员的医德和专业素质,加强对医院感染的认识,认真执行有关制度,对预防医院感染亦具有重要意义。

第4节　细菌感染的检查与防治

一、细菌感染的检查方法

致病菌能引起多种感染和传染病,其诊断除可根据临床症状、体征和一般检验外,采取合适的临床标本进行细菌学和血清学检验,在确诊病因上具有重要意义。

(一) 细菌学检查

采集患者相关标本,通过直接涂片镜检、分离培养、生化试验等手段进行细菌学检查以明确病原,可为临床诊断和治疗提供有力的依据。

1. 直接涂片镜检　凡在形态和染色性上具有特征的病原菌,直接涂片染色后镜检有助于初步诊断。例如,痰中查见抗酸性细长杆菌,有利于结核病的诊断;脓液中发现革兰阳性葡萄串状球菌,可初步诊断为葡萄球菌感染;咽喉假膜中发现有异染颗粒的棒状杆菌时,可初步诊断为白喉棒状杆菌感染。

2. 分离培养　原则上所有标本均应做分离培养,以获得纯培养后进一步鉴定。血液、脑脊液等无菌部位采取的标本,可直接接种至营养丰富的液体或固体培养基;从有菌部位采取的标本,应接种至选择或鉴别培养基,待细菌生长后,根据其生长现象及各种生化实验对细菌进行鉴定。

3. 生化试验　细菌代谢旺盛,且不同的致病菌其代谢路径不尽相同,故其代谢产物亦不尽相同,借此可对一些致病菌进行鉴别。例如,肠道杆菌种类繁多,形态、染色性基本相同,但它们对糖类和蛋白质的分解产物不完全相同,因而可利用不同基质进行生化试验予以鉴别,如糖发酵试验、靛基质试验等。

4. 动物试验　主要用于测定细菌毒力或分离、鉴定人工培养有一定难度的病原菌。

5. 药物敏感试验　是利用细菌培养技术检测细菌对药物敏感性的试验,主要用于指导临床选择用药,及时控制感染。

6. 分子生物学技术　应用核酸杂交和PCR技术直接检测病原菌的核酸,是快速确定病原体的重要手段。

7. 其他　气相色谱法、噬菌体分型、细菌素分型、质粒指纹图谱分析等方法都已用于细菌的检测及流行病学调查。

（二）血清学检查

人体受致病菌感染后，免疫系统受抗原刺激发生免疫应答而产生特异性抗体，抗体的量常随感染过程不断增多，表现为效价（或称滴度）的升高。因此，用已知的细菌或其特异性抗原检测患者体液中有无相应特异抗体及其效价的动态变化，可作为某些传染病的辅助诊断。一般采取患者的血清进行试验，故这类方法通常称为血清学诊断或血清学检查。事实上，血清学检查既包括血清中抗体的检查，也包括体液中细菌抗原的检查，前者如诊断伤寒、副伤寒的肥达试验，后者如诊断结核的ATM实验及诊断流行性脑脊髓膜炎的SPA协同凝集试验等。

二、细菌感染的防治

（一）细菌感染的一般性预防

针对传染病流行的三大环节采取措施，即控制传染源、切断传播途径、保护易感人群。切断传播途径是预防细菌感染的重要环节。

（二）细菌感染的特异性预防

1. 人工主动免疫（artificial active immunity）　是将具有免疫原性的物质人工接种于人体，免疫系统因受到抗原刺激而主动产生免疫力的方式。

用于人工主动免疫的生物制剂主要有疫苗和类毒素两大类。如用于预防结核病的卡介苗（BCG），预防白喉或破伤风的白喉类毒素、破伤风类毒素等。

2. 人工被动免疫（artificial passive immunity）　是直接给机体注入含有特异性抗体的免疫血清、纯化免疫球蛋白、细胞因子等免疫制剂，使机体即刻获得免疫力的方式。人工被动免疫见效快，但免疫力维持时间短。人工被动免疫主要用于治疗或紧急预防。

（三）细菌感染的药物治疗

抗菌药物包括人工合成的磺胺类、喹诺酮类等化学药物及由微生物代谢产生的各类抗生素。一段时间以来，抗菌药物对控制感染发挥了相当重要的作用。然而，随着抗菌药物的广泛使用，且存在滥用情况，耐药菌株不断产生，细菌耐药性问题已成为临床面临的又一大难题。

实验五　细菌毒素的检测

细菌毒素包括外毒素和内毒素两大类，外毒素主要由革兰阳性菌产生，其种类繁多，毒性作用各异，检测手段亦不尽相同，一般可用酶联免疫吸附试验（enzyme-linked immunosorbent assay，ELISA）、动物实验等进行检测。内毒素为革兰阴性菌细胞壁中的脂多糖成分，来源于不同细菌的内毒素，其对机体的毒性作用大致相同，检测手段一样。内毒素的检测一般采用敏感性较高的鲎实验，鲎实验有多种方法，下面介绍的是操作相对简便的凝胶法。

一、实验目的

1. 了解鲎实验的原理及用途。
2. 学习鲎实验的操作与结果观察。

二、实验用品

1. 溶液或试剂　鲎试剂、标准内毒素、无热原的无菌蒸馏水（或注射用水）、待检样品。
2. 仪器设备　小试管、吸管、恒温水浴箱等。

三、实验原理

鲎是一种海洋节肢动物,其血液及淋巴液中有一种有核的变形细胞,细胞质内有大量的致密颗粒,内含凝固酶原及可凝固蛋白。将这些变形细胞冻融裂解后制成鲎变形细胞溶解物(鲎试剂),此溶解物若与待检标本中的内毒素相遇,内毒素可激活鲎试剂中的凝固酶原成为凝固酶,作用于可凝固蛋白,使其成为凝固蛋白,从而让鲎变形细胞冻融物呈凝胶状态。利用此原理可测定人体血液或其他样品中的微量内毒素。

四、实验内容及方法

1. 取鲎试剂一支,加入规定量无热原无菌蒸馏水使之溶解。

2. 标准内毒素,同法溶解。

3. 取 3 支小试管,编号 1、2、3。

4. 各管按下列要求操作。

1 号管(阳性对照管):鲎试剂溶液 0.1ml+标准内毒素稀释液 0.1ml

2 号管(阴性对照管):鲎试剂溶液 0.1ml+无热原无菌蒸馏水 0.1ml

3 号管(待检管):鲎试剂溶液 0.1ml+待检样 0.1ml

各管轻轻摇匀,置 37℃水浴箱 1h 或更长。

5. 孵育结束,轻轻取出试管,观察并记录实验结果。

结果判断标准:

(1)试管内形成固体凝块为阳性。

(2)试管内呈半流动状为弱阳性。

(3)试管内仅见浑浊度增加或少量絮状物或无变化均为阴性。

一般情况下,阳性对照管应出现阳性结果,阴性对照管出现阴性结果,检测管则三种情况都有可能出现,应按实际情况报告结果。

注意事项:

1. 因鲎实验敏感性极高,极微量内毒素即可导致凝胶形成,实验中所用试管、吸管等均需预先进行去热原处理。

2. 鲎试剂的质量会影响实验结果,所以,所购买的鲎试剂一定要达到质量要求。

3. pH 对鲎试剂凝胶化有明显影响,要求实验 pH 控制在 6~8,最适 pH 为 6.8~7.2,待检样品偏酸或偏碱需先调整 pH。

4. 孵育时间延长(可延长至 24h)可增加阳性率。

五、实验作业

1. 分析实验结果的可信程度。

2. 鲎实验有无特异性?能否检出内毒素来源于何细菌?

3. 若阳性或阴性对照管出现异常结果,分析可能的原因。

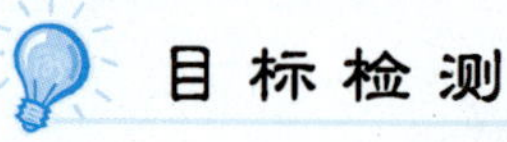

目标检测

一、名词解释

1. 感染 2. 毒血症 3. 菌血症 4. 医院感染

二、填空题

1. 构成细菌毒力的物质基础是________和________。

2. 外毒素的化学本质是________,内毒素的化学本质是________。

3. 内毒素的毒性作用主要有________、________、

________、________等。

4. 细菌的致病因素主要包括________、________和________。

5. 根据病原菌的来源，感染可分为________感染和________感染。

6. 病原菌传播的主要途径有________、________、________、________、________等。

7. 显性感染根据病情缓急不同，可分为________和________感染。

8. 显性感染根据感染部位不同，可分为________和________感染。

9. 全身感染包括________、________、________、________、________。

三、选择题

A_1 型题（单句型最佳选择题）

1. 在感染过程中有利于病原菌扩散的是
A. 外毒素　B. 内毒素
C. 透明质酸酶　D. 菌毛
E. 荚膜

2. 下列细菌结构或代谢产物中，毒性强且具有选择性毒害作用的是
A. 荚膜　B. 菌毛
C. 黏附素　D. 内毒素
E. 外毒素

3. 内毒素的毒性部分是
A. 特异性多糖　B. 核心多糖
C. 脂质 A　D. 磷脂
E. 脂蛋白

4. 能被甲醛脱毒形成类毒素的物质是
A. 外毒素　B. 内毒素
C. 透明质酸酶　D. 血浆凝固酶
E. 溶纤维蛋白酶

5. 具有抗吞噬作用的是
A. 菌毛　B. 荚膜
C. 鞭毛　D. 毒素
E. 黏附素

6. 与内毒素作用无关的是
A. 发热反应　B. 白细胞反应
C. 肌肉松弛性麻痹　D. DIC
E. 休克

7. 用于预防接种并能使机体主动获得免疫力的物质是
A. 抗毒素　B. 类毒素
C. 内毒素　D. 外毒素
E. 抗生素

8. 内毒素的化学本质是
A. 肽聚糖　B. 磷壁酸
C. 脂蛋白　D. 脂多糖
E. 磷脂

9. 病原菌不侵入血流，但在局部产生的毒素侵入血流引起特殊的中毒症状，其称谓是
A. 毒血症　B. 脓毒血症
C. 菌血症　D. 败血症
E. 内毒素血症

10. 病原菌由局部一时性或间断性侵入血流，但未在血中繁殖，其称谓是
A. 不感染　B. 毒血症
C. 菌血症　D. 脓毒血症
E. 败血症

11. 病原菌侵入血流，并在其中大量繁殖，产生毒性代谢产物，引起全身严重的中毒症状，其称谓是
A. 毒血症　B. 菌血症
C. 败血症　D. 脓毒血症
E. 病毒血症

12. 下列哪项不是细菌的毒力物质
A. 细菌素　B. 外毒素
C. 荚膜　D. 菌毛
E. 内毒素

13. 下列关于内毒素的说法，错误的是
A. 由革兰阴性菌产生
B. 细菌死亡裂解才释放出来
C. 毒性物质主要是类脂 A
D. 各种内毒素毒性作用大致相同
E. 经甲醛处理可脱毒成为类毒素

14. 下列关于外毒素的说法，错误的是
A. 化学成分为蛋白质
B. 经甲醛处理可脱毒成为类毒素
C. 毒性比内毒素强
D. 多由革兰阳性菌产生
E. 各种细菌的外毒素其致病作用大致相同

四、简答题

1. 试比较细菌外毒素与内毒素的区别。
2. 试述病原菌引起全身感染的几种临床类型。

（赵海琳）

第 7 章　球　菌

球菌(coccus)在自然界中分布广泛、种类繁多,大多数为非致病菌,仅少数为病原菌。对人有致病作用的球菌统称为病原性球菌(pyogenic occus),因能引起化脓性炎症,故又称化脓性球菌。常见的化脓性球菌有革兰阳性的葡萄球菌、链球菌、肺炎链球菌和革兰阴性的脑膜炎奈瑟菌、淋病奈瑟菌五大类。

第 1 节　葡萄球菌属

葡萄球菌属(*Staphylococcus*)的细菌广泛分布于自然界、人和动物的体表及与外界相通的腔道中,仅少数对人有致病作用。一般人群中病原性葡萄球菌的带菌率为 20% ~ 50%,但在医务人员可高达 70%,是医源性感染的重要来源。葡萄球菌是最常见的化脓性球菌,临床上 80% 以上的化脓性感染都由葡萄球菌引起。

一、生物学性状

(一) 形态染色

葡萄球菌菌体呈球形或近似球形,直径为 0.5 ~ 1.5μm,革兰染色阳性。典型葡萄球菌呈葡萄串状排列(图 7-1),在脓汁或液体培养基中生长后,可呈单个、成双或短链状排列。无鞭毛及芽胞,体外培养一般不形成荚膜。

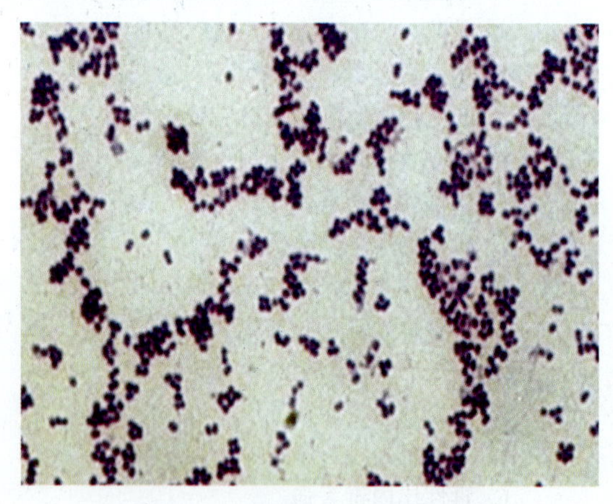

图 7-1　葡萄球菌显微镜下图

(二) 培养特性与生化反应

葡萄球菌营养要求不高,普通培养基上生长良好。需氧或兼性厌氧,最适生长温度为 37℃,最适 pH 为 7.4。在液体培养基中呈均匀混浊生长,在普通琼脂平板上形成圆形、隆起、光滑、边缘整齐的光滑型菌落,并因菌种不同而呈现出不同的颜色,如金黄色、白色或柠檬色。在血琼脂平板上,多数致病性葡萄球菌产生溶血素形成透明的溶血环。

(三) 抗原结构

葡萄球菌抗原结构较为复杂,已发现 30 余种,与医学关系密切的主要有以下几种。

1. 葡萄球菌 A 蛋白(staphylococcal protein A,SPA)　存在于葡萄球菌细胞壁表面,90% 以上的金黄色葡萄球菌具有此抗原。SPA 能与人及多种哺乳动物 IgG 的 Fc 段发生非特异性结合,因此可用含 SPA 的葡萄球菌作为载体结合某特异性 IgG,用以检测相应抗原,以葡萄球菌的凝集与否判断抗原抗体是否发生结合反应,此试验称为协同凝集试验。另外,SPA 具有抗吞噬、损伤血小板、引起超敏反应等多种生物学活性,是葡萄球菌的致病物质之一。

2. 多糖抗原　为细胞壁中的磷壁酸成分，具有群特异性。

3. 荚膜抗原　机体内多数金黄色葡萄球菌能形成荚膜，荚膜多糖具有型特异性。另外，荚膜多糖有利于细菌黏附于细胞或生物合成材料（如生物性瓣膜、导管、人工关节等）表面，与致病有关。

（四）分类

根据生化反应和产生色素的不同，葡萄球菌可分为金黄色葡萄球菌、表皮葡萄球菌和腐生葡萄球菌三类（表7-1）。对人致病的主要为金黄色葡萄球菌，表皮葡萄球菌致病性较弱，为条件致病菌，腐生葡萄球菌一般不致病。

表7-1　三种葡萄球菌的主要性状

性状	金黄色葡萄球菌	表皮葡萄球菌	腐生葡萄球菌
菌落色素	金黄色	白色	白色或柠檬色
分解葡萄糖	+	+	−
分解甘露醇	+	−	−
SPA	+	−	−
α溶血素	+	−	−
血浆凝固酶	+	−	−
耐热核酸酶	+	−	−
致病性	强	弱	无

（五）抵抗力

葡萄球菌对外界环境的抵抗力在无芽胞菌中最强，在干燥的脓汁、痰液中可存活2～3个月，加热80℃ 30min才被杀死，在3%～5%苯酚中10～15min死亡。对甲紫敏感，1∶200 000～1∶100 000的甲紫可抑制其生长。对多种抗生素敏感，但由于抗生素的广泛使用，金黄色葡萄球菌对青霉素的耐药菌株逐年增加。

二、致病性与免疫性

（一）致病物质

金黄色葡萄球菌的SPA、荚膜及其产生的多种侵袭性酶和毒素均为致病物质。

1. 血浆凝固酶（coagulase）　多数致病性葡萄球菌都能产生血浆凝固酶，可作为鉴别葡萄球菌有无致病性的重要指标。其作用在于能使血浆中液态的纤维蛋白原转变为固态的纤维蛋白，并沉积在菌体表面，可抵抗吞噬细胞的吞噬、消化和杀菌物质的杀伤作用，与葡萄球菌的致病性密切相关。此外，纤维蛋白的凝固和沉积，使葡萄球菌的感染病灶易局限化并形成血栓。

2. 葡萄球菌溶血毒素（staphylolysin）　致病性葡萄球菌能产生多种溶血素，其中对人致病的主要是α毒素，除对红细胞有溶血作用外，对白细胞、血小板、肝细胞等多种组织细胞也有损伤作用，并能引起小血管收缩而导致局部组织缺血坏死。

3. 杀白胞素（leukocidine）　多数致病性葡萄球能产生杀白细胞素，该毒素能攻击中性粒细胞及巨噬细胞的细胞膜导致其死亡，从而降低吞噬细胞的吞噬作用。

4. 肠毒素（enterotoxin）　约50%的金黄色葡萄球菌可产生肠毒素，该毒素对热稳定，能耐100℃30min，并能抵抗胃肠液中蛋白酶的水解作用。这类细菌污染乳制品、肉类等食物后，在其中生长繁殖产生肠毒素，人食入后可引起食物中毒。

5. 表皮剥脱毒素（exfoliative toxin）　由噬菌体Ⅱ群金黄色葡萄球菌产生，又称表皮溶解毒素，能损伤表皮的颗粒层细胞，使表皮细胞坏死并与真皮脱离，引起剥脱性皮炎（又称烫伤样皮肤综合征）。

6. 毒性休克综合征毒素-1（toxic shock syndrome toxin-1，TSST-1）　由噬菌体Ⅰ群金黄色葡萄球菌产生，可引起机体出现发热、皮疹、低血压、休克等症，并可增强对内毒素的敏感性，导致多个组织、器官功能紊乱或毒性休克综合征。

(二) 所致疾病

考点：葡萄球菌所致疾病及化脓性病灶特点

葡萄球菌感染所致疾病根据致病机制不同可分为侵袭性和毒素性两类疾病。

1. 侵袭性疾病　即葡萄球菌引起的化脓性感染，为葡萄球菌所致疾病中较为常见的类型，根据感染范围不同可分为局部感染和全身感染。

(1) 局部感染：感染范围局限于机体伤口、毛囊或汗腺等局部组织，引起疖、痈、毛囊炎、急性蜂窝织炎、伤口化脓性感染等。其特点是：脓汁黄而黏稠，病灶局限，与周围组织界限清楚。内脏器官感染有支气管炎、肺炎、胸膜炎、脑膜炎、心内膜炎、中耳炎等。

(2) 全身感染：常发生于局部感染病灶处理不当或免疫力低下者。细菌经淋巴或血流向全身扩散，可引起败血症甚至转移到肝、肾等器官引起脓毒血症。

2. 毒素性疾病　不同金黄色葡萄球菌菌株可因产生毒素不同，而导致不同的疾病。

(1) 食物中毒：因食入肠毒素污染的食物引起，出现以呕吐为主的消化道中毒症状，病程短(1～2天)，可自愈。

(2) 假膜性肠炎：肠道内菌群失调时，耐药性金黄色葡萄球菌在肠道内大量生长繁殖产生肠毒素引起。临床表现以腹泻为主，因患者肠黏膜被一层炎性假膜覆盖，故称假膜性肠炎。

(3) 烫伤样皮肤综合征：由表皮剥脱毒素引起，常见于新生儿或免疫力低下者。开始时皮肤出现红斑，1～2天后表皮起皱，继而形成大疱，最后表皮上层坏死脱落。

(4) 毒性休克综合征：由TSST-1引起，主要表现为高热、头痛、猩红热样皮疹、低血压、休克及肾衰竭等。

(三) 免疫性

人体对葡萄球菌有一定的天然免疫力。但当皮肤、黏膜受损或患慢性疾病等原因导致机体免疫力下降时，易发生葡萄球菌感染。病后可产生一定的特异性免疫力，但因维持时间短而难以防止再感染。

三、微生物学检查

(一) 标本采集

根据疾病的不同而采集不同标本。化脓性病灶采取相应的脓汁、分泌物；败血症采取血液；食物中毒取呕吐物、剩余可疑食物及粪便。标本采集送检过程应注意严格无菌操作。

(二) 检查方法

1. 直接涂片镜检　标本直接涂片，革兰染色镜检，根据细菌的形态、排列、染色性等特性，结合患者病史和临床表现，做出初步诊断。

2. 分离培养与鉴定　脓汁标本可直接使用血琼脂平板进行分离培养，血液标本需先用肉汤培养基增菌后再接种于血琼脂平板，置于37℃温箱培养18h，取可疑菌落涂片镜检，必要时做生化反应进一步鉴定。

3. 肠毒素检查　取可疑食物、呕吐物接种于肉汤培养基，培养后取培养液过滤，其滤液用动物实验、酶联免疫吸附试验(ELISA)等进行检查。

四、防 治 原 则

考点：葡萄球菌的耐药性

注意个人卫生，对皮肤黏膜的创伤应及时消毒处理，防止感染。加强医院管理，严格无菌操作，防止医院感染。加强饮食行业的卫生监督，对皮肤化脓性感染者，尤其是手部感染，未愈前不能从事食品加工或饮食服务，严防葡萄球菌引起的食物中毒。目前葡萄球菌耐药菌株日益增多，治疗时应根据药物敏感试验结果选用抗生素。

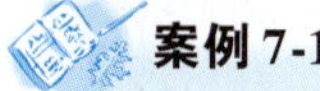

案例 7-1

患者,男,63岁,有糖尿病史10余年。于5天前感觉右背部疼痛不适,触及皮肤硬块,直径约3cm,未做任何处理,之后肿块逐渐增大,疼痛加重,肿块表面逐渐出现小脓点,伴有畏寒、发热、食欲减退和全身不适等症状。查体:体温39℃,脉搏84次/分,呼吸20次/分,血压135/90mmHg;右背上方,肩胛骨内侧可见约6cm×5cm椭圆形皮肤隆起肿块,色暗红,表面有数个脓点,个别脓头破溃,有浅黄色脓液流出;辅助检查:血白细胞21.0×10^9/L,中性粒细胞0.86。

问题:1. 该患者背部可能为何种细菌感染?诊断依据是什么?

2. 该患者是否仅为局部化脓性感染?

3. 应如何防止感染进一步扩散?

第2节 链球菌属

链球菌属(*Streptococcus*)细菌广泛分布于自然界、人体鼻咽腔和胃肠道,多为人体正常菌群,仅少数为致病性链球菌,是另一大类引起化脓性感染的常见病原菌。

一、链 球 菌

(一) 生物学性状

1. 形态染色 链球菌菌体呈球形或近似球形,直径为0.5~1.0μm,革兰染色阳性,一般呈链状排列(图7-2)。无鞭毛及芽胞,培养早期可形成荚膜,但很快消失。

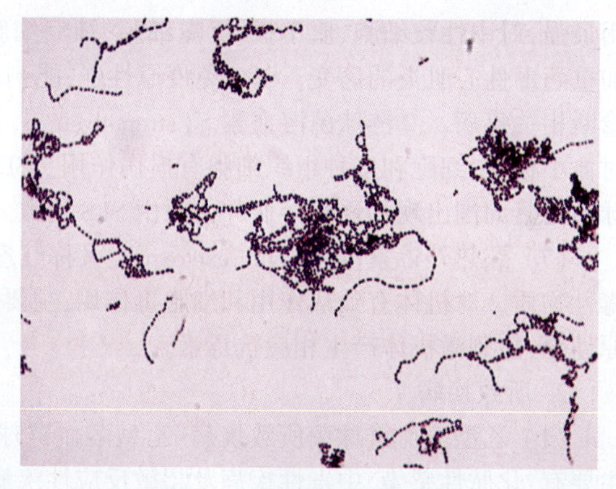

图7-2 链球菌显微镜下图

2. 培养特性与生化反应 营养要求较高,培养基中加入血液、血清、葡萄糖等生长良好。多为兼性厌氧或需氧,最适生长温度为37℃,最适pH为7.4~7.6。在血琼脂平板上形成灰白色、光滑、边缘整齐、透明或半透明的细小菌落,不同菌株形成溶血环情况不一。在血清肉汤培养基中为沉淀生长。链球菌一般不分解菊糖,不被胆汁溶解,这两种特性可用于鉴别甲型链球菌与肺炎链球菌。

3. 抗原结构与分类 链球菌的抗原结构较为复杂,主要有核蛋白抗原、多糖抗原和蛋白质抗原三种,其中蛋白质抗原中的M蛋白抗原与致病性有关。

链球菌根据在血琼脂平板上的溶血情况可分为三型:甲型溶血性链球菌,菌落周围有1~2mm宽的草绿色溶血环,因此,甲型溶血性链球菌也称草绿色链球菌,属于条件致病菌;乙型溶血性链球菌,溶血能力强,菌落周围可出现2~4mm宽的透明溶血环,也称溶血性链球菌,其致病力强,可引起人类和动物多种疾病;丙型链球菌,菌落周围无溶血环,故也称不溶血链球菌,一般不致病。

链球菌根据细胞壁中多糖抗原的不同可分为A~H、K~V等20个群,对人类致病的链球菌90%属于A群。A群链球菌根据M蛋白的不同又可分为100多个血清型。

4. 抵抗力 多数链球菌抵抗力不强,60℃ 30min可被杀死,对一般消毒剂敏感。溶血性链球菌对青霉素、红霉素、磺胺类均敏感。极少发现青霉素耐药菌株,故青霉素仍为首选药。

（二）致病性与免疫性

1. 致病物质 A群链球菌致病力强，其致病物质包括菌体结构成分及其产生的多种毒素和侵袭性酶。

（1）脂磷壁酸（lipoteichoic acid，LTA）：脂磷壁酸为细胞壁中的构成成分，其与M蛋白结合并延伸至细胞壁表面，形成类似菌毛样结构，有利于链球菌附着于上皮细胞造成感染。

（2）M蛋白（M protein）：亦为菌体结构成分，具有抗吞噬、抗杀菌作用，并与超敏反应的发生有关。

（3）透明质酸酶（hyaluronidase）：又称扩散因子，能分解细胞间质中的透明质酸，从而导致组织疏松，有利于细菌在组织中的扩散。

（4）链激酶（streptokinase，SK）：又称链球菌纤维蛋白溶酶，能使血液中的纤维蛋白酶原转变成纤维蛋白酶，溶解血块和阻止血浆凝固，有利于细菌的扩散。

（5）链道酶（streptodornase，SD）：又称链球菌DNA酶，能分解脓汁中具有高度黏性的DNA，使脓汁稀薄，有利于细菌扩散。

（6）链球菌溶血素（streptolysin）：由乙型溶血链球菌产生，分两种。①链球菌溶血素O（streptolysin O，SLO）：绝大多数A群和部分C、G群链球菌菌株能产生SLO，对红细胞溶解作用最强，对中性粒细胞、血小板、巨噬细胞、神经细胞等也有毒性作用，并可损伤心肌细胞，或加重病毒性心肌炎的病变。SLO免疫原性强，能刺激机体产生O抗体，故检测O抗体可协助诊断相关疾病。②链球菌溶血素S（streptolysin S，SLS）：多数A、C、G群链球菌菌株能产生，对血小板、白细胞和多种组织细胞有损伤作用。SLS为小分子糖肽，无免疫原性，乙型溶血链球菌菌落周围出现的透明溶血环主要由SLS所致。

（7）致热外毒素（pyrogenic exotoxin）：又称红疹毒素或猩红热毒素，是引起猩红热的主要毒性物质。对机体有致热作用和细胞毒作用，主要引起发热、皮疹。化学成分为蛋白质，免疫原性强，能刺激机体产生相应抗毒素。

2. 所致疾病

考点：甲型、乙型溶血链球菌所致疾病

（1）乙型溶血链球菌所致疾病：乙型溶血链球菌是链球菌中的主要致病菌，其所致疾病主要有：化脓性感染、中毒性疾病及超敏反应性疾病。

1）化脓性感染：包括局部化脓性感染和全身感染。乙型溶血链球菌经皮肤伤口感染，引起皮肤及皮下组织炎症，如伤口化脓、丹毒、蜂窝织炎、痈等。由于链球菌能产生多种侵袭性酶类，故链球菌引起的化脓性病灶与周围组织界限不清，脓汁稀薄、带血色，有明显扩散倾向。链球菌经呼吸道感染引起咽喉炎、扁桃体炎、鼻窦炎等；经产道感染可引起产褥热。本菌可经淋巴管和血液扩散，引起淋巴管炎、淋巴结炎、败血症等全身感染。

2）猩红热：为部分A群链球菌产生致热外毒素引起的中毒性疾病，或称毒素性疾病，常见于儿童，传染源为患者和带菌者，经呼吸道飞沫传播。患儿主要表现为发热、咽炎、全身弥漫性鲜红色皮疹，疹退后有明显脱屑。少数患者可因超敏反应导致心、肾损害。

3）超敏反应性疾病：常见于A群溶血链球菌引起的咽炎、扁桃体炎等感染后2～3周，主要有急性肾小球肾炎和风湿热。发生机制与Ⅱ、Ⅲ型超敏反应有关，风湿热临床表现以心肌炎和关节炎为主。

（2）其他链球菌所致疾病：①甲型链球菌：该菌常寄居于鼻咽、口腔等处，属条件致病菌，当拔牙或摘除扁桃体时，甲型溶血性链球菌可侵入血流，若心脏先天缺陷或心瓣膜损伤，则细菌在损伤部位繁殖后可引起亚急性细菌性心内膜炎；此外，龋齿与甲型变异链球菌关系密切。②B群链球菌：常寄居于阴道、直肠，产妇在分娩过程中可导致新生儿感染，引起新生儿肺炎、脑膜炎、败血症等，死亡率极高。③D群链球菌：正常寄居于皮肤、上呼吸道、消化道和泌尿生殖道,可引起泌尿生殖道、肠道、腹部、皮肤等部位感染,甚至引起败血症,感染对象多为免疫力低下的老年人、肿瘤患者等。

3. 免疫性 机体感染链球菌后可获一定特异性免疫力,但因链球菌型别较多,且各型间无交叉免疫,故常发生反复感染。猩红热病后可产生致热外毒素抗体,对同型细菌有较强免疫力。

(三) 微生物学检查

1. 标本采集 根据疾病的不同而采集不同标本。化脓性感染取脓汁或分泌物,疑为败血症取血液,上呼吸道感染取咽拭子,风湿热取血液等。

2. 检查方法

(1) 直接涂片镜检:对脓汁、分泌物、咽拭子等标本可直接涂片,革兰染色镜检,根据细菌的形态、排列、染色性等特性,做出初步诊断。

(2) 分离培养与鉴定:脓汁、分泌物、咽拭子等标本接种于血琼脂平板,血液标本先进行增菌培养,再接种于血琼脂平板,培养后根据菌落特征进一步鉴定。

(3) 血清学试验:抗链球菌溶血素O试验,简称抗O试验,用于风湿热的辅助诊断。

(四) 防治原则

及时发现和治疗患者及带菌者,减少传染源。对急性咽炎、扁桃体炎患者,要注意早期、彻底治疗,防止超敏反应性疾病的发生。对A群链球菌感染者,治疗首选药物为青霉素。加强医院管理,严格无菌操作,防止医院感染。

考点: 猩红热治疗首选药物

二、肺炎链球菌

肺炎链球菌(*S. pneumoniae*)除可成链状排列外,还可成双排列,故又称肺炎双球菌,广泛分布于自然界和人类鼻咽腔,多数不致病,仅少数可引起大叶性肺炎等疾病。

(一) 生物学性状

1. 形态染色 肺炎链球菌革兰染色阳性,菌体呈矛头状或瓜子仁状,直径0.5~1.5μm,常成双排列,钝端相对,尖端相背(图7-3)。无鞭毛,也不形成芽胞,毒力菌株在机体内或含血清的培养基中可形成较厚的荚膜。

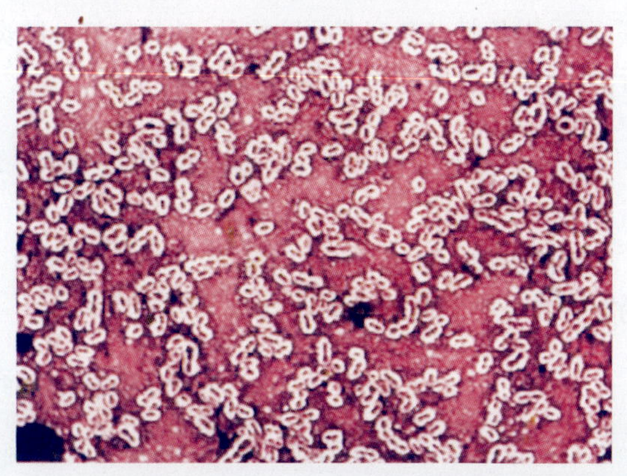

图7-3 肺炎链球菌显微镜下图

2. 培养特性与生化反应 肺炎链球菌对营养要求较高,必须在含血液或血清的培养基中才能生长。最适生长温度为37℃,pH为7.4~7.6。在血琼脂平板上形成细小、圆形、灰白色光滑型菌落,并有与甲型链球菌相似的草绿色溶血环,应注意区别。培养时间超过48h,菌体产生自溶酶,菌体溶解后使菌落凹陷呈"脐状"。

3. 抗原结构与分型 肺炎链球菌细胞壁中的C多糖及荚膜多糖均有抗原性,根据荚膜多糖抗原可将肺炎链球菌分为90多个血清型,其中1~3型致病力较强。C多糖能与感染急性期患者血清中的C反应蛋白结合,可用于活动性风湿热及其他急性炎症性疾病的辅助诊断。

4. 抵抗力 对理化因素抵抗力弱,56℃ 20min死亡。有荚膜的菌株在干燥的痰中能存活1~2个月。对一般的消毒剂、青霉素、红霉素、头孢曲松等敏感。

（二）致病性与免疫性

考点：致病因素、所致疾病；大叶性肺炎的痰液特点及治疗首选药物

1. 致病因素　肺炎链球菌致病物质中最关键的是荚膜，通过荚膜的抗吞噬作用在机体内大量繁殖而致病，一旦失去荚膜，致病力随之消失。此外，其生长繁殖过程中产生的溶血素O、神经氨酸酶等也有一定的致病作用。

2. 所致疾病　肺炎链球菌寄居于人类的口腔和鼻咽腔，一般只形成带菌状态，当机体抵抗力下降时，细菌从上呼吸道经支气管侵入肺部，引起大叶性肺炎，患者表现为恶寒、高热、胸痛、咳嗽等临床症状，咳铁锈色痰为大叶性肺炎的典型表现。部分患者可继发胸膜炎、脓胸，或中耳炎、乳突炎、败血症、脑膜炎等。大叶性肺炎易发于麻疹等呼吸道病毒感染后或婴幼儿、老年人。

3. 免疫性　病后可获牢固的型特异性免疫，主要是机体感染过程中产生荚膜多糖抗体，发挥调理作用，增强吞噬细胞的吞噬作用。

（三）微生物学检查

1. 标本采集　根据患者发病具体情况采集标本，如痰液、脓汁、血液或脑脊液等，及时送检。

2. 检查方法

（1）直接涂片镜检：痰液、脓汁、脑脊液可直接涂片，如检查到有荚膜的革兰阳性、矛头状、成双排列的细菌，即可初步诊断为肺炎链球菌。

（2）分离培养与鉴定：痰液、脓汁标本可直接用血琼脂培养基培养，血液或脑脊液先用血清肉汤培养基增菌再接种于血琼脂培养基分离培养，取可疑菌落涂片镜检并通过生化反应进一步鉴定。

（四）防治原则

锻炼身体，增强免疫是预防肺炎链球菌感染的基本方法。对易感人群，包括儿童、老年人等，可采用荚膜多糖疫苗预防接种，效果较好。肺炎链球菌感染可采用青霉素、林可霉素等进行治疗，耐药者可选用万古霉素等敏感药物。

第3节　奈瑟菌属

奈瑟菌属为一群形态相似的革兰阴性双球菌，无鞭毛，有菌毛，不能形成芽胞，对人致病的有脑膜炎奈瑟菌和淋病奈瑟菌。

一、脑膜炎奈瑟菌

脑膜炎奈瑟菌又称脑膜炎双球菌，是流行性脑脊髓膜炎的病原体。

（一）生物学性状

1. 形态染色　脑膜炎奈瑟菌革兰染色阴性，菌体呈肾形，成双排列，凹面相对（图7-4），人工培养后可呈卵圆形或球形。在患者脑脊液标本中，多位于中性粒细胞内，形态典型。新分离的菌株多有荚膜和菌毛。

2. 培养特性与生化反应　脑膜炎奈瑟菌营养要求较高，培养基中需含血液或血清等营养成分，常用巧克力色血琼脂培养基培养。专性需氧，初次分离培养需供给5%～10%的CO_2。在巧克力色血琼脂培养基经37℃24h培养后，形成圆形、无色透明、似露滴状菌落。

3. 抗原结构和分类　本菌有4种抗原：荚膜多糖特异性抗原、外膜蛋白型特异性抗原、脂多糖抗原和核蛋白抗原。根据荚膜多糖抗原的不同，脑膜炎奈瑟菌至少可分为A、B、C等13

个群，在我国以A群流行为主，近年来发现有转向C群的趋势。

4. 抵抗力 脑膜炎奈瑟菌对理化因素抵抗力弱，对热、冷、干燥、紫外线等均敏感。室温下3h或55℃ 5min死亡。常用消毒剂可将其迅速杀灭。对磺胺类、青霉素、链霉素、头孢曲松等敏感。

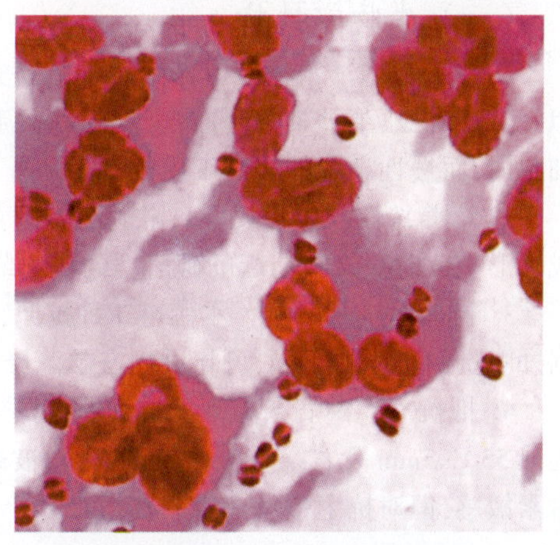
图7-4 脑膜炎奈瑟菌显微镜下图

（二）致病性与免疫性

1. 致病物质 有菌毛、荚膜和内毒素。菌毛能增强细菌黏附于上皮细胞的能力，有利于细菌的入侵；荚膜发挥抗吞噬作用，有利于细菌在人体内的大量繁殖；致病过程中最重要的是内毒素，引起高热、白细胞升高、皮肤瘀斑、微循环障碍，严重时可致DIC和中毒性休克。

2. 所致疾病 本菌主要通过飞沫传播，引起流行性脑脊髓膜炎，简称流脑。传染源为患者或带菌者。感染后发病严重程度与机体免疫力有密切关系。免疫力强者可无症状或仅出现轻微上呼吸道感染。免疫力低下者，细菌可从鼻咽部侵入血流引起败血症，患者突然畏寒、高热、恶心呕吐，皮肤黏膜出现出血点或瘀斑。少数患者可因细菌突破血脑屏障到达脑脊髓膜，引起化脓性炎症，出现典型的流行性脑脊髓膜炎症状，即剧烈头痛、喷射性呕吐、颈项强直等脑膜刺激症状。

考点：所致疾病

3. 免疫性 以体液免疫为主，机体感染或接种疫苗后均可产生群特异性抗体。由于母体内的IgG类抗体可穿过胎盘进入胎儿体内，使婴儿在出生后一定时间内(一般半岁以内)有相对较强免疫力，同时流脑的发病与血脑屏障的发育情况有着密切联系，故本病在6个月至2岁的儿童中发病率高于其他人群。

（三）微生物学检查

1. 标本采集 患者可取脑脊液、血液、瘀斑渗出液等，带菌者取鼻咽拭子。为提高检出率，标本采集后应注意保暖保湿，并立即送检，最好床边接种。

考点：标本采集注意事项

2. 检查方法

(1) 直接涂片镜检：脑脊液离心沉淀，取沉渣直接涂片；对出血点(斑)应先消毒，然后用无菌针头刺破挤出少量血液或组织液，再取材涂片。革兰染色后，如在中性粒细胞内发现革兰染色阴性、肾形双球菌，结合患者病史及临床表现，可作初步诊断。

(2) 分离培养与鉴定：脑脊液、血液标本先增菌培养，再用预温的巧克力血琼脂培养基分离培养；咽拭子可直接分离培养。培养后取可疑菌落通过涂片染色镜检、生化反应等进一步鉴定。

(3) 快速诊断法：用免疫学中的抗原抗体检测方法，如SPA协同凝集试验、对流免疫电泳等对可疑患者的脑脊液或血清可作快速检测。

（四）防治原则

流行期间，易感儿童可接种流脑荚膜多糖疫苗进行特异性预防，成年人可通过口服磺胺类药物预防。对患者应做到早发现、早隔离、早治疗，控制病情并减少传染源。治疗首选药物仍为青霉素。

二、淋病奈瑟菌

淋病奈瑟菌又称淋球菌，可引起淋病，是我国目前发病率最高的性病。

（一）生物学性状

1. 形态染色　淋病奈瑟菌形态与脑膜炎奈瑟菌相似，成双排列的两菌接触面较平坦，形似一对咖啡豆，革兰染色阴性，有荚膜和菌毛。急性淋病患者脓汁标本中细菌多位于中性粒细胞内，而慢性患者的多在细胞外。

2. 培养特性与生化反应　淋病奈瑟菌营养要求较高，培养条件与脑膜炎奈瑟菌相似，形成圆形、灰白色、光滑凸起的菌落。分解葡萄糖产酸，氧化酶试验阳性。

3. 抗原结构和分类　本菌有 3 种抗原，即菌毛蛋白抗原、脂多糖抗原、外膜蛋白抗原。根据外膜蛋白抗原的不同，可将淋病奈瑟菌分为 46 个血清型。

4. 抵抗力　淋病奈瑟菌抵抗力弱，对热、冷、干燥均敏感，在干燥环境下仅能存活 1～2h，湿热 55℃ 5min 死亡。在被污染的衣服、被褥、便池等环境可活 24h。对常用消毒剂及多种抗生素敏感，但对抗生素易产生耐药性。

（二）致病性与免疫性

1. 致病物质　菌毛、外膜蛋白、脂多糖等均为其致病物质。菌毛能使细菌黏附于泌尿生殖道上皮细胞表面，外膜蛋白可损伤中性粒细胞，抵抗吞噬；脂多糖使上皮细胞坏死脱落形成炎症反应。

考点：所致疾病

2. 所致疾病　淋病奈瑟菌主要通过性接触传播，或通过患者分泌物污染的衣物、被褥等生活用品间接接触传播，引起泌尿生殖道化脓性感染，即淋病，传染源为淋病患者和无症状携带者。本菌入侵泌尿生殖道后，潜伏期 2～5 天，在男性主要引起尿道炎，表现为尿道口脓性分泌物溢出，尿频、尿急、尿痛等尿道刺激症状，有时可引起前列腺炎、输精管炎、附睾炎等；女性引起阴道炎、宫颈炎，可伴发宫腔炎、尿道炎等。此外，孕妇感染淋病奈瑟菌后可发生垂直传播导致胎儿宫内感染，分娩时胎儿经过产道可发生眼部感染，导致新生儿淋菌性结膜炎，患者眼内出现大量脓性分泌物，又称脓漏眼。淋病患者如果不及时治疗，细菌有可能扩散到整个生殖系统，是人类不育的原因之一。

3. 免疫性　人类对淋病奈瑟菌普遍易感，病后免疫力不强，再感染和慢性感染现象较为常见。

（三）微生物学检查

1. 标本采集　用无菌棉拭子采集患者泌尿生殖道脓性分泌物或宫颈口分泌物，标本采集、送检过程中注意事项与脑膜炎奈瑟菌相同。

2. 检查方法

（1）直接镜检：将脓性分泌物直接涂片革兰染色镜检，若在中性粒细胞内发现革兰染色阴性双球菌，结合病史及临床表现，可初步诊断。

（2）分离培养与鉴定：用巧克力血琼脂培养基分离培养，取可疑菌落涂片镜检，并通过生化反应进一步鉴定。

（3）快速诊断法：用协同凝集试验、直接免疫荧光法、免疫酶试验等可快速检测淋病奈瑟菌。

考点：预防与治疗措施

（四）防治原则

淋病是性传播疾病，目前尚无有效的疫苗进行特异性预防，因此杜绝不正当性关系是预防本病的关键。对患者、带菌者及其性伙伴，应做到早发现、早用药、彻底治疗。治疗首选药物为青霉素 G。由于耐药菌株的日益增多，应根据药敏试验结果合理用药。婴儿出生后，用 1% 硝酸银滴眼，能有效预防新生儿淋菌性结膜炎的发生。

目标检测

一、名词解释

抗“O”试验

二、填空题

1. 对人致病的革兰阴性化脓性球菌有________和________。
2. 葡萄球菌所致的化脓性感染的特点是病灶________,浓汁________。
3. 葡萄球菌所致疾病可分为________和________两大类。
4. 甲型溶血性链球菌菌落周围可形成________溶血环,故甲型链球菌又称________链球菌。
5. 对人致病的链球菌90%属________群,该群根据________抗原不同又分100个型。
6. A群链球菌引起的化脓性感染的病灶与周围组织的界限________,且浓汁________。
7. 乙型溶血性链球菌引起的超敏反应性疾病主要有________和________。
8. 流行性脑脊髓膜炎的病原菌是________,其致病物质包括________、________和________,传播途径是________。
9. 淋病是________菌引起的,主要通过________传播。
10. 肺炎球菌引起的疾病主要是________。

三、选择题

A_1 型题(单句型最佳选择题)

1. 引起化脓性感染最常见的病原菌是
   A. 葡萄球菌　B. 链球菌
   C. 肺炎链球菌　D. 脑膜炎奈瑟菌
   E. 淋病奈瑟菌
2. 下列细菌中抵抗力最强的是
   A. A群链球菌病　B. 脑膜炎奈瑟菌
   C. 金黄色葡萄球菌　D. 肺炎链球菌
   E. 淋病奈瑟菌
3. 关于葡萄球菌的叙述,错误的是
   A. 为革兰阴性球菌
   B. 无鞭毛、菌毛及芽胞
   C. 体内能形成荚膜
   D. 易产生耐药性
   E. 抵抗力强
4. 假膜性肠炎的病原菌是
   A. 耐药金黄色葡萄球菌　B. 表皮葡萄球菌
   C. 腐生性葡萄球菌　D. 甲型链球菌
   E. 乙型溶血性链球菌
5. 肺炎链球菌的致病物质主要是
   A. 外毒素　B. 内毒素
   C. 侵袭性酶　D. 荚膜
   E. 菌毛
6. 易引起超敏反应性疾病的化脓性球菌是
   A. 金黄色葡萄球菌　B. 乙型溶血性链球菌
   C. 肺炎链球菌　D. 脑膜炎奈瑟菌
   E. 淋病奈瑟菌
7. 能引起食物中毒的病原性球菌是
   A. 金黄色葡萄球菌
   B. 乙型溶血性链球菌
   C. 肺炎链球菌
   D. 脑膜炎奈瑟菌
   E. 淋病奈瑟菌
8. 引起猩红热的主要毒性物质是
   A. 杀白细胞素　B. 表皮剥脱毒素
   C. 链球菌溶血素　D. 致热外毒素
   E. 透明质酸酶
9. 下列关于脑膜炎奈瑟菌的描述,错误的是
   A. 营养要求高,常用巧克力色血琼脂平板培养
   B. 革兰染色阴性
   C. 抵抗力较强
   D. 菌体肾形,成双排列
   E. 致病物质有荚膜、菌毛和内毒素
10. 不属于葡萄球菌产生的致病物质是
    A. 血浆凝固酶　B. 透明质酸酶
    C. 肠毒素　D. 杀白细胞素
    E. 表皮剥脱毒素
11. 抗O实验主要用于辅助诊断下列何种疾病
    A. 猩红热　B. 风湿热
    C. 假膜性肠炎　D. 毒性休克综合征
    E. 剥脱性皮炎
12. 下列细菌在普通培养基上生长良好的是
    A. 葡萄球菌　B. 链球菌
    C. 肺炎链球菌　D. 脑膜炎奈瑟菌
    E. 淋病奈瑟菌
13. 葡萄球菌感染,使脓汁黏稠的物质是
    A. 血浆凝固酶　B. 葡萄球菌溶素
    C. 肠毒素　D. 杀白细胞素
    E. 其他
14. 关于肺炎链球菌的叙述,错误的是
    A. 肾形、成双排列、革兰染色阴性

B. 致病物质主要是荚膜
C. 血平板上形成草绿色溶血环
D. 主要引起大叶性肺炎
E. 为条件致病菌

15. 链球菌感染后引起的超敏反应性疾病是
A. 烫伤样皮肤综合征 B. 产褥热
C. 风湿热 D. 猩红热
E. 亚急性细菌性心内膜炎

16. 下列不属于化脓性链球菌致病物质的是
A. 链道酶 B. 透明质酸酶
C. 血浆凝固酶 D. M 蛋白
E. 脂磷壁酸

17. 引起大叶性肺炎的病原菌是
A. 金黄色葡萄球菌 B. 溶血性链球菌
C. 草绿色链球菌 D. 肺炎链球菌
E. 以上都不是

18. 亚急性细菌性心内膜炎的病原菌是
A. 金黄色葡萄球菌 B. 溶血性链球菌
C. 肺炎链球菌 D. 草绿色链球菌
E. 丙型链球菌

19. 下列疾病中,哪种不可能由葡萄球菌引起
A. 创伤化脓感染 B. 食物中毒
C. 破伤风 D. 败血症
E. 气管、支气管炎

20. 鉴别葡萄球菌有无致病性的重要指标是
A. 血浆凝固酶 B. 肠毒素
C. 溶血素 D. 杀白细胞素
E. 毒性休克综合征毒素

A_2 型题(病历摘要型最佳选择题)

21. 患者,男性,5 岁,发热两天,咽部红肿,皮肤弥漫性鲜红皮疹,该患者可能为下列何种细菌感染
A. 金黄色葡萄球菌 B. 表皮葡萄球菌
C. A 群链球菌 D. B 群链球菌
E. 肺炎链球菌

22. 患者,女性,28 岁,3 个月前因发热、寒战,诊断为亚急性细菌性心内膜炎,此病的常见病原菌是
A. 甲型溶血型链球菌
B. 乙型溶血型链球菌
C. 丙型链球菌
D. 金黄色葡萄球菌
E. 大肠埃希菌

23. 患者,男性,25 岁,突然畏寒、发热伴胸痛 3 天,胸透见右中肺有大片炎性阴影,咯大量铁锈色痰,患者最有可能的疾病是
A. 慢性支气管炎 B. 支气管哮喘
C. 大叶性肺炎 D. 肺结核
E. 支原体肺炎

A_3 型题(病例组型最佳选择题)

(24~26 题共用题干)

患者,女性,20 岁,月经期突起高热(39.8℃),头痛、呕吐、腹泻,低血压并出现晕厥,伴有猩红热样皮疹。

24. 根据患者情况,最有可能的临床诊断是
A. 毒性休克综合征 B. 流行性脑脊髓膜炎
C. 猩红热 D. 食物中毒
E. 急性淋病

25. 该病病原菌为
A. 乙型溶血性链球菌 B. 金黄色葡萄球菌
C. 脑膜炎奈瑟菌 D. 淋病奈瑟菌
E. 大肠埃希菌

26. 该病为
A. 毒血症 B. 菌血症
C. 脓毒血症 D. 败血症
E. 内毒素血症

四、问答题

1. 金黄色葡萄球菌的致病物质及所致疾病有哪些?
2. 溶血性链球菌的主要致病物质及所致疾病有哪些?

(赵海琳)

第 8 章　肠杆菌科

肠杆菌科细菌主要寄居在人和动物肠道中，是一大群生物学性状相似的革兰阴性杆菌。其细菌种类繁多，与医学有关的有埃希菌属、沙门菌属、志贺菌属、变形杆菌属、克雷伯菌属和肠杆菌属等。大多数肠杆菌科细菌是肠道的正常菌群，在一定条件下成为条件致病菌而引起内源性感染；少数为肠道致病菌，如伤寒沙门菌、志贺菌、致病性大肠埃希菌等，侵入机体可引起外源性感染。

肠杆菌科细菌具有下列共同特征。

考点：肠杆菌科细菌的共同特征

1. 形态与结构　为中等大小的革兰阴性杆菌(长 1～6μm，宽 0.3～1.0μm)。无芽胞，多数有周鞭毛，少数有荚膜或包膜，致病菌多有菌毛。

2. 培养特性　需氧或兼性厌氧菌，营养要求不高。在普通培养基上生长良好，多形成中等大小、表面光滑、湿润、灰白色的菌落。在液体培养基中，呈均匀浑浊生长。

3. 生化反应　活泼，分解多种糖类和蛋白质，产生不同的代谢产物，是鉴别肠道杆菌主要的依据。其中乳糖发酵试验可初步鉴别肠道非致病菌和肠道致病菌，一般肠道非致病菌可分解乳糖产酸产气，而肠道致病菌多不分解乳糖。

肠杆菌科部分菌属主要生化反应见表 8-1。

表 8-1　肠杆菌科部分菌属主要生化反应

菌种	乳糖	葡萄糖	VP 试验	靛基质	硫化氢	枸橼酸盐
埃希菌属	⊕	⊕	－	+	－	－
沙门菌属	－	+/⊕	－	－	－/+	－/+
志贺菌属	－/L	+	－	－/+	－	－

注：⊕，产酸产气；+，产酸或阳性；－，不产酸或阴性；L，迟缓分解

4. 抗原构造　抗原构造复杂，可作为细菌分型的依据。主要有菌体(O)抗原、鞭毛(H)抗原、荚膜或包膜抗原，有的尚有菌毛抗原。O 抗原是存在于细菌细胞壁脂多糖的最外层；H 抗原是存在于细菌鞭毛蛋白；荚膜或包膜抗原(表面抗原)为多糖，位于 O 抗原外围，与毒力有关。重要的有伤寒沙门菌的 Vi 抗原，大肠埃希菌的 K 抗原等。

5. 抵抗力　不强，加热 60℃经 30min 即死亡。易被一般化学消毒剂杀灭，常用氯进行饮水消毒。胆盐、煌绿等染料对大肠埃希菌等肠道非致病菌有抑制作用，可制备选择性培养基以分离肠道致病菌。对链霉素、庆大霉素、卡那霉素、诺氟沙星等抗菌药物敏感，但易产生耐药性。

第 1 节　埃希菌属

埃希菌属(*Escherichia*)一般不致病，为人和动物肠道中的正常菌群，其中大肠埃希菌是临床最常见、最重要的一个菌种，俗称大肠杆菌。婴儿出生后数小时大肠埃希菌便进入肠道，并伴随终生，为宿主提供一些具有营养作用的合成代谢产物；在一定条件下可成为条件致病菌，引起肠道外感染；某些血清型菌株有致病性，为致病性大肠埃希菌，可通过消化道感染引

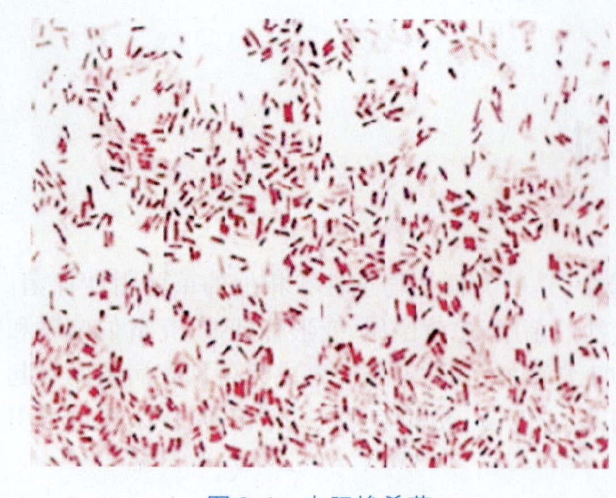

图 8-1 大肠埃希菌

起人类腹泻。

一、生物学性状

为革兰阴性杆菌(图 8-1),多数有周鞭毛,有菌毛,有些菌株有包膜。兼性厌氧,营养要求不高,在液体培养基中呈均匀浑浊生长。普通琼脂培养基上呈灰白色的光滑型菌落。生化反应活泼,能发酵乳糖,产酸产气。吲哚、甲基红、VP、枸橼酸盐试验(IMVIC 试验)为 +、+、-、-。本菌主要有 O 抗原、H 抗原和 K 抗原。

二、致 病 性

(一)致病物质

1. 菌毛　又称黏附素、定植因子,能使细菌紧密黏附在肠道和泌尿道黏膜上皮细胞表面,避免因肠蠕动和尿液的冲刷而被排出体外。

2. K 抗原　具有微荚膜作用,抵抗吞噬细胞的吞噬作用。

3. 外毒素　主要有肠毒素、志贺样毒素和肠集聚耐热毒素。

(1)肠毒素:由肠产毒性大肠埃希菌产生,分为耐热肠毒素和不耐热肠毒素两种。耐热肠毒素通过激活小肠黏膜细胞上的鸟苷酸环化酶,使细胞内 cGMP 水平增高,导致肠黏膜细胞过度分泌,引起腹泻;不耐热肠毒素通过激活肠黏膜细胞内的腺苷酸环化酶,使细胞内 cAMP 水平升高,导致肠黏膜细胞分泌功能亢进,肠腔积液,引起腹泻。

(2)志贺样毒素:由肠出血型大肠埃希菌产生的一种细胞毒素,能导致肠黏膜上皮细胞死亡、脱落和肠出血,引起血性腹泻;还能选择性破坏肾小球内皮细胞,引起急性肾衰竭。

(3)肠集聚耐热毒素:由肠集聚型大肠埃希菌产生,可导致肠黏膜上皮细胞大量分泌液体,引起腹泻。

4. 内毒素　为细菌细胞壁的脂多糖,可破坏细胞引起肠黏膜炎症和溃疡。

(二)所致疾病

考点:大肠埃希菌所致的常见疾病及好发人群

1. 肠道外感染　由正常菌群的大肠埃希菌移位至肠道外的组织或器官,成为条件致病菌,引起肠道外感染。是泌尿道感染最为常见的病原菌,如尿道炎、膀胱炎、肾盂肾炎等;还可引起化脓性感染,如腹膜炎、阑尾炎、手术创口感染和败血症等,是引起新生儿化脓性脑膜炎常见的病原菌。

2. 肠道感染　致病性大肠埃希菌通过污染水源和食品经消化道感染,引起人类胃肠炎(胃肠型食物中毒),临床多见于婴幼儿及旅行者,以腹泻为主要表现,为外源性感染。根据其致病机制不同,主要有五种类型,见表 8-2。

表 8-2　五种致病性大肠埃希菌的致病特点

菌株	作用部位	致病机制	临床表现	易感人群
肠产毒型(ETEC)	小肠	菌毛黏附,产生肠毒素致病	水样便,恶心、呕吐、腹痛、低热	旅行者,5 岁以下婴幼儿

续表

菌株	作用部位	致病机制	临床表现	易感人群
肠致病型(EPEC)	小肠	菌毛黏附,细菌繁殖引起肠微绒毛萎缩,上皮细胞功能紊乱致腹泻	水样便,恶心、呕吐、发热	婴幼儿
肠侵袭型(EIEC)	结肠	内毒素破坏结肠黏膜上皮细胞形成炎症、溃疡	水样便,继少量脓血便,腹痛、发热	较大儿童、成人
肠出血型(EHEC)	结肠	菌毛黏附,产生志贺样毒素致病	水样便,继大量血便,剧烈腹痛,重者急性肾衰竭、血小板减少,溶血性尿毒综合征	5岁以下婴幼儿
肠集聚型(EAEC)	小肠	菌毛黏附,产生肠集聚耐热毒素致病	持续性水样便,呕吐、脱水、低热	婴幼儿

三、微生物学检查

(一) 临床细菌学检查

1. 标本采集　肠道外感染可根据感染部位采集清洁中段尿液、血液、脓汁、脑脊液等;肠道感染采集新鲜粪便。

2. 分离培养与鉴定　将标本(除血液标本外)作涂片染色检查,再将标本进行细菌的分离培养,取可疑菌落进行形态观察、生化反应、血清学方法等进行鉴定。

(二) 卫生细菌学检查

大肠埃希菌寄居在人体肠道,随粪便排除污染周围环境、水源及食品等。样品中检出大肠埃希菌越多,表示被粪便污染越严重,并间接表明可能有肠道致病菌污染。因此,在环境卫生学和食品卫生学中,常以“大肠菌群数”作为饮水、食品等是否被粪便污染的指标之一。大肠菌群系指在37℃ 24h内发酵乳糖产酸产气的肠道杆菌,包括埃希菌属、枸橼酸杆菌属、克雷伯菌属及肠杆菌属等。我国卫生标准规定:每1000ml饮水中大肠菌群不得超过3个;每100ml瓶装汽水、果汁中不得超过5个。

考点:大肠埃希菌卫生细菌学检查的意义

四、防治原则

加强食品、水源的管理,注意环境和个人卫生,养成良好的卫生习惯,防止肠外感染;加强医疗器械的消毒灭菌,严格无菌操作,防止医源性感染。对患者可选用诺氟沙星、庆大霉素、磺胺类等药物进行治疗,但应注意其耐药性产生。

第2节　沙门菌属

沙门菌属(*Salmonella*)是一群寄生在人类和动物肠道内,形态、生化反应及抗原构造相似的革兰阴性杆菌。1885年,Salmon首先分离成功,故命名为沙门菌。沙门菌属细菌种类繁多,多数为正常菌群,少数对人类致病,如伤寒沙门菌、甲型副伤寒沙门菌、乙型副伤寒沙门菌(又称肖氏沙门菌)、丙型副伤寒沙门菌(又称希氏沙门菌),引起肠热症;部分沙门菌是人畜共患病的病原菌,如猪霍乱沙门菌、鼠伤寒沙门菌、肠炎沙门菌等,引起人类食物中毒或败血症。

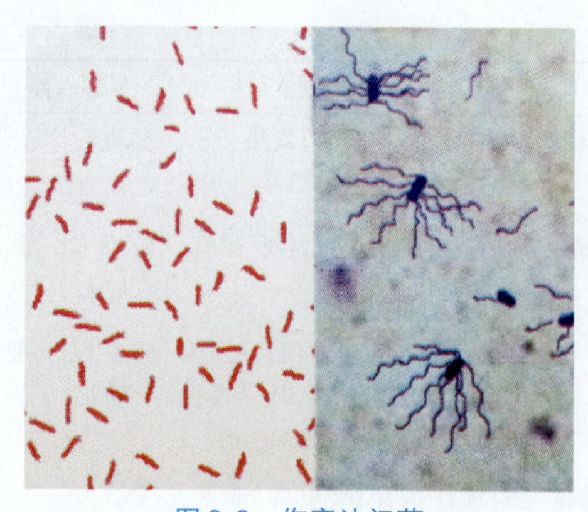
图 8-2 伤寒沙门菌

一、生物学性状

沙门菌为革兰阴性杆菌，多数有周鞭毛和菌毛，一般无荚膜(图 8-2)。兼性厌氧，营养要求不高。在肠道鉴别培养基上因不能分解乳糖产酸而形成无色、半透明、光滑型菌落。

抗原结构复杂，主要有 O 抗原、H 抗原两种，是分群、分型的主要依据。少数菌株尚有一种表面抗原，为细菌的微荚膜，认为它与毒力(virulence)有关，故称毒力抗原(Vi 抗原)。

抵抗力不强，对热、一般消毒剂敏感，但对胆盐、煌绿的耐受性较其他肠道细菌强，故可用于沙门菌的分离培养。在水中能存活 2～3 周，粪便中存 1～2 个月。对氯霉素、氨苄西林、环丙沙星敏感。

二、致病性与免疫性

(一) 致病物质

考点：沙门菌的致病物质

1. 菌毛　沙门菌属借助菌毛黏附于小肠黏膜上皮细胞表面，并穿过上皮细胞层到达黏膜下组织。

2. Vi 抗原　能抵抗吞噬细胞的吞噬、杀伤，保护细菌避免补体、抗体等因素对细菌的破坏作用。

3. 内毒素　是主要的致病物质，导致肠道局部炎症反应；入血可引起发热、白细胞减少，大量内毒素还可导致中毒症状和休克。

4. 肠毒素　由某些沙门菌如鼠伤寒沙门菌可产生肠毒素，为外毒素。其毒性作用类似于肠产毒型大肠埃希菌产生的肠毒素，导致肠黏膜细胞分泌功能亢进，引起水样腹泻。

(二) 所致疾病

考点：沙门菌所致疾病及肠热症的主要表现

人类因食用病畜或带菌动物的肉、蛋、乳制品及污染的水源等患病，主要引起伤寒和副伤寒、食物中毒或败血症。

1. 伤寒和副伤寒　即肠热症，是由伤寒沙门菌和甲型、乙型、丙型副伤寒沙门菌引起，以发热为主的消化道传染性疾病。伤寒和副伤寒的致病机制和临床症状基本相似，只是副伤寒病程较短、病情较轻。传染源是患者或带菌者，病原菌污染食物或水源经口进入肠道，穿过小肠黏膜进入黏膜下组织，随吞噬细胞进入血液，引起第一次菌血症，此时患者可出现发热、全身不适、乏力等前驱症状。随之细菌随血流至肝、脾、肾、胆囊及骨髓等器官内生长繁殖后，再次进入血液引起第二次菌血症，并释放内毒素。患者可出现持续高热、肝脾肿大、玫瑰疹、白细胞下降等临床表现。胆囊中的细菌通过胆汁再次进入肠道，一部分随粪便排出，一部分侵入肠壁组织发生迟发型超敏反应，引起肠壁组织坏死、溃疡，严重者可导致肠出血或肠穿孔等并发症。肾脏中的细菌可随尿液排出。若无并发症，病情逐渐好转。部分患者痊愈后，可继续排菌达数周、数月，甚至一年以上，成为无症状带菌者，是重要的传染源。

伤寒沙门菌的致病机制如图 8-3 所示。

2. 急性胃肠炎(食物中毒)　沙门菌属是引起胃肠型食物中毒最常见的病原菌，多为集体食物中毒。因摄入大量被鼠伤寒沙门菌、猪霍乱沙门菌、肠炎沙门菌等污染的食物引起，易

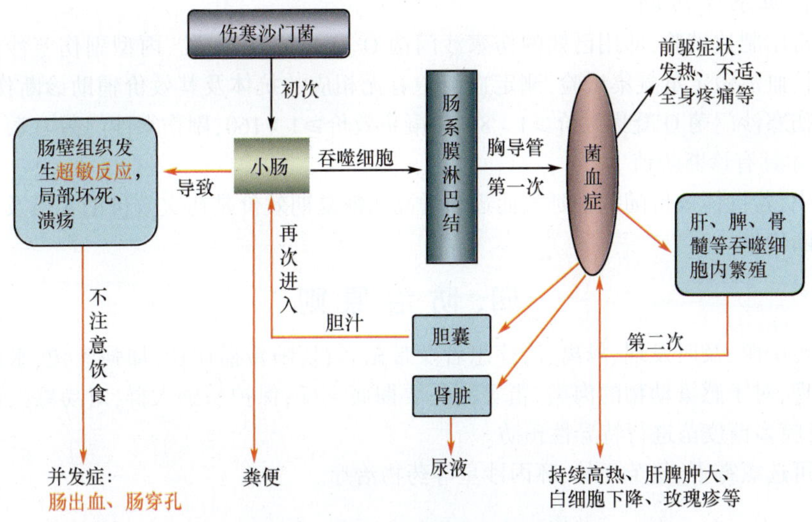

图 8-3 伤寒沙门菌致病机制示意图

被沙门菌属污染的食物主要为畜、禽肉类食品,其次为蛋类、奶和奶制品等。潜伏期短,多为6～24h,起病急,主要症状为发热、恶心、呕吐、腹痛、水样腹泻等,一般2～3天可自愈。

3. 败血症　多见于儿童和免疫力低下的成人。病菌以猪霍乱沙门菌、鼠伤寒沙门菌、肠炎沙门菌、丙型副伤寒沙门菌等常见。病菌经口感染,进入肠道后迅速侵入血流大量生长繁殖,引起败血症。患者病情严重,表现为高热、寒战、贫血等症状,可伴有脑膜炎、骨髓炎、心内膜炎、胆囊炎等。

链　接

"伤寒玛丽"

"伤寒玛丽",本名叫玛丽·梅伦(Mary Mallon),1869年生于爱尔兰,15岁时移民美国。曾先后给许多家庭和组织当女佣、厨师,在她被雇用的地方都曾暴发过伤寒。通过对玛丽的卫生状况检查,发现她的粪便中含有大量的伤寒沙门菌,而她本人无伤寒的临床表现,因此确认玛丽是伤寒沙门菌的无症状带菌者,成为伤寒的重要传染源。医生对玛丽进行药物治疗,但毫无效果,为了防止她再度成为传染源,当局逮捕她入狱。3年后出狱,她隐姓埋名,依然从事厨师工作,再次引起伤寒的流行。于是她再度入狱,在纽约东岸的一个小岛监禁23年后死亡。

(三) 免疫性

伤寒或副伤寒病后免疫力牢固,很少发生再感染。由于沙门菌为细胞内寄生菌,机体对病原菌的杀灭和清除,主要依靠细胞免疫;体液免疫可杀死存在于细胞外的病原菌。

三、微生物学检查

(一) 病原菌检查

1. 标本采集　伤寒、副伤寒根据病程采集不同标本,通常第1周取外周血液,第2～3周取粪便或尿液,第1～3周可取骨髓;食物中毒取患者吐泻物和可疑食物;败血症取血液。

考点:标本采集的时间

2. 分离培养和鉴定　血液和骨髓标本需先增菌培养再接种在血琼脂平板;粪便及尿液标本直接接种于肠道选择培养基或肠道鉴别培养基进行分离培养,挑取无色半透明菌落进行生化反应和血清学鉴定。

（二）血清学诊断

考点：肥达试验的原理及临床意义

临床常用肥达试验，即用已知的伤寒沙门菌O、H抗原及甲、乙、丙型副伤寒沙门菌的H抗原与待检血清做定量凝集试验，测定血清中有无相应的抗体及其效价辅助诊断伤寒、副伤寒。一般伤寒沙门菌O凝集效价≥1∶80，H凝集效价≥1∶160，副伤寒沙门菌H凝集效价≥1∶80时，才具有诊断价值。

病程中，若抗体效价随病程延长而逐渐增高或恢复期效价是初次效价的4倍及4倍以上时才有诊断价值。

四、防治原则

控制传染源，及时发现、隔离、治疗患者及带菌者；切断传播途径，加强粪便、水源和食品的卫生管理，对于感染动物的肉类、蛋等制品要彻底烹饪；保护易感人群，对易感人群应接种伤寒Vi荚膜多糖疫苗进行特异性预防。

治疗可选氯霉素、氨苄西林、环丙沙星等药物治疗。

第3节 志贺菌属

志贺菌属（*Shigella*）俗称痢疾杆菌，是人类细菌性痢疾的病原菌。细菌性痢疾是一种常见的消化道传染性疾病，主要流行于发展中国家。自2003年，细菌性痢疾在我国卫生部公布的法定报告传染病发病数排在前五位，死亡数排在前十位。

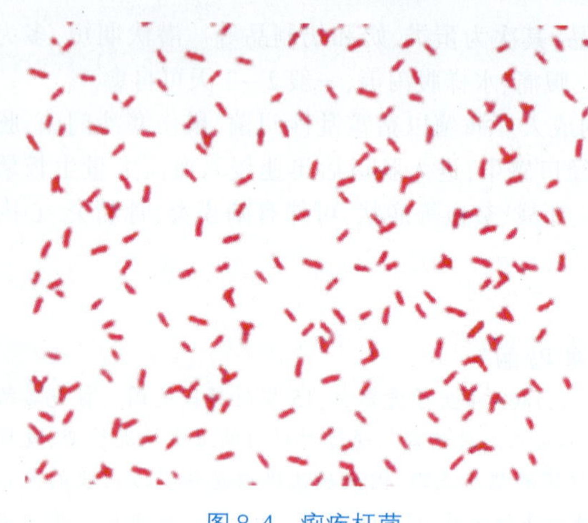

图8-4 痢疾杆菌

一、生物学特性

志贺菌属为革兰阴性短小杆菌（图8-4），无荚膜，无芽胞，无鞭毛，有菌毛。兼性厌氧，营养要求不高，在普通琼脂平板培养基上形成半透明中等大小菌落。分解葡萄糖，产酸不产气，除宋内志贺菌个别菌株迟缓发酵乳糖外，均不分解乳糖。

志贺菌属主要有O抗原、K抗原。O抗原是分类的依据，根据O抗原和生化反应的不同，将志贺菌属分为A群（痢疾志贺菌）、B群（福氏志贺菌）、C群（鲍氏志贺菌）和D群（宋内志贺菌）四群。我国以福氏志贺菌多见，其次是宋内志贺菌。痢疾志贺菌致病力最强，宋内志贺菌致病力最弱。

抵抗力比其他肠道杆菌弱，加热60℃ 10min可被杀死。对酸和一般消毒剂敏感。在粪便中，由于其他肠道菌产酸或噬菌体的作用常使本菌在数小时内死亡，故粪便标本应迅速送检。

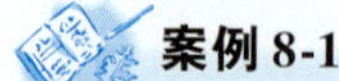

案例8-1

患儿，4岁，有不洁饮水，因发热在个体诊所输液治疗1天无效，继之出现高热，体温达40.2℃，伴惊厥、意识障碍入院，患儿血常规检查中性粒细胞增高。初步诊断：中毒性细菌性痢疾。

问题：1. 为了确诊须做什么检查？

2. 典型的细菌性痢疾有哪些临床表现？

3. 护士为患儿留取粪便标本应选择什么性状的粪便？标本采集有哪些注意事项？

二、致病性与免疫性

(一) 致病物质

1. 菌毛 志贺菌借助菌毛黏附于回肠末端和结肠黏膜上皮细胞,继而穿入细胞内生长繁殖。

考点:志贺菌的致病物质

2. 内毒素 志贺菌所有菌株均产生强烈的内毒素,是主要的致病物质。内毒素可作用于肠黏膜,使肠壁通透性增高,促进对毒素的进一步吸收,引起发热、意识障碍、中毒性休克等中毒症状;内毒素能破坏肠黏膜,导致肠壁炎症、溃疡,引起腹泻,表现典型的黏液脓血便;内毒素还作用于肠壁自主神经系统,引起肠功能紊乱,肠蠕动失调和痉挛,尤其是直肠括约肌痉挛最明显,出现腹痛、里急后重等症状。

3. 外毒素 由A群志贺菌产生,又称志贺毒素。具有肠毒性、细胞毒性、神经毒性三种生物活性,可致水样腹泻、细胞坏死和神经麻痹。

(二) 所致疾病

志贺菌属主要引起细菌性痢疾(简称菌痢),是常见的肠道传染病,多见于夏秋季节。传染源是患者和带菌者,主要通过被该菌污染的水源、食物经消化道传播,引起急性细菌性痢疾、中毒性细菌性痢疾和慢性细菌性痢疾。

考点:志贺菌的传播途径、所致疾病及典型表现

1. 急性细菌性痢疾(急性菌痢) 发病较急,病变部位多发生在结肠和直肠,多属于溃疡性结肠炎。临床症状典型,主要表现为发热、腹痛、腹泻,由水样便转为黏液脓血便,伴有里急后重。若及时治疗,预后良好。

2. 中毒性细菌性痢疾(中毒性菌痢) 以儿童多见,常无明显的消化道症状而表现全身中毒症状。发病急骤,临床主要以高热(可在40℃以上)、抽搐、休克、中毒性脑病为表现,可迅速发生循环及呼吸衰竭,病死率高。原因是患儿对内毒素敏感,内毒素迅速吸收入血引起微血管痉挛、缺血、缺氧,导致DIC、多器官衰竭和脑水肿。

3. 慢性细菌性痢疾(慢性菌痢) 多因急性菌痢治疗不彻底,造成反复发作,迁延不愈,病程超过2个月以上者为慢性菌痢,临床症状不典型。

(三) 免疫性

志贺菌感染局限于肠黏膜层,一般不入血,主要依靠肠黏膜表面SIgA的发挥抗感染作用。又因志贺菌的型别多,各型之间无交叉免疫,故病后免疫维持时间短,不牢固,不能防止再次感染。

三、微生物学检查

(一) 标本采集

尽可能在发病早期及抗生素使用之前采集新鲜粪便,挑取黏液脓血便,中毒性菌痢可用肛门拭子检查法。采集标本注意粪尿不能混合,及时送检。若不能及时送检,应将标本保存于30%甘油缓冲盐水或专门送检的培养基,再从速送检。

考点:细菌性痢疾的粪便性状、标本采集及临床确诊依据

(二) 分离培养与鉴定

粪便培养出痢疾杆菌是确诊细菌性疾病最直接的依据。将粪便(黏液脓血部分)或肛门拭子标本接种到肠道鉴别培养基或肠道选择培养基,经分离培养后挑取可疑菌落进行生化反应和血清学试验,以确定菌群与菌型。

四、防治原则

对患者和带菌者应早诊断、早隔离、早治疗，以控制传染源；加强食品卫生监督管理及水源、粪便的卫生管理，注意个人卫生，防蝇、灭蝇以切断传播途径；对从事饮食、保育工作的人员，须进行上岗前健康体检。在流行季节，可口服志贺菌减毒活疫苗进行特异性预防。

治疗细菌性痢疾可选用磺胺类、庆大霉素、诺氟沙星、黄连素等药物，易产生耐药性，应根据药物敏感试验选择用药，提高疗效。

第 4 节　其他肠道杆菌▲

一、变形杆菌属

变形杆菌属(*Proteus*)有 8 个菌种，其中普通变形杆菌和奇异变形杆菌与医学密切相关。为革兰阴性杆菌，有明显多形性，如杆形、球形、丝状等。有周鞭毛，运动活泼；有菌毛，无荚膜。在普通琼脂培养基上呈扩散生长，形成波纹状菌苔，称为迁徙生长现象(图 8-5)。

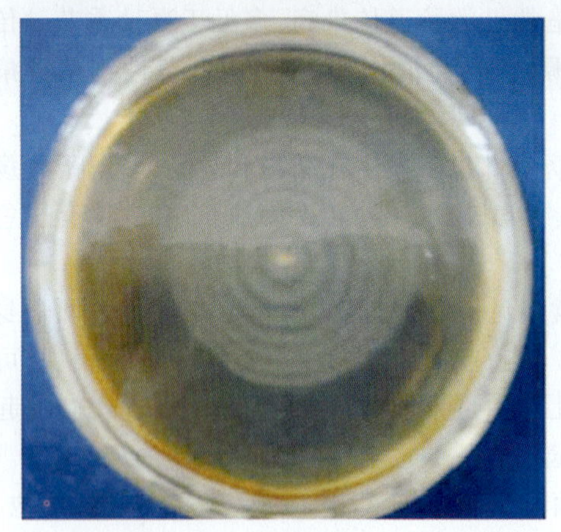

图 8-5　迁徙生长现象

变形杆菌属有 O 抗原和 H 抗原两种，是作为分群和型的依据。普通变形杆菌的 X19、X2、Xk 的菌体抗原(OX19、OX2、OXk)与某些立克次体之间有共同抗原成分，故临床上常用这些变形杆菌菌株代替立克次体作为抗原，与相应患者血清作凝集反应，以辅助诊断立克次体病，称为外斐试验。

变形杆菌广泛在自然界以及人和动物的肠道中。本菌属为条件致病菌，是医院感染的常见病原菌之一。在一定条件下引起泌尿系统感染，仅次于大肠埃希菌；变形杆菌与膀胱结石和肾结石的形成有关；此外，有的菌株还可引起创伤感染、脑膜炎、腹膜炎、败血症、胃肠型食物中毒等疾病。

二、克雷伯菌属

克雷伯菌属(*Klebsiella*)包括 7 个种，为革兰阴性球杆菌，有较厚的荚膜为显著的特点，多数有菌毛，无鞭毛。在普通琼脂培养基上形成较大的黏液型菌落，用接种环挑取菌落易拉成丝，有助于鉴别本菌(图 8-6)。在肠道选择培养基上因发酵乳糖而形成有色菌落。

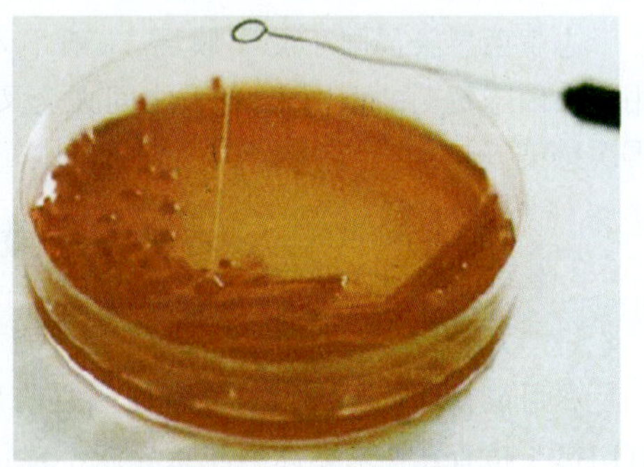

图 8-6　肺炎克雷伯菌菌落

对人类致病的主要是肺炎克雷伯菌，是重要的条件致病菌和医源性感染菌。该菌分为三个亚种，即肺炎亚种、鼻炎亚种和鼻硬结亚种。肺炎亚种俗称为肺炎杆菌，常寄居于人类的呼吸道和肠道中，一般不致病。当机体免疫力降低或长期使用抗生素导致菌群失调时，可引起多种感染，常见的有肺炎、支气管炎、泌尿道感染和创伤感染，严重者可导致败血症、脑膜炎、腹膜炎等，是目前医院感染中常见的条件致病菌；鼻炎亚种主要侵犯鼻咽部，引起慢性萎缩性鼻炎和鼻黏膜的化脓性感染；鼻硬结亚种主要侵犯鼻咽部，导致慢性肉芽肿性病变和硬结形成。

目标检测

一、名词解释

肥达试验

二、填空题

1. 沙门菌属主要引起的疾病有________、________和________。
2. 肥达试验辅助诊断的疾病是________。
3. 志贺菌属的主要致病物质有________、________和________。
4. 志贺菌属根据 O 抗原不同分为________、________、________和________四群，其中我国最常见的是________。

三、选择题

A_1 型题（单句型最佳选择题）

1. 下列哪种糖发酵试验可鉴别肠道致病菌和非致病菌
   A. 葡萄糖　B. 乳糖
   C. 甘露醇　D. 蔗糖
   E. 麦芽糖
2. 引起婴儿腹泻的主要病原体是
   A. 痢疾志贺菌
   B. 伤寒沙门菌
   C. 葡萄球菌
   D. 肠致病性大肠埃希菌
   E. 链球菌
3. 伤寒常见的并发症是
   A. 肠穿孔　B. 肺炎
   C. 脑炎　D. 肝脾肿大
   E. 肠炎
4. 胃肠型食物中毒最常见的病原菌是
   A. 沙门菌属
   B. 副溶血性弧菌
   C. 金黄色葡萄球菌
   D. 大肠埃希菌
   E. 蜡样芽胞杆菌
5. 志贺菌属引起急性菌痢的典型粪便性状是
   A. 米泔水样便　B. 黑便
   C. 新鲜血便　D. 白陶土样便
   E. 黏液脓血便
6. 确诊细菌性痢疾的最直接依据是
   A. 腹部 B 超　B. 粪便培养
   C. 结肠镜　D. 腹部 CT
   E. 血液培养
7. 下列哪一项与沙门菌食物中毒无关
   A. 呕吐物培养阳性
   B. 粪便培养阳性
   C. 一同进食者大批发病
   D. 肥达试验阳性
   E. 临床表现以急性胃肠炎为主
8. 泌尿道感染最常见的病原体是
   A. 病毒　B. 真菌
   C. 大肠埃希菌　D. 变形杆菌
   E. 支原体
9. 新生儿化脓性脑膜炎最常见的致病菌是
   A. 葡萄球菌　B. 肺炎链球菌
   C. 大肠埃希菌　D. 脑膜炎奈瑟菌
   E. 链球菌
10. 肠热症并发肠穿孔的主要原因是
    A. 细菌的直接损伤作用
    B. 毒素的直接作用
    C. 肠壁组织发生超敏反应
    D. 肠梗阻所致
    E. 机体免疫功能下降
11. 引起菌血症，并以内毒素导致肠道疾病的细菌是
    A. 霍乱弧菌　B. 伤寒沙门菌
    C. 痢疾杆菌　D. 脑膜炎奈瑟球菌
    E. 葡萄球菌

A_2 型题（病历摘要型最佳选择题）

12. 患儿，6 岁，诊断为中毒型细菌性痢疾，则其临床特点不包括
    A. 突起高热、抽搐、昏迷、休克和呼吸衰竭
    B. 全身中毒症状早于消化道症状
    C. 感染性休克为主要表现
    D. 腹痛明显
    E. 脑型可有剧烈头痛、呕吐、昏迷

四、简答题

1. 叙述肠道杆菌的共同特性。
2. 简述志贺菌属所产生的内毒素的致病机制。

（刘　萍）

第9章 螺形菌

螺形菌是一类菌体弯曲的细菌，主要包括弧菌属、螺杆菌属和弯曲菌属。对人类致病的主要有霍乱弧菌、副溶血性弧菌、幽门螺杆菌、空肠弯曲菌等。

第1节 弧菌属

弧菌属（*Vibrio*）细菌是一群菌体短小、弯曲呈弧状的革兰阴性菌，有单鞭毛，运动活泼。广泛分布于自然界，以水中最多。本菌属目前有36个种，与人类感染性疾病有关的至少有12个种，其中主要致病的是霍乱弧菌和副溶血性弧菌。

一、霍乱弧菌

霍乱弧菌（*Vibrio cholerae*）是霍乱的病原菌。霍乱是一种烈性肠道传染性疾病，发病急，传染性强，病死率高，为我国甲类法定传染病。自1817年以来，在人类历史上已发生过7次世界性霍乱大流行，属国际检疫的传染病。

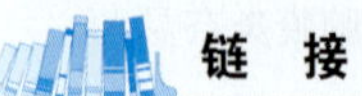

链 接

霍乱的“发现”与流行

1883年，Koch首先从埃及和印尼腹泻患者中分离出霍乱弧菌；1905年，埃及西奈半岛EL Tor检疫站从一患者尸体中分离出另一种弧菌，命名为EL Tor弧菌。1966年，国际弧菌命名委员会将霍乱弧菌O1群分为古典生物型和埃托（El Tor）生物型。自1817～1923年间，曾发生6次世界性霍乱大流行，起源于印度恒河三角洲，由古典生物型引起，先后波及亚洲、非洲、欧洲和美洲的数十个国家和地区。1961年的第7次世界大流行起源于印度尼西亚，由埃托生物型引起，至今已波及五大洲140个以上国家和地区。1992年，印度和孟加拉相继发生一种新型霍乱流行，由霍乱弧菌O139血清群引起，这是首次由非O1群霍乱弧菌引起的流行，随后在亚洲传播，现已在11个国家中发现，我国1993年在新疆首先发现O139，5年多时间报告300余例。霍乱的流行是重大的公共卫生关注问题。

考点：霍乱弧菌的典型形态及培养特性

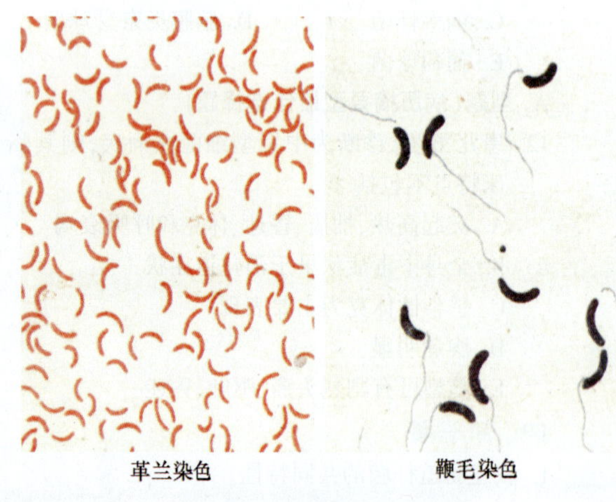

图9-1 霍乱弧菌

（一）生物学性状

1. 形态与染色 为革兰阴性菌，呈弧形或逗点状，有菌毛，在菌体一端有单鞭毛，运动非常活泼（图9-1）。取霍乱患者米泔水样粪便或培养物做活菌悬滴法观察，可见弧菌运动活泼，呈“穿梭”样运动，涂片染色呈“鱼群状”排列。

2. 培养特性与生化反应 兼性厌氧，营养要求不高。耐碱不耐酸，在pH 8.8～9.0的碱性蛋白胨水或碱性琼脂平板上生长良好，故初次分离霍乱弧菌常用碱性蛋白胨水增菌。霍乱弧菌可在无盐环境中生长，而其他致病性弧菌则不能生长，可用于鉴别。霍乱弧菌能分解葡萄糖、蔗糖、麦芽糖，产酸不产气；靛基质试验阳性，过氧化氢酶试验阳性，氧化酶试验阳性。

3. 抗原构造与分型 霍乱弧菌有O抗原和H抗原。根据O抗原不同,可将霍乱弧菌分为155个血清群,其中O1群和O139群引起霍乱。O1群霍乱弧菌又可分为古典生物型和埃托(El Tor)生物型。

4. 抵抗力 本菌对热、干燥和一般消毒剂敏感,100℃煮沸1~2min可杀死细菌。对酸敏感,在正常胃酸中仅能存活4min。对氯敏感,以1:4漂白粉水溶液处理患者排泄物或呕吐物1h,0.5%漂白粉澄清液或0.1%高锰酸钾浸泡水果、蔬菜均可达到消毒目的。在自然界的水中可存活1~3周,在鲜鱼、贝壳类食物上可存活1~2周,有时还可在水中越冬。对链霉素、氯霉素、四环素等敏感,对庆大霉素可产生耐药性。

案例 9-1

患者,男,24岁,剧烈呕吐、腹泻1天,腹泻共10余次,初为黄色水样便,继之为米泔水样便,无腹痛、里急后重。查体:血压80/60mmHg,脉搏106次/分,呼吸24次/分,疲倦面容,皮肤、唇舌干燥,眼窝深陷,腹软,无压痛反跳痛;粪便检查可见鱼群状排列的革兰阴性弧菌。

问题:1. 该患者初步诊断为何种疾病?

2. 该病原菌致病物质有哪些?

(二)致病性与免疫性

1. 致病物质

(1)单鞭毛:其运动有助于细菌穿过小肠黏膜表面的黏液层,而接近肠壁上皮细胞。

(2)菌毛:细菌依靠普通菌毛的黏附作用使细菌定植于小肠黏膜细胞。

(3)霍乱肠毒素:是主要的致病物质。属外毒素,是目前已知最强烈的致腹泻毒素,由A、B两个亚单位组成。A亚单位是霍乱肠毒素的毒性物质,B亚单位是毒素的结合部分。B亚单位可与小肠黏膜上皮细胞结合,介导A亚单位进入细胞,激活细胞膜上的腺苷酸环化酶,使ATP转变为cAMP,细胞内cAMP浓度增高,导致肠黏膜上皮细胞的分泌功能亢进,肠液大量分泌,引起剧烈的呕吐与腹泻。

> **考点**:霍乱弧菌的主要致病物质、传播途径及典型临床表现

2. 所致疾病 引起霍乱,人是霍乱弧菌的唯一易感者。传染源为患者或带菌者,传播途径主要通过污染的水源或食物经消化道感染。正常胃酸条件下,需大量细菌进入才可感染,当胃酸减少时,少量细菌可引起感染。当病菌通过胃到达小肠后,黏附在小肠黏膜表面迅速繁殖,不侵入肠上皮细胞和肠腺,仅在黏膜局部繁殖产生霍乱肠毒素而致病。典型病例一般在病菌进入机体后的2~3天,突然出现剧烈的呕吐和腹泻,米泔水样排泄物。由于大量水分、电解质丢失而导致脱水、酸碱失衡、电解质紊乱及微循环功能障碍,引起代谢性酸中毒、低容量性休克、肾衰竭。如未及时治疗,死亡率可达60%;若及时补充液体及电解质,死亡率可小于1%。

3. 免疫性 病后可获得牢固的免疫力,以体液免疫为主,肠道黏膜分泌的SIgA发挥主要的保护性免疫作用,再感染者少见。

(三)微生物学检查

> **考点**:霍乱典型的粪便性状,标本采集的注意事项

1. 标本采集与送检 应采集患者米泔水样便、呕吐物。霍乱弧菌不耐酸和干燥,注意粪、尿不能混合,快速送检。若不能及时送检,应将标本存放于碱性保存液中,标本要严密包装,专人运送。

2. 直接镜检 通过革兰染色进行显微镜下观察,呈鱼群状排列的革兰阴性弧菌;通过悬滴法观察细菌呈穿梭样运动有助于诊断。

3. 分离培养与鉴定 将标本接种至碱性蛋白胨水进行增菌,再做分离培养。挑取可疑菌落进行生化反应及血清学鉴定。

(四)防治原则

> **考点**:霍乱的防治原则

加强进口食品的检疫工作,做好疫情报告;加强水源、食物卫生管理及粪便的管理;培养良好的

卫生习惯,切断传播途径。在流行区域,对人群接种霍乱疫苗进行特异性预防,保护易感人群。

及时发现患者,早隔离、早治疗,对患者的排泄物、污染物进行消毒灭菌。治疗关键是及时补充液体和电解质,纠正脱水和电解质紊乱;同时使用抗生素,清除细菌,减少外毒素的产生。常用的抗菌药物有四环素、多西环素、呋喃唑酮、氯霉素等。

二、副溶血性弧菌

副溶血性弧菌(*V. parahaemolyticus*)是一种嗜盐性弧菌。于1950年从日本一次暴发性食物中毒中分离发现。主要存在于近海岸的海水、海底沉积物及鱼类、贝壳等海产品中,是我国大陆沿海地区食物中毒最常见的一种病原菌。

(一)生物学性状

为革兰阴性菌,常呈弧状、杆状、丝状等多形性。有菌毛,有单鞭毛,运动活泼,无芽胞和荚膜。营养要求不高,嗜盐,在含有3.5% NaCl培养基中生长良好,无盐则不能生长。

抵抗力弱,对热、酸敏感,加热90℃ 1min即死亡,1%乙酸或50%食醋中1min死亡。在淡水中存活不超过2天,但在海水中能存活47天以上,冰冻海鱼中生存数月。

(二)致病性

考点:副溶血弧菌的感染方式及所致疾病

副溶血性弧菌引起食物中毒(胃肠型食物中毒),人因食入未煮熟的海产品或被本菌污染咸菜、咸肉、咸蛋等盐渍食物而感染。该病常年均可发生,多发生在夏秋季节。主要症状有呕吐、腹痛、腹泻和低热等,粪便多为水样,少数为血水样,病程短,恢复较快,病后免疫力不强,可重复感染。

(三)防治原则

加强食品卫生,对海产品、盐渍食品应煮熟后食用,可用食醋杀菌。治疗可选用庆大霉素、诺氟沙星、磺胺类药物,严重患者需输液和补充电解质。

第2节 螺杆菌属

螺杆菌属(*Helicobacter*)是一个新的菌属,目前已有二十多种。其代表菌种是幽门螺杆菌,该菌为慢性胃炎的主要病原菌,与消化性溃疡、胃癌的发生密切相关,本节主要介绍幽门螺杆菌。

一、生物学性状

幽门螺杆菌(*Helicobacter pylori*, *HP*)为革兰阴性菌,菌体弯曲呈螺旋形、S形或海鸥状(图9-2),一端或两端有2~6根鞭毛,运动活泼。

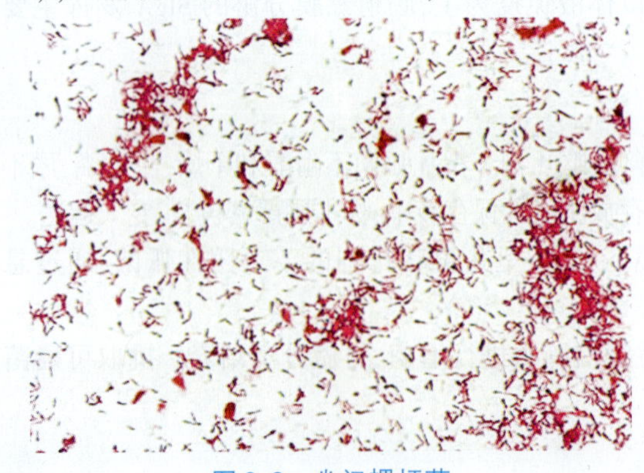

图9-2 幽门螺杆菌

微需氧菌,营养要求高,需在含有血液或血清等培养基上生长。生长缓慢,37℃培养3~6天可见针尖状、无色透明菌落。生化反应不活泼,不分解糖类,尿素酶丰富,可迅速分解尿素释放氨,是鉴定该菌的主要依据之一。

二、致病性与免疫性

幽门螺杆菌引起慢性胃炎、消化性溃疡,与胃癌、胃黏膜相关B细胞淋巴瘤的发生有关。专性寄生于人胃黏膜上,人群中普遍感染，尤其在胃炎、胃溃疡和十二指肠溃疡患者的胃黏膜中，本菌的检出率可高达80%～100%。幽门螺杆菌的传染源主要是人，传播途径主要是粪-口途径。

幽门螺杆菌的致病机制尚不明确，导致的疾病特征包括胃部的炎症，胃酸产生的改变和组织的破坏。目前认为与鞭毛、黏附素、尿素酶、蛋白酶和毒素等多种致病因子有关。该菌能产生一种酸抑制蛋白，抑制胃酸的产生；尿素酶分解尿素产生氨，中和胃酸，形成有利于幽门螺杆菌生存的微环境；鞭毛的运动使细菌穿过胃黏膜的黏液层，到达胃黏膜上皮细胞的表面，依靠黏附素黏附定植于细胞表面，生长繁殖。幽门螺杆菌可产生空泡毒素和细胞毒素等，损伤胃黏膜，造成炎症、溃疡。幽门螺杆菌感染后，胃内亚硝胺、亚硝基化合物增多，可能使细胞发生基因突变，诱发胃癌或胃黏膜相关B细胞淋巴瘤。

考点：幽门螺杆菌所致疾病

机体感染幽门螺杆菌后，可产生相应的抗体，但对机体是否有保护作用尚不清楚。

三、微生物学检查

胃窥镜下取胃黏膜活组织标本进行组织学检查是目前检出率最高的方法，还可进行尿素酶活性检测、细菌的分离培养、血清学检测及核酸检测等。

四、防治原则

目前尚无有效的预防措施，幽门螺杆菌疫苗的正在研制中。治疗可用抗菌疗法，多采用在胶体铋制剂及抑酸剂的基础上，加两种抗生素的联合用药方法。

第3节 弯曲菌属▲

弯曲菌属(*Campylobacter*)是一类形态呈弧形或S形的革兰阴性细菌，广泛分布于动物界。对人致病的有空肠弯曲菌、胎儿弯曲菌和结肠弯曲菌等，其中空肠弯曲菌感染较常见，主要引起胃肠炎，本节介绍空肠弯曲菌。

一、生物学性状

空肠弯曲菌(C. jejuni)为革兰阴性菌，呈弧形、螺旋形、S形或海鸥状(图9-3)，一端或两端有单鞭毛，运动活泼，呈直线或螺旋形运动。无芽胞、无荚膜。

微需氧，需在5% O_2、10% CO_2 和85% N_2 的环境中生长，最适温度为42℃，营养要求高。生化反应不活泼，不发酵糖类，氧化酶试验阳性。

抵抗力较弱，易被干燥、直射阳光及一般消毒剂杀灭。培养物放于冰箱中易死亡，56℃ 5min被杀死，干燥环境中仅存活3h。对红霉素、庆大霉素、卡那霉素等抗生素敏感。

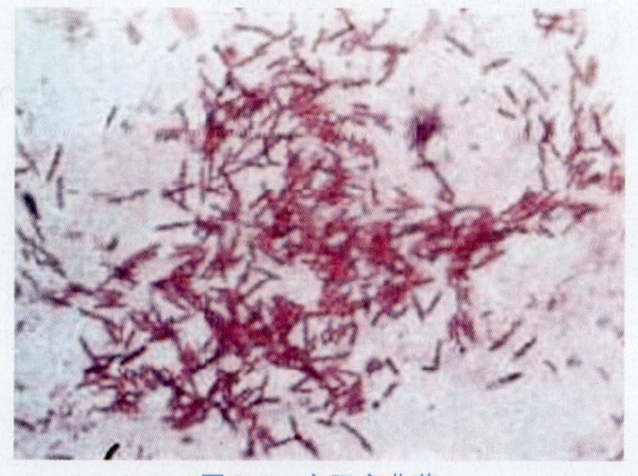

图9-3 空肠弯曲菌

二、致病性与免疫性

空肠弯曲菌是牛、羊、狗等多种动物及禽类肠道的正常寄生菌，人因食入被本菌污染的食物和水源等感染，也可经接触某些禽类和患者粪便感染。人群普遍易感，5岁以下儿童发病率最高，夏秋季多见。

考点：空肠弯曲菌的传播途径及所致疾病

空肠弯曲菌的致病性可能与其黏附素、毒素等有关。主要引起婴儿急性肠炎，也可暴发流行或集体胃肠型食物中毒。由于空肠弯曲菌对胃酸敏感，食入至少10^4个细菌才有可能致病。该菌在小肠内繁殖，侵入肠上皮细胞引起炎症、溃疡、出血。临床表现为痉挛性腹痛、腹泻、血便或果酱样大便，量多，伴有头痛、发热、全身不适。该病通常具有自限性，病程5～8天。如果免疫力低下，细菌则进入血液引起败血症及其他器官感染，如脑膜炎、关节炎、肾盂肾炎等，孕妇感染可导致流产或早产，也可致新生儿感染。

机体感染空肠弯曲菌后可产生特异性抗体，具有一定的免疫力。

三、微生物学检查

可取粪便、剩余食物等标本进行涂片、镜检，查找革兰阴性弧菌或海鸥状弯曲菌，或用悬滴法观察鱼群样运动或螺旋式运动。并进行分离培养、血清学检测及核酸检测等。

四、防治原则

目前尚无特异性疫苗。因空肠弯曲菌最重要的传染源是感染动物，因此主要的预防措施是注意饮水、食品卫生；加强人、畜、禽类粪便的管理；积极治疗患者。治疗可用红霉素、庆大霉素、氯霉素等。

目标检测

一、填空题

1. 霍乱弧菌有一根________，运动活泼，生长最适宜pH________。
2. 副溶血性弧菌引起的疾病是________。
3. 霍乱弧菌主要的致病物质是________。
4. 空肠弯曲菌可经________及________传播，引起疾病主要是________和________。

二、单选题

A_1型题（单句型最佳选择题）

1. 霍乱患者粪便或呕吐物的典型特征是
   A. 水样　B. 蛋花样
   C. 果酱样　D. 米泔水样
   E. 黏液样
2. 关于霍乱弧菌叙述下列哪项不正确
   A. 病后免疫力不牢固
   B. 人是唯一易感者
   C. 经口感染
   D. 临床表现为剧烈腹泻、呕吐
   E. 霍乱肠毒素是主要的致病物质
3. 因吃海产品或盐渍物品引起食物中毒，常见的细菌是
   A. 霍乱弧菌　B. 大肠埃希菌
   C. 痢疾志贺菌　D. 副溶血性弧菌
   E. 空肠弯曲菌
4. 目前公认的导致消化性溃疡的主要病因是
   A. 胃酸分泌增多　B. 长期饮酒刺激
   C. 促胃液素分泌增多　D. 家庭遗传
   E. 幽门螺杆菌感染
5. 霍乱弧菌的生物学特性，不正确的是
   A. 革兰阴性弧菌
   B. 耐碱，在pH 8.8～9.0环境中生长良好
   C. 耐酸，在pH 6.5～6.8环境中生长良好
   D. 有单鞭毛、菌毛
   E. 根据O1血清群分为古典生物型和埃托生物型

A_2型题（病历摘要型最佳选择题）

6. 患者，男性，43岁。头昏、腹胀、剧烈腹泻，水样便伴呕吐1天，无里急后重。查体：疲倦面容，皮肤、唇舌干燥，眼窝内陷，血压80/60mmHg。应首先做以下何种检查来进行初步诊断
   A. 大便常规
   B. 取粪便立即进行直接悬滴检查
   C. 碱性蛋白胨水接种
   D. 血培养
   E. 尿常规

三、简答题

霍乱弧菌的致病物质有哪些？各有何致病作用？怎样预防霍乱？

（刘　萍）

第 10 章　厌氧性细菌

厌氧性细菌(anaerobic bacteria)是一群必须在无氧环境下才能生长繁殖的细菌。根据能否形成芽胞,将厌氧性细菌分为厌氧芽胞梭菌和无芽胞厌氧菌两大类。

第 1 节　厌氧芽胞梭菌属

厌氧芽胞梭菌属是一群能形成芽胞的革兰阳性杆菌,芽胞直径大多宽于菌体,使菌体膨大呈梭状而得名。主要分布于土壤、人和动物肠道,多为腐生菌,少数为致病菌,在适宜条件下,芽胞发芽形成繁殖体,产生强烈的外毒素,引起人和动物疾病,导致外源性感染。对人致病的主要有破伤风梭菌、产气荚膜梭菌和肉毒梭菌。

案例 10-1

患者,女性,因赤脚在田间劳动时踩到锈铁钉,自行包扎处理。5 天后出现头痛、烦躁、张口困难,继之牙关紧闭、面肌痉挛、苦笑面容,入院后诊断为破伤风。医嘱:注射破伤风抗毒素及青霉素。

问题:1. 该患者由哪种病原菌引起的感染?

2. 诊断的依据是什么?

一、破伤风梭菌

破伤风梭菌(*C. tetani*)俗称破伤风杆菌,是破伤风的病原菌。多因创伤或分娩过程中使用不洁器械剪断脐带等导致的外源性感染,在感染的局部生长繁殖,释放外毒素致病。据估计,世界上每年约有 100 万病例发生,死亡率在 30%~50%,其中一半的死亡病例为新生儿。

(一) 生物学特性

厌氧芽胞核菌属为革兰染色阳性杆菌,菌体细长,有周鞭毛,无荚膜。芽胞圆形,直径比菌体宽,位于菌体顶端,使细菌呈鼓锤状,是本菌典型的形态特征(图 10-1)。专性厌氧,在血琼脂平板上经 48h 培养,可见移行生长,呈薄膜状菌落,边缘不整齐。不发酵糖类,不分解蛋白质。

考点:破伤风梭菌典型的形态特征、染色性

芽胞的抵抗力强,100℃煮沸 1h 可被破坏,在干燥的土壤中可存活数十年。本菌繁殖体的抵抗力不强,对青霉素敏感。

(二) 致病性与免疫性

1. 致病条件　破伤风梭菌及其芽胞广泛存在于自然界,儿以土壤最为常见,主要经伤口感染。致病的主要条件是伤口形成厌氧微环境:窄而深的伤口,伴有泥土或异物污染;大面积创伤、烧伤,坏死组织多、凝血块多,局部组织缺血;伤口同时伴有需氧菌或兼性厌氧菌的混合感染,

考点:破伤风梭菌的致病条件、主要致病物质及致病机制

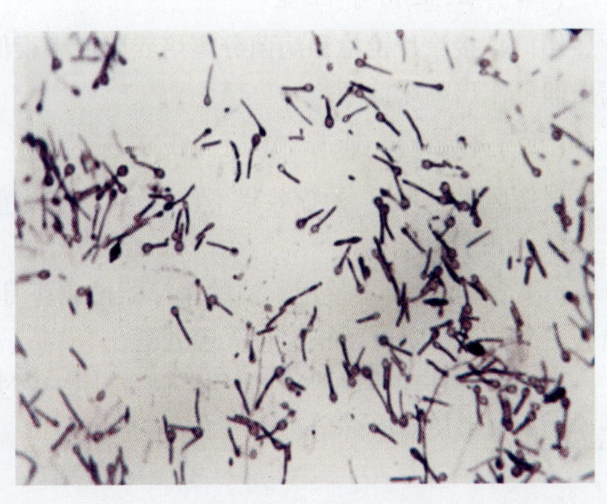

图 10-1　破伤风梭菌

均能造成伤口形成厌氧微环境,有利于破伤风梭菌的生长繁殖。

2. 致病物质及致病机制

(1) 致病物质:破伤风梭菌能产生两种外毒素:破伤风痉挛毒素和破伤风溶血毒素。破伤风痉挛毒素是主要致病物质,属神经毒素,毒性极强,仅次于肉毒毒素。化学成分为蛋白质,不耐热,65℃ 30min 即被破坏,也可被肠道中的蛋白酶破坏;破伤风溶血毒素对氧敏感,在破伤风致病中的作用尚不清楚。

(2) 致病机制:破伤风痉挛毒素对脊髓前角神经细胞和脑干神经细胞有高度的亲和性。破伤风梭菌经伤口感染,只在局部生长繁殖,不进入血液,所产生的破伤风痉挛毒素入血形成毒血症。毒素经局部神经细胞吸收或淋巴液、血液到达中枢神经系统,与脊髓前角神经及脑干神经的抑制性神经细胞结合,阻止抑制性介质的释放,干扰抑制性神经的神经元协调作用,肌肉活动的兴奋与抑制失调,运动神经元持续兴奋,导致伸肌与屈肌同时强烈收缩,骨骼肌强直性痉挛。

考点:破伤风的典型临床表现、死亡的常见原因

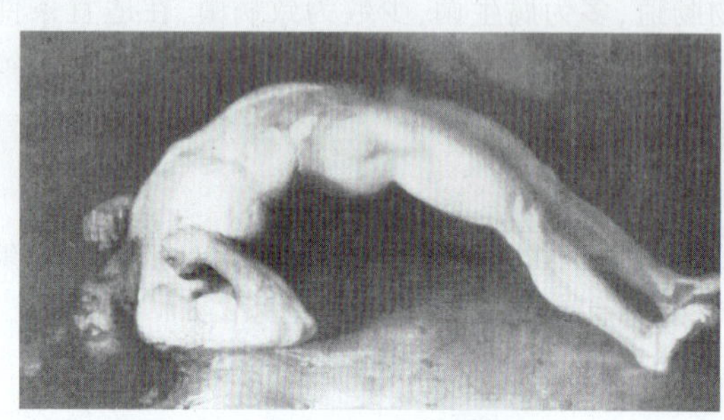

图 10-2 破伤风患者

3. 所致疾病 多因较深的外伤如木刺伤、锈钉刺伤、开放性骨折、火器伤及烧伤等感染破伤风梭菌芽胞而引起破伤风。本病的潜伏期不定,最短 24h,最长可达数月,平均为 7 ~ 12 天。潜伏期越短,死亡率越高。发病早期有全身乏力、头痛、发热、肌肉酸痛、多汗、烦躁不安等前驱症状,以张口不便为特点;继而出现全身肌肉持续性收缩,首先为咀嚼肌痉挛,出现张口困难,牙关紧闭;面肌痉挛出现苦笑面容;继之颈部肌肉、背部肌肉和肢体肌肉发生强直性痉挛,出现典型的角弓反张(图 10-2);可因呼吸肌痉挛导致呼吸困难;因自主神经系统功能紊乱,还可产生心律不齐、血压波动,出大汗。严重患者可出现肺部感染、尿潴留、心力衰竭等并发症,多因窒息而死亡。

此外,还可因不洁的分娩引起新生儿破伤风,因其肌肉纤细而症状不典型,常表现不能哭啼和吸吮乳汁、活动少、呼吸弱,甚至出现呼吸困难。

4. 免疫性 机体对破伤风免疫属于体液免疫,主要是抗毒素发挥中和作用。破伤风痉挛毒素毒性很强,极少量毒素即可致病,且少量的毒素尚不足以引起免疫,故一般病后不会获得牢固免疫力。获得有效的免疫需注射破伤风类毒素进行人工免疫。

(三) 微生物学检查

伤口直接涂片镜检和病菌分离培养阳性率很低,故一般不采集标本。根据典型的症状和病史即可作出临床诊断。

考点:破伤风的防治原则

(四) 防治原则

破伤风一旦发生,治疗效果不佳,故预防极为重要。

1. 一般性预防

(1) 宣传教育:不使用不洁的医疗器械或剪刀断脐及手术;加强医疗器械的消毒灭菌;对患者污染的物品进行严格消毒灭菌处理。

(2) 正确处理伤口:及时清创扩创,常用 3% 过氧化氢溶液冲洗,敞开伤口、充分引流,防止伤口内形成厌氧微环境。

2. 特异性预防

(1) 人工主动免疫:对儿童、军人和其他易受伤的人群接种破伤风类毒素进行主动免疫,使机体产生抗破伤风的特异性免疫力;我国目前对 3~6 个月的儿童接种百白破三联疫苗(含百日咳杆菌死疫苗、白喉类毒素和破伤风类毒素),接种 3 次,间隔 4~6 周。

(2) 人工被动免疫:对伤口深且污染者,可立即注射破伤风抗毒素(tetanus antitoxin, TAT)作紧急预防,以达到阻止发病或减轻症状。

3. 治疗患者 对破伤风患者的特异性治疗需用破伤风抗毒素(TAT),原则是早期足量,因 TAT 只能中和游离的破伤风痉挛毒素,毒素一旦与神经细胞结合,抗毒素就不能中和其毒性作用;同时大剂量使用青霉素等抗生素抑制或杀死伤口内的破伤风梭菌和混合感染的细菌;采取镇静药、解痉药进行对症治疗,控制和解除痉挛;并防止并发症的发生。

二、产气荚膜梭菌

产气荚膜梭菌(*C. perfringens*)是人类气性坏疽和食物中毒的主要病原菌。广泛分布于自然界以及人和动物的肠道中,其芽胞常存在于土壤中。根据其产生的毒素情况,将该菌分为 A、B、C、D、E 五个型别,对人致病的主要为 A 型。

(一) 生物学特性

产气荚膜梭菌为革兰阳性粗大杆菌,芽胞呈椭圆形,位于菌体中央或次极端,直径不大于菌体(图 10-3)。在人和动物体内可有明显的荚膜,无鞭毛。

专性厌氧,最适宜温度为 42℃,在血琼脂平板上生长呈中等大小光滑型菌落,多数菌株有双层溶血环。本菌代谢活跃,能分解多种糖类产酸产气。在牛奶培养基中能分解乳糖产酸,使牛奶中的酪蛋白凝固;并产生大量的气体,将凝固的酪蛋白冲成蜂窝状,气势凶猛,称为"汹涌发酵"(图 10-4),为本菌鉴别的主要特征。

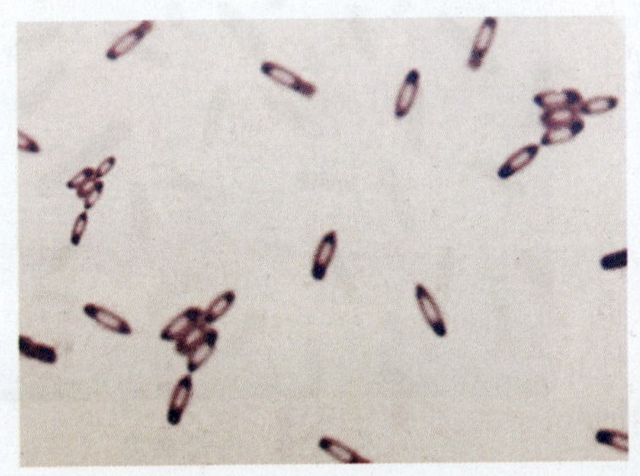

图 10-3 产气荚膜梭菌

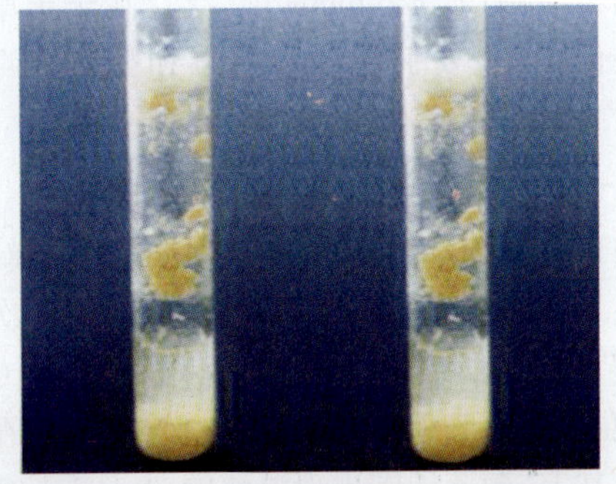

图 10-4 产气荚膜梭菌的"汹涌发酵"

(二) 致病性

1. 致病物质 产气荚膜梭菌产生多种外毒素和侵袭性酶类。其中主要的致病物质如下。

(1) α 毒素(卵磷脂酶):是最重要的毒素,能分解细胞膜上的磷脂,造成红细胞、白细胞、血小板和内皮细胞溶解,血管通透性增加,引起溶血、组织坏死、肝脏及心功能受损,在气性坏疽的形成中起主要作用。

(2) 肠毒素:为不耐热的蛋白质。主要作用于回肠和空肠,改变肠黏膜细胞膜的通透性,导致腹泻。

(3) 侵袭性酶类:有胶原酶、透明质酸酶和 DNA 酶等,有利于细菌扩散。

考点：产气荚膜梭菌所致疾病

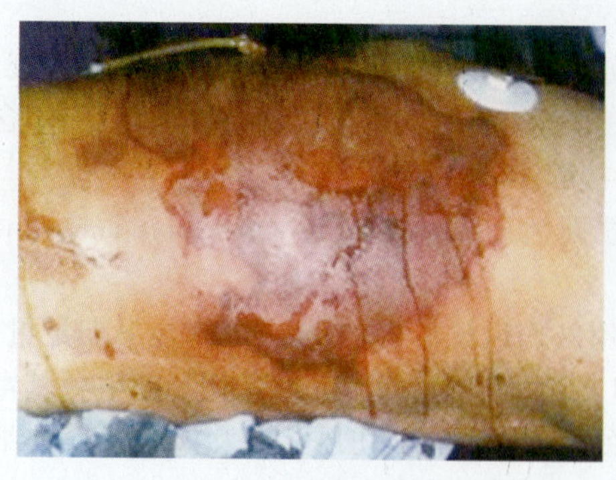
图 10-5 气性坏疽

2. 所致疾病

（1）气性坏疽：是严重的创伤感染性疾病，60%～80%由A型引起。多见于战伤，也可见于大面积创伤的工伤、车祸等。其致病条件与破伤风梭菌相似，伤口形成厌氧微环境。本菌在伤口局部繁殖产生多种毒素和侵袭性酶，发酵肌肉和组织中的糖类，产生大量气体，造成气肿；同时血管通透性增加，水分外渗，造成局部水肿，继之造成局部组织进行性坏死，伴有恶臭（图10-5）。表现为组织胀痛剧烈，触摸有捻发音，严重者可引起毒血症、休克、死亡。

（2）食物中毒：食入被本菌污染的食物（主要为肉类食品）引起胃肠型食物中毒。主要由A型产气荚膜梭菌可产生肠毒素致病。潜伏期短，临床表现腹痛、腹胀、水样腹泻等，无发热、恶心、呕吐，1～2天自愈。

（3）坏死性肠炎：由C型产气荚膜梭菌污染食物而引起。发病急，临床表现腹痛、腹泻、血便，可并发腹膜炎、周围循环衰竭，病死率高达40%。

（三）防治原则

（1）对感染部位尽早清创扩创，彻底清除感染和坏死组织，必要时截肢以防止病变扩散。

（2）治疗患者，使用大剂量青霉素等抗生素杀死病原菌和其他细菌。早期可使用气性坏疽多价抗毒素血清和高压氧舱法，后者可抑制厌氧菌的生长与毒素产生。

三、肉毒梭菌

肉毒梭菌（*C. botulinum*）广泛存在于土壤及动物粪便中，主要引起食物中毒和婴儿肉毒中毒，死亡率极高。

（一）生物学特性

肉毒梭菌为革兰阳性粗短杆菌，无荚膜，有周鞭毛。芽胞椭圆形，直径比菌体宽，位于次极端，使菌体呈网球拍状或汤匙状（图10-6）。专性厌氧，在普通琼脂平板上生长，能产生脂酶，在卵黄培养基上，菌落周围出现混浊圈。

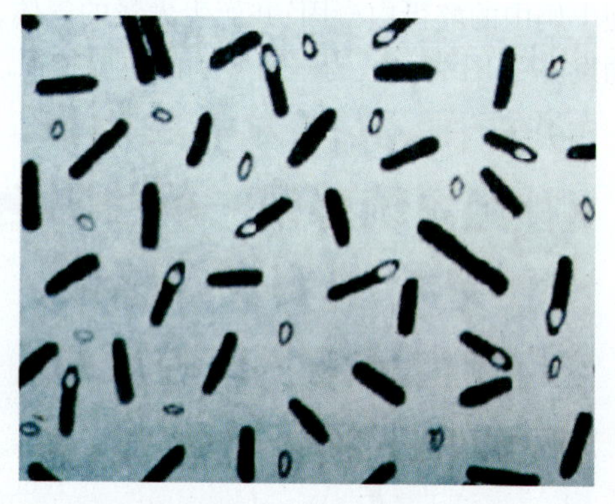
图 10-6 肉毒梭菌

芽胞抵抗力强，耐热，干热180℃ 2h、湿热121℃ 30min，才能将芽胞杀死。肉毒毒素不耐热，煮沸1min即可被破坏；对酸和蛋白酶的抵抗力较强，不易被胃肠道消化液破坏。

考点：肉毒毒素的致病物质、致病特点

（二）致病性

1. 致病物质　肉毒毒素是其主要的致病物质，是目前已知毒性最强烈的细菌毒素，毒性比氰化钾强1万倍，对人的致死量约为0.1μg。该毒素属于神经毒素，主要作用于中枢神经系统的脑神经核、外周神经肌肉接头以及植物神经末梢，阻碍乙酰胆碱释放，引起运动神经末梢功能失调，导致肌肉弛缓性麻痹。

考点：肉毒梭菌引起食物中毒的主要表现

2. 所致疾病

（1）食物中毒：多为食入肉毒毒素污染的食物引起的神经型食物中毒，如发酵豆制品（臭豆腐、豆瓣酱、豆豉等）、罐头、火腿、香肠等，因食品在制作过程中被肉毒梭菌芽胞污染，未彻底灭菌而引起食物中毒。该病是单纯性肉毒毒素中毒。其特点是消化道症状很轻或完全缺如，以肌肉麻痹为主要表现，如眼睑下垂、复视、斜视等眼肌麻痹，吞咽、咀嚼困难、口齿不清等咽部肌肉麻痹，进而膈肌麻痹、呼吸困难导致死亡。

（2）婴儿肉毒中毒：多见于 1 岁以下，特别是 6 个月以内的婴儿。因肠道特殊的环境及缺乏能拮抗肉毒梭菌的正常菌群，食入被本菌芽胞污染的食品（如蜜蜂），芽胞发芽转变为繁殖体，产生毒素而致病。临床表现与肉毒毒素引起的食物中毒类似，婴儿肉毒中毒者的首发症状是便秘，还可表现吮吸、啼哭无力，并迅速出现脑神经麻痹，多因中枢性呼吸衰竭死亡，是婴儿猝死的原因之一。

（三）防治原则

1. 加强食品卫生的管理和监督；个人防护包括低温保存食品，防止芽胞发芽；加强食品的加热消毒措施，破坏毒素。

2. 对患者应尽早治疗，早期注射肉毒梭菌的多价抗毒素；同时加强护理和对症治疗，尤其是维持呼吸功能，降低死亡率。

第 2 节 无芽胞厌氧菌

无芽胞厌氧菌是一大类寄生于人和动物体内厌氧生长的菌群。主要分布在皮肤、口腔、上呼吸道、胃肠道及泌尿生殖道，与兼性厌氧菌共同构成人体正常菌群，在数量上占绝对优势，是其他非厌氧性细菌的 10～1000 倍。在一定条件下成为条件致病菌导致内源性感染。在临床厌氧菌感染中，无芽胞厌氧菌的感染率占 90%，以混合感染多见。

一、常见无芽胞厌氧菌的种类与分布

无芽胞厌氧菌种类繁多，与人类疾病相关的主要有 10 个菌属。无芽胞厌氧菌包括革兰阳性球菌、杆菌与革兰阴性球菌、杆菌四类。临床上以革兰阴性的脆弱类杆菌、产黑色素类杆菌及革兰阳性的消化链球菌所引起的感染最为多见，其中以脆弱类杆菌的感染在临床上占首位。

常见无芽胞厌氧菌的种类与分布见表 10-1。

表 10-1 常见无芽胞厌氧菌的种类与分布

形态与染色	常见菌属	主要分布部位
革兰阴性无芽胞厌氧杆菌	类杆菌属：脆弱类杆菌	肠道、泌尿道
	产黑色素类杆菌	口腔、肠道、泌尿道
	梭杆菌属：核梭杆菌	口咽部、牙龈沟
	坏死梭杆菌	口腔、胃肠道
	普雷沃菌属：普雷沃菌	口腔
	紫单胞菌属	口腔
革兰阳性无芽胞厌氧杆菌	丙酸杆菌属：痤疮丙酸杆菌	皮肤
	双歧杆菌属：双歧杆菌（有益）	肠道
	齿双歧杆菌	口腔
	真杆菌属：迟钝真杆菌	肠道
	放线菌属：衣氏放线菌	口腔、呼吸道、肠道
革兰阴性无芽胞厌氧球菌	消化链球菌属：普氏消化链球菌	阴道
革兰阳性无芽胞厌氧球菌	韦荣菌属：韦荣球菌	咽喉部

二、致 病 性

（一）致病条件

无芽胞厌氧菌是寄生于皮肤和黏膜上的正常菌群，在某些特定条件下成为条件致病菌，导致内源性感染。致病条件包括：寄居部位改变；机体的免疫功能下降；菌群失调；局部厌氧微环境的形成。

（二）致病物质

无芽胞厌氧菌的致病物质主要有：菌毛、荚膜等表面结构，可吸附和侵入上皮细胞和各种组织；产生多种毒素、侵袭性酶等，如透明质酸酶，胶原酶、蛋白酶、DNA 酶、内毒素、溶血素、肠毒素等。

（三）所致疾病

考点：无芽胞厌氧菌所致疾病及感染特征

1. 口腔感染　主要由革兰阴性无芽胞厌氧杆菌引起，大多起源于牙齿感染，引起牙周炎、牙髓炎等。

2. 呼吸道感染　厌氧菌可感染上、下呼吸道的任何部位，如扁桃体周围蜂窝组织炎、吸入性肺炎、坏死性肺炎、肺脓肿和脓胸等。厌氧菌的肺部感染发生率仅次于肺炎链球菌性肺炎。

3. 腹腔感染　胃肠道因手术、创伤、穿孔及其他异常引起的腹膜炎、腹腔脓肿等感染，主要与消化道厌氧菌有关。在腹腔感染中，脆弱类杆菌占病原菌的 60% 以上。

4. 女性生殖道和盆腔感染　手术或其他并发症引起的女性生殖道一系列严重感染中，如盆腔脓肿、输卵管卵巢脓肿、子宫内膜炎、脓毒性流产等，厌氧菌是主要病原体。

5. 中枢神经系统感染　最常见的是脑脓肿，多因中耳炎、乳突炎、鼻窦炎等扩散和转移所致，以革兰阴性无芽胞厌氧杆菌常见。

6. 皮肤及软组织感染　多因外伤、手术、局部缺血所致。

7. 败血症　主要因腹腔和女性生殖道感染扩散所致，多为脆弱类杆菌，其次为消化链球菌。

（四）感染特征

无芽胞厌氧菌感染具有以下特征：为内源性感染，多呈慢性感染，感染部位可遍及全身；无特定病型，大多为化脓性感染，形成局部炎症、脓肿、组织坏死，亦可入血引起败血症；分泌物或脓液黏稠，多为血色或棕黑色，有恶臭；使用氨基糖苷类抗生素（链霉素、庆大霉素、卡那霉素）长期治疗无效；分泌物直接涂片可见细菌，但普通培养无细菌生长。

三、微生物学检查

（一）标本采集

无芽胞厌氧菌大多是人体正常菌群，采集标本应注意避免正常菌群的污染，应从感染的中心处采取标本；最可靠的标本是切取或活检得到的组织标本和从感染深部吸取的渗出物或脓汁。由于厌氧菌对氧敏感，故采集的标本应置于厌氧标本瓶中，迅速送检。

（二）直接镜检、分离培养与鉴定

将标本直接涂片染色，进行细菌形态、染色性等观察；并将标本接种到特殊培养基或选择培养基，需在厌氧环境中进行。根据生长情况再进行生化反应鉴定。此外，还可用核酸杂交、PCR 等分子生物学方法进行快速诊断。

四、防治原则

目前,尚无特异的预防方法。手术时应防止体内无芽胞厌氧菌污染伤口,外科清创引流是预防厌氧菌感染的重要措施。

正确选择抗生素,大多数无芽胞厌氧菌对甲硝唑、氯霉素、克林霉素、青霉素、头孢菌素敏感;革兰阳性厌氧菌对万古霉素敏感;对氨基糖苷类抗生素不敏感。

目标检测

一、填空题

1. 常见的厌氧芽胞梭菌有________、________和________。
2. 破伤风梭菌典型的形态是________。
3. 在牛奶培养基中有汹涌发酵现象的细菌是________。
4. 目前已知毒性最强烈的细菌毒素是________。

二、单选题

A_1 型题(单句型最佳选择题)

1. 能引起气性坏疽的细菌是
   A. 沙门菌　B. 产气荚膜杆菌
   C. 肉毒梭菌　D. 破伤风梭菌
   E. 无芽胞厌氧菌
2. 破伤风患者可出现
   A. 肌肉强直性痉挛　B. 皮下捻发音
   C. 缺氧性黑色脓疱　D. 片状红疹
   E. 休克
3. 肉毒梭菌所致食物中毒主要表现是
   A. 胃肠道症状　B. 败血症
   C. 肌肉麻痹　D. 肌肉痉挛
   E. 化脓性感染
4. 破伤风杆菌的主要致病物质
   A. 红疹毒素　B. 溶血素
   C. 肠毒素　D. 杀白细胞素
   E. 痉挛毒素
5. 人体肠道正常菌群中占绝对优势的细菌是
   A. 大肠埃希菌　B. 无芽胞厌氧菌
   C. 沙门菌　D. 葡萄球菌
   E. 变形杆菌
6. 下列不属于无芽胞厌氧菌感染的疾病
   A. 皮肤软组织感染　B. 盆腔脓肿
   C. 食物中毒　D. 败血症
   E. 颅内感染
7. 下列情况中,与破伤风发病相关性最小的是
   A. 不洁分娩
   B. 伤口污染严重
   C. 伤口窄而深,局部缺氧
   D. 伤口有大量坏死组织
   E. 伤口浅而阔,坏死组织少
8. 破伤风属于
   A. 菌血症　B. 败血症
   C. 毒血症　D. 脓血症
   E. 脓毒症

A_2 型题(病历摘要型最佳选择题)

9. 患者,女性,46 岁,4 小时前不慎足被刺伤,伤口较深,为预防破伤风的发生,护士采取的措施,最有效的是
   A. 给患者注射破伤风类毒素
   B. 给患者增加营养支持
   C. 彻底清创并用高锰酸钾冲洗
   D. 彻底清创并给患者注射破伤风抗毒素
   E. 给患者注射甲硝唑
10. 患者,女性,45 岁,因足底被锈钉刺伤后出现全身肌肉强直性收缩,阵发性痉挛,诊断为破伤风。易导致患者死亡的常见原因是
    A. 休克　B. 窒息
    C. 肺部感染　D. 心脏损伤
    E. 脱水、酸中毒
11. 患者,男性,22 岁,因在建筑工地不慎受伤,而导致破伤风。护士给患者注射破伤风抗毒素,其目的是
    A. 中和游离的毒素
    B. 解除痉挛
    C. 中和已经结合的毒素
    D. 预防并发症
    E. 镇静、止痛

三、简答题

1. 试述破伤风梭菌的致病条件及防治原则。
2. 无芽胞厌氧菌感染具有哪些特征?

(刘　萍)

第 11 章　分枝杆菌属

分枝杆菌属(*Mycobacterium*)是一类菌体细长、略带弯曲的杆菌,因有分枝生长的趋势而得名。本属细菌的细胞壁中含有大量脂质,故生长形成粗糙的疏水性菌落,且一般不易着色,需在染色时加温或延长染色时间。常用抗酸染色法,因能抵抗盐酸乙醇的脱色,故又称抗酸杆菌。分枝杆菌属的种类繁多,对人有致病作用的主要有结核分枝杆菌和麻风分枝杆菌。

第 1 节　结核分枝杆菌

结核分枝杆菌(*Mycobacterium tuberculosis*)俗称结核杆菌,是引起结核病的病原菌。分为人型、牛型、非洲型及鼠型,人型为人类结核病的主要病原菌,其次是牛型。该菌可侵犯身体各组织器官,其中以肺结核(亦称痨病)最多见。随着抗结核药物的产生和发展,社会卫生及经济状况的改善,全球结核的发病率和死亡率曾大幅度下降。但 20 世纪 80 年代,由于耐药菌株的出现,人群流动的增多及艾滋病、吸毒、免疫抑制剂、酗酒、贫困等原因,结核病的发病率又呈上升趋势。世界卫生组织(WHO)指出,全球每年约有 900 万结核新发病例,每年死于结核病的约 300 万人,其中 95% 发生在发展中国家。近年来我国肺结核的发病率和死亡人数在 27 种法定报告传染病中居首位,每年因结核病死亡人数约为 25 万。结核病至今仍是世界范围内危害最为严重的传染病之一。

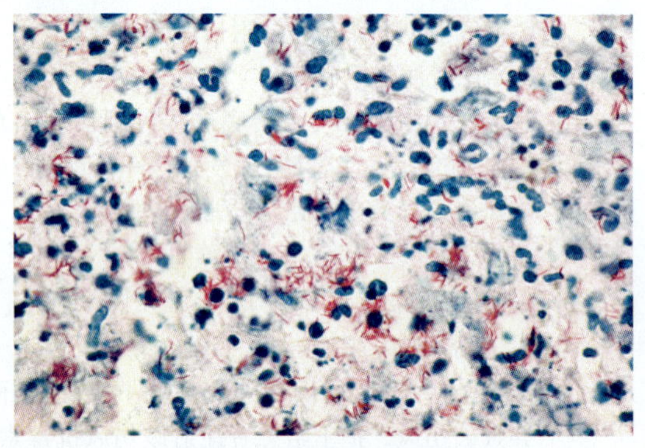

图 11-1　结核分枝杆菌

一、生物学特性

(一) 形态与染色

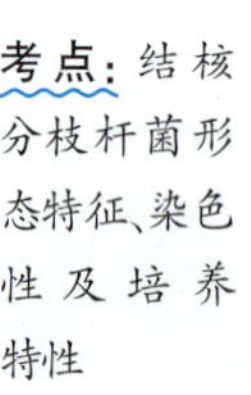

考点:结核分枝杆菌形态特征、染色性及培养特性

结核分枝杆菌菌体细长略带弯曲,长 1 ~ 4μm,宽 0. 4μm,常呈分枝状或聚集成团。有荚膜,无芽胞,无鞭毛。常用齐—尼抗酸染色法,结核分枝杆菌染成红色,为抗酸染色阳性菌(图 11-1);其他非抗酸菌和细胞杂质等均染成蓝色。在结核性脓疡、痰等标本中可见非抗酸性革兰阳性颗粒,为莫赫(Much)颗粒,现认为该颗粒为细菌 L 型。

(二) 培养特性

专性需氧,营养要求高,常用罗氏培养基分离培养(含有蛋黄、马铃薯、甘油、无机盐、孔雀绿等成分)。最适生长温度为 37℃,最适 pH 为 6. 5 ~ 6. 8,生长缓慢,分裂一代需要 18 ~ 24h,一般培养 3 ~ 4 周可见菌落生长。菌落干燥呈颗粒状、乳白色或米黄色,不透明,形似菜花状(图 11-2)。在液体培养基中,由于细菌含有大量脂质,形成菌膜浮于液面。

考点:结核分枝杆菌的抵抗力

(三) 抵抗力

结核分枝杆菌细胞壁中含有大量脂质,对理化因素的抵抗力较强。在阴湿处能生存 5 个月以上，尤其耐干燥，在干燥的痰液中可存活 6～8 个月，黏附在灰尘上可保持传染性 8～10 天；耐酸碱，在 3% 盐酸、6% 硫酸或 4% 氢氧化钠溶液中 30min 仍然具有活性，故常用酸、碱处理标本中的杂菌和消化黏稠物质；耐染料，结核分枝杆菌对 1∶13 000 孔雀绿或 1∶75 000 甲紫有抵抗力，加在培养基中可抑制杂菌生长。结核分枝杆菌对湿热、紫外线、乙醇敏感，100℃煮沸 5min、烈日暴晒下 2～7h、70% 乙醇消毒 2min 即可被杀死。对异烟肼、链霉素、利福平、乙胺丁醇等抗结核药敏感，但长期用药易出现耐药性。

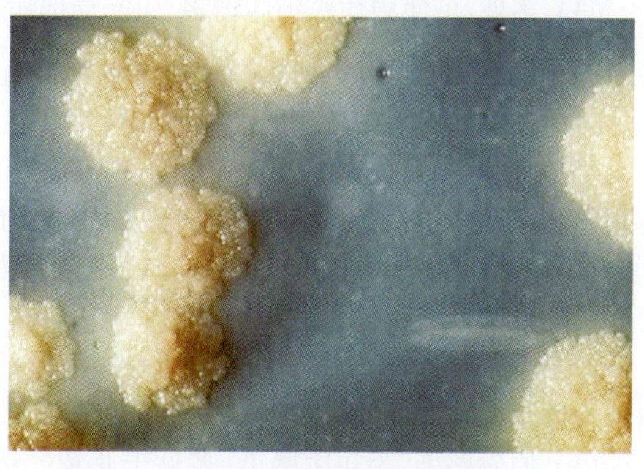

图 11-2 结核分枝杆菌菌落

（四）变异性

结核分枝杆菌因环境条件改变而易发生形态（L 型细菌）、菌落、毒力、免疫原性和耐药性等变异。卡介苗（bacille Calmette-Guerin，BCG）即为牛型结核杆菌的变异株，由 Calmette 和 Guerin 二人将有毒的牛型结核杆菌进行培养，经 13 年 230 次传代，使其毒力发生变异，制成减毒活疫苗，广泛用于结核病的预防。

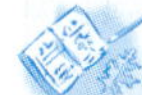 **案例 11-1**

患者，男性，62 岁。长期糖尿病病史。近 1 个月来出现午后低热、乏力、盗汗、消瘦，近 3 日出现咳嗽、咳痰、痰中带血。入院后痰液检查：结核分枝杆菌阳性，初步诊断为肺结核。医嘱行纯蛋白衍生物（PPD）试验。

问题：1. 该病原菌的传播途径有哪些？

2. 护士为患者行 PPD 试验后，如何进行结果的判断？

3. 如何进行肺结核的预防？

二、致 病 性

结核分枝杆菌不产生内、外毒素，也不产生侵袭性的酶类。其致病作用主要靠菌体成分，还可能与细菌在组织细胞内大量繁殖引起炎症，代谢产物的毒性，机体对菌体成分产生的免疫病理损伤有关。

（一）致病物质

考点：结核分枝杆菌主要的致病物质

1. 荚膜 有助于细菌在宿主细胞上黏附，并有抗吞噬及保护菌体的作用。

2. 菌体成分

（1）脂质：约占细胞壁干重的 60%，其含量与细菌毒力密切相关。主要成分有磷脂、索状因子、蜡质 D、硫酸脑苷脂等。磷脂能刺激单核细胞增生，抑制蛋白酶的分解作用，使病灶组织溶解不完全，形成干酪样坏死和结核结节；索状因子因能使结核分枝杆菌呈索状生长而得名，能破坏线粒体膜，抑制中性粒细胞游走和吞噬，引起慢性肉芽肿；蜡质 D 可诱发机体产生迟发型超敏反应，并有免疫佐剂的作用；硫酸脑苷脂可抑制吞噬细胞中的吞噬体与溶酶体融合，使结核分枝杆菌在吞噬细胞内长期存活。

（2）蛋白质：结核分枝杆菌含多种蛋白质，其中最重要的是结核菌素。结核菌素与蜡质 D 结合，能诱发机体对结核菌素的迟发型超敏反应。

(3) 多糖:可使中性粒细胞增多,引起局部病灶细胞浸润。

(二) 所致疾病

结核分枝杆菌是结核病的病原菌。传染源主要是患者,尤其是排菌的结核患者,传播途径主要是呼吸道、消化道和破伤的皮肤黏膜等途径感染,病菌进入机体侵犯多种组织器官引起相应器官的结核病,其中以呼吸道感染引起的肺结核最为多见。肺结核患者以咳嗽、咳痰(多以干咳为主)、痰中带血为常见症状,伴有发热,多为长期午后潮热。部分患者有倦怠乏力、盗汗、食欲下降和体重减轻等。

考点:结核分枝杆菌的传播途径、所致疾病

1. 肺部感染(肺结核) 由于结核分枝杆菌的毒力、数量及机体的免疫状态不同,肺结核可分为原发感染和原发后感染两大类。

(1) 原发感染:为初次感染,多见于儿童。结核分枝杆菌随飞沫、尘埃经呼吸道进入肺泡,被巨噬细胞吞噬,在其中生长繁殖,并最终导致细胞死亡裂解。释放出的结核分枝杆菌在肺泡内形成以中性粒细胞及淋巴细胞浸润为主的渗出性炎症病灶,称为原发病灶。因机体缺乏特异性免疫,原发灶内的结核分枝杆菌可经淋巴管扩散至肺门淋巴结,引起淋巴管炎和肺门淋巴结肿大。原发病灶、淋巴管炎及肿大的肺门淋巴结,X 线胸片显示哑铃状阴影称为原发综合征。随着机体抗结核免疫力的建立,原发灶大多纤维化和钙化而自愈。极少数患者因免疫力低下,结核分枝杆菌可经血流扩散至全身,引起全身粟粒性结核或结核性脑膜炎。原发感染以病灶易扩散为特点。

(2) 原发后感染:为再次感染,多发生于成人或较大儿童。感染可为潜伏于原发病灶内的细菌(内源性感染),也可是外来的细菌(外源性感染)。由于机体已建立了特异性的细胞免疫,对结核分枝杆菌有较强的局限能力,故原发后感染主要表现为肺部出现慢性肉芽肿性炎症,形成结核结节,发生纤维化或干酪样坏死,甚至液化形成空洞。以病灶局限为特点,一般不累及邻近的淋巴结,病变常发生在肺尖部位。

2. 肺外感染 部分肺结核患者体内的结核分枝杆菌可经血液、淋巴液扩散侵入肺外组织器官,引起脑、肾、骨、关节、生殖器官等结核;痰菌咽入消化道可引起肠结核、结核性腹膜炎等;通过破损皮肤感染可引起皮肤结核。

三、免疫性与超敏反应

(一) 免疫性

人类对结核分枝杆菌的感染率很高,但发病率较低,这表明人类机体对结核分枝杆菌有一定的免疫力。机体抗结核免疫主要依靠细胞免疫,结核的这种免疫属于有菌免疫或传染性免疫,即只有结核分枝杆菌或其组成成分在体内存在时才有免疫力,当机体内的结核分枝杆菌或组成成分全部消失,免疫力也随之消失。

(二) 超敏反应

机体获得对结核分枝杆菌免疫力的同时,结核分枝杆菌的蛋白质与蜡质 D 共同刺激机体产生了Ⅳ型超敏反应(主要表现为局部组织的炎症反应),两者均为 T 淋巴细胞介导的结果。由于结核分枝杆菌为细胞内寄生菌,T 淋巴细胞发挥细胞免疫,清除靶细胞内寄生的结核分枝杆菌,同时损伤靶细胞,造成局部组织的炎症反应。

儿童初次感染结核分枝杆菌,由于机体尚未建立免疫力,细菌易扩散至全身,可发生全身性粟粒性结核和结核性脑膜炎。而成人对结核分枝杆菌多为再次感染,机体已建立了抗结核的免疫力,对结核分枝杆菌有较强的局限能力,仅在局部发生炎症、溃烂,细菌不易扩散,易愈合。表现为局部症状较重,全身症状轻。说明机体发挥细胞免疫的同时可伴随超敏反应的发生。

（三）结核菌素试验

考点：结核菌素试验的原理、方法、结果判断及意义

结核菌素试验是用结核菌素进行皮肤试验来测定机体对结核分枝杆菌是否存在Ⅳ型超敏反应的一种体内试验。用以判断受试者是否感染过结核分枝杆菌及检测机体的免疫功能状况。

1. 原理 结核的免疫属于有菌免疫，人类感染结核分枝杆菌后，机体发挥免疫力的同时可产生Ⅳ型超敏反应。将一定量的结核菌素注入皮内，若受试者曾感染结核分枝杆菌，则在注射的部位出现Ⅳ型超敏反应，表现为红肿、硬结等炎症反应；若未感染过结核分枝杆菌，注射部位反应不明显。

2. 试剂 结核菌素试剂有两种：旧结核菌素（old tuberculin，OT），是将结核分枝杆菌培养物加热处理的粗制品，主要成分为结核分枝杆菌蛋白；纯蛋白衍生物（purified protein derivative，PPD），将 OT 经三氯乙酸沉淀后的纯化物。目前多用 PPD。

3. 方法 常规试验取 PPD 5U 在受试者前臂掌侧作皮内注射，48～72h 后观察结果。

4. 结果判断及意义

（1）阴性反应：注射部位红肿硬结直径小于 5mm，表明机体未感染过结核杆菌，对结核分枝杆菌无免疫力，但应考虑以下情况：原发感染初期、严重的结核病患者、患其他严重疾病致免疫功能低下者或使用免疫抑制剂者等。

（2）弱阳性反应：注射部位红肿硬结直径为 5～9mm。

（3）阳性反应：注射部位红肿硬结直径 10～19mm，表明机体已感染结核分枝杆菌或卡介苗接种成功，对结核分枝杆菌有免疫力。

（4）强阳性反应：注射部位红肿硬结直径在 20mm 及 20mm 以上或局部有水疱、坏死，表示机体可能有活动性结核，应进一步检查。结核菌素试验对婴幼儿的诊断价值大于成人，因年龄越小，自然感染率越低。3 岁以下的幼儿呈强阳性，则提示为新近感染的活动性结核病。

5. 应用 结核菌素试验可用于：选择卡介苗接种对象以及卡介苗接种后免疫效果的测定；婴幼儿（未接种过卡介苗）结核病的辅助诊断；测定肿瘤患者的细胞免疫功能；对未接种卡介苗的人群作结核分枝杆菌感染的流行病学调查。

四、微生物学检查

（一）标本采集

根据感染部位不同，采集不同标本。如痰液、粪便、尿液、脓汁、脑脊液、胸腔积液、腹水等。无杂菌标本直接离心沉淀集菌，有杂菌的标本需经酸碱处理、浓缩集菌后进行检测。

（二）检查方法

标本直接涂片或集菌后涂片，用抗酸染色镜检，若镜检找到抗酸阳性杆菌，可初步诊断，需进一步分离培养鉴定；必要时可做生化反应和动物试验进行鉴定。近年来可采用聚合酶链反应扩增技术用结核分枝杆菌 DNA 鉴定，阳性检测率高。在痰液中找到结核分枝杆菌是确诊肺结核的重要依据。

五、防 治 原 则

（一）一般性预防

考点：结核病的预防措施及抗结核治疗原则

1. 卫生宣传教育 认识结核病的危害性，树立预防观念。

2. 控制传染源 隔离和有效治疗排菌患者是控制结核病传播的最主要措施。

3. 切断传播途径 注意个人卫生，尤其肺结核患者严禁随意吐痰，将痰吐在纸上用火焚

烧，或痰液经灭菌处理；接触痰液后用流水清洗双手；实行分餐制，用具单独使用，定期消毒；被褥、书籍在烈日下曝晒不少于6小时；每日用紫外线进行空气消毒。

4. 保护易感人群　与排菌阳性的结核病患者密切接触的家庭成员，尤其是儿童，可服用异烟肼进行药物预防。

（二）特异性预防

对人群进行卡介苗接种是预防结核病流行最有效的措施，使人体产生抗结核的特异性免疫力，减少结核病的发生。目前，我国规定新生儿出生后即接种卡介苗，7岁时复种，在农村12岁时再复种一次。1岁内婴儿可直接接种，1岁以上应先作结核菌素试验，阴性者均应接种。一般在接种后6～8周结核菌素试验为阳性，表示接种成功已产生免疫力，免疫力可维持3～5年。

（三）治疗患者

抗结核化学药物的治疗原则是早期、联合、适量、规则、全程用药，尤以联合和规则用药可提高疗效并减少耐药性。目前常用药物有异烟肼、利福平、链霉素、吡嗪酰胺、乙胺丁醇等。

第2节　麻风分枝杆菌▲

麻风分枝杆菌（*Mycobacteriu leprae*）俗称为麻风杆菌，是麻风病的病原菌。麻风病是一种慢性传染病，流行广泛，呈世界性分布，主要分布在发展中国家。我国主要集中在西南地区，经积极开展防治工作，目前病例已大幅度减少。

一、生物学特性

麻风分枝杆菌与结核分枝杆菌在形态、染色等方面相似，菌体细长、略带弯曲，呈束状排列，抗酸染色阳性，目前尚不能进行人工培养。麻风分枝杆菌为细胞内寄生菌，当细胞内有大量的麻风分枝杆菌存在时，细胞质呈泡沫状，称为泡沫细胞或麻风细胞，可与结核分枝杆菌区别。

二、致病性与免疫性

在自然状态下麻风分枝杆菌只侵害人类。麻风患者是麻风病唯一的传染源。患者鼻咽部的分泌物、痰、汗、泪、乳汁、精液及阴道分泌物中均有麻风分枝杆菌排出，主要通过呼吸道、破损的皮肤黏膜和密切接触等方式传播。

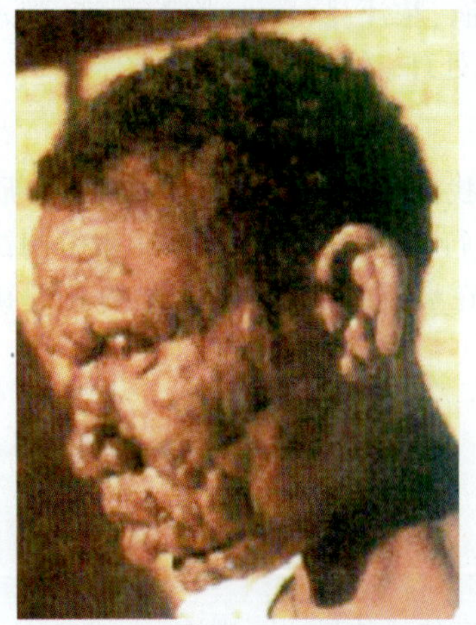

图11-3　麻风病患者

本病潜伏期长，平均2～5年，长者可达数十年。发病缓慢，病程长，迁延不愈。病菌主要是侵犯皮肤、黏膜及外周神经组织，晚期可侵犯深部组织和内脏器官，形成肉芽肿。根据临床表现、免疫病理变化、细菌检查结果等，可将大部分患者分为瘤型麻风、结核样型麻风两型；少数患者处于两型之间，又可分为界线类和未定类两类，两类可向两型转化。

（一）瘤型麻风

细菌主要侵犯皮肤、黏膜，常在皮肤或黏膜下有红斑或结节形成，称为麻风结节。面部的结节可融合呈狮面容，是麻风的典型病症（图11-3）。鼻黏膜涂片可见细胞内外有大量抗酸性细菌，传染性强，为开放性麻风。若不及时治疗，将逐渐恶化，累及神经系统。

（二）结核样型麻风

病变多发生皮肤与外周神经，不侵犯内脏。周围神经受侵犯可使受累皮肤感觉到功能障碍。患者体内不易检出麻风分枝杆菌，传染性小，为自限性疾病。

感染后是否发病，主要取决于机体的细胞免疫水平。

三、微生物学检查

因为麻风分枝杆菌尚不能进行人工培养，常用方法是从患者鼻黏膜或皮肤病变处取材涂片，经抗酸染色镜检有无排列成束状的抗酸阳性杆菌。病理活检也是较好的诊断方法。

四、防治原则

麻风病目前尚无特异性预防方法。预防主要依靠早发现、早隔离，早治疗患者，尤其是对密切接触者要做定期检查。

治疗药物主要有砜类、利福平、丙硫异烟胺等。目前多采用 2～3 种药联合治疗，防止耐药性的产生。

目标检测

一、名词解释

结核菌素试验

二、填空题

1. 结核分枝杆菌常用________染色，为抗酸杆菌，染成________色。
2. 结核分枝杆菌细胞壁中含有大量脂类，所以对外界环境抵抗力________，但对________、________、________抵抗力较弱。
3. 检测机体对结核是否具有免疫力，常用的皮肤试验是________。
4. 结核分枝杆菌在培养时最适宜的 pH 为______，生长速度________。
5. 麻风分枝杆菌的传播方式主要是________、________和________。

三、选择题

A_1 型题（单句型最佳选择题）

1. 结核分枝杆菌最常见的传播途径是
   A. 呼吸道传播　B. 消化道传播
   C. 接触传播　D. 创伤传播
   E. 血液传播
2. 引起人类结核病是哪一型结核杆菌
   A. 人型　B. 牛型
   C. 鼠型　D. 非洲型
   E. 古典生物型
3. 结核菌素试验发生机制是
   A. Ⅰ型超敏反应　B. Ⅱ型超敏反应
   C. Ⅲ型超敏反应　D. Ⅳ型超敏反应
   E. 体液免疫
4. 关于结核杆菌的生物学特性错误的是
   A. 营养要求高
   B. 生长速度慢
   C. 菌落粗糙、淡黄色
   D. 对外界抵抗力强
   E. 抗酸染色阴性
5. 肺结核诊断最可靠的依据是
   A. 结核菌素试验　B. 红细胞沉降率
   C. 胸部 X 线片　D. 痰结核菌检查
   E. 肺部 CT 检查
6. 结核菌素试验结果的判断时间应在注射后
   A. 30 分钟　B. 12 小时
   C. 24～48 小时　D. 48～72 小时
   E. 72 小时后
7. 结核杆菌试验的主要意义是
   A. 检测机体有无抗结核免疫力
   B. 检测是否过敏体质
   C. 做结核病诊断
   D. 了解是否接种过卡介苗
   E. 检测机体细胞免疫功能
8. 预防肺结核流行的最主要措施是
   A. 减少聚会的机会　B. 接种卡介苗
   C. 加强登记管理　D. 不要随地吐痰
   E. 发现患者迅速隔离

9. 结核分枝杆菌的主要致病物质是
   A. 内毒素　　B. 外毒素
   C. 侵袭性酶类　　D. 菌体成分
   E. 荚膜
10. 未曾接种卡介苗的2岁儿童,结核菌素试验呈强阳性反应提示
    A. 机体反应差
    B. 需要接种卡介苗
    C. 有活动性肺结核
    D. 曾感染过结核杆菌
    E. 严重营养不良
11. 对肺结核患者进行化学药物治疗时,应遵循的原则不包括
    A. 早期　　B. 联合
    C. 规律　　D. 足量
    E. 全程

A_2 型题(病历摘要型最佳选择题)

12. 患者,男性,34岁。PPD试验后48小时局部硬结的直径为15mm,护士判定其结果是
    A. 假阳性　　B. 弱阳性
    C. 阳性　　D. 强阳性
    E. 判定困难,需重做

四、简答题

1. 简述结核杆菌的主要的生物学特性、传播途径及所致疾病。
2. 简述结核菌素试验的原理、方法、结果及意义。

(刘　萍)

第 12 章　动物源性细菌▲

动物源性细菌是指以动物作为传染源，能引起人类和动物发生人畜共患病的病原菌。人畜共患病主要发生在畜牧区或自然疫源地，人类多因接触病畜及其污染物等而感染。常见的动物源性细菌有布鲁菌属、耶尔森菌属和芽胞杆菌属等。

第 1 节　布 鲁 菌 属

布鲁菌属（*Brucella*）是一类人畜共患传染病的病原菌，因最早由美国医师 David Bruce 首先分离出而得名。有 6 个生物种，对人致病的有羊布鲁菌、牛布鲁菌、猪布鲁菌和犬布鲁菌，在我国流行的主要是羊布鲁菌，其次是牛布鲁菌。

一、生物学性状

为革兰阴性短小杆菌（图 12-1），无芽胞，无鞭毛，毒力菌株有微荚膜。需氧菌，初次分离时需 5%～10% CO_2。营养要求较高，最适温度 35～37℃，最适 pH 6.6～6.8。经 37℃ 培养 48h 可长出微小、透明、无色的光滑型菌落。

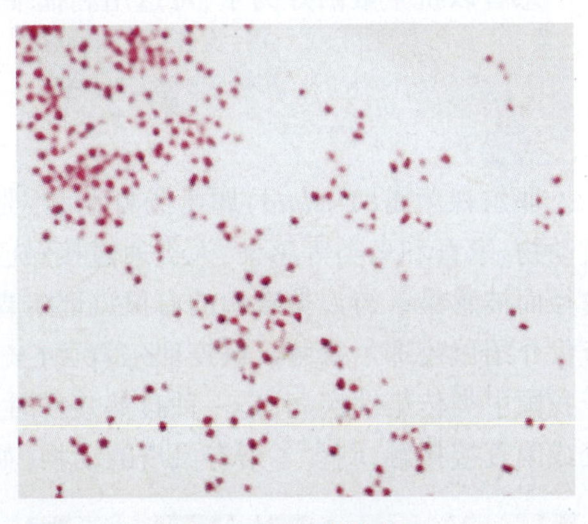

图 12-1　布鲁菌

大多能分解尿素，能产生 H_2S，根据产生 H_2S 的多少和含碱性染料培养基中的生长情况，可鉴别羊、牛、猪三种布鲁菌。

抵抗力较强，在土壤、毛皮、病畜脏器和分泌物、肉类和乳制品中可生存数周至数月；对日光、热、常用消毒剂等敏感。

二、致病性与免疫性

（一）致病物质

1. 荚膜　能抵抗吞噬细胞的吞噬作用，增强细菌的侵袭力。

2. 侵袭性酶　主要为透明质酸酶、过氧化氢酶等，使细菌能突破皮肤、黏膜屏障进入宿主体内，在机体脏器内大量繁殖和扩散并侵入血液。

3. 内毒素　是主要的致病物质，能引起发热、肝脾肿大等。

（二）所致疾病

布鲁菌感染家畜引起母畜流产，病畜还可表现为睾丸炎、附睾炎、乳腺炎、子宫炎等。人类主要通过接触病畜或接触被污染的畜产品，经皮肤黏膜、眼结膜、消化道、呼吸道等多种途径感染。

布鲁菌为胞内寄生菌，侵入机体后，被吞噬细胞吞噬而到淋巴结生长繁殖形成感染灶，并侵入血液引起菌血症，出现发热等症状；布鲁菌再随血液到达肝、脾、骨髓和淋巴结等脏器形成新的感染灶，血液中病菌减少，体温逐渐正常。当病菌在新的感染病灶内繁殖到一定程度可再次入血，又出现菌血症而导致体温再次升高，如此反复形成的菌血症，使患者出现波浪状热型，临床上称为波浪热。本病易转为慢性，反复发作，在全身各处引起迁徙性病变，伴有关节痛、全身乏力、肝脾肿大等。病程一般持续数周至数月。

（三）免疫性

机体感染布鲁菌后，经细胞免疫为主。病后机体产生的 IgM 和 IgG 型抗体，可发挥免疫调理作用。各菌种和生物型之间可出现交叉免疫。

三、微生物学检查

急性期采集血液，慢性期可采集骨髓标本，进行细菌分离培养和鉴定。必要时可作血清学试验及皮肤试验进行诊断。

四、防 治 原 则

预防布鲁菌病的措施包括控制和消灭病畜，切断传播途径和预防接种。预防接种以畜群为主，人群接种对象是牧区、屠宰场工作人员及有关职业的人群（兽医等），常用布鲁菌减毒活疫苗。

患者以抗生素治疗为主，可选用利福平、多西环素、四环素、链霉素等。

第 2 节　耶尔森菌属

耶尔森菌属（*Yersinia*）属于肠杆菌科，是一类革兰阴性小杆菌。本属细菌通常先引起啮齿动物、家畜和鸟类等感染，人类通过接触已感染的动物、食入污染的食物或节肢动物叮咬等途径而被感染。与人类致病的有鼠疫耶尔森菌、小肠结肠炎耶尔森菌和假结核耶尔森菌。本节仅介绍鼠疫耶尔森菌。鼠疫耶尔森菌（*Y. pestis*）是鼠疫的病原菌，俗称鼠疫杆菌。鼠疫属于我国甲类传染性疾病，是一种自然疫源性疾病，传染性极强。人类鼠疫是被带菌的鼠蚤叮咬或因直接接触、剥食了染有鼠疫的动物（如旱獭、绵羊等）而感染，死亡率高。

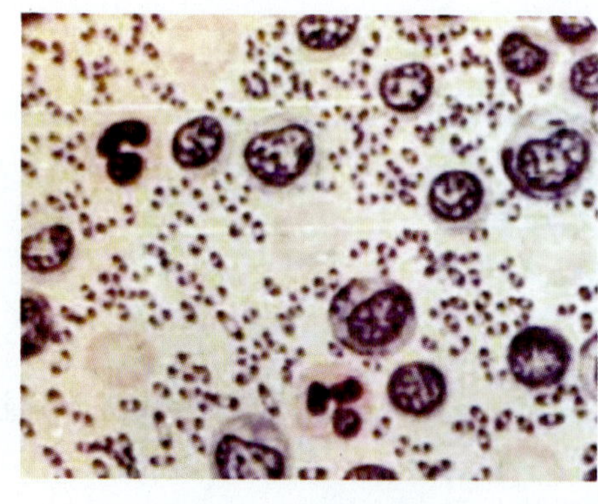

图 12-2　鼠疫耶尔森菌

一、生物学性状

鼠疫耶尔森菌为革兰阴性短小杆菌，呈卵圆形，两端钝圆并浓染（图 12-2）。有荚膜，无鞭毛，无芽胞。在陈旧培养物或含高盐的培养上则呈多形性。兼性厌氧，最适温度为 27 ~ 30℃，pH 6.9 ~ 7.2，营养要求不高。在肉汤培养基的试管底先出现絮状沉淀物，48h 则在表面形成菌膜，稍加摇动菌膜呈“钟乳石”状下沉，此特征对本菌有鉴别意义。

对理化因素抵抗力弱，湿热 100℃ 1min 死亡，5% 甲酚皂（来苏）或 1% 苯酚 20min 内可将痰液中鼠疫杆菌杀死；但在自然环境的痰液中能存活 36 天，在蚤粪和土壤中能存活 1 年左右。

二、致病性与免疫性

（一）致病物质

1. F_1 抗原　是鼠疫杆菌的荚膜抗原，具有抗吞噬作用，与其毒力有关。

2. V/W 抗原 V 抗原存在于细胞质中，为可溶性蛋白；W 抗原位于菌体表面，是一种脂蛋白。两种抗原同时存在，具有抗吞噬作用。

3. 外膜蛋白 能使细菌突破宿主的防御机制，导致机体发病等。

4. 内毒素 可致机体发热、休克和 DIC。

5. 鼠毒素 对鼠类有剧烈毒性的外毒素，主要作用在心血管系统，引起毒血症、休克。但对人的致病作用尚不清楚。

（二）所致疾病

引起鼠疫。啮齿类动物（野鼠、家鼠、黄鼠等）是鼠疫耶尔森菌的储存宿主，鼠蚤为其主要传播媒介。鼠疫一般在鼠类间发病和流行，人类通过鼠蚤叮咬而感染，引起人类鼠疫。人患鼠疫后，可通过人蚤或呼吸道引起人群间的流行，致病力极强。临床常见的类型有腺鼠疫、肺鼠疫和败血症型鼠疫。

1. 腺鼠疫 主要表现急性淋巴结炎，多好发于腹股沟和腋下的淋巴结，引起局部肿胀、化脓和坏死。

2. 肺鼠疫 通过呼吸道吸入染菌的尘埃引起原发性肺鼠疫，也可由腺鼠疫或败血症型鼠疫扩散而引起继发性肺鼠疫。患者表现寒战、高热、咳嗽、胸痛、咯血，多因呼吸困难或心力衰竭而死亡。死亡患者的皮肤常呈黑紫色，故又称为“黑死病”。

3. 败血症型鼠疫 多见于重症腺鼠疫和肺鼠疫的患者，病原菌侵入血液，导致败血症型鼠疫。患者体温可高达 39～40℃，发生休克和 DIC，皮肤黏膜可见出血点及瘀斑，全身中毒症状和中枢神经系统症状明显，死亡率高。

（三）免疫性

感染鼠疫耶尔森菌后可获得牢固免疫力，很少再感染。机体主要以体液免疫为主。

三、微生物学检查

（一）标本采集

鼠疫为法定甲类传染病，标本应送到有严格防护措施的专用实验室进行检测。按不同症状或体征，可采取淋巴结穿刺液、痰液、血液、咽喉分泌物等。

（二）直接镜检、分离培养与鉴定

将标本直接涂片、染色，显微镜下观察形态及染色性；并将标本进行分离培养，挑取可疑菌落进行生化试验、血清凝集试验等进一步鉴定；必要时还可作血清学试验、核酸检测等。

四、防治原则

灭鼠、灭蚤是切断鼠疫传播的重要环节，是消灭鼠疫的根本措施。对患病动物应果断处死，彻底消毒尸体和污染现场；加强国境、海关检疫，防止该菌从国外传入；对鼠疫患者早隔离、早治疗，并立即报告相关防疫机构。

在流行区域进行鼠疫活疫苗的接种，增强人群免疫力；对接触患者的易感人群可口服磺胺嘧啶；对患者应早期使用抗生素降低病死率，常用链霉素、磺胺类、庆大霉素等药物治疗。

第 3 节 芽胞杆菌属

芽胞杆菌属（*Bacillus*）是一群需氧、能形成芽胞的革兰阳性大杆菌。其中炭疽芽胞杆菌是引起动物和人类炭疽病的病原菌；蜡样芽胞杆菌可产生肠毒素引起人食物中毒。其他大多为腐生菌，主要以芽胞的形式存在于土壤、水和尘埃中，一般不致病。本节主要介绍炭疽芽胞杆菌。炭疽芽胞杆菌(*B. anthracis*)是炭疽病的病原菌，俗称炭疽杆菌，是人类历史上第一个被发现的病原菌，也是芽胞杆菌属中主要的致病菌。

一、生物学性状

芽胞杆菌属为革兰阳性粗大杆菌，两端截平，链状排列，呈竹节状(图 12-3)。在有氧条件下形成椭圆形芽胞，位于菌体中央。有毒菌株在机体内或含血清的培养基中可形成荚膜，无鞭毛。需氧或兼性厌氧，最适温度为 30～35℃，营养要求不高。在普通琼脂培养基上形成灰白色粗糙型菌落，边缘不整齐似卷发状；在肉汤培养基中呈絮状沉淀生长。

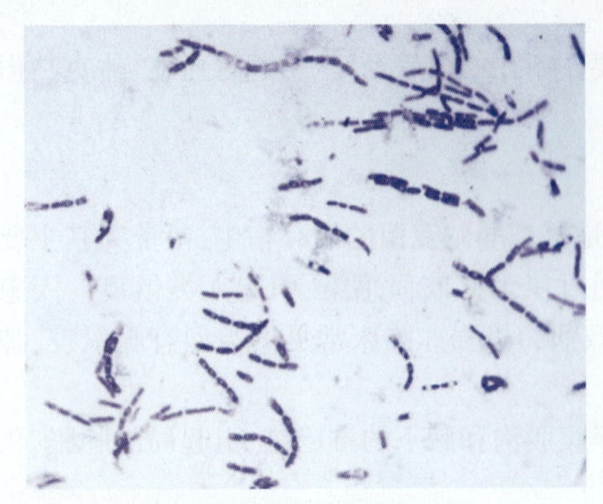

图 12-3 炭疽芽胞杆菌

炭疽杆菌芽胞的抵抗力强，在干燥的土壤或皮毛中能存活数年至 20 余年，牧场一旦被污染，传染性可持续数十年。芽胞对化学消毒剂的抵抗力也很强，但对碘及氧化剂敏感，1∶2500 碘液 10min、0.5% 过氧乙酸 10min 即可杀死。炭疽杆菌繁殖体的抵抗力不强，与一般无芽胞细菌相似。本菌对青霉素、红霉素、氯霉素等敏感。

二、致病性与免疫性

（一）致病物质

1. 荚膜 具有抗吞噬作用，有利于细菌在宿主的组织细胞内繁殖及扩散。

2. 炭疽毒素 为外毒素，主要损伤微血管细胞，增加血管通透性而导致水肿，可抑制、麻痹呼吸中枢引起呼吸衰竭而导致死亡。

（二）所致疾病

主要引起食草动物牛、羊、马等的炭疽病，可经皮肤、消化道和呼吸道侵入人体引起人类炭疽病。

1. 皮肤炭疽 最多见，约占炭疽病的 95% 以上。人因接触患病动物或受染本菌毛皮经皮肤小伤口侵入，在局部出现小疖，继之周围形成水疱、脓疱，最后出现坏死和黑色焦痂，故称炭疽(图 12-4)。

2. 肠炭疽 人因食入未煮熟病畜的肉类、奶或被污染的食物引起，临床表现以全身中毒症状为主，伴有连续性呕吐、肠麻痹及血便等，2～3 天死于毒血症。

3. 肺炭疽 人因吸入炭疽杆菌的芽胞所致，多发生于从事皮毛加工的工人。临床表现寒战、高热、呼吸困难、胸痛及全身中毒症状，病情重，死亡率高。

（三）免疫性

感染炭疽芽胞杆菌后可获得持久的免疫力。机体主要以体液免疫为主。

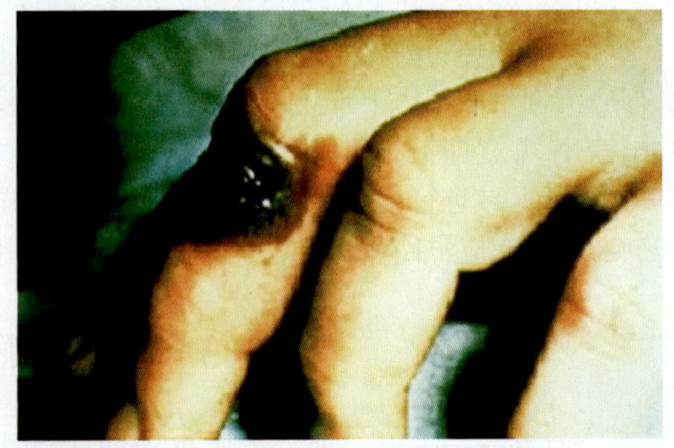

图 12-4 皮肤炭疽

三、微生物学检查

(一) 标本采集

根据炭疽临床病型采集不同的标本,可采取疱液、脓液、粪便、痰液、血液及病畜肉等。标本采取时要注意个人防护,炭疽动物尸体严禁在室外解剖,避免芽胞污染牧场及环境。

(二) 直接镜检、分离培养与鉴定

将标本直接涂片、染色,显微镜下观察形态及染色性;并将标本进行分离培养,对可疑菌落进行青霉素串珠试验(原理是炭疽芽胞杆菌在含微量青霉素的培养基上,其形态变异为大而均匀的圆球形,呈串珠状排列)、噬菌体裂解试验进行鉴定;必要时还可作动物试验、核酸检测等。

四、防治原则

预防炭疽病的主要措施是加强病畜的管制和防止牧场的污染。对病畜应严格隔离或处死深埋;对死畜严禁剥皮或煮食,必须焚烧或深埋;对疫区家畜应进行预防接种。

对炭疽病特异性预防是接种炭疽减毒活疫苗,接种的对象是疫区的牧民、屠宰人员、皮毛加工厂工人、兽医等。治疗首选青霉素,也可用红霉素、环丙沙星等抗生素。

目标检测

一、填空题

1. 鼠疫耶尔森菌的传播媒介是________,人类通过________而感染引起人类鼠疫。
2. 炭疽芽胞杆菌的主要致病物质是________和________。
3. 布鲁菌的主要致病物质是________。
4. 临床常见的鼠疫类型有________、________和________。
5. 炭疽芽胞杆菌的传播途径主要有________、________和________,分别为引起的炭疽病有________、________和________。

二、单选题

A_1 型题(单句型最佳选择题)

1. 我国流行最主要的布鲁菌是
   A. 猪布鲁菌　B. 羊布鲁菌
   C. 牛布鲁菌　D. 流产布鲁菌
   E. 犬布鲁菌
2. 以下致病性细菌中,哪个是最大的革兰阳性杆菌,且呈竹节状排列
   A. 破伤风梭菌　B. 产气荚膜梭菌
   C. 肉毒梭菌　D. 炭疽芽胞杆菌
   E. 鼠疫耶尔森菌
3. 属于甲类传染病的是
   A. 炭疽病　B. 鼠疫
   C. 气性坏疽　D. 结核病
   E. 破伤风
4. 引起波浪热的病原菌是
   A. 布鲁菌　B. 产气荚膜梭菌
   C. 伤寒杆菌　D. 炭疽芽胞杆菌
   E. 鼠疫耶尔森菌

(刘　萍)

第 13 章　其他病原菌

第 1 节　白喉棒状杆菌

白喉棒状杆菌(简称白喉杆菌)是引起白喉的病原菌。白喉是一种急性呼吸道传染病。

一、生物学性状

(一) 形态与染色

菌体细长稍弯,一端或两端膨大呈棒状;排列不规则,常呈 V 形和 L 形或栅栏状;无特殊结构;革兰染色阳性。用亚甲蓝染色可见菌体内有着色较深的颗粒,称异染颗粒,这是鉴别白喉杆菌的主要依据(图 13-1)。

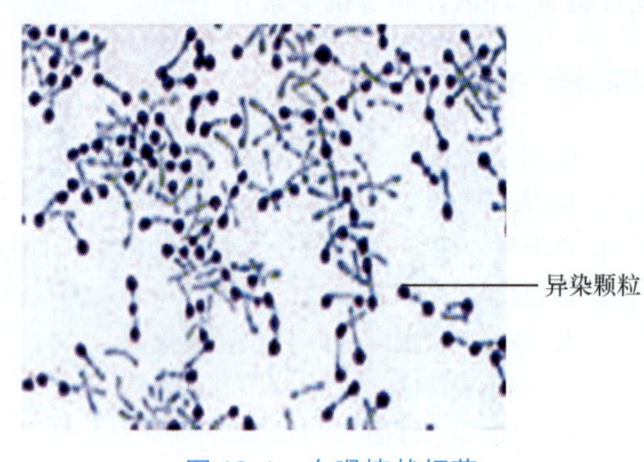

图 13-1　白喉棒状杆菌

(二) 培养特性

营养要求高,需氧或兼性厌氧。最适温度为 37℃,pH 7.0 ~ 7.6。在含有凝固血清的吕氏培养基上生长迅速,培养 12 ~ 18h 能形成细小、灰白色、圆形突起的光滑型菌落。在亚碲酸钾培养基中菌落呈黑色。

(三) 抵抗力

对干燥、日光及寒冷等外界因素的抵抗力较强。对湿热敏感,煮沸 1min 或 60℃ 10min 可死亡。对普通消毒剂敏感,在 3% 甲酚皂中 10min、5% 苯酚中 1min 死亡。对青霉素、红霉素及常用广谱抗生素敏感,对磺胺不敏感。

二、致病性及免疫性

(一) 致病物质

携带 β-棒状杆菌噬菌体的白喉杆菌可分泌外毒素,白喉外毒素是主要的致病物质。白喉外毒素的作用是能抑制敏感细胞(主要是心肌和外周神经细胞)蛋白质合成,破坏细胞的正常生理功能,引起细胞死亡,产生病变。

(二) 所致疾病

白喉多在秋冬季流行,儿童是主要的易感者。白喉患者及带菌者为传染源,经飞沫传播。细菌通常在鼻咽部黏膜细胞内繁殖,产生毒素,引起局部炎症及全身中毒症状。由于细菌本身和毒素的作用使局部黏膜上皮产生坏死性反应、炎症细胞浸润、血管扩张、组织水肿等,血管渗出液中的纤维蛋白与炎性细胞、黏膜坏死组织和细菌凝聚一起,形成灰白色膜性假膜,故名白喉。假膜下段易脱落,引起呼吸困难或窒息,是白喉早期致死的主要原因。白喉外毒素进入血液,迅速与敏感组织如周围神经、心肌、肝、肾、肾上腺等结合,引起各种临床症状,如心肌炎、声音嘶哑、软腭麻痹、肾上腺功能障碍等。

(三) 免疫性

人对白喉杆菌普遍易感。经隐性感染或预防接种等可获得牢固的免疫力。机体对白喉的免疫状态可通过锡克试验来测定，此试验是用少量白喉外毒素检测人体内有无抗白喉抗毒素。

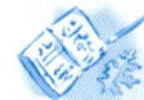

案例 13-1

患者，女性，8岁。自述发热、咽痛6天，烦躁、哭闹并流涎。查体：患者咽后壁和腭垂处有一灰白色假膜，片状，不易擦去；颌下和颈部的淋巴结肿大。化验检查：假膜涂片和培养为白喉棒状杆菌(+)。心电图未见异常。

问题：1. 白喉棒状杆菌的生物学特征有哪些？

2. 主要的致病因素是什么？

三、微生物学检查

用无菌棉拭子取假膜边缘分泌物或带菌者鼻咽部分泌物送检。直接涂片镜检。标本直接涂片，用美蓝染色镜检。若找到有异染颗粒的棒状杆菌，根据形态、排列等特征，结合临床表现即可作出初步诊断。

分离培养。用棉拭子取材接种于吕氏血清斜面培养基上，可疑菌落接种于亚碲酸钾血平板上，37℃培养，取菌落涂片做染色镜检和毒力试验。

四、防 治 原 则

注射白喉类毒素进行人工主动免疫以获得特异性免疫力，紧急预防可注射白喉抗毒素1000～3000U进行人工被动免疫。治疗应早期足量使用白喉抗毒素以中和白喉外毒素，同时使用青霉素或红霉素治疗。中药用养阴清肺汤加减，重者加连翘、金银花、土牛膝等。

第2节　铜绿假单胞菌

一、生物学性状

铜绿假单胞菌俗称绿脓杆菌，为革兰阴性杆菌，专性需氧，菌体大小不一。有时呈球杆状或线状，排列为成对或短链状。菌体的一端有1～3根鞭毛，无芽胞。能产生带荧光的水溶性绿色色素，如青脓素与绿脓素，使培养基呈带荧光的亮绿色。

考点：感染脓液的特点

二、致病性与免疫性

本菌在自然界普遍存在，且在潮湿环境尤甚。铜绿假单胞菌是存在于人类中最常见的一种假单胞菌，感染可发生在机体许多部位，如皮下组织、皮肤、耳、眼、骨、尿路和心脏瓣膜等。

考点：所致疾病

铜绿假单胞菌的致病物质主要为内毒素、外毒素、菌毛、荚膜等。本菌为条件致病菌，常在医院内、洗涤槽、防腐溶液和贮尿容器中易发现该细菌，可通过医护人员将此菌传播给患者，特别是在烧伤和新生儿监护室，是医院内感染的主要病原菌之一。临床特点为继发感染、其感染多见于皮肤黏膜受损部位，表现为局部化脓性感染，脓汁呈绿色，有臭味，常引起术后伤口感染，也可引起褥疮、脓肿、化脓性中耳炎等。本菌引起的感染病灶可导致血行散播，继而发生菌血症和败血症。

在机体免疫方面，感染铜绿假单胞菌后，机体可以产生特异性抗体，有一定的抗感染作用。中性粒细胞的吞噬作用在抗感染中也起着重要作用。

三、微生物学检查

(一) 标本采集

根据感染部位不同采集不同的标本,包括痰、脓汁、血液、尿液、穿刺液等。来自医院环境中的各种标本还包括水、空气、物体表面的采样等。

(二) 染色镜检

标本直接涂片,革兰染色镜检,根据细菌的形态、染色性等特性,结合患者病史和临床表现,作出初步诊断。

(三) 分离培养

对营养要求不高。对有正常菌群存在的临床标本或采自环境中的标本应接种在选择性培养基如麦康凯琼脂培养基(MAC)中;对无正常菌群存在的临床标本可接种在普通或血琼脂培养基中。铜绿假单胞菌在普通琼脂培养基上生长 18 ~ 24h 后,可看到扁平、湿润的菌落,由于该菌能产生带荧光水溶性青脓素与绿脓素使得培养基呈亮绿色;而在血琼脂平板上生长,可见到在菌落的周围有溶血环,菌落呈金属光泽。

四、防治原则

考点:污染物的处理

所有的培养物、储存物及其他规定的废物在处置前,均应使用可行的消毒方法进行消毒,如高压蒸汽灭菌。转移到就近实验室消毒的物料应置于耐用、防漏容器内,密封后运出实验室。离开该系统进行消毒的物料,在转移前应包装,其包装应符合有关的法规。

对该菌的防治,应对烧伤病房等特殊病房、手术器械及治疗仪器等进行严格无菌操作,防止医院内感染。铜绿假单胞菌天然对多种抗生素耐药,治疗过程中易发生耐药变异,所以需选用敏感抗菌药物联合用药。

第 3 节　百日咳鲍特菌

百日咳鲍特菌(简称百日咳杆菌)是人类百日咳的病原菌。百日咳是一种儿童常见的急性呼吸道传染病。

百日咳鲍特菌为革兰阴性小杆菌,无芽胞和鞭毛,新分离菌株有荚膜和菌毛。对营养要求高,专性需氧,最适生长温度为37℃,在鲍-金培养基上生长良好。百日咳鲍特菌一般不入血,致病物质包括荚膜、菌毛和内、外毒素。

考点:所致疾病

百日咳鲍特菌主要经呼吸道传播,以菌毛黏附在呼吸道上皮细胞上生长繁殖,产生毒素,抑制上皮细胞纤毛的正常运动,使上皮细胞纤毛麻痹,细胞坏死,从而影响黏稠分泌物的清除,刺激支气管黏膜感觉神经末梢,反射性地引起剧烈的连续咳嗽。由于该病程较长,又以咳嗽症状为主,故名百日咳。

病后有较持久的免疫力,再次感染较少见。目前常用百日咳死疫苗进行人工主动免疫,效果好。必要时,以高效价百日咳免疫球蛋白进行被动免疫。治疗可选用红霉素、氨苄西林,亦可用鸡苦胆、百咳灵等中西医结合治疗。

第 4 节　嗜肺军团菌▲

军团菌属细菌是一类革兰阴性杆菌。在自然界中广泛存在,常见于人工管道的水源中,如空调管道。

嗜肺军团菌呈短小杆状,革兰阴性菌,有鞭毛、微荚膜和菌毛,无芽胞。营养要求高,专性需氧。大多数菌株在 2.5% CO_2 环境中生长较良好,适宜温度 35℃。

嗜肺军团菌的致病物质有外毒素和内毒素样物质、酶、荚膜等。军团病有三种类型:流感样型(轻症状)、肺炎型(重症状)和肺外感染。流感样型的临床表现为发热、头痛和肌肉疼痛等,预后良好;肺炎型的暴发流行主要在夏季,以中老年人较多见,主要以肺部感染为主,表现为寒战、高热、干咳、胸痛、肾功能减退,意识障碍等,最终导致呼吸衰竭;肺外感染型为继发性感染,当重症型发生菌血症而播散到脑、肠、肾、肝、脾等部位时,会出现多脏器感染的症状。

链　接

嗜肺军团菌袭来要防范

军团菌肺炎是由嗜肺军团菌引起的一种严重的急性呼吸道传染病,这种肺炎会随着中央空调和淋浴器的使用悄悄的侵袭我们,嗜肺军团菌广泛存在于自来水供水系统、中央空调的冷却塔、家用淋浴器以及各种人造水景观、温泉水等处。其传播方式是通过吸入气溶胶或摄入被污染的水,故应避免在含气溶胶水雾环境中长期滞留。故需要提醒的是夏季淋浴喷头开启后,应先放掉部分存水,以避免可能含有的高浓度嗜肺军团菌带来的危害。家用空调由于不具备冷却水系统,不适合嗜肺军团菌生长,故不传播军团菌肺炎。

嗜肺军团菌为胞内寄生菌,在抗感染中起主要作用是细胞免疫。至今尚无有效的疫苗,预防应加强水源的管理。治疗可用红霉素、庆大霉素、利福平。

第 5 节　流感嗜血杆菌▲

流感嗜血杆菌(又称流感杆菌)为革兰阴性小杆菌,其形态多样,可呈球杆状、长杆状和丝状等。无芽胞和鞭毛,多数菌株有菌毛。需氧或兼性厌氧,生长需要 X 和 V 等生长因子。如将流感杆菌与金黄色葡萄球菌在血平板上共同培养,由于后者能合成 V 因子,故在金黄色葡萄球菌菌落周围的流感嗜血杆菌菌落较大,远则较小,此现象称为"卫星现象",该现象有助于流感杆菌的鉴定。

流感嗜血杆菌的致病物质主要为内毒素和荚膜。本菌产生 IgA 蛋白酶,能水解分泌型 IgA,降低局部免疫力。其传播途径为呼吸道,所致疾病分为原发性与继发性感染两类,原发性感染多为急性化脓性感染,如鼻咽炎、喉炎、脑膜炎、支气管炎等,以小儿多见;继发性感染常继发于流感、麻疹、百日咳、肺结核等,临床类型有鼻窦炎、中耳炎、慢性支气管炎等,成年人多见。治疗可选用广谱抗生素。

实验六　常见病原菌实验

一、实验目的

1. 熟悉常见球菌、杆菌的菌落特点、菌体形态及染色性。
2. 了解常见球菌、杆菌的生化鉴定实验。

二、实验内容及方法

葡萄球菌、链球菌、奈瑟菌属、埃希菌属、沙门菌属和志贺菌属、厌氧芽胞梭菌的培养物及染色标本的观察,血浆凝固酶试验。

(一) 葡萄球菌属

【实验用品】

金黄色葡萄球菌、表皮葡萄球菌、腐生葡萄球菌、普通琼脂平板、血琼脂平板、生理盐水、革兰染色液、新鲜兔血浆、载玻片、接种环、光学显微镜、培养箱等。

【实验方法】

1. 形态观察 三种葡萄球菌的形态基本相同,均为革兰阳性球菌,散在或呈不规则葡萄状排列。

2. 菌落观察 在普通琼脂平板上,35℃孵育18~20h后三种葡萄球菌均形成中等大小、圆形凸起、表面光滑、湿润、边缘整齐、不透明菌落,并可产生不同的脂溶性色素,使菌落呈现不同的颜色,如金黄色葡萄球菌呈金黄色、表皮葡萄球菌大多呈白色、腐生葡萄球菌大多呈柠檬色。在血琼脂平板上,三种葡萄球菌的菌落特点与它们在普通琼脂平板上的菌落相同,但金黄色葡萄球菌菌落周围有完全溶血环,而腐生葡萄球菌和大多数表皮葡萄球菌菌落周围无溶血环。

3. 血浆凝固酶试验

(1) 原理:金黄色葡萄球菌能产生血浆凝固酶,可使血浆中可溶性的纤维蛋白原变为不溶性的纤维蛋白,附着于细菌表面,在玻片上形成凝块;游离型的血浆凝固酶则可使试管中血浆发生凝固。

(2) 方法:①玻片法:取未稀释的新鲜兔血浆或人血浆、生理盐水各一滴分别滴于载玻片上,挑取待检葡萄球菌菌落少许,分别与生理盐水和血浆混合,立即观察结果,此法用于测定结合型凝固酶。②试管法:取3支试管,各加0.5ml 1∶4稀释的新鲜兔血浆或人血浆,在其中1支试管中加3~5个待检菌菌落,充分混匀,另2支试管中分别加凝固酸阳性菌株和阴性菌株作对照,置37℃水溶中3~4h,观察结果。此法用于测定游离型凝固酶。

(3) 结果判断:①玻片法:细菌在生理盐水无凝集而在血浆中聚集成团块或无法混匀,为血浆凝固酶试验阳性;反之,细菌在血浆中呈均匀混浊则为阴性。②试管法:细菌使试管内血浆凝固呈胶冻状,为血浆凝固酶试验阳性;反之,试管内血浆不凝固仍流动的,则为阴性。

注意事项:

在临床试验中常遇到血浆凝固酶阴性的葡萄球菌,不能轻率作出非致病性葡萄球菌或污染菌的结论。因血浆凝固酶阴性的葡萄球菌也可引起菌血症、尿路感染和心内膜炎等。

(二) 链球菌属

【实验用品】

甲、乙、丙型链球菌、肺炎链球菌、培养箱、血琼脂平板、革兰染色液、生理盐水、光学显微镜、载玻片、酒精灯、接种环等。

【实验方法】

1. 形态观察 链球菌为革兰阳性球菌,圆形或卵圆形,成双或呈链状排列。链的长度因菌种和培养基而有明显差异,一般在液体培养基中易形成长链。肺炎链球菌为矛头状、成双排列的革兰阳性球菌。

2. 菌落观察 链球菌在血琼脂平板上生长后出现灰白色、圆形凸起、表面光滑、边缘整齐的针尖大小菌落,菌落周围可出现不同的溶血情况。甲型链球菌菌落周围出现草绿色溶血环,乙型链球菌菌落周围出现透明溶血环,丙型链球菌菌落周围无溶血环。肺炎链球菌在血琼脂平板上出现的菌落与甲型链球菌相似,但培养2~3天后,因菌体发生自溶,菌落中心凹陷呈“脐状”。

(三)奈瑟菌属

【实验用品】

脑膜炎奈瑟菌、淋病奈瑟菌、巧克力琼脂平板、接种环、酒精灯、光学显微镜,脑膜炎奈瑟菌和淋病奈瑟菌革兰染色示教片等。

【实验方法】

1. 形态观察 镜下观察脑膜炎奈瑟菌、淋病奈瑟菌革兰染色示教片,脑膜炎奈瑟菌和淋病奈瑟菌都为革兰阴性、肾形或豆形、成双排列、凹面相对的球菌,多位于吞噬细胞内,少数在吞噬细胞外。但慢性淋病性尿道炎患者标本中不少细菌在吞噬细胞外。

2. 菌落观察 脑膜炎奈瑟菌在巧克力琼脂平板上的菌落直径为 2 ~ 3mm,呈圆形凸起、光滑湿润、无色透明、边缘整齐,似露滴状。淋病奈瑟菌在巧克力琼脂平板生长出现呈圆形凸起、半透明或不透明、无色或灰白色、边缘整齐、直径为 0.5 ~ 1.0mm 的小菌落。

(四)埃希菌属

【实验用品】

普通大肠埃希菌(*E. coli*)、SS 平板、中国蓝平板或伊红美蓝平板、培养箱、纱布、胶头滴管、载玻片、生理盐水、接种环、酒精灯、革兰染色液、光学显微镜等。

【实验方法】

1. 形态观察 大肠埃希菌革兰染色呈革兰阴性,中等大小杆菌、两端钝圆、多呈单个分散存在,观察鞭毛染色标本片可见本菌为周毛菌。

2. 菌落观察 取普通大肠埃希菌接种在 SS 平板、中国蓝平板或伊红美蓝平板上,经 37℃孵育 18 ~24h 观察结果。在 SS 琼脂平板上大肠埃希菌形成红色的、圆形、凸起、边缘整齐的菌落,多数为光滑型菌落。在中国蓝琼脂平板上由于本菌发酵乳糖则形成蓝色、凸起的、较大的菌落。大肠埃希菌分解乳糖产酸,使伊红与美蓝结合菌落呈带金属光泽紫黑色;在伊红美蓝琼脂平板上形成紫黑色具有金属光泽、大而隆起、不透明的菌落。

(五)沙门菌属和志贺菌属

【实验用品】

志贺菌、伤寒沙门菌、副伤寒沙门菌、SS 平板、MAC 平板、接种环、酒精灯、培养箱,志贺菌和伤寒沙门菌染色标本片、光学显微镜等。

【实验方法】

1. 形态观察

(1)革兰染色:沙门菌属细菌为革兰阴性细长杆菌。志贺菌属细菌为革兰阴性杆菌,散在分布。

(2)观察鞭毛染色标本片:镜下可见沙门菌属细菌具有周鞭毛。志贺菌属细菌无鞭毛。

2. 菌落观察

(1)沙门菌属;将本菌接种在 SS、MAC 平板上经 35℃孵育 18 ~24h。由于本菌不分解乳糖并产碱,故在 SS 和 MAC 平板上形成无色、半透明、光滑湿润、凸起的小菌落,产生 H_2S 的菌落可在 SS 平板上形成中心带黑褐色的小菌落。

(2)志贺菌属:将本菌接种在 SS 和 MAC 平板上经 35℃孵育 18 ~24h。由于志贺菌不分解乳糖,宋内志贺菌某些菌株可迟缓发酵乳糖,故其在 SS 平板和 MAC 平板上形成无色透明的、中等大小的菌落。除宋内志贺菌菌落外均为光滑型菌落。

（六）厌氧芽胞梭菌

【实验用品】

破伤风梭菌、产生荚膜梭菌、肉毒梭菌及艰难梭菌的染色标本片、光学显微镜等。

【实验方法】

形态观察

（1）破伤风梭菌：革兰阳性细长杆菌，用 Wirtz&Conklin 法做芽胞染色，可见菌体细长呈红色，芽胞圆形呈绿色，位于菌体顶端，直径大于菌体，使菌体呈"鼓槌状"。

（2）产气荚膜梭菌：革兰阳性粗大杆菌，两端钝圆，单个或散在排列。芽胞卵圆形，直径小于菌体，位于菌体中央或次极端。但标本中常看不见芽胞，只可见菌体周围有明显荚膜。

（3）肉毒梭菌：革兰阳性的粗大杆菌，两端钝圆，单独或成双排列。芽胞为卵圆形，直径大于菌体，位于菌体次极端，使细菌呈"网球拍"状。

目标检测

一、名词解释

1. 异染颗粒

二、填空题

1. 白喉棒状杆菌是引起________的病原菌，________是一种急性呼吸道传染病，主要特征为患者咽喉部出现________。
2. 局部或全身感染铜绿假单胞菌，其脓汁呈________色，有臭味。
3. 百日咳鲍特菌是________的病原菌。________是一种儿童常见的急性呼吸道传染病。

三、选择题

A_1 型题（单句型最佳选择题）

1. 下列哪项不是白喉杆菌的特点
   A. 外毒素致病
   B. 革兰阳性菌
   C. 营养要求高
   D. 革兰阴性菌
   E. 异染颗粒
2. 对白喉外毒素的描述中，下列哪项是不正确的
   A. 携带 β-棒状杆菌噬菌体的白喉杆菌才能产生
   B. 白喉外毒素导致白喉病多在夏季流行
   C. 心脏、外周神经易受累
   D. 抑制蛋白质合成
   E. 可引起毒血症
3. 白喉外毒素最易侵犯的组织器官是
   A. 中枢神经　B. 腮腺
   C. 甲状腺　D. 心肌和外周神经
   E. 肾脏
4. 关于铜绿假单胞菌，错误的是
   A. G^- 杆菌
   B. 为常见的条件致病菌
   C. 可产生脂溶性绿脓色素
   D. 耐许多抗生素和化学消毒剂
   E. 可引起继发感染
5. 预防白喉的主要措施是
   A. 注射白喉类毒素
   B. 注射免疫球蛋白
   C. 注射抗毒素
   D. 注射抗生素
   E. 注射细胞因子
6. 关于绿脓杆菌，下列哪项是错误的
   A. 产生水溶性色素　B. 对多种抗生素不敏感
   C. 革兰阴性杆菌　D. 营养要求不高
   E. 多引起原发感染
7. 百日咳的预防主要采用
   A. 注射抗毒素
   B. 注射类毒素
   C. 注射百日咳死疫苗
   D. 注射 R 型菌株疫苗
   E. 注射免疫球蛋白
8. 类毒素可预防的疾病是
   A. 淋病　B. 白喉　C. 伤寒
   D. 细菌性痢疾　E. 流脑

四、简答题

1. 简述铜绿假单胞菌化脓性感染的特点、所致疾病及污染物的处理方式。
2. 说明白喉外毒素的作用机制。

（苏映琼　谢玲林）

第 14 章　其他原核细胞型微生物

第 1 节　螺　旋　体

螺旋体属原核细胞型微生物，菌体细长、柔软、弯曲呈螺旋状、运动活泼，其基本结构与细菌相似，繁殖方式为二分裂增殖，细胞壁内有脂多糖和磷壁酸，对抗生素敏感等。螺旋体在自然界和动物体内广泛存在，种类多。但对人和动物能致病的主要有钩端螺旋体属、疏螺旋体属和密螺旋体属。

一、钩端螺旋体

钩端螺旋体(简称钩体)，对人和动物均可引起钩体病。属人畜共患性疾病，也是一种自然疫源性传染病。我国绝大多数地区均有不同程度流行，对人类健康危害比较严重，是需要重点防治的一类传染病。

(一) 生物学性状

1. 形态与染色　钩体纤细，长短不等，一般为 6～29μm，螺旋盘绕细密，菌体一端或两端弯曲呈钩状，常呈 S 或 C 等形状。在暗视野显微镜下，菌体呈串珠状。钩体活时运动活跃，其运动方式主要是以菌体长轴为中心作旋转运动，有时也有菌体伸缩匍匐前进。

革兰染色阴性，不易着色。故常用 Fontana 镀银染色法染色，菌体被染成棕褐色(图 14-1)。

2. 培养特性　可人工培养，但营养要求较复杂，一般在含有 8%～10% 兔血清的柯索夫培养基中生长良好。最适 pH 为 7.2～7.6，最适生长温度为 28～30℃，生长缓慢，需培养 1～2 周可形成扁平、透明、针尖大小的圆形菌落，液体培养基呈半透明云雾状生长。

3. 抵抗力　对理化因素抵抗力较其他致病性螺旋体强。在池塘水、河水和潮湿的土壤中可存活 20 天，甚至几个月，这对本菌的传播具有重要意义。不耐热和干燥，56℃ 10min 或 60℃ 1min 即死亡。在碱性水源或碱性尿液中可生存数十天，但在酸性水源或酸性尿液中，很快死亡。对青霉素、四环素和常用消毒剂等敏感。

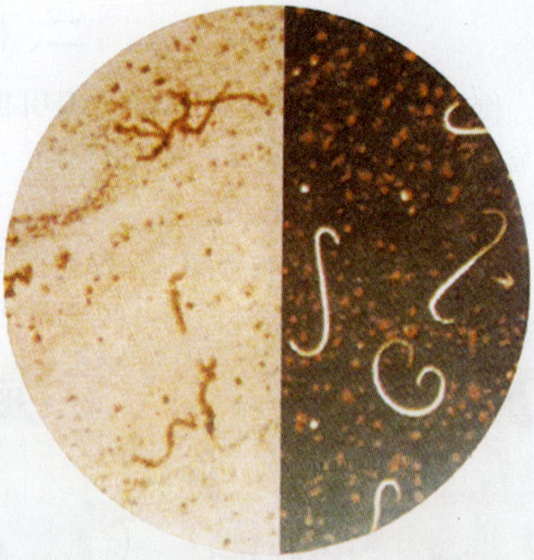

图 14-1　钩端螺旋体形态图

(二) 致病性与免疫性

1. 致病物质

(1) 内毒素样物质(ELS)：钩体的细胞壁中含有类似革兰阴性菌的脂多糖样物质。动物实验表明，它引起的病理变化与内毒素相似，只是活性较低。

(2) 溶血素：不耐热，对氧稳定。可引起贫血、出血、坏死、肝肿大、黄疸等。

（3）细胞毒因子（CTF）：钩体患者在急性期血浆中存在一种CTF，将其注入小鼠等实验动物体内，可引起肌肉痉挛、呼吸困难，直至死亡。

2. 所致疾病　钩体病是一类人兽共患的传染病。传染源主要为带钩体的猪和鼠类。动物感染后，大多为慢性或隐性感染，钩体主要在受染动物的肾小管内长期存在，随尿不断排出污染水质和土壤。人接触疫水或疫土，如田间劳动、捕鱼时，钩体可经黏膜或破损皮肤侵入人体，在局部生长繁殖后，经淋巴系统或直接进入血循环引起败血症。在临床上主要表现为：发热，头痛、疲乏无力、全身酸痛，腓肠肌压痛，眼结膜充血，局部淋巴结肿大为其典型症状。临床类型有流感伤寒型、脑膜脑炎型、黄疸出血型、肾衰竭型及肺出血型。

3. 免疫性　隐性感染或病后，机体可获得较持久免疫力，以体液免疫为主。但对肾脏中的钩体作用较弱，尿中携带钩体一般持续半年左右。

（三）微生物学检查与防治原则

1. 检查螺旋体　发病第1周采集血液，第2周采集尿液，有脑膜刺激症状者采集脑脊液。检查方法包括直接镜检、分离培养、动物接种和分子生物学方法。直接镜检是将标本进行差速离心后用暗视野显微镜检查，但阳性率低，用Fontana镀银染色后镜检菌体为棕褐色。分离培养是将标本接种至Korthof培养基。28℃培养2～4周，定期观察生长情况。动物接种是将标本接种于幼龄豚鼠或金地鼠腹腔，接种3～5天后，可用暗视野显微镜检查腹腔液或取心血检查并作分离培养。分子生物学方法快速，特异性高，敏感性高。

2. 血清学诊断　一般在起病初期及发病2～3周各采血一次做显微镜凝集试验，若血清效价在1∶400以上，且随病程而升高时，有诊断价值。还可做间接凝集试验，方法简便快速，但敏感性差。

3. 防治原则　钩体病的主要防治措施是控制传染源，切断传播途径及增强人体免疫力。即消灭鼠类，圈养家畜，加强带菌家畜的防治工作。对流行地区的相关人员接种多价钩体疫苗和钩体外膜疫苗。多种抗生素对钩体病治疗有效，但首选青霉素，过敏者可用庆大霉素。

二、梅毒螺旋体

梅毒螺旋体亦称苍白密螺旋体，是引起梅毒的病原体。梅毒是性传播性疾病，对人类健康危害亦较严重。人是唯一的宿主。

（一）生物学性状

1. 形态与染色　梅毒螺旋体纤细，大小为（5～15）μm×（0.1～0.2）μm，螺旋致密而规则，有8～14个螺旋，菌体两端尖直，运动活泼。革兰染色阴性，但不易着染。一般用Fontana镀银染色法可染成棕褐色，新鲜标本不需要染色，在暗视野显微镜下，观察其形态和运动（图14-2）。

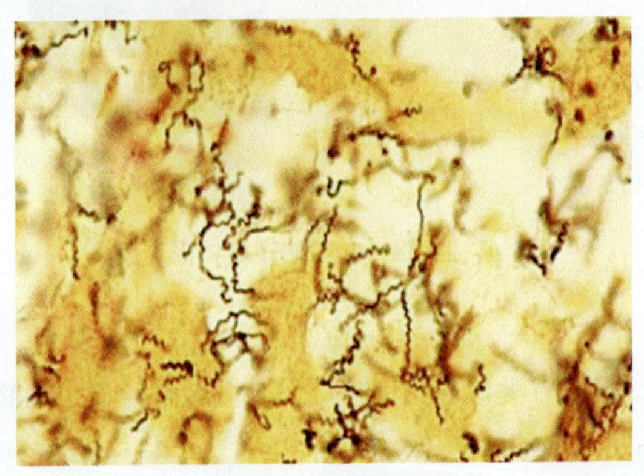

图14-2　梅毒螺旋体

2. 培养　梅毒螺旋体的人工培养较难，在家兔上皮细胞培养中能生长，但繁殖慢，只能维持数代。

3. 抵抗力　抵抗力极弱。对冷、热、干燥均敏感。加热41.5℃ 1h死亡，体外干燥1～2h死亡，在4℃下3天后死亡，故血库4℃冷藏3天以上的血液无传染梅毒的危险。对常用化学消毒剂和肥皂水敏感。对青霉素、红霉素、四环素或砷剂均敏感。

（二）致病性与免疫性

1. 致病物质　梅毒螺旋体的致病因素不清。可能与有毒菌株产生的与宿主细胞表面发生黏附作用的外膜蛋白及透明质酸酶有关。梅毒中出现的组织破坏和病灶，主要是免疫病理损伤所致。

2. 所致疾病　即梅毒，传染源是梅毒患者，人是唯一的宿主。梅毒分两种：即先天性梅毒和获得性梅毒，先天性梅毒的传播途径为垂直感染，获得性梅毒的传播途径主要经性接触感染。

考点：梅毒螺旋体的传播方式、所致疾病及临床表现

（1）先天性梅毒：又称胎传梅毒。可致胎儿全身感染，引起胎儿流产和死胎；或出生后出现锯齿形牙、马鞍鼻、神经性耳聋和间质性角膜炎等。

（2）获得性梅毒：临床上分为三期：Ⅰ期（早期）梅毒，感染 3 周后，主要在外生殖器局部出现无痛性硬性下疳，传染性极强，但可自愈。Ⅱ期（早期）梅毒，主要为全身皮肤黏膜出现梅毒疹，全身淋巴结肿大，梅毒疹及淋巴结中有大量梅毒螺旋体，此阶段损害轻，不经治疗也可在 3 周 ~ 3 个月内消退，但可有反复发作，传染性强。Ⅲ期（晚期）梅毒，一般发生在感染 2 年后，亦可长达 10 ~ 15 年，病损可波及全身各组织和器官，主要表现为皮肤黏膜出现溃疡性坏死灶或内脏器官肉芽肿样病变（梅毒瘤），如图 14-3 所示。

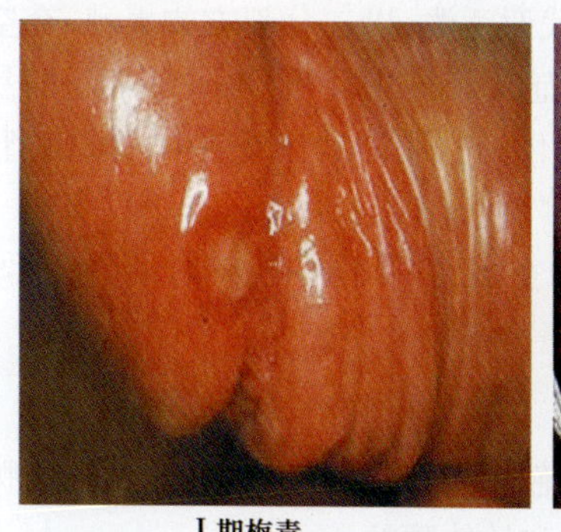
Ⅰ期梅毒

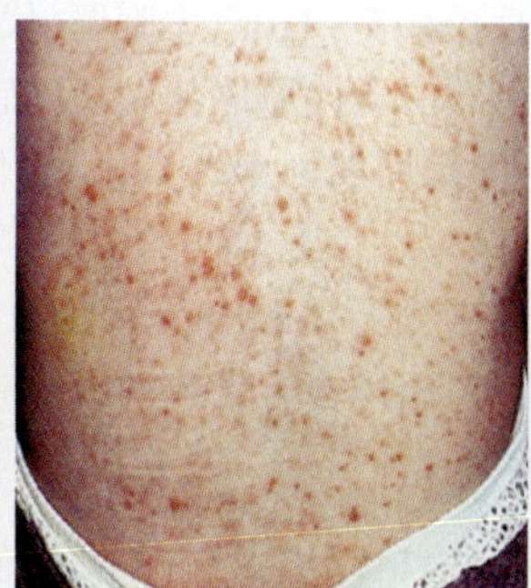
Ⅱ期梅毒

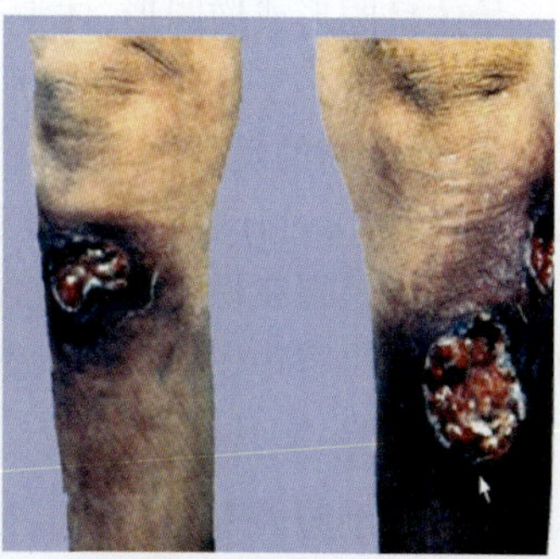
Ⅲ期梅毒

图 14-3　获得性梅毒

3. 免疫性　一般认为，梅毒的免疫为传染性免疫，即有梅毒螺旋体感染时才有免疫力，一旦螺旋体被杀灭，其免疫力亦随之消失。其免疫主要是细胞免疫，体液免疫有一定的辅助作用。

（三）微生物学检查与防治原则

1. 标本采集　Ⅰ期梅毒取硬下疳渗出液；Ⅱ期梅毒取梅毒疹渗出液或局部淋巴结抽出液。

2. 检查螺旋体　直接用暗视野显微镜检查，如见有运动活泼的密螺旋体即可初步诊断。

3. 血清学检查　可用 ELISA 血清学试验。

防治原则主要应加强性卫生教育和严格社会管理。对梅毒患者确诊后，宜及早用青霉素等药物彻底治疗。

第 2 节　衣　原　体

衣原体是一类有独特发育周期，严格细胞内寄生，能通过滤菌器的原核细胞型微生物。衣原体的共同特征是：有独特的发育周期，二分裂繁殖；具有细胞壁，其组成与革兰阴性菌相

似；革兰阴性，圆形或椭圆形；含有 DNA 和 RAN 两类核酸；有核糖体和较复杂的酶类，能进行多种代谢，但缺乏代谢所需的能量来源，必须在活细胞内寄生；对多种抗生素敏感。

一、生物学性状

（一）形态染色与发育周期

衣原体在宿主细胞内生长繁殖，具有特殊的发育周期。可观察到两种不同的颗粒结构：一种是小而致密的称为原体(elementary body, EB)；另一种是大而疏松的称为始体，又称为网状体(reticylate body, RB)（图 14-4）。

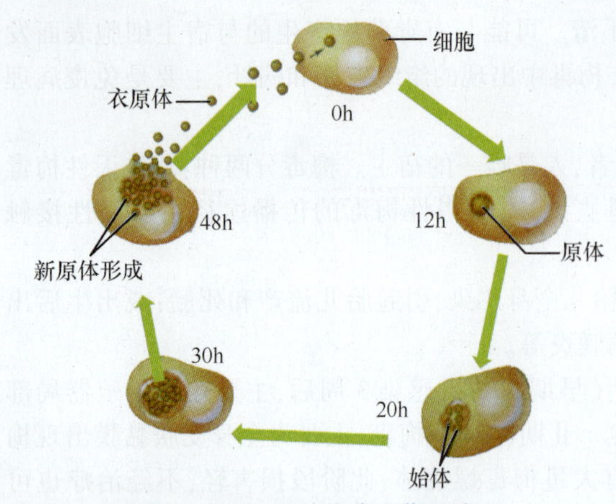

图 14-4 衣原体发育周期示意图

原体呈球形、椭圆形或梨形，直径 0.2～0.4μm。Giemsa 染色呈紫色，Macchiavello 染色呈红色。原体是发育成熟的衣原体，具感染性。当进入宿主易感细胞后，宿主细胞细胞膜围于原体外形成空泡。原体在空泡中逐渐发育、增大成为始体。

始体呈圆形或椭圆形，体大，直径 0.5～1μm，无胞壁，代谢活泼，以二分裂方式繁殖，在空泡内发育成许多子代原体。最后成熟的子代原体从破坏的感染细胞中释出，再去感染新的易感细胞，开始新的发育周期。每个发育周期为 48～72h。始体为衣原体发育周期中的繁殖型，无感染性。Macchiavello 染色呈蓝色。

包涵体是指在易感细胞内含繁殖的始体和子代原体的空泡，在不同的发育时期，包涵体的形态和大小都存在差别。成熟的包涵体含有大量的原体。

（二）培养特性与抵抗力

为专性细胞内寄生，不能在无生命的培养基中生长。绝大多数能在 6～8 天龄鸡胚或鸭胚卵黄囊中生长繁殖，并可在卵黄囊膜内找到包涵体、原体和始体颗粒。

衣原体对热和常用消毒剂敏感，耐低温，在 60℃ 仅能存活 5～10min，在 -70℃ 可保存多年，冷冻干燥可保存 30 年以上仍有活性。用 75% 乙醇溶液 30s 或 2% 甲酚皂液 5min 均可杀死衣原体。红霉素、强力霉素和四环素等可抑制衣原体繁殖的作用。

二、主要致病性衣原体与所致疾病

（一）致病机制

衣原体能产生类似革兰阴性细菌的内毒素样毒性物质，抑制宿主细胞代谢，直接破坏宿主细胞。衣原体的主要外膜蛋白能阻止吞噬体和溶酶体的融合，有利于衣原体在吞噬体内繁殖破坏机体细胞。此外，病理损伤也与Ⅳ型超敏反应有关。

（二）所致疾病

1. 沙眼　沙眼由沙眼衣原体生物变种 A、B、B_a 和 C 血清型引起，沙眼衣原体呈圆形或椭圆形。传播途径是通过眼—眼或眼—手—眼途径接触传播。沙眼衣原体感染眼结膜上皮细胞并在其内繁殖，在细胞质中形成包涵体，引起炎症。早期症状是流泪、有黏液脓性分泌物、结膜充血及滤泡增生。后期出现结膜瘢痕、眼睑内翻、倒睫以及角膜血管翳引起的角膜损伤，影响视力或致盲。一般发病缓慢，是世界致盲病因之首（图 14-5）。

2. 包涵体结膜炎 由沙眼生物亚种 D ~ K 血清型引起，成人感染传播途径为性接触、手—眼或间接接触而感染，引起滤泡性结膜炎。新生儿可经产道感染，引起急性化脓性结膜炎（也称包涵体性脓漏眼），不侵犯角膜，可自愈。

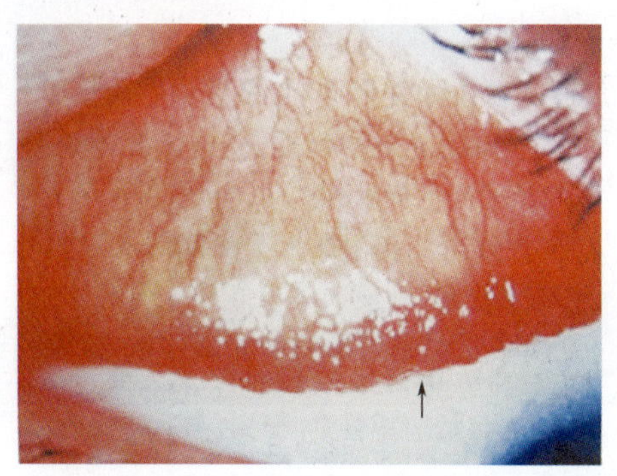
图 14-5 沙眼（结膜充血及滤泡增生）

3. 泌尿生殖道感染 主要由沙眼生物亚种 D ~ K 血清型引起。经性接触传播引起的非淋菌性泌尿生殖道感染中 50% ~ 60% 系沙眼衣原体感染所致。男性尿道炎的常见病原体主要是衣原体。未经治疗者多数转为慢性，呈周期性加重，并可合并附睾炎、前列腺炎等。在女性可引起尿道炎、宫颈炎、输卵管炎等。

4. 性病淋巴肉芽肿 由沙眼衣原体性病淋巴肉芽肿亚种引起。其传播主要通过性接触传染。病原体侵犯淋巴结，主诉疼痛、有压痛，有的可出现化脓性炎症和慢性肉芽肿。男性以腹股沟淋巴结为多见，女性以肛门直肠淋巴结多见。

5. 呼吸道感染 肺炎衣原体可引起上呼吸道感染和肺炎。肺炎衣原体可引起青少年急性呼吸道感染，以肺炎多见。此外，慢性肺炎衣原体感染与冠心病的发病有关。

三、防 治 原 则

预防沙眼尚无特异性免疫方法，主要通过加强卫生宣传，做好个人防护，不使用公共毛巾和脸盆，避免接触传染源。泌尿生殖道感染的预防应广泛开展性病知识的宣传，提倡健康的性行为，积极治疗患者和带菌者。治疗可用红霉素、四环素、诺氟沙星、磺胺等。

第 3 节 支 原 体

一、概 念

支原体（*mycoplasma*）是一类缺乏细胞壁，呈高度多形性，能通过滤菌器并能独立生活的最小原核细胞型微生物，主要特点为：无细胞壁，呈高度多形态性，革兰染色阴性；在人工培养基上能生长繁殖，形成细小菌落，繁殖方式为二分裂繁殖；核酸有 DNA 和 RNA 两类；对抗生素敏感。

二、生物学性状

（一）形态结构

支原体无细胞壁，呈多形性，大小为（0.2 ~ 0.3）μm×（1 ~ 10）μm，能通过滤菌器。细胞膜由三层膜组成，内、外层主要为蛋白质，中间层为脂质。有的支原体在细胞膜外还有一层由多聚糖构成的荚膜，是支原体的致病物质

支原体与 L 型细菌有许多特性极为相似。它们的区别主要是在遗传上支原体与细菌无关，L 型细菌与细菌相关；支原体细胞膜含高浓度胆固醇，而细菌 L 型细胞膜不含胆固醇；支原体生长慢，菌落小，而 L 型细菌菌落稍大。

（二）培养特性

支原体对营养要求高，在含有 10% ~ 20% 血清、酵母浸膏及胆固醇 pH 为 7.8 ~ 8.0 的培

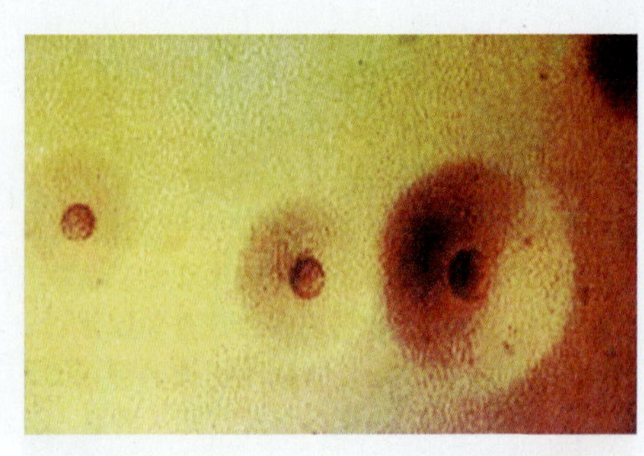

图 14-6 支原体“油煎蛋”样菌落

养基中 37℃经一周左右培养形成油煎荷包蛋样微小菌落(图 14-6)。

(三) 抵抗力

支原体无细胞壁,对理化因素的作用比细菌敏感,易被消毒剂灭活,而对甲紫、乙酸铊的抵抗力比细菌强。支原体对干扰细胞壁合成的抗生素不敏感,对干扰蛋白质合成的抗生素如红霉素、环丙沙星、氯霉素、强力霉素等敏感。

三、主要致病性支原体的种类与所致疾病

支原体广泛存在于自然界。现已知支原体属有 64 个种,脲原体属有 2 个种。但多数对人不致病,对人致病的主要有肺炎支原体、人型支原体、生殖支原体、穿透支原体和解脲脲原体。其致病机制概况为:①支原体黏附于宿主细胞表面,引起细胞膜损伤;②产生有毒的代谢产物,如神经毒素(外毒素)或过氧化氢和超氧离子,解脲脲原体的尿素酶分解尿素产生的氨对宿主细胞均有毒害作用。另外,解脲脲原体还有黏附精子的作用,可致男性不育。

(一) 肺炎支原体

主要引起人的原发性非典型性肺炎,易发生在夏秋季。其病理变化以间质性肺炎为主,一般为外源性感染。青少年多见,主要通过咳嗽、飞沫经呼吸道感染。肺炎支原体感染后症状一般较轻,一般表现为发热、头痛、咳嗽等症状,有时也可出现呼吸道以外的并发症,如心血管症状、神经症状和皮疹。

(二) 解脲脲原体

引起泌尿生殖道感染的支原体主要有解脲脲原体、人型支原体和生殖支原体,现已被列为性传播性疾病的病原体。

在非淋球菌性尿道炎中,解脲脲原体是除衣原体外一个重要的病原体。解脲脲原体可引起男性不育,这可能是由于病原体可吸附在精子表面,影响其运动;产生神经氨酸酶样物质干扰了精子和卵子的结合;与精子有共同抗原成分,对精子造成免疫损伤。还可通过胎盘感染胎儿。生殖支原体与非淋菌性尿道炎也有关。人型支原体可引起尿道炎、卵巢脓肿、产褥热。

四、支原体的微生物学检查与防治原则

肺炎支原体的诊断主要靠病原体分离培养和血清学检查。

(一) 分离培养

取可疑患者的痰或咽拭子接种在含有血清和酵母浸膏及青霉素、乙酸铊等抑菌剂的固体培养基上,于 37℃培养 1 ~ 2 周,挑取可疑菌落经形态学检查、溶血试验和生化反应作初步鉴定并进一步用特异性抗血清作生长抑制试验进行鉴定。

(二) 血清学检查

常用冷凝集试验,方法是将患者血清与人 O 型红细胞混合,置 4℃时出现凝集,37℃凝集块又分开,效价在 1 : 32 以上有诊断价值。

原发性非典型性肺炎的治疗,首选红霉素,螺旋霉素疗效也可。肺炎支原体灭活或减毒活疫苗的应用效果尚不理想。

第4节 立克次体

一、概念、种类及共同特点

立克次体(*Rickettsia*)是一类严格寄生于活细胞内的原核细胞型微生物。是引起斑疹伤寒、恙虫病、Q 热等传染病的病原体,为纪念首先发现(1909 年)而后在斑疹伤寒研究中感染献身的 Howard Taylor Ricketts 而命名。

立克次体的共同特点:专性活细胞内寄生,二分裂繁殖,因其酶系统不完善而又缺乏细胞器,故不能独立生活;大小介于细菌和病毒之间,多形态性,主要为球杆状,革兰染色阴性;含有 DNA 和 RNA 两类核酸;大多为人畜共患病的病原体,与节肢动物关系密切,以节肢动物为传播媒介或其寄生宿主与储存宿主;对抗生素敏感。

对人致病的立克次体主要有立克次体属的普氏立克次体和斑疹伤寒立克次体、柯可斯体、科的贝纳柯克斯体、东方体属的恙虫病立克次体等。

二、生物学性状

(一) 形态与染色

呈多形性,主要为球杆状或杆状,大小为(0.25 ~ 0.6) μm×(0.8 ~ 2) μm。革兰染色阴性,但不易着色,常用 Gimenza 或 Giemsa 法染色,前者立克次体被染成红色,后者染成紫色或蓝色。在感染的细胞内常集聚呈致密团块状(图 14-7)。

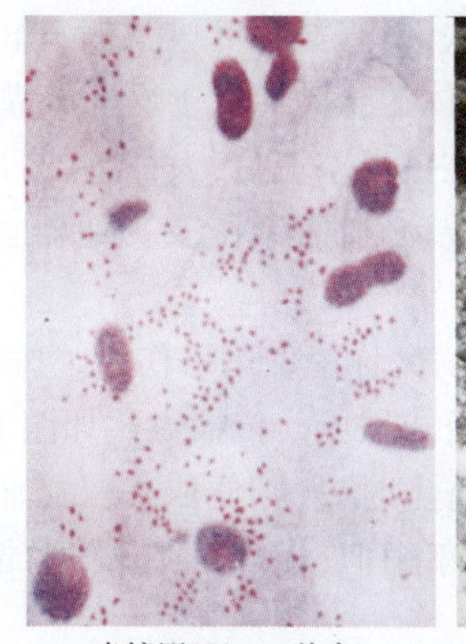

光镜图(Giemsa染色)

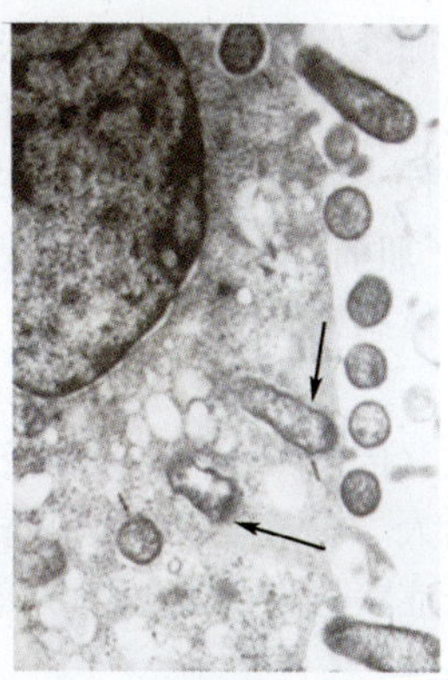

电镜图

图 14-7 普氏立克次体形态图

(二) 培养特性

大多数立克次体只能在活细胞内才能生长。常用的方法有鸡胚卵黄囊接种、组织细胞培养和动物接种。动物接种是最常用的方法,常用豚鼠、小鼠对多种立克次体进行繁殖。

(三) 抗原构造及抵抗力

有两种抗原,一种是群特异性抗原,与细胞壁的脂多糖有关,为可溶性抗原,耐热;另一种是种特异性抗原,与外膜蛋白有关,不耐热。这两种抗原用于分群、分型。斑疹伤寒等立克次体与变形杆菌的某些菌株(如 OX2、OX19、OXK)有共同抗原,临床常用这些变形杆菌代替相应的立克次体抗原进行定量的非特异性凝集反应,以检测相应的立克次体抗体,这种交叉凝集试验称为外斐反应(Wei-Felix reaction),可用于某些立克次体病的辅助诊断。

大多数立克次体对理化因素抵抗力不强,56℃经 30min 即死亡。对低温和干燥有较强抵抗力。对氯霉素和四环素敏感,但对磺胺类药物不敏感,磺胺类药物不但不具有杀伤和抑制作用,反而可促进其生长繁殖。

三、致病性与免疫性

(一) 致病物质

立克次体的致病物质有内毒素和磷脂酶 A。内毒素的主要成分是脂多糖,类似于革兰阴性菌的内毒素,有多种生物学活性,如致热、损伤血管内皮细胞、导致微循环障碍和内毒素性休克、DIC 等。磷脂酶 A 能溶解宿主细胞膜或细胞内吞噬体膜,有利于立克次体进入宿主细胞并在其中生长繁殖。

(二)致病机制

经节肢动物如鼠虱、蜱或螨的叮咬而传播。可通过皮肤、消化道、呼吸道侵入人体。立克次体侵入皮肤后与宿主细胞膜上的特异性受体结合,然后被吞入宿主细胞内。进入机体后立克次体先在局部淋巴结或小血管内皮细胞内增殖,释放入血,产生初次立克次体血症。再经血流扩散到全身器官的小血管内皮细胞中繁殖,随后释放大量立克次体入血导致第二次立克次体血症。同时产生的毒性物质随血流进入全身,引起毒血症。可导致血压下降及凝血机制障碍、DIC 等。此外,还伴有全身实质性脏器的血管周围广泛性病变,常见于皮肤、心脏、肺和脑。免疫复合物的形成加重病理性损伤和临床症状,严重者可因心、肾衰竭而死亡。

(三)所致疾病

我国发生的立克次体病主要是斑疹伤寒和恙虫病。

1. 流行性斑疹伤寒　又称虱传斑疹伤寒。病原体为普氏立克次体。患者是唯一的传染源,传播媒介是人虱,在人与人之间传播。虱叮咬患者后,立克次体在虱肠管上皮细胞内繁殖并随粪便排出于人体皮肤上,当虱再叮咬人时,由于抓痒使虱粪中的立克次体从破损皮肤处侵入人体。此外,立克次体的感染性在干燥的虱粪中能保持 2 ~ 3 个月,又可经呼吸道或眼结膜侵入使人感染。主要在冬春季流行,人被感染后,潜伏期两周左右,骤然发病,出现高热、头痛、肌痛,还可伴神经系统、心血管系统及其他器官损害。病后免疫力持久,与斑疹伤寒立克次体感染有交叉免疫。

2. 地方性斑疹伤寒　又称鼠型斑疹伤寒。斑疹伤寒立克次体是其病原体。鼠是储存宿主。传播媒介主要是鼠蚤或鼠虱。传播方式如图 14-8 所示。鼠蚤叮咬人时,将立克次体传染给人。在人群中有人虱寄生时,人虱便取代鼠虱而使病原体在人群中传播。人感染后,其临床症状与流行性斑疹伤寒相似,但发病缓慢,病情较轻,很少累及中枢神经系统和心血管系统。

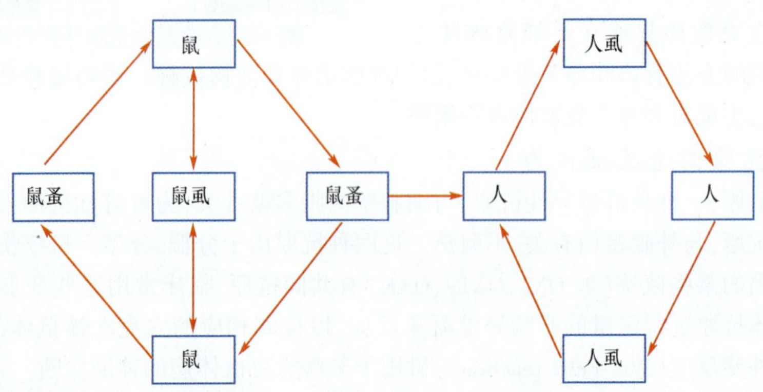

图 14-8　地方性斑疹伤寒的传播方式

3. 恙虫病　病原体为恙虫病立克次体,又称东方立克次体。主要在啮齿类动物间传播,属于自然疫源性疾病。恙虫病立克次体寄居于恙螨体内,可经卵传代。恙螨是传播媒介。

恙螨的孳生地多在丛林或杂草丛生地。当人进入孳生地,带有病原体的恙螨叮咬人,病原体即从叮咬处侵入皮肤,经 1 ~ 2 周的潜伏期,突发高热,叮咬处红肿,丘疹,形成水疱直至溃疡,盖以黑色痂皮,是恙虫病特征之一。病后获得较持久的免疫力。

(四)免疫性

立克次体是严格细胞内寄生的病原体,故体内抗感染免疫以细胞免疫为主、体液免疫为辅。病后可获得较强的免疫力。

四、立克次体的微生物学检查与防治原则

发病初期或急性期在应用抗生素前采血，标本进行立克次体分离培养，血清学实验需采集急性期与恢复期双份血清，以观察抗体滴度的增长情况。亦可用分离培养与血清学试验进行诊断。

灭虱、灭蚤、灭螨、灭鼠、做好个人防护及注意个人卫生是预防立克次体的主要措施。流行区可接种预防斑疹伤寒的鼠肺疫苗、鸡胚疫苗等。常用氯霉素、四环素类抗生素（包括强力毒素）治疗。

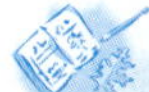

案例 14-1

患者，男性，30 岁，自述发热、头痛、小腿痛 4 天而入院治疗。查体：体温 40℃、脉搏 140 次/分、呼吸 27 次/分、血压 135/82mmHg，心率快，节律不齐，呼吸急促，眼结膜充血，胸、腹可见有粉红色斑丘疹，腓肠肌压痛。白细胞计数及分类正常，肝功能正常，胸透正常，心电图窦性心动过速，外斐反应 OX19 1 : 160。

问题：1. 该患者初步可诊断是什么疾病？
2. 预防原则是什么？

第 5 节　放　线　菌

放线菌是介于细菌和真菌之间的原核细胞型微生物，其菌落呈放射状，细胞结构简单，细胞壁结构与细菌相似。革兰染色阳性，菌体形成细长、有分枝的菌丝，缠绕成团，引起的疾病常呈慢性过程。对人致病的主要有放线菌属和诺卡菌属。

一、放线菌属

放线菌属（actinomyces）正常寄居在人和动物口腔、上呼吸道、胃肠道和泌尿生殖道。对人致病的主要有衣氏放线菌（*A. israelii*），主要引起内源性感染。在患者病灶组织和脓样物质中形成肉眼可见的黄色小颗粒，称为硫磺样颗粒。将颗粒置于载玻片上压平，镜检时可见菌体排列成菊花状，故名放线菌。用革兰染色，菊花中央部菌丝为阳性，四周菌丝末端膨大部分为阴性（图 14-9）。

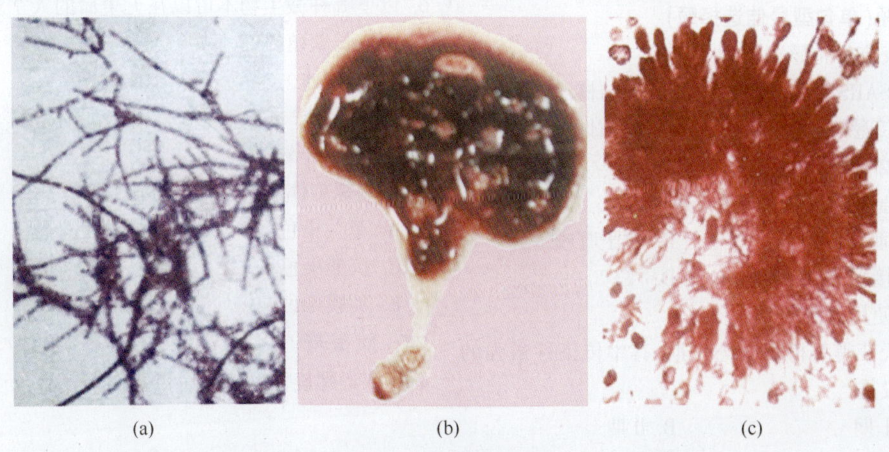

(a)　　(b)　　(c)

图 14-9　放线菌形态图

(a) 放线菌形态；(b) 硫磺样颗粒；(c)"菊花状"放线菌菌丝

衣氏放线菌存在于人口腔、齿垢、齿龈、扁桃体与咽部，属人体正常菌群。在机体抵抗力减弱、口腔卫生不良、拔牙或外伤时引起内源性感染，感染病灶脓液中可查见硫磺样颗粒。本菌引起的放线菌病，主要侵犯面部、颈部、胸部、盆腔和中枢神经系统等。最常见的为头颈部感染。放线菌与龋齿和牙周炎有关。

微生物学检查主要检查脓和痰液中有无硫磺样颗粒。先用肉眼观察，取可疑颗粒作压片镜检，检查是否菊花状排列的菌丝。必要时取脓、痰标本作厌氧培养鉴定。

保持口腔卫生，及时治疗牙病和口腔疾病是预防本病的有效方法。患者的脓肿和瘘管应采取外科手术彻底清创处理，同时给予大剂量青霉素或磺胺治疗。

二、诺卡菌属

诺卡菌属(*Nocardia*)是一群需氧性放线菌，主要分布在土壤中，多为腐生菌。营养要求不高。对人致病的有星形诺卡菌和巴西诺卡菌。在我国以星形诺卡菌多见，星形诺卡菌的形态与衣氏放线菌相似，革兰染色阳性。

星形诺卡菌主要为外源性感染，经呼吸道及皮肤伤口感染，引起原发性化脓性肺部感染，出现类似肺结核的症状，常见于T细胞缺陷(如艾滋病患者)、器官移植后免疫抑制剂治疗者及肿瘤患者。

治疗主要为手术清创，切除坏死组织及支持治疗；还可配合应用磺胺治疗。

目标检测

一、名词解释

1. 梅毒螺旋体　2. 衣原体　3. 放线菌

二、填空题

1. ________对人和动物均可引起钩体病，该病属________疾病，也是一种________传染病。
2. 梅毒螺旋体所致疾病为________，人是唯一的宿主。该病分________、________两种；前一种疾病的传播途径为________，后一种疾病的传播途径为________。

三、选择题

A_1 型题(单句型最佳选择题)

1. 肺炎支原体感染导致
   A. SARS　B. 肺结核
   C. 流感　D. 间质性肺炎
   E. 禽流感
2. 感染钩端螺旋体的主要途径是
   A. 垂直传播　B. 蚊子叮咬
   C. 接触疫水　D. 飞沫
   E. 使用血液制品
3. 后天获得型梅毒分为三期，其中传染性最强的阶段是
   A. Ⅰ期　B. Ⅱ期
   C. Ⅲ期　D. 整个病理过程
   E. 恢复阶段
4. 抗梅毒螺旋体的免疫主要是
   A. 吞噬细菌　B. 细胞免疫
   C. 体液免疫　D. 胎盘屏障
   E. 皮肤黏膜屏障
5. 能独立生活的最小微生物是
   A. 支原体　B. 衣原体
   C. 螺旋体　D. 立克次体
   E. 真菌
6. 以下哪种微生物不可以在无生命的人工培养基上生长繁殖
   A. 螺旋体　B. 真菌
   C. 衣原体　D. 支原体
   E. 结核杆菌
7. 钩端螺旋体常用的染色方法是
   A. 革兰染色　B. 鞭毛染色
   C. 抗酸染色　D. 镀银染色
   E. 荚膜染色

四、简答题

简述梅毒螺旋体的传播途径及临床表现。

(苏映琼　谢玲林)

第 15 章　真　　菌

真菌广泛存在于自然界。菌体由菌丝组成,无根、茎、叶的分化,无叶绿素,以寄生或腐生方式生活。真菌有五类,即鞭毛菌、接合菌、子囊菌、担子菌和半知菌,与人类关系非常密切。多种真菌是著名的药材;真菌分泌的生长素能促进植物生长;在自然界物质循环中起着重要的作用。但真菌也可引起人和动物致病,如引起毛发、皮肤、呼吸系统、神经系统和其他内脏的真菌病,有些真菌产生的毒素如黄曲霉素还具有致癌作用。

第 1 节　真菌的生物学性状

一、真菌的概念

真菌是一类真核细胞型微生物,其生物学特点为:细胞具有真正的细胞核;通常为分枝繁茂的丝状体;细胞壁不含肽聚糖,较为坚韧,多数真菌的细胞壁为几丁质,营养物质通过细胞壁吸收;繁殖方式包括有性繁殖和无性繁殖。

二、真菌的形态与结构

真菌分单细胞真菌和多细胞真菌两大类。

单细胞真菌菌体通常呈球形、卵圆形。以出芽方式繁殖,产生芽生孢子,无菌丝体,亦可二分裂方式繁殖和有性繁殖。

多细胞真菌是具有菌丝体的丝状真菌,统称为霉菌。可通过出芽、分枝、断裂及产生孢子而繁殖。各种真菌的形态结构,尤其是菌丝和孢子的特征,可用于真菌分类和鉴别。

(一) 菌丝

在合适的环境中,真菌的孢子以出芽方式萌发,由孢子长出芽管,逐渐延长呈丝状,即为菌丝。菌丝继续生长、分枝、交织成团,称为菌丝体。菌丝按结构可分为有隔菌丝和无隔菌丝两类。无隔菌丝中无横隔将其分段,整条菌丝就是一个细胞。在一个细胞内有许多核,是一个多核单细胞。大部分有隔菌丝在一定间距存在横隔,称为隔膜,将菌丝分为一连串的细胞。隔膜中有小孔,允许细胞质流通。

菌丝有多种形态,如球拍状、螺旋状、梳状、鹿角状、结节状等(图 15-1)。不同种类的真菌可有不同形态的菌丝,因此菌丝形态有助于鉴别真菌。

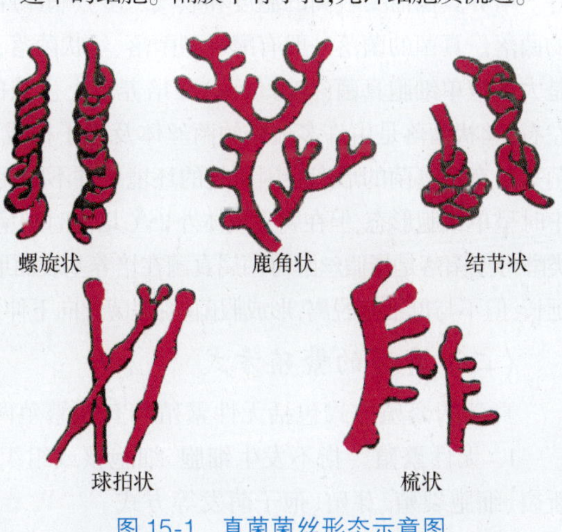

图 15-1　真菌菌丝形态示意图

菌丝体根据功能不同可分为气生菌丝、营养菌丝和生殖菌丝。气生菌丝是伸向空气中的菌丝体。营养菌丝又称为基内菌丝,主要生长在培养基或被寄生的组织内,其作用为吸取和合成营养,以供真菌生长。生殖菌丝体即产生孢子的气生菌丝体。

(二) 孢子

孢子是真菌的繁殖结构,一条菌丝上可长出多个孢子。在环境条件适宜时,孢子将发芽生出芽管,发育成菌丝体。孢子有无性孢子和有性孢子两类。

无性孢子根据形态可分为三种:分生孢子、叶状孢子和孢子囊孢子。分生孢子根据其大小、组成和细胞的多少又可分大分生孢子与小分生孢子,小分生孢子体积小,一个孢子只有一个细胞,常为圆形或卵圆形。大分生孢子体积大,由多个细胞组成,常为梭形或棒状;叶状孢子由菌丝内细胞直接形成,有厚膜孢子、关节孢子、芽生孢子;孢子囊孢子由菌丝末端膨大成孢子囊,内含许多孢子,孢子成熟破囊而出(图15-2)。

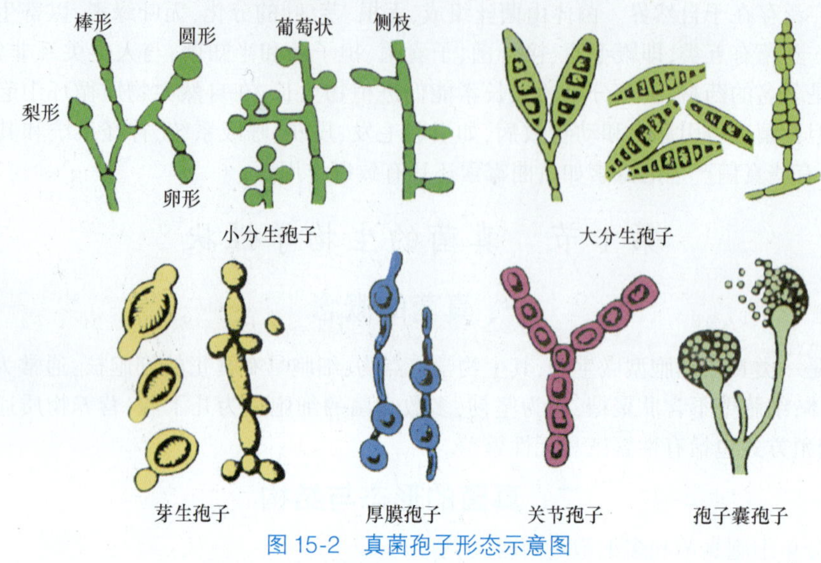

图15-2 真菌孢子形态示意图

有性孢子由同一菌丝体或不同菌丝体上的两个细胞融合形成。大部分真菌既能形成有性孢子,又能形成无性孢子。

真菌的菌丝和孢子形态特征,是鉴别真菌的重要标志。

三、真菌培养特性与抵抗力

(一) 培养特性

真菌对营养要求不高,容易培养。常用的培养基为沙保培养基,该培养基含4%葡萄糖(或麦芽糖)、1%蛋白胨和2%的琼脂,pH 4.0~6.0。最适温度为22~28℃,某些深部真菌在37℃生长较好。培养真菌需要较高的温度和氧气。多数病原性真菌生长较慢,一般需培养1~2周才出现典型的菌落。真菌的菌落一般有酵母型菌落、丝状菌落、双相性菌落和类酵母型菌落四种。酵母型菌落是大多数单细胞真菌(如酵母菌)在培养基上生长的圆形菌落,灰白色、柔软湿润、大小在2~3mm左右;丝状菌落是由许多疏松的菌丝体及孢子构成,菌落表面呈棉絮状、绒毛状或粉末状。双相性菌落是有些真菌的形态会因所处的环境条件不同而有差异,例如,某些真菌寄生于37℃的活体组织中时呈单细胞形态,但在腐生或体外25℃培养时则呈丝状,这种真菌称为双相性真菌,如皮炎芽生菌;类酵母型菌落是指假丝酵母菌属真菌在培养基表面形成类似酵母菌的菌落,在深部因出芽繁殖后芽管延长,但不与母细胞脱离,形成假菌丝,假菌丝向下伸入培养基中,形成的分枝看似丝状菌落。

(二) 真菌的繁殖方式

真菌的繁殖方式包括无性繁殖和有性繁殖两种。

1. 无性繁殖 指不发生细胞、细胞核或组织融合便能产生新的个体的繁殖方式,如菌丝断裂、细胞裂殖、芽殖、孢子萌发等方式。

2. 有性繁殖 是指通过两个不同性别细胞的融合而产生新的个体的繁殖过程。

(三) 抵抗力

真菌抵抗力不强,加热到60～70℃ 1h即可杀死菌丝和孢子。对干燥、紫外线及一般消毒剂有较强的耐受力,但对2.5%碘酊、2%甲紫及10%甲醛较敏感,用甲醛液熏蒸被真菌污染的物品可达到消毒的目的。对抗生素不敏感。灰黄霉素、两性霉素B等对部分真菌有抑制作用。

第2节　致病性与免疫性

一、真菌的致病性

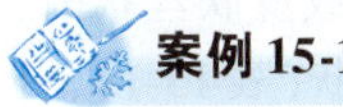

案例15-1

患者,女性,40岁,自述双脚脚趾间疼痛且痒,有水疱,流黄色脓液1个月。查体:患者双脚第1与2、4与5趾间有水疱,已糜烂,渗出液为白色,脚趾周围皮肤红肿,伴有异味。

问题:初步诊断该患者发生了什么感染?防治原则是什么?

(一) 致病性真菌感染

外源性真菌直接感染以后,可导致皮肤、皮下及全身性真菌感染。比如皮肤癣菌有嗜角质性,能产生蛋白酶水解角蛋白,通过外界机械刺激和代谢产物的作用,引起局部炎症和病变。组织胞浆菌(histoplasma)等致病真菌侵袭机体,被吞噬细胞吞噬后,不被杀死却在细胞内繁殖,引起组织慢性肉芽肿炎症和坏死。

(二) 条件致病性真菌感染

主要是内源性真菌感染引起,由人体正常菌群(如假丝酵母菌、隐球菌、曲霉菌和毛霉菌等)在机体全身与局部免疫力降低或菌群失调的情况下引起感染。肿瘤、糖尿病及免疫缺陷患者,在长期使用广谱抗生素、皮质激素、免疫抑制剂和放射治疗等过程中易伴发这类真菌感染,给治疗增添了困难。

(三) 真菌超敏反应

真菌亦能引起临床超敏反应性疾病。这些真菌可以是致病性真菌,更多是非致病性真菌,如交链孢霉、着色真菌、曲霉和青霉等污染环境,引起荨麻疹、接触性皮炎、鼻炎、哮喘等超敏反应。

(四) 真菌性中毒

当某些真菌在粮食、饲料上生长,人畜食用后可导致急性或慢性中毒,称为真菌性中毒症(mycotoxicosis)。使人畜中毒的可以是真菌本身,但更主要是真菌毒素。由于真菌主要在粮食中产生毒素,并受气候、温度等多种环境条件影响,所以真菌中毒的发病有地区性和季节性,但没有传染性与流行性。

(五) 真菌毒素与肿瘤

目前已知18种真菌毒素可引起实验动物的恶性肿瘤,其中以寄生曲霉和黄曲霉产生的黄曲霉素B_1致癌性最强,可导致大鼠肝癌、肾癌和肺癌。

二、真菌的免疫性

(一) 固有性免疫

主要指机体黏膜的天然屏障作用,如果屏障机制不完善或被破坏,则易引发真菌感染。

(二) 获得性免疫

因真菌细胞壁厚,所以感染后形成的抗体滴度较低,且很难发挥中和抗体的杀菌作用。但特异性抗体可阻止真菌转为菌丝体从而提高吞噬率,并抑制真菌黏附于体表。

第3节 常见的病原性真菌

一、浅部感染真菌

浅部感染的真菌有嗜角质蛋白的特性，它们侵入皮肤等角质组织后，遇到潮湿、温暖的环境即大量繁殖，通过机械刺激和代谢产物的作用而引起局部病变。

导致皮肤感染的真菌主要是致病性真菌，通过直接或间接接触传染，引起皮肤表皮和角质层、毛发以及指(趾)甲的感染。这类真菌又统称为皮肤癣菌(dermatophyte)或皮肤丝状菌。皮肤癣菌包括毛癣菌属、表皮癣菌属和小孢子菌属，可侵犯机体的不同部位皮肤(表15-1)，引起手足癣、体癣、股癣、叠瓦癣等。毛癣菌属和表皮癣菌属可侵犯指(趾)甲，引起甲癣，俗称"灰指(趾)甲"，使指(趾)甲失去光泽、增厚变形(图15-3)。

表 15-1 皮肤癣菌的感染部位

类型	皮肤	指(趾)甲	毛发
表皮癣菌属	+	+	-
小孢子菌属	+	-	+
毛癣菌属	+	+	+

在预防方面主要是注意个人卫生，避免直接或间接接触皮肤癣菌，保持鞋袜干燥、清洁，防止真菌孳生。局部治疗可用十一烯酸或水杨酸制剂。

二、深部感染真菌

(一) 白假丝酵母菌

考点：主要生物学性状

1. 生物学性状 白假丝酵母菌又称白色念珠菌，是单细胞真菌。圆形或卵圆形，革兰染色阳性。以出芽方式繁殖，称芽生孢子。孢子伸长成芽管，不与母体脱离，形成较长的假菌丝(图15-4)。

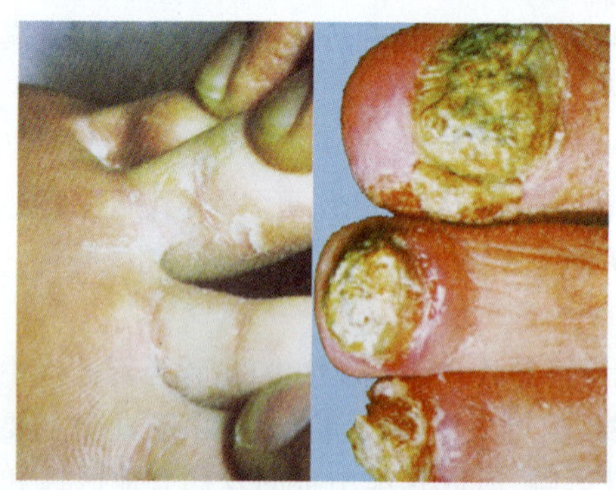

图 15-3 脚癣与甲癣

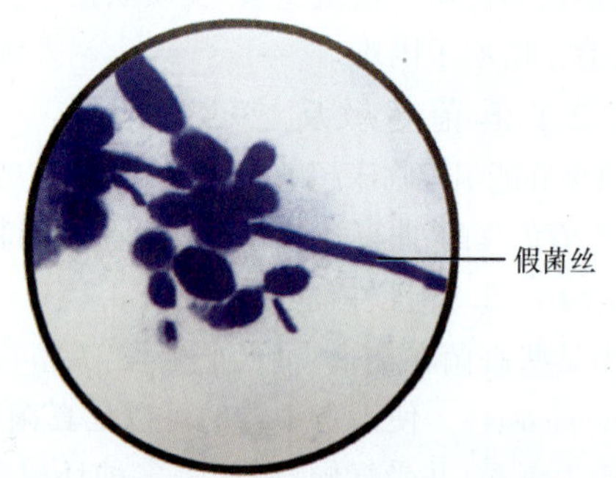

图 15-4 白假丝酵母菌

白假丝酵母菌在普通的琼脂，血琼脂与沙保培养基上均生长良好，菌落呈类酵母型。在玉米粉培养基上可长出厚膜孢子。白假丝酵母菌的假菌丝和厚膜孢子有助于鉴定。

考点：所致疾病及临床表现

2. 致病性 白假丝酵母菌属条件致病菌，通常存在于人体表与腔道中，当正常菌群失调或抵抗力降低时，白假丝酵母菌则可侵犯人体许多部位，如皮肤、黏膜、肺、肠、肾和脑，引起皮肤黏膜感染(常见鹅口疮、外阴炎及阴道炎)、内脏感染和中枢神经系统感染等，黏膜感染以鹅口疮最多。鹅口疮患者口腔黏膜表面覆盖有凝乳块状大小不等的白色薄膜，剥除后留下潮红基底，产生裂隙及浅表溃疡。主要以体质虚弱的新生儿多见。外阴阴道假丝酵母菌病是由假丝酵母菌引起的一种常见的外阴阴道炎，曾被称为外阴阴道念珠菌病。80%~90%病原体为白假丝酵母菌，10%~20%为光滑假丝酵母菌，主要表现为外阴瘙痒、灼痛，还可伴有尿频、尿痛及性交痛，部分患者阴道分泌物增多。

（二）新生隐球菌

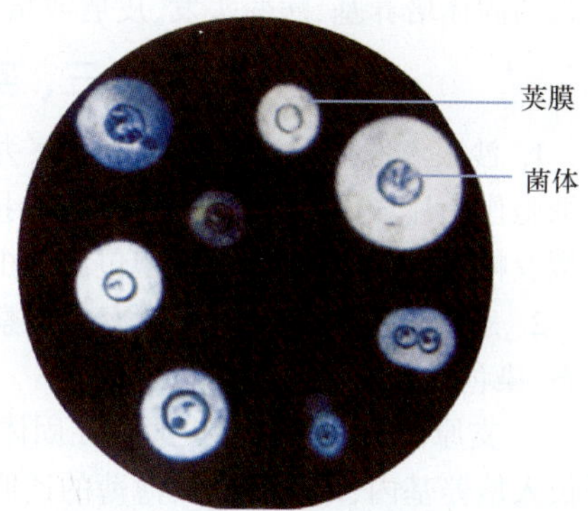

图 15-5 新生隐球菌(墨汁负染色)

考点：新生隐球菌的主要特征、所致疾病及传播方式

新生隐球菌又称为新型隐球菌，是一种条件致病性真菌为圆形的酵母型菌，外周有厚荚膜，折光性强。用墨汁负染后镜检，可见在黑色的背景中有圆形或卵圆形的透亮菌体，外包有一层透明的荚膜，荚膜比菌体大1～3倍(图15-5)。新生隐球菌广泛分布于自然界，主要传染源是鸽子，在鸽粪中有大量菌体存在。此菌一般是外源性感染，其传播途径主要经呼吸道吸入，可侵犯皮肤、黏膜、淋巴结、骨、内脏等，引起慢性炎症和脓肿，尤其易侵袭中枢神经系统，导致亚急性或慢型脑膜炎，免疫力低下者易被该菌感染。

第4节 微生物学检查与防治原则

一、真菌感染的微生物学检查

（一）标本采集

浅部感染真菌可取皮屑、毛发、指(趾)甲屑等标本。深部感染真菌的检查可根据病情取痰、血液、脑脊液等标本。

（二）直接镜检

将皮屑、毛发、指(趾)甲屑等标本置于玻片上，滴加10% KOH少许，用盖玻片覆盖后置于火焰上微加温，软化角质，再轻压盖玻片，使标本变薄且透明，置于低倍或高倍镜下观察。发现菌丝或孢子，可初步诊断，但一般不能鉴定菌种。

（三）分离培养

当直接镜检不能确诊时，应作真菌培养。将皮肤、毛发、甲屑标本经70%乙醇或2%苯酚浸泡2～3min可杀死杂菌，用无菌盐水洗净后接种于含放线菌酮和氯霉素的沙保培养基，经25～28℃数日至数周培养，观察其菌落特征。阴道、口腔黏膜的棉拭子可直接接种于血平板上进行分离，血液标本可先增菌，脑脊液标本可取沉淀物接种于血平板上。

二、真菌感染的防治原则

注意个人清洁卫生，保持鞋袜干燥，防止真菌孳生。可将含甲醛的棉球置于鞋内杀真菌，尽量避免直接或间接接触。对于深部真菌感染应除去诱发因素，提高机体的免疫功能。局部治疗可用5%硫磺软膏、咪康唑霜、克霉唑软膏或0.5%碘伏；如疗效不佳或深部感染，可口服抗真菌药物，如两性霉素B、制霉菌素、咪康唑、酮康唑、伊曲康唑等。

实验七 其他原核细胞型微生物及真菌实验

一、实验目的

1. 观察沙眼衣原体包涵体的形态特征。
2. 观察支原体、立克次体及钩端螺旋体、梅毒螺旋体、回归热螺旋体形态特征。
3. 了解皮肤丝状菌检查方法。

二、实验用品

盖玻片、载玻片、小刀、酒精灯、显微镜、立克次体玻片标本、螺旋体玻片标本、长有支原体菌落的固体培养基,病变头发、皮屑或指(趾)甲、10% NaOH 液等。

三、实验内容和方法

1. 沙眼衣原体包涵体观察　先擦去眼结膜上的分泌物,用小刀刮去穹隆部及眼结膜上皮细胞作涂片。用 Giemsa、碘液或荧光抗体染色镜检。寻找上皮细胞内的包涵体,一般是散在型及帽型包涵体较多,其他型包涵体少见。

2. 恙虫病立克次体形态观察　观察 Giemsa 染色的立克次体玻片标本,注意立克次体的形态,染色性及在细胞内的位置。

3. 支原体菌落观察　支原体在固体培养基上,形成的典型菌落呈荷包蛋样,核心较厚,向下长入培养基内,周边为一层薄薄的透明颗粒区。

4. 钩端螺旋体、梅毒螺旋体、回归热螺旋体形态观察

(1) 钩端螺旋体(镀银染色)玻片标本:螺旋体呈棕色,一端或两端呈钩状,螺旋细密不清楚。

(2) 梅毒螺旋体(镀银染色)玻片标本:螺旋体呈棕色,螺旋密而整齐,有 8 ~ 12 螺旋。

(3) 回归热螺旋体(Giemsa 染色)玻片标本:螺旋体螺旋稀疏不规则。

5. 皮肤丝状菌的检查　将病变头发、皮屑或指(趾)甲少许放于载玻片上,滴加 10% NaOH 1 ~ 2 滴,加盖玻片并在酒精灯上加温,使标本透明,避免气泡产生,再以低倍或高倍镜观察,菌丝和孢子则清晰可见。

四、实验作业

1. 绘制钩端螺旋体形态图。

2. 绘制皮肤丝状菌菌丝和孢子形态图。

目标检测

一、名词解释

1. 真菌　2. 白假丝酵母菌

二、填空题

1. 真菌是一类________型微生物,可分为________真菌和________真菌两大类。

2. 白假丝酵母菌属________致病菌,通常存在于人体表与腔道中,当正常菌群失调或抵抗力降低时,白假丝酵母菌则可侵犯人体许多部位,引起________感染、________感染和________感染等。

3. 新生隐球菌为________菌,广泛分布于自然界,主要传染源是________,传播途径主要经________吸入,引起________,尤其易侵袭中枢神经系统,导致________。

三、选择题

A_1 型题(单句型最佳选择题)

1. 真菌对下列哪种因素的抵抗力不强
   A. 热力　B. 消毒剂　C. 紫外线
   D. 干燥　E. 以上所有因素

2. 真菌对以下哪种药物不敏感
   A. 制霉菌素　B. 两性霉素　C. 5-氟胞嘧啶
   D. 红霉素　E. 酮康唑

3. 机会致病性真菌感染中最常见的真菌是
   A. 白假丝酵母菌　B. 皮肤癣菌　C. 毛霉菌
   D. 曲霉菌　E. 新生隐球菌

4. 新生隐球菌的主要传播方式是
   A. 患者—人粪便—人消化道
   B. 患者—人粪便—人呼吸道
   C. 鸽子—鸽粪—人呼吸道
   D. 患者—人痰液—人呼吸道
   E. 跳蚤—蚤粪便—人皮肤

5. 皮肤癣菌感染引起的各种癣症中,最常见的是
   A. 头癣　B. 足癣　C. 股癣
   D. 甲癣　E. 白癣

四、简答题

简述真菌感染的主要致病方式和防治原则。

(苏映琼　谢玲林)

第 16 章　病毒概述

病毒(virus)属于非细胞型微生物,结构简单,仅含一种核酸作为其遗传物质。人类传染病中约 75% 由病毒感染所致。病毒性疾病不仅传染性强,流行广泛,而且有效药物较少。近年来,发现某些病毒感染与肿瘤、免疫缺陷、自身免疫性疾病、神经系统疾病和先天性畸形等密切相关。病毒与临床许多学科的关系亦越来越密切,病毒学已成为专家学者研究的热门学科之一。

第 1 节　病毒的基本性状

一、病毒的大小与形态

完整的成熟病毒颗粒称为病毒体,具有典型的形态结构并有感染性。病毒比细菌小得多,必须用电子显微镜放大几万至几十万倍才能观察到。用于计量病毒的大小的单位为纳米或毫微米(nm;1nm=1/1000μm)。不同病毒的大小悬殊,大的如痘类病毒直径可达 300nm,小的如脊髓灰质炎病毒直径只有 27~30nm,绝大多数人类病毒的直径在 100nm 左右。

考点:病毒大小的计量单位

大多数人类病毒呈球状或近似球状,也有的呈弹头状或砖块形(图 16-1);植物病毒多为杆状;细菌病毒(噬菌体)多呈蝌蚪状。

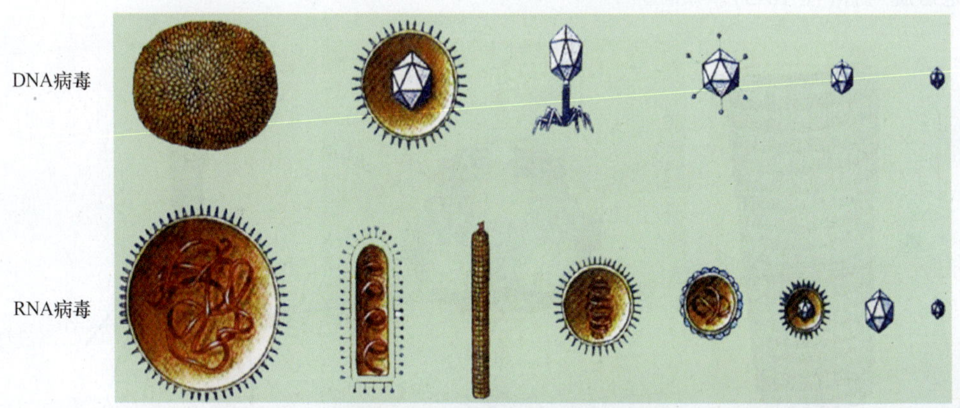

图 16-1　常见病毒的形态与结构

二、病毒的结构与化学组成

考点:病毒的结构与化学组成

病毒体的基本结构有核心(core)和衣壳(capsid),两者构成核衣壳(necleocapsid),即裸露病毒。有的病毒在核衣壳外还有一层包膜(envelop)和包膜粒子或刺突(图 16-2),这类病毒又称包膜病毒。

(一) 核心

核心位于病毒体中心,主要成分是核酸(RNA 或 DNA)。除核酸外还可能有少量病毒基因编码的非结构蛋白,也是病毒增殖中所需要的功能蛋白,如病毒核酸多聚酶、转录酶或反转

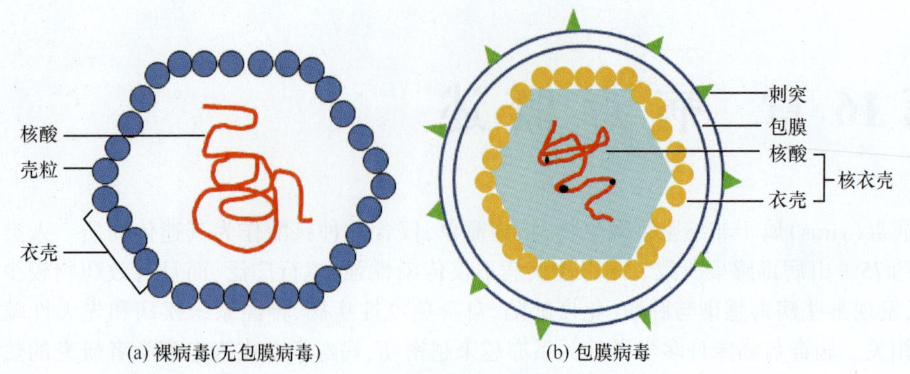

图 16-2 病毒结构示意图

录酶等。一种病毒只含一种核酸。核酸是病毒的遗传物质,决定病毒的遗传特性。

(二) 衣壳

包围在核心外面的蛋白质外壳,称衣壳。衣壳是由许多蛋白质亚单位即由多肽构成的壳微粒(capsomer)组成。不同病毒体,衣壳所含的壳微粒数目和排列方式不同,可作为病毒鉴别和分类的依据。病毒体衣壳微粒常见的排列方式有:①螺旋对称,衣壳通常由单一的壳微粒沿着盘旋的病毒核酸呈螺旋对称性排列,如流感病毒。②20 面体立体对称或立体对称,病毒体衣壳上的壳微粒立体对称排列呈有规则的多面体形。通常形成 20 个等边三角形的正 20 面体。不同病毒的 20 面体所含的壳微粒数按结晶学定律有差别,可作为病毒鉴别依据之一。③复合对称,指同一病毒壳微粒既有立体对称又有螺旋对称,如噬菌体的头部是立体对称,尾部是螺旋对称(图 16-3)。

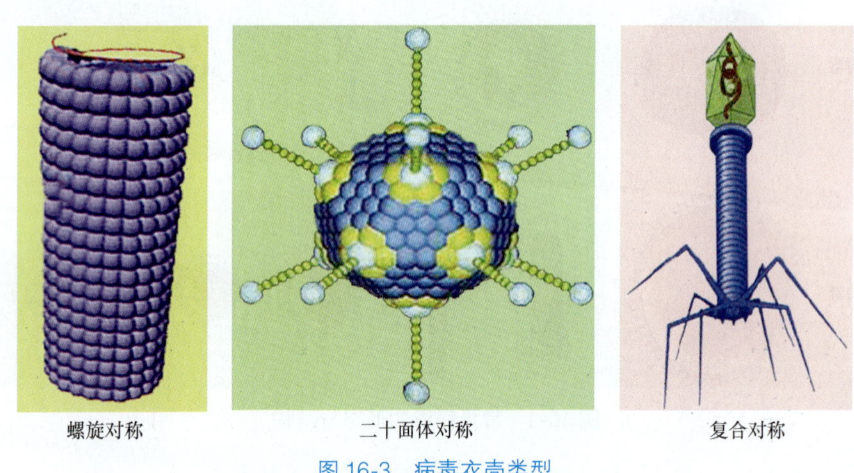

图 16-3 病毒衣壳类型

衣壳具有保护病毒核酸免受核酸酶或其他有害因素的破坏以及介导病毒进入易感细胞的功能。衣壳蛋白是病毒体的主要抗原成分,能刺激机体发生特异性免疫应答。

(三) 包膜

包膜又称囊膜,包绕在核衣壳外面的一层膜样结构,包膜病毒所特有。它是在病毒核衣壳装配后,从感染细胞释放过程中形成的,除含有病毒基因编码的特异蛋白外,还含有宿主细胞膜或核膜的化学成分。有些病毒包膜表面具有呈放射状排列的突起,称为包膜子粒(peplomeres)或刺突(spike)。

包膜的主要功能是维护病毒体结构的完整性；对病毒核衣壳有保护作用，并能吸附或融合易感细胞，与病毒感染细胞有关；包膜蛋白构成病毒体的表面抗原，与病毒的致病性和免疫性密切相关。

三、病毒的增殖

由于病毒缺乏完整的酶系统，故只能在易感的活细胞内进行增殖。病毒核酸进入宿主细胞后，按一定的程序复制和合成子代病毒所需要的核酸和蛋白质，然后组装并释放子代病毒。这种以病毒核酸为模板进行复制的方式称为自我复制(self replication)。

考点：病毒的增殖方式

(一) 复制周期

从病毒进入宿主细胞开始，经过基因组复制，最后释放出来，称为复制周期。病毒种类不同，复制周期的长短也存在差异。人和动物病毒复制周期一般可分为吸附、穿入、脱壳、生物合成及装配与释放等5个阶段(图16-4)。

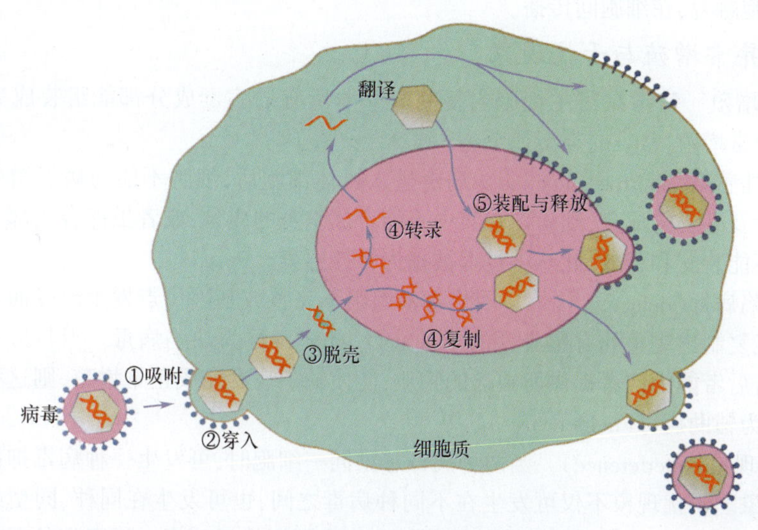

图16-4　双链DNA病毒复制过程示意图

1. 吸附(adsorption)　病毒体表面的蛋白质和易感细胞表面受体的特异性结合过程称为吸附。吸附标志着病毒感染的开始。吸附具有特异性，如正黏病毒通过其包膜上的血凝素结合到呼吸道上皮细胞表面的糖蛋白或糖脂受体上；脊髓灰质炎病毒只感染灵长类动物细胞。

2. 穿入(intrypenetration)　病毒吸附于易感细胞后，穿入细胞方式，主要有吞饮和融合两种方式。吞饮(viropexis)是病毒与细胞结合后内陷入细胞，细胞膜内陷形式类似吞噬泡，整个病毒被吞饮入易感细胞内。无包膜的病毒多以吞饮方式进入易感细胞。融合(fusion)是病毒包膜与易感细胞膜融合，将病毒核衣壳释放至细胞质内。有包膜的病毒，如麻疹病毒、腮腺炎病毒等都以融合的形式穿入细胞。另外，某些无包膜病毒，如脊髓灰质炎病毒、噬菌体等病毒，当病毒与细胞受体结合后，由细胞表面的酶类协助病毒脱壳，使病毒核酸直接进入宿主细胞内。

3. 脱壳(uncoating)　一般紧接穿入后，甚至与穿入同时出现，表现为去除衣壳，游离核酸。多数病毒穿入细胞后，随即在细胞溶酶体酶的作用下，衣壳蛋白水解，释放出核酸。但也有一些特殊情况，如痘类病毒进入宿主细胞后，经溶酶体酶的作用立即脱去外层衣壳，再通过脱壳酶脱去内层衣壳，然后释放出核酸。

4. 生物合成(biosynthesis) 包括子代病毒核酸的复制与蛋白质的合成。在这个阶段由于细胞内找不到任何病毒颗粒,称为隐蔽期(eclipse)。此时病毒核酸调控指令宿主细胞首先合成功能蛋白,然后复制子代病毒核酸和结构蛋白。不同的病毒由于核酸类型的不同,其核酸复制和蛋白质合成的部位和过程不尽相同。如人和动物病毒中的双链 DNA 病毒,其 DNA 在宿主细胞核内合成,病毒蛋白则在细胞质内合成(图 16-4)。痘类病毒的核酸和蛋白质,则均在细胞质内合成。

5. 装配(assembly)与释放(release) DNA 病毒(除痘病毒外)在宿主细胞核内装配;大多数 RNA 病毒和痘病毒在细胞质内装配。包膜病毒的装配在核衣壳形成后在核膜或细胞质膜上完成。包膜中的蛋白质是由病毒基因编码合成,脂质和糖类则来自宿主细胞的细胞膜,个别病毒如疱疹病毒则来自细胞核核膜。成熟病毒从宿主细胞释放的方式,依病毒不同而异。裸露病毒在组装完成后,子代病毒通常随宿主细胞裂解而释放到周围环境中,而有包膜的病毒一般以出芽方式释放到细胞外。有些病毒,如巨细胞病毒很少释放到细胞外,而是通过细胞间桥或细胞融合,在细胞间传播。

(二) 异常增殖与干扰现象

考点:干扰现象

1. 异常增殖 病毒在宿主细胞内复制时并非所有的病毒成分都能组装成完整的病毒体,常发生异常增殖,常见的类型如下。

(1) 顿挫感染(abortive infection):病毒进入机体细胞后,细胞不能为病毒增殖提供所需要的酶、能量及必要的成分,则病毒在其中不能合成本身的成分;或者虽能合成部分或全部病毒成分,但不能装配和释放,此感染过程被称为顿挫感染。

(2) 缺陷病毒(defective virus):因病毒基因组不完整或基因位点发生改变而不能进行正常增殖,不能复制出完整的有感染性的子代病毒,此病毒称为缺陷病毒。当与另一种病毒共同培养时,若后者能为前者提供所缺乏的物质,能使缺陷病毒完成正常增殖,则这种有辅助作用的病毒称为辅助病毒(helper virus)。

2. 干扰现象(interference) 当两种病毒感染同一细胞时,可发生一种病毒抑制另一种病毒增殖的现象。干扰现象不仅可发生在不同种病毒之间,也可发生在同种、同型或同株病毒之间。干扰现象除能在活病毒间发生外,灭活病毒也能干扰活病毒。病毒间的干扰现象能够阻止、中断发病,也可以使感染终止,使机体康复。发生干扰现象的原因可能是病毒诱导宿主细胞产生的干扰素抑制另一种病毒的增殖;也可能是病毒吸附时与机体细胞表面受体结合而改变了机体细胞代谢途径,阻止了另一种病毒的吸附和穿入等复制过程。临床上在预防接种时,也应注意合理使用疫苗,避免由于干扰而影响疫苗的免疫效果。

四、外界因素对病毒的影响

病毒受理化因素作用后失去感染性,称为灭活(inactivation)。灭活的病毒仍保留其抗原性、红细胞吸附、血凝和细胞融合等特性。

(一) 物理因素

1. 温度 多数病毒耐冷不耐热,在-70℃和液氮(-196℃)中病毒的感染性可保持数月至数年。大多数病毒在 50~60℃、30min 即被灭活。

2. pH 多数病毒在 pH 5~9 范围内较稳定,而在 pH5 以下或 pH9 以上条件下可被迅速灭活,但不同病毒对酸碱的耐受能力不同。

3. 射线和紫外线 γ 射线、X 射线和紫外线都能使病毒灭活。不同病毒敏感度不同。但有些病毒经紫外线灭活后,若再用可见光照射,可使病毒复活,故不宜用紫外线来制备灭活病毒疫苗。

(二) 化学因素

病毒对化学因素的抵抗力一般较细菌强,可能是病毒缺乏酶的原故。

1. 脂溶剂 乙醚、氯仿、去氧胆酸盐、阴离子去污剂等能使包膜病毒的包膜破坏溶解,使病毒失去吸附能力而灭活。脂溶剂对无包膜病毒(如肠道病毒)几乎无作用。

2. 酚类 酚及其衍生物为蛋白质变性剂,故可作为病毒的消毒剂。

3. 氧化剂、卤素及化合物 病毒对这些化学物质都很敏感。

4. 抗生素与中草药 现有的抗生素对病毒无抑制作用。有些中草药对病毒的增殖有一定的抑制作用,如板蓝根、大青叶、大黄、七叶一枝花等。

五、病毒的遗传与变异

大多数病毒具有明显的遗传稳定性。由于病毒无细胞结构,基因组较简单,基因数只有3~10个,其遗传物质极易受外界环境及细胞内分子环境的影响而发生改变,故病毒与其他生物相比更易发生变异。

病毒的变异表现在多方面,如毒力变异、耐药性变异、抗原性变异、温度敏感性变异等。在自然界中,有些病毒易发生抗原变异,如甲型流感病毒的血凝素和神经氨酸酶均较容易发生变异,每一次大的变异都引起一次流感流行;而有些病毒如麻疹病毒和腮腺炎病毒等,迄今为止,未发现有明显变异。病毒的变异也可人工诱导,如利用人工方法诱导病毒毒力变异,从而获取毒力减弱的变异株制备疫苗。

六、病毒的分类▲

病毒分类有别于细菌和其他生物的分类法,一般采用非系统的、多原则的、分等级的分类方法。病毒分类主要依据病毒的核酸型、病毒体大小和形态、衣壳对称性和壳微粒数目及排列、有无包膜、对脂溶剂的敏感性、抗原性、繁殖方式、宿主范围、传播途径和致病性等。2004年国际病毒分类委员会依据病毒分类原则将4000多种病毒分为73个科、11个亚科、289个属。为了便于病毒性疾病的诊断、治疗和预防,临床上常根据感染途径和宿主的关系及临床特征,把病毒分为呼吸道病毒、肠道感染病毒、虫媒病毒、肝炎病毒等。

亚病毒是近年来发现在自然界中存在一类比病毒还小、结构更简单的微生物,是一些新的非寻常病毒的致病因子,包括类病毒、卫星病毒和朊粒等。

类病毒(viroid)是1971年由Diener在研究马铃薯纺锤形块茎病时发现的一种比典型病毒更简单的感染因子,没有蛋白质衣壳,只有裸露的单股共价闭合环状RNA分子,主要使植物致病,与人类疾病关系不甚明了。

卫星病毒是由500~2000个核苷酸构成的单链RNA,需要依赖辅助病毒基因才能复制和表达,完成增殖。不单独存在,常伴随着其他病毒一起出现。多数与植物病害有关,少数与人类疾病有关。

朊粒(prion)也称朊毒体,是一种由正常宿主细胞基因编码的、构象异常的朊蛋白,至今尚未发现核酸成分。具有传染性,是人和动物传染性海绵状脑病的病原体。

第2节 病毒的感染与免疫

病毒通过一定的途径侵入机体易感细胞,释放其核酸,并在细胞内表达,导致宿主细胞损伤或功能改变的过程称为病毒感染。病毒感染的结果取决于宿主、病毒和其他影响免疫应答的因素。

一、病毒的感染方式及传播途径

病毒主要通过破损的皮肤、黏膜(呼吸道、消化道、泌尿生殖道、眼)感染机体,也通过输血、昆虫叮咬、机械损伤等途径直接进入血流而引起感染。多数病毒以一种途径进入宿主机体,但也可见多种途径的,如人类免疫缺陷病毒(HIV)。

病毒感染传播方式是指病毒从传染源到达易感机体的过程。流行病学把病毒传播分为水平传播和垂直传播两种方式。水平传播(horizontal transmission)是指病毒在人群中不同个体之间的传播,以及动物和人之间的传播,是大多数病毒的传播方式。水平传播过程中病毒主要通过呼吸道、消化道、血液、皮肤黏膜等途径进入人体;垂直传播(vertical transmission)是指病毒由宿主的亲代传播给子代的传播方式,主要通过胎盘或产道传播。可引起死胎、早产、先天畸形及新生儿感染等,如风疹病毒、巨细胞病毒、人类免疫缺陷病毒及乙型肝炎病毒等。

二、病毒的致病机制

(一)病毒感染对宿主细胞的直接影响

1. 杀细胞效应　病毒在感染细胞内增殖,引起细胞溶解死亡的作用,称为杀细胞效应。能引起杀细胞效应的病毒称为杀细胞病毒或溶细胞型病毒,多见于无包膜病毒。在体外试验中,通过细胞培养和接种杀细胞病毒,经过一定时间后,可用显微镜观察到细胞变圆,坏死,从瓶壁脱落等现象,称为致细胞病变作用(cytopathic effect,CPE)。

2. 稳定状态感染　有些病毒在感染细胞内增殖,不引起细胞溶解死亡,成熟后以出芽方式从感染细胞逐个释放出来,再感染邻近细胞,常见于有包膜病毒。病毒的稳定状态感染常造成细胞膜成分改变和细胞膜受体的破坏,如副黏病毒的F蛋白能引起感染细胞与未感染细胞互相融合形成多核巨细胞;流感病毒感染的细胞在细胞膜上出现新抗原,可成为细胞免疫攻击的靶细胞。稳态感染细胞,经病毒长期增殖、多次释放后,细胞最终死亡。

3. 包涵体形成　有些病毒感染机体细胞后,在细胞内形成普通光学显微镜下可观察到的嗜酸性或嗜碱性的圆形或椭圆形或不规则形状的团块结构,称为包涵体(inclusion body)。其大小、数目、染色性及分布部位,因病毒不同而有差异,有助于病毒感染的诊断,如狂犬病毒感染脑神经细胞,其细胞质内可出现嗜酸性包涵体(又称内基小体)。包涵体由病毒颗粒或未装配的病毒成分组成,也可以是病毒增殖留下的细胞痕迹。

4. 细胞凋亡(cell apoptosis)　是由细胞基因控制的程序性死亡,属于正常的生物学现象。病毒感染可导致宿主细胞发生凋亡,这一过程可能促进细胞中的病毒释放,同时也可限制病毒体复制的数量。

5. 基因整合与细胞转化　有些病毒的核酸可整合到宿主细胞的染色体基因组中,导致机体细胞遗传特性发生变化,与病毒的致畸、致突变、甚至致癌有密切关系。如风疹病毒通过垂直感染胎儿,影响胎儿染色体,引起胎儿死亡或畸形,EB病毒可能与恶性淋巴瘤及鼻咽癌的发生有关。

(二)病毒感染引起的免疫病理损伤

1. 抗体介导的免疫病理作用　由于病毒感染,细胞表面出现了新抗原,与特异性抗体结合后,在补体参与下引起细胞破坏。有些病毒抗原与相应抗体结合形成免疫复合物,可长期存在于血液中。当这种免疫复合物沉积在某些器官组织的膜表面时,激活补体引起Ⅲ型变态反应,造成局部损伤和炎症。

2. 细胞介导的免疫病理作用　特异性细胞毒性T细胞对感染细胞造成损伤,属Ⅳ型变态反应。

3. 免疫抑制作用 许多病毒感染可引起机体免疫应答降低或暂时性免疫抑制，如麻疹病毒、风疹病毒。有些病毒可以杀伤免疫活性细胞，如人类免疫缺陷病毒对 $CD4^{+}T$ 细胞具有强的亲和性和杀伤性，使其数量大量减少，细胞免疫功能低下。

4. 致炎性细胞因子的病理作用 IFN-γ、TNF-α、IL-I 等细胞因子的大量产生将导致代谢紊乱，并活化血管活化因子，引起休克、弥散性血管内凝血（DIC）等严重病理过程，甚至危及生命。

三、病毒感染的类型

（一）隐性感染与显性感染

1. 隐性病毒感染 是指病毒进入机体不引起临床症状的感染，又称为亚临床感染。但可使机体获得一定的免疫力，人类病毒感染大多属此类型。隐性感染者如携带病毒，可能成为传染源。

2. 显性病毒感染 是指病毒感染后出现明显的临床症状和体征，又称为临床感染。有些病毒可造成多数感染者发病，如天花病毒、麻疹病毒；也有些病毒感染后只有少数人发病，多数呈隐性感染，如脊髓灰质炎病毒、流行性乙脑病毒。

（二）急性病毒感染

急性病毒感染也称为病原消灭型感染，病毒侵入机体，在细胞内增殖，经数月乃至数周的潜伏期后发病。一般病程较短，在症状出现前后能分离到相应病毒，常随疾病的痊愈而被消灭或自体内排除，这种感染称为急性感染。其特点为潜伏期短，发病急，病程数日至数周，病后常获得适应性免疫。

（三）持续病毒感染

病毒感染后，病毒可在体内持续数月或数年，甚至终身带病毒，在一定时期内可无明显临床症状，称为持续感染。持续性病毒感染的致病机制不同，而且临床表现各异，可分为慢性感染、潜伏感染、慢发病毒感染和急性病毒感染的迟发并发症等情况。

（1）慢性感染（chronic infection）：病毒在显性或隐性感染后未完全清除，血中可持续检测出病毒，因而可以输血、注射而传播。患者可表现轻微或无临床症状，但常反复发作，迁延不愈，如乙型肝炎、丙型肝炎。

（2）潜伏感染（latent infection）：某些病毒在显性或隐性感染后，病毒潜伏于机体某些细胞内而不复制。病毒与机体处于平衡状态，但并不能产生有感染性的病毒体，在某些诱因下可引起复发，呈急性过程。如单纯疱疹病急性感染后长期潜伏于神经节细胞内，当机体抵抗力降低时再次发作引起唇疱疹等。

（3）慢发病毒感染（slow virus infection）：指显性或隐性感染后，病毒有很长的潜伏期，可达数月或数十年，一旦症状出现后呈进行性加重，最终导致死亡。如 HIV、狂犬病毒等病毒感染。

（4）急性病毒感染的迟发并发症（delayed complication after acute viral infection）：急性感染后1年或数年，发生致死性的并发症。如儿童感染麻疹后引起的亚急性硬化性全脑炎。

链 接

干扰素的发现

20世纪50年代之前由病毒造成的传染病大流行严重影响了人类的健康，仅1918年的一次全球爆发的流感大流行就造成了4千万人的死亡，此外，天花、麻疹、脊髓灰质炎等病毒引起的传染病也是非常流行，然而，人类一直没有找到一个像对抗细菌感染一样对抗病毒的有力武器。1957年英国科学家

Alick Isaacs 和 Jean Lindenmann 在进行流感病毒试验时发现鸡胚中注射灭活流感病毒后发现出现鸡胚细胞膜中生成了一种物质，这种物质具有“干扰”(interfere)流感病毒感染的作用，当时 Isaacs 就将这种物质称之为“interferon”，即干扰素。

四、抗病毒免疫

（一）非特异性免疫

非特异性免疫是抵抗病毒感染的第一道防线。其中干扰素、巨噬细胞和 NK 细胞起主要作用。

1. 干扰素(interferon, IFN)　是由病毒或干扰素诱生剂使人或动物细胞产生的一类糖蛋白，具有抗病毒、抗肿瘤和免疫调节等多种生物学活性。

(1) 干扰素的种类：由人类细胞产生的干扰素根据抗原性不同，分为 α、β 和 γ 三型，每型又分若干亚型。α 干扰素和 β 干扰素属Ⅰ型干扰素，抗病毒作用强于免疫调节作用。γ 干扰素属于Ⅱ型干扰素，免疫调节作用强于抗病毒作用。基因工程生产的干扰素称重组干扰素(recombinant IFN, rIFN)。重组干扰素具有与自然干扰素相同的抗病毒、抑制肿瘤细胞生长和免疫调节活性，目前已用于临床防治病毒性疾病等。

(2) 干扰素抗病毒作用机制：IFN 并非直接灭活病毒，而是通过诱导细胞产生抗病毒蛋白(antiviral protein, AVP)发挥效应。抗病毒蛋白能抑制病毒蛋白在易感细胞内的合成。人体细胞本身具有抗病毒蛋白的基因，正常情况下处于静止状态，当干扰素作用于细胞膜上的干扰素受体时，编码抗病毒蛋白的基因活化，继而合成抗病毒蛋白，使细胞处于抗病毒状态(图 16-5)。

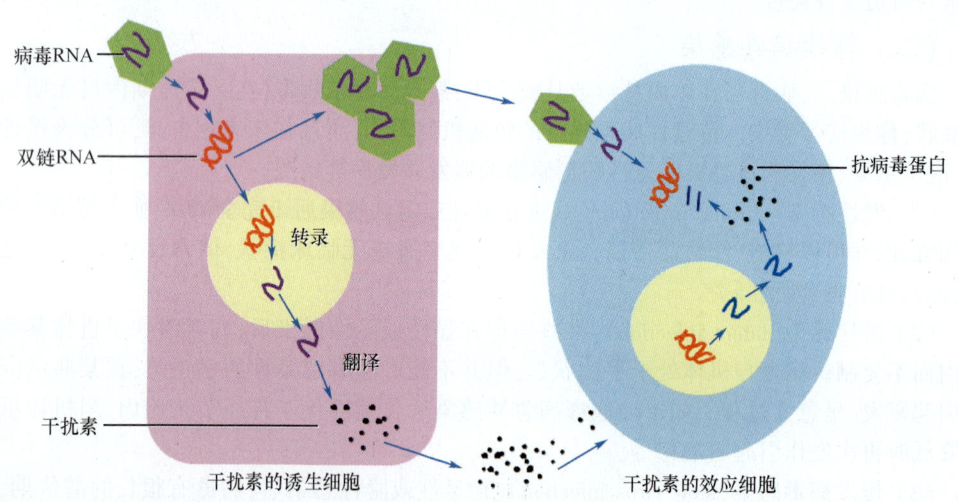

图 16-5　干扰素的产生及其作用机制示意图

(3) 干扰素抗病毒作用特点：在病毒感染早期，干扰素发挥重要作用。①间接性：干扰素不直接作用于病毒，而是促使机体细胞合成抗病毒蛋白间接发挥抗病毒作用。②广谱性：干扰素合成后很快释放到细胞外，扩散至临近细胞发挥抗病毒作用，因此干扰素既能中断受染细胞的病毒感染，又能限制病毒扩散。干扰素诱导细胞产生的抗病毒蛋白对病毒均有一定的抑制作用，具有广谱抗病毒作用。③种属性：由于干扰素发挥作用与细胞膜干扰素受体有关，所以抗病毒作用具有相对的种属特异性，如人细胞产生的干扰素只能对人体细胞发挥抗病毒作用，而对动物细胞无作用。

2. 先天不感受性　主要取决于细胞膜上有无病毒受体。机体的遗传因素决定了种属和个体对病毒感染的差异。

3. 屏障作用　血脑屏障能阻挡病毒进入中枢神经系统。胎盘屏障保护胎儿免受母体所感染病毒的侵害，但其屏障的保护作用与妊娠时期有关。

4. 细胞作用　NK细胞能够非特异性杀伤受病毒感染细胞，在病毒感染早期发挥抗病毒作用。NK细胞通过释放穿孔素、丝氨酸蛋白酶、肿瘤坏死因子（TNF-α和TNF-β）等细胞毒性物质及细胞因子发挥抗病毒作用。巨噬细胞对阻止病毒感染和促使病毒感染的恢复具有重要作用。

（二）特异性免疫

病毒感染后，能刺激机体产生特异性的体液免疫应答和细胞免疫应答，是宿主清除病毒或防止再次感染的最好途径。体液免疫产生的抗体能结合黏膜表面和血液中游离病毒，使其失去感染性并有效防止再次感染。其中具有保护作用的主要是血液中IgM、IgG和黏膜表面的SIgA。细胞内感染的病毒清除，主要通过细胞免疫发挥抗病毒作用。

第3节　病毒感染的检查与防治

病毒感染的实验室诊断是研究病毒及其与临床医学具体结合的重要内容，包括分离病毒、寻找病毒抗原或其核酸及测定体液中的相应抗体。

一、病毒感染的检查方法

（一）标本的采集与送检

考点：标本的采集与送检，病毒的培养方式

1. 采集标本　根据临床症状、病期和目的的不同，采集不同标本。呼吸道感染一般采取鼻咽液或痰液，肠道感染可取粪便，脑内感染取脑脊液，病毒血症取血液。作为病毒分离或抗原检查的标本，应在发病初期或急性期。

2. 标本处理与送检　标本采取应遵守无菌操作。对于本身带有杂菌的标本如粪便、鼻咽液或痰液应加抗生素处理及时送检。若不能就地检验应置含抗生素的50%甘油缓冲溶液中保存、冷藏送检。暂不能检验的标本，应置-70℃冰箱内保存。对于血清学检查的标本，应采取双份血清，即在发病初期和病后2～3周分别各采取一份。

（二）病毒的分离培养

由于病毒只能在易感的活细胞内复制增殖，因此首先要保证有活细胞及其生长条件，然后将待检标本接种到细胞中继续培养，通过观察感染指标进行鉴定。病毒培养包括三种方法：动物接种、鸡胚接种和细胞培养。

1. 动物接种　根据病毒特性选择动物种类、年龄与接种途径，如疑是柯萨奇病毒应选择乳鼠腹腔接种，接种后通常以发病、死亡或病理学变化作为感染指标。

2. 鸡胚接种　一般采用孵化9～14天的鸡胚，据病毒种类选择一定的部位接种。鸡胚接种后，继续孵育，以鸡胚发育异常变化作为病毒感染的指标，如绒毛尿囊膜上出现斑点或胚胎出血甚至死亡，有的在羊水或尿囊液出现血凝素等。

3. 细胞培养　细胞培养为病毒分离鉴定中最常用的方法。多数病毒在培养细胞中能引起普通光学显微镜下可见的细胞病变效应（cytopathic effect，CPE），如腺病毒引起细胞变圆、堆积或呈葡萄串状，麻疹病毒表现为细胞融合并形成多核巨细胞，胞内出现包涵体等。有些病毒感染的细胞不出现病变或失去生长控制，出现转化。

（三）病毒的鉴定

1. 病毒的形态学鉴定　用电子显微镜进行病毒的形态观察和大小的测定，是一种快速诊断与鉴定病毒的方法。

2. 病毒血清学鉴定　用特异标记的抗体对病毒进行种、型和亚型的血清学鉴定。常用荧光素、放射性同位素、过氧化物酶等标记抗体，检测标本中的病毒蛋白抗原，具有敏感、特异、快速等优点。

3. 病毒分子生物学鉴定　目前检测方法有核酸杂交技术、聚合酶链反应（PCR）、基因芯片技术等分子生物学技术。但对于未知病毒及可能出现的新病毒则因不了解病毒核苷酸序列不能采用这些方法。

（四）病毒感染的血清学诊断

用已知病毒抗原检测患者血清中有无相应抗体，只有在患者体内产生抗体时，才能检出，故不能进行早期诊断，对临床诊断帮助不大。但遇到下列情况时仍需要做血清学诊断，如采取标本分离病毒为时已晚；病毒难于分离以及尚无分离病毒的方法；为了证实所分离病毒的临床意义；进行病毒感染的血清学调查等。

病毒感染的血清学诊断常采用中和试验、血凝抑制试验、补体结合试验以及凝胶免疫扩散试验等方法。

（五）病毒感染的快速诊断

快速诊断指不分离培养病毒，而直接观察标本中的病毒颗粒，直接检测病毒成分（抗原和核酸）和 IgM 抗体等，以作出快速和早期诊断。病毒感染的快速诊断技术包括以下方面。

1. 形态学检查　通过光学显微镜检查病毒包涵体，利用电镜和免疫电镜直接检查病毒颗粒。

2. 病毒成分检查　一是利用免疫标记技术直接检测标本中病毒抗原；二是利用 PCR 技术、核酸杂交技术、基因芯片技术等检测病毒核酸。

3. 早期抗体检测　检测病毒特异性 IgM 抗体可辅助诊断急性病毒感染。

二、病毒感染的防治原则

目前对病毒性疾病缺乏特效药物治疗，因此开发和研制新疫苗进行预防接种是控制和消灭病毒性疾病最有效的措施。

（一）病毒感染的预防

1. 人工自动免疫　给人体接种疫苗，以提高免疫系统抗病毒能力。常用的疫苗有：灭活疫苗、减毒活疫苗、重组载体疫苗、亚单位疫苗等。

2. 人工被动免疫　常用制剂有含特异抗体的免疫或恢复期血清、胎盘球蛋白、丙种球蛋白、细胞免疫有关的细胞因子（如转移因子、干扰素、白细胞介素等）。主要用于麻疹、脊髓灰质炎、甲型肝炎、狂犬病等病毒性疾病的紧急预防。

（二）病毒感染的治疗

多数病毒性疾病均能自愈，少数严重感染者可致死亡。尚缺乏特效治疗，仍以全身支持疗法和对症治疗为主。

1. 化学药物　目前尚缺少特效治疗药物，原因是病毒在细胞内增殖，凡能杀死病毒的药物，同时多对宿主细胞也有损害。现已发现一些药物有治疗价值，其中主要用于治疗疱疹病毒感染，如碘苷（疱疹净）、三氟胸苷、阿糖腺苷等。其次是对流感病毒感染的金刚烷胺、甲基金刚烷胺甲胺、利巴韦林(病毒唑)等。

2. 免疫治疗　鉴于病毒的中和抗体可阻断病毒进入易感细胞,因此抗病毒的特异性免疫球蛋白不仅用于预防,也可用于治疗。早期应用抗病毒的中和抗体可阻断病毒进入易感细胞,我国已用针对乙脑病毒包膜抗原的单克隆抗体治疗乙脑患者,有较好疗效。治疗性疫苗在病毒治疗中亦被重视,如已在临床研究中应用了单纯疱疹病毒、乙型肝炎病毒及 HIV 的治疗性疫苗。

3. 基因治疗　针对病毒基因组中的靶基因而设计的抗病毒基因治疗正在研究开发之中。迄今,被批准进入临床研究的只有针对抗巨细胞病毒的反义核酸,局部用于巨细胞病毒感染的脉络膜及视网膜炎。

4. 其他　干扰素或干扰素诱生剂以及细胞因子 IL-12 和 TNF 等具有抑制病毒复制作用,亦可用于抗病毒治疗。研究发现,许多中草药对病毒性疾病有预防或治疗作用,如板蓝根、大青叶、穿心莲、金银花、黄芪、贯众等。

目标检测

一、名词解释

1. 病毒的干扰现象　2. 潜伏感染　3. 慢发病毒感染

二、选择题

A_1 型题(单句型最佳选择题)

1. 决定病毒感染性的关键物质是
   A. 刺突　B. 衣壳
   C. 核酸　D. 包膜
   E. 蛋白质
2. 病毒增殖的方式是
   A. 二分裂方式　B. 出芽方式
   C. 复制方式　D. 分枝方式
   E. 裂殖方式
3. 病毒大小的测量单位是
   A. 微米　B. 纳米
   C. 毫米　D. 厘米
   E. 以上均不正确
4. 病毒严格细胞内寄生是因为
   A. 在细胞外抵抗力弱　B. 体积小
   C. 只含单一核酸　D. 结构简单
   E. 缺乏完整的酶系统及细胞器,不能独立进行代谢
5. 不属于分离培养病毒的方法是
   A. 鸡胚培养　B. 动物培养
   C. 细胞培养　D. 组织培养
   E. 固体培养基接种
6. 关于病毒基本性状叙述错误的是
   A. 无细胞结构
   B. 只能在活细胞中增殖
   C. 含有 DNA 和 RNA
   D. 对干扰素敏感
   E. 以复制的方式增殖
7. 裸露病毒体的结构是
   A. 核酸+包膜　B. 核心+衣壳+包膜
   C. 核衣壳+刺突　D. 核心+衣壳
   E. 以上均不正确
8. 下列哪项不属于病毒感染对宿主细胞的影响作用
   A. 杀细胞效应　B. 稳定状态感染
   C. 包涵体形成　D. 细胞凋亡
   E. 产生毒素
9. 下列哪项不属于干扰素抗病毒作用的特点
   A. 能直接杀伤病毒
   B. 诱导细胞产生抗病毒蛋白
   C. 抗病毒作用具有相对的种属特异性
   D. 具有广谱抗病毒作用
   E. 能中断受染细胞的病毒感染,又能限制病毒扩散
10. 潜伏感染是指
    A. 有一定临床症状
    B. 体内持续存在病毒,并可不断排出体外
    C. 急性感染后,病毒潜伏于机体某些细胞内,在某些诱因下可引起复发
    D. 为慢性发展的进行性加重的病毒感染
    E. 无明显临床症状的短暂病毒感染

三、简答题

简述病毒的结构与化学组成。

(徐治文　谢玲林)

第17章 呼吸道病毒

呼吸道病毒是指主要以呼吸道为传播途径，在呼吸道黏膜上皮细胞中增殖，引起呼吸道局部感染或呼吸道以外组织器官病变的病毒。据统计，人类90%以上急性呼吸道感染是由病毒所引起。多数呼吸道病毒具有传播快、潜伏期短、传染性强、发病急，易继发细菌性感染等特点。常见的呼吸道病毒包括流行性感冒病毒、麻疹病毒、腮腺炎病毒、风疹病毒、冠状病毒等。

第1节 流行性感冒病毒

流行性感冒病毒(influenza virus)简称流感病毒，属于正黏病毒科，有甲(A)、乙(B)、丙(C)三型，是流行性感冒(简称流感)的病原体。甲型流感病毒可引起人类和动物(猪、马、禽类等)的感染，抗原性容易产生变异，多次引起世界性大流行。乙型流感病毒常呈局部流行，丙型流感病毒仅引起散发流行，主要侵犯婴幼儿。

一、生物学性状

(一) 形态与结构

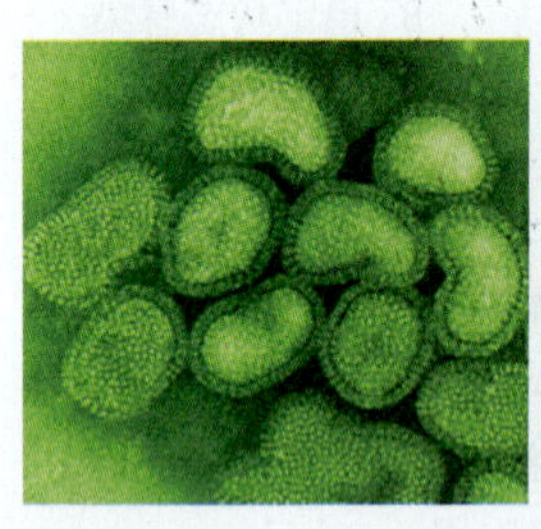
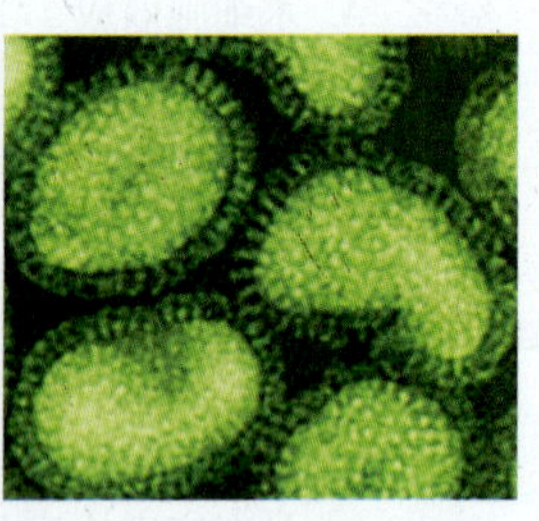

图17-1 流感病毒(电镜)

流感病毒多呈球形，有时呈丝状，直径80～120nm。病毒体由核衣壳和包膜组成(图17-1)。

核衣壳位于病毒体的核心，呈螺旋对称，由RNA、核蛋白(NP)和RNA多聚酶组成。甲型和乙型流感病毒由8个RNA节段，丙型流感病毒有7个RNA节段。NP是主要的结构蛋白，抗原性稳定，与基质蛋白(MP)一起决定病毒的型特异性，是分型的依据，很少发生变异，其抗体无中和病毒作用。

包膜由两层组成。内层为基质蛋白(MP)，其抗原结构较稳定，具有型特异性，有保护病毒核心和维持病毒形态的作用。外层是源于宿主细胞膜的脂质双层膜，膜上镶嵌有两种糖蛋白刺突：一种称血凝素(hemagglutinin，HA)，另一种称神经氨酸酶(neuraminidase，NA)，分别与病毒的吸附、释放、扩散等过程有关。HA和NA抗原结构不稳定，易发生变异，是划分流感病毒亚型的依据(图17-2)。

HA可促进流感病毒与宿主细胞间的吸附，与病毒的嗜组织性和病毒进入细胞的过程有关。HA刺激机体产生的特异性抗体具有中和病毒作用，为保护性抗体。NA能促进成熟病毒的释放及扩散，NA刺激机体产生的特异性抗体可以抑制NA的水解能力，但不能中和病毒(图17-3)。

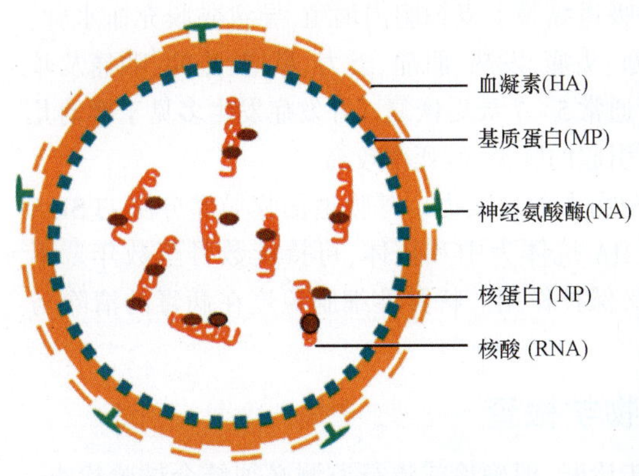

图 17-2　甲型流感病毒结构模式图

血凝素
神经氨酸酶

图 17-3　流感病毒的刺突

(二) 分型与变异

根据 NP 和 MP 抗原的不同，流感病毒分为甲(A)、乙(B)、丙(C)三型，各型之间无交叉免疫。甲型流感病毒又可根据 HA 和 NA 抗原的不同，分为若干亚型。目前 HA 亚型有 16 种(H1～H16)；NA 亚型有 9 种(N1～N9)。乙型流感病毒虽有变异，但尚未划分为亚型；丙型流感病毒未发现抗原变异与新亚型。

考点：流感病毒分型的依据；常见变异形式

甲型流感病毒的抗原变异性最强，其中 HA 变异频率较高。流感病毒抗原性变异包括抗原性转变和抗原性漂移两种形式。抗原性转变(antigenic shift)属于质变，变异幅度大，致新亚型出现易发生大流行或世界性流行。在自然条件下，甲型流感病毒表面的一种或两种抗原结构发生大幅度的变异，或者由于两种或两种以上甲型流感病毒感染同一细胞时发生基因重组而形成，并出现与前一次流行株的抗原结构不同的新亚型，如 H_1N_1 转变为 H_2N_2。抗原性漂移(antigenic drift)，属于量变，即亚型内变异，变异幅度小或连续变异，一般由病毒基因点突变和人群免疫力选择性降低引起，易于发生小规模的流感流行。甲型流感病毒抗原变异与流感流行见表 17-1。

表 17-1　甲型流感病毒抗原变异与流感流行年份

病毒亚型	甲$_0$(原甲型)	亚甲型(A1)	亚洲甲型(A2)	甲$_3$(香港型)	甲$_1$(新甲型)
抗原结构	H_0N_1	H_1N_1	H_2N_2	H_3N_2	H_1N_1,-H_3N_2
流行年份	1918～1946	1946～1957	1957～1968	1968～1977	1977 以后

(三) 培养特性

流感病毒的分离培养常用的是鸡胚羊膜腔或尿囊腔接种，也可在人胚肾或猴肾细胞培养中增殖，但细胞病变不明显。

(四) 抵抗力

流感病毒抵抗力较弱，对干燥、日光、紫外线以及甲醛等敏感。室温下传染性很快丧失，在 0～4℃能存活数周，56℃ 30min 即可被灭活。

二、致病性与免疫性

流感病毒是引起流感的病原体。传染源主要是患者，其次是隐性感染者，感染的动物也可传染给人。主要经飞沫、气溶胶通过呼吸道在人群间传播。人群普遍易感，潜伏期一般为 1～4 天。北方以冬季流行为主，南方四季均可发生。甲型流感病毒除了感染人外，还可以感染禽类、猪、马等动物；乙型流感病毒可感染人和猪；丙型流感病毒只感染人类。流感病毒感染后通常引起呼吸道局部感染,不引起病毒血症。病毒在呼吸道黏膜上皮细胞内增殖,导致黏膜充血水肿,细胞变性、脱落、坏死等局部病变。患者出现畏寒、头痛、发热、肌痛、乏力、鼻塞、流涕、咽痛及咳嗽等症状。流感属于自限性疾病,无并发症患者通常5~7天后恢复。并发症发生多见于婴幼儿和免疫力较差的老年人,一般为继发细菌感染所引起的肺炎,病死率较高。

流感病毒感染或疫苗接种后,可获得对同型病毒的免疫力。呼吸道黏膜局部分泌的SIgA阻断病毒感染,但只能存留几个月。血清中抗HA抗体为中和抗体,可持续数月至数年。不同型流感病毒无交叉免疫力,对新亚型也无交叉保护作用。特异性细胞免疫在病毒的清除与疾病恢复过程中也起到重要作用。

三、微生物学检查

流感流行期间,根据典型临床症状可以初步诊断,但确诊或流行监测必须结合试验检查,主要包括病毒的分离鉴定、血清学诊断和快速诊断方法。

1. 病毒分离鉴定 取患者鼻咽分泌物经抗生素处理,接种鸡胚或细胞培养管,经培养后取鸡胚尿囊腔液或羊水做血凝或取培养管做血球吸附试验检测有无病毒。若阳性,用已知免疫血清做血凝抑制试验,确定型别。

2. 血清学诊断 取患者急性期和恢复期双份血清,测定其血凝抑制抗体效价,如恢复期效价比急性期升高4倍以上,即可作出诊断。

3. 快速诊断 采用直接或间接免疫荧光法、ELISA法检测患者呼吸道脱落上皮细胞或咽漱液中的病毒颗粒或病毒抗原,可在24~72h内作出诊断。另外,用PCR、核酸杂交或序列分析等方法检测病毒核酸也可以快速诊断。

四、防治原则

加强锻炼,流行期间注意公共卫生和个人卫生,避免直接接触患者,尽量避免人群聚集,注意室内空气流通,用乳酸或食醋熏蒸可进行空气消毒,可有效切断病毒传播途径。在流行高峰前1~2个月接种流感疫苗可获得对同一亚型病毒的免疫力。

流感无特效疗法,临床多以对症治疗和预防继发细菌感染为主。盐酸金刚烷氨及其衍生物、奥司他韦(达菲)可用于治疗流感。此外,干扰素及中药板蓝根、大青叶等有一定疗效。

第2节 麻疹病毒

麻疹病毒(measles virus)属于副黏病毒科麻疹病毒属,是麻疹的病原体。麻疹是儿童常见的急性呼吸道传染病,易感年龄为6个月至5岁。本病传染性极强,感染后的发病率达100%,易并发肺炎导致死亡,是发展中国家儿童死亡的一个主要原因。我国自20世纪60年代应用麻疹减毒活疫苗以来,发病率已显著下降。

一、生物学性状

麻疹病毒呈球形或丝状,直径120~250nm,有包膜,核衣壳呈螺旋对称,核心为不分节段的单负链RNA。病毒包膜表面有HA和溶血素(HL)两种刺突,均为糖蛋白,抗原性较强且稳定,产生的抗体具有保护作用。

麻疹病毒抗原性较稳定,只有一个血清型。但自20世纪80年代以来,各国都有关于麻疹病毒抗原性变异的报道,核苷酸序列分析表明,麻疹病毒存在着基因漂移。

麻疹病毒对理化因素的抵抗力较弱,加热56℃ 30min可使病毒灭活,对紫外线、脂溶剂、一般消毒剂敏感。

二、致病性与免疫性

（一）致病性

人是麻疹病毒唯一的自然宿主。传染源是急性期患者，在出疹前 5 天至出疹后 5 天均具有传染性，主要通过飞沫传播，也可通过污染的用具、玩具等间接传播。冬春季节发病率高，麻疹病毒传染性强，易感者接触后几乎全部发病。潜伏期 6～18 天，平均为 10 天。病毒先侵入呼吸道黏膜上皮细胞内增殖，再侵入淋巴结增殖后，入血形成第一次病毒血症；同时病毒进入全身淋巴组织，大量增殖后再次入血，形成第二次病毒血症。此时患者出现发热，以及病毒感染结膜、鼻咽黏膜和呼吸道黏膜等引起的上呼吸道感染症状；病毒还可在真皮内增殖，口腔两颊内侧黏膜表面形成中心灰白、周围红色的 Kopli 斑，又称为柯氏斑（图 17-4），可作为麻疹的早期诊断依据。发热后 3～4 天，患者全身相继出现红色斑丘疹，可表现为米糠样皮疹，并伴高热等症状；麻疹患儿在皮疹出齐 24h 后体温开始下降，1 周左右呼吸道症状消退，皮疹变暗，有色素沉着。无并发症的患者大多可自愈，部分年幼体弱患儿易并发细菌感染，如细菌性肺炎、支气管炎和中耳炎等，这也是麻疹患儿死亡的主要原因。此外，约有百万分之一的麻疹患者在其恢复后数年可出现亚急性硬化性全脑炎（subacute sclerosing panencephalitis，SSPE）。SSPE 属于麻疹病毒引起的急性病毒感染的迟发并发症，表现为渐进性大脑功能衰退，患者多发病后 1～2 年内死亡。

考点：麻疹的早期诊断依据及常见并发症

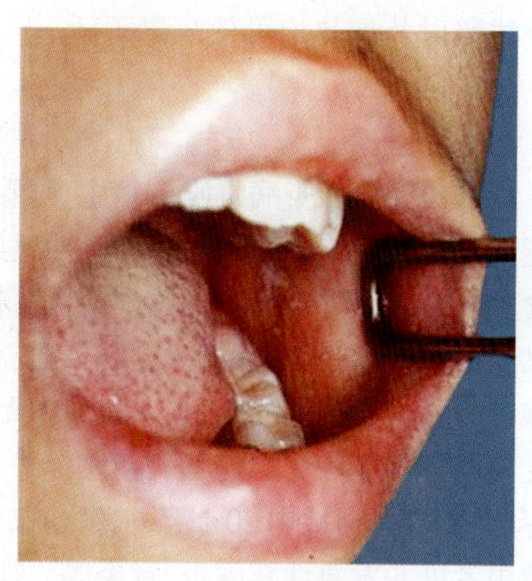

图 17-4　柯氏斑

近年来，因麻疹疫苗的广泛应用，麻疹发病年龄表现后移现象，成人麻疹比过去多见，临床症状不典型，如不发热或仅 38℃左右，无柯氏斑，皮疹不典型。

（二）免疫性

麻疹病毒只有一个血清型，且抗原性强而且稳定，病后可获得持久免疫力，包括细胞免疫和体液免疫。

三、微生物学检查

典型麻疹病例无需实验室检查，根据临床症状即可诊断。对轻症和不典型病例需进行微生物学检查。病毒分离可采取发病早期的血液、咽洗液或咽拭子，经抗生素处理后接种于人胚肾或猴肾或人羊膜细胞中培养；亦可取呼吸道、尿沉渣用免疫荧光法检查病毒抗原、观察多核巨细胞及包涵体；血清学检查可取急性期和恢复期双份血清进行血凝抑制试验，抗体滴度增长 4 倍以上有诊断意义。也可用间接荧光抗体法或 ELISA 法检测特异性 IgM 抗体。快速诊断用荧光标记抗体检查患者咽漱液中黏膜细胞有无麻疹病毒抗原。亦可用核酸分子杂交技术检测细胞内的病毒核酸。

四、防治原则

预防麻疹的主要措施是隔离患者，以及进行人工主动免疫提高儿童免疫力。采取呼吸道隔离至出疹后 5 天，有并发症者延至出疹后 10 天。对易感人群进行人工主动免疫。目前我国主要使用麻疹病毒减毒活疫苗进行预防接种，国外还使用麻疹-腮腺炎-风疹三联疫苗（measles-mumps-rubella vaccine，MMR）进行免疫接种，大大降低了麻疹的发病率。WHO 已将麻疹列入即将消灭的传染病之一。我国计划免疫程序是对 8 月龄婴儿普遍实行初次计划免疫接

考点：麻疹的特异性预防及紧急预防

种,7 岁复种一次,免疫力可维持 10 ~ 15 年,对接触过麻疹的易感者,可用丙种球蛋白或胎盘球蛋白进行紧急预防,能有效阻止发病或减轻症状。

第 3 节　腮腺炎病毒

一、生物学性状

腮腺炎病毒(mumps virus)呈球形,直径 100 ~ 200nm,核酸为单负链 RNA,衣壳呈螺旋对称,包膜上有 HA、NA 等刺突。只有一个血清型。腮腺炎病毒对乙醚、氯仿等脂溶剂敏感,紫外线照射及加热均可使病毒灭活。

二、致病性与免疫性

考点:腮腺炎病毒所致疾病、临床表现及常见并发症

人类是腮腺炎病毒唯一宿主,腮腺炎病毒是引起流行性腮腺炎的病原体,多见于 5 ~ 15 岁儿童及青少年。传染源是患者和隐性感染者,病毒主要通过飞沫、直接接触传播,也可通过污染的食具、玩具等间接传播。全年均可发病,以冬春季为主。潜伏期 1 ~ 3 周,病毒首先在鼻或呼吸道黏膜上皮细胞内复制增殖,随后入血,引起病毒血症,同时病毒扩散至唾液腺及其他器官,如胰腺、睾丸、卵巢及肾脏等,临床表现为无力、食欲减退、单侧或双侧腮腺肿痛,伴有发热及出现其他受染器官相应病变的症状。若无合并感染,病程经 1 ~ 2 周自愈。严重者可易并发脑膜脑炎;青春期患者,在男性中 20% 合并睾丸炎,在女性患者中 5% 合并卵巢炎,均可能影响其生育功能;少数患者可并发急性胰腺炎、肾炎等。腮腺炎病毒感染是导致男性不育和儿童获得性耳聋的常见病因。腮腺炎性脑膜炎的死亡率较低,大多预后良好且无后遗症。

病后机体可获得持久免疫力,甚至亚临床感染也能获得免疫力。婴儿可从母体获得被动免疫,故 6 个月以内婴儿很少患腮腺炎。

三、微生物检查与防治原则

典型腮腺炎病例无需进行实验室检查。必要时,可进行病毒分离或血清学试验以明确诊断。腮腺炎的预防应及时隔离患者,防止传播。对于易感人群接种腮腺炎病毒减毒活疫苗可产生长期的免疫保护作用。目前接种常采用麻疹-流行性腮腺炎-风疹三联疫苗(MMR),取得了较好效果。尚无有效药物治疗,中草药有一定治疗效果。

第 4 节　冠状病毒及新型冠状病毒

一、冠 状 病 毒

冠状病毒(coronavirus)是一类有包膜的 RNA 病毒,因包膜上有间隔较宽的突起,使其外形似日冕或皇冠状而得名。广泛分布自然界,可感染人类、禽类和野生动物。该病毒对温度很敏感,在 33℃ 时生长良好,但 35℃ 就使之受到抑制。冠状病毒可感染各年龄段人群,主要感染成人或较大儿童,引起普通感冒和咽喉炎,某些菌株还可引起成人腹泻。病毒主要通过飞沫传播,流行季节为冬季和春季。病后免疫力不强,可反复感染。

二、新型冠状病毒

SARS 冠状病毒是 2003 年 3 月发现的一种新型冠状病毒,可引起严重急性呼吸道综合征(severe acute respiratory syndrome,SARS)。

（一）生物学性状

病毒颗粒呈不规则形，直径为 60～220nm，核心为螺旋状排列的单正链 RNA，包膜表面有 S 蛋白、E 蛋白和 M 蛋白等蛋白，形成多形性冠状突起（图 17-5）。病毒抵抗力比其他人类冠状病毒强，在人体排泄物（痰、粪便、尿液）中可保持活力 1～2 天。对脂溶剂敏感。紫外线、过氧化氢、过氧乙酸、乙醇等均可使其灭活。

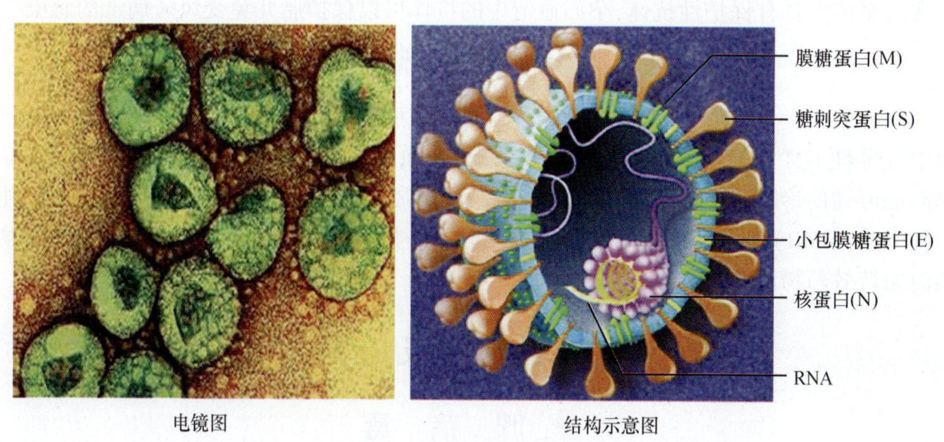

图 17-5　SARS 冠状病毒

（二）致病性与免疫性

SARS 患者是主要的传染源，传播途径以近距离（1.5m 以内）飞沫传播为主，也可通过接触患者的呼吸道分泌物、消化道排泄物或其他体液而传播。主要在冬春季流行。SARS 的发病机制目前尚不清楚。主要临床症状有发热、咳嗽（以干咳为主）、头痛、肌痛、胸闷以及气短等症状。胸部 X 线检查可见肺部双侧或单侧出现明显阴影。大多数 SARS 患者能够治愈，WHO 报告死亡率为 14%。40 岁以上或已有糖尿病、冠心病、肺气肿等原发性疾病患者，更易造成死亡。病后免疫力不强。

（三）微生物检查与防治原则

应用 ELISA 等检测特异性 IgM 型抗体具有诊断意义。对患者及疑似病例及时隔离，切断传播途径，提高人群免疫力是主要预防措施。流行期间应尽量避免集会，公共场所保持空气畅通。目前尚无疫苗预防，无特效药物治疗。

第 5 节　风疹病毒

风疹病毒（rubella virus）是风疹的病原体，除了引起风疹外，还可引起先天性风疹综合征，是重要的致畸病毒之一。

一、生物学性状

风疹病毒形态呈不规则球形，为单正链 RNA 病毒，直径为 50～70nm，有包膜，衣壳为 20 面体对称。病毒包膜刺突有血凝性。只有一个血清型。对热、脂溶剂和紫外线敏感。

二、致病性与免疫性

人是风疹病毒的唯一自然宿主。病毒经呼吸道传播，在局部淋巴结中增殖后，经血液播散全身，引起风疹。儿童风疹最常见，表现为发热，麻疹样出疹，但较轻，伴耳后和枕下淋巴结

考点：风疹病毒的致病性

肿大等，预后良好。成人感染风疹病毒的症状较重，除出疹外，还有关节炎、血小板减少、出疹脑炎等。风疹病毒感染最严重的危害是通过垂直传播引起胎儿先天性感染。孕妇在妊娠20周内感染风疹病毒对胎儿危害最大，病毒经胎盘垂直传播感染胎儿，引起流产或死胎，还可引起先天性风疹综合征(congenital rubella syndrome，CRS)。CRS主要表现为新生儿先天性心脏病、白内障和耳聋三大症状(统称风疹三症)。病毒自然感染后可获得持久免疫力，95%以上的正常人血清中具有保护性抗体，孕妇血清中的抗体可以保护胎儿免受风疹病毒的感染。

三、微生物检查与防治原则

考点：防治措施

为避免胎儿发生畸形，孕妇应在妊娠早期对风疹病毒进行血清学检测。主要通过检测孕妇血中特异性IgM进行早期诊断，或通过检测双份血清中病毒特异性抗体，若滴度呈4倍以上增高也可辅助诊断。接种风疹减毒活疫苗是预防风疹的有效措施，常与麻疹、腮腺炎组合成三联疫苗(MMR)使用。疫苗免疫保护持续时间一般为7～10年或更长。目前，风疹病毒感染尚无特效药物治疗。

第6节 其他呼吸道病毒▲

一、腺　病　毒

腺病毒(adeno virus)是一群侵犯呼吸道、眼结膜和淋巴组织的病毒，无包膜，直径70～90nm，核心含双股DNA，衣壳呈20面体对称排列。人类腺病毒49个血清型。对理化因素抵抗力较强，对脂溶剂不敏感，对酸及温度耐受范围较大，室温可存活10天。紫外线照射30min、56℃ 30min可被灭活。

主要经呼吸道传播，引起腺病毒上呼吸道感染和腺病毒肺炎。儿童期肺炎中腺病毒肺炎约10%，北方多见于冬春两季，南方多见于秋季。6个月至2岁的婴幼儿易感染。临床表现多以急骤发热(39℃以上)、咳嗽、呼吸困难及发绀等为主，有时可出现嗜睡、惊厥、腹泻，甚至心力衰竭等。较大的儿童腺病毒肺炎症状较轻，主要以持续高热为主。此外，有些型别的腺病毒可通过眼结膜和胃肠道等途径传播，引起咽结膜热、流行性角膜结膜炎和小儿胃肠炎。

根据流行情况和临床表现可初步诊断。用免疫荧光技术和酶联免疫吸附试验检测特异性IgM可进行快速诊断。临床尚无特效药物治疗，也无疫苗预防。

二、呼吸道合胞病毒

呼吸道合胞病毒(respiratory syncytial virus，RSV)属于副黏病毒科肺炎病毒属，是引起婴幼儿急性下呼吸道感染的重要病原体。

RSV呈球形，直径120～200nm，核酸单负链RNA，衣壳呈螺旋对称，有包膜。包膜上有G、F糖蛋白刺突。只有一个血清型。病毒对理化因素抵抗力很弱，标本最好直接接种于细胞中，避免冻存处理。

RSV传染性较强，主要通过飞沫传播，流行期为冬季和早春。主要引起6个月以下婴儿细支气管炎和肺炎，较大儿童和成人引起轻微的上呼吸道感染。RSV感染后，在呼吸道黏膜细胞内增殖，随后扩散至下呼吸道，表现为细支气管炎和肺炎。年龄越小，症状越重。其机制除了病毒感染直接作用外，可能与婴幼儿呼吸道组织学特性、免疫功能发育未完善及免疫病理损伤有关。严重的发病可能是机体受RSV感染后，产生特异性IgE，导致局部I型变态反应的结果。

微生物学诊断可分离病毒，也可采用免疫荧光抗体或免疫酶标法检出早期抗原。目前尚无特效药物治疗和疫苗预防，主要对症处理。

三、鼻　病　毒

鼻病毒(rhino virus)属微小 RNA 病毒科,直径 15～30nm,核心为单股正链 RNA,衣壳呈 20 面体对称,无包膜。已知有 114 个血清型,新型还在不断发现。不耐酸,pH3.0 时迅速灭活。鼻病毒主要经接触和飞沫传播,主要引起普通感冒,也可引起急性咽炎,有时引起婴幼儿支气管炎或毛细支气管肺炎。潜伏期 24～48h,临床症状有流涕、鼻塞、头痛、咽痛和咳嗽,体温不增高或略高。为自限性疾病,1 周左右可自愈。

机体感染后可产生对同型病毒的免疫力,主要靠鼻分泌物中的 SIgA,但持续时间短。由于鼻病毒型别多,有些型别可发生抗原漂移,因而常引起反复感染。

目标检测

一、名词解释

1. 柯氏斑　2. 抗原性转变

二、选择题

A_1 型题(单句型最佳选择题)

1. 柯氏斑有助于早期诊断以下哪种疾病
   A. 流行性感冒　B. 病毒性肺炎
   C. 麻疹　D. 风疹
   E. 腮腺炎
2. 最易发生变异的流感病毒是
   A. 甲型流感病毒
   B. 乙型流感病毒
   C. 丙型流感病毒
   D. 甲、乙型　流感病毒
   E. 甲、丙型流感病毒
3. 流感病毒易引起大流行的原因是
   A. 抗原易发生变异
   B. 病毒类型不同
   C. 各型之间无交叉免疫
   D. 病后抗体水平维持时间不长
   E. 以上皆是
4. 儿童预防麻疹最有效的措施是
   A. 接种麻疹病毒减毒活疫苗
   B. 接种麻疹病毒死疫苗
   C. 注射抗生素
   D. 注射干扰素
   E. 隔离
5. 流行性腮腺炎常见并发症是
   A. 脑炎　B. 肺炎
   C. 肝炎　D. 肾炎
   E. 睾丸炎或卵巢炎
6. 易导致胎儿畸形、流产、死胎的病毒是
   A. 风疹病毒　B. 腮腺炎病毒
   C. 流感病毒　D. 冠状病毒
   E. 麻疹病毒
7. 流感病毒分型的依据是
   A. NP 抗原的不同　B. MP 抗原的不同
   C. NP 和 MP 抗原的不同　D. HA 抗原的不同
   E. NA 抗原的不同

A_2 型题(病历摘要型最佳选择题)

8. 患者,男性,8 岁,发热 2 天,体温 37.4℃,皮疹 1 天,伴耳后和枕下淋巴结肿大。患者最有可能的疾病是
   A. 风疹　B. 麻疹
   C. 荨麻疹　D. 水痘
   E. 流行性感冒
9. 患者,女性,10 岁,发热 2 天,体温 38.7～39.4℃,颊黏膜处出现微小的灰白色外绕红晕的柯氏斑,眼结膜稍充血,乏力不适。患者最有可能的疾病是
   A. 风疹　B. 麻疹
   C. 荨麻疹　D. 流脑
   E. 流行性感冒
10. 患者,女性,12 岁,左侧腮腺肿痛 2 天,伴有发热,食欲减退,乏力不适。患者最有可能的疾病是
   A. 风疹　B. 麻疹
   C. 荨麻疹　D. 流行性腮腺炎
   E. 流脑

三、简答题

1. 简述麻疹病毒所致疾病及临床表现(早期诊断依据)、常见并发症以及特异性预防及紧急预防方法。
2. 简述腮腺炎病毒所致疾病及临床表现、常见并发症。

(徐治文)

第 18 章　胃肠道感染病毒

第 1 节　肠道病毒

肠道病毒(enterovirus)是小核糖核酸病毒科的一个属。在人类消化道细胞繁殖,通过血液侵犯其他器官,引起各种临床综合病症。肠道病毒包括脊髓灰质炎病毒、柯萨奇病毒、埃可病毒以及新型肠道病毒等。

考点:肠道病毒的共同特征

肠道病毒的共同特征:①病毒颗粒呈球形,无包膜,直径 24 ~ 30nm,衣壳为 20 面体对称。②核酸为单链 RNA。③耐酸,在 pH3 ~ 5 环境下稳定,不易被胃酸和胆汁灭活。在污水和粪便中可存活 4 ~ 6 个月,56℃,30min 可灭活,对干燥、紫外线敏感。④主要经粪-口途径传播,在肠道细胞中增殖,但很少引起肠道疾病。病毒可经血液循环侵入肠道外器官而引起肠道外疾病,可导致麻痹、无菌性脑炎、心肌损伤、腹泻等多种临床表现。

链　接

世界脊髓灰质炎日

脊髓灰质炎俗称小儿麻痹症,每年的 10 月 24 日是"世界脊髓灰质炎日"。警示我们,时刻正视脊髓灰质炎病毒这个"危险杀手"的到来,因为它有可能给儿童,特别是 5 岁以内儿童带来跛行或瘫痪等严重伤害,威胁很可能就近在咫尺。2012 年 10 月 24 日,世界卫生组织发表媒体通报称,自 1988 年以来,脊灰病例数量减少了 99% 以上,从当时估计的 35 万例减至 2012 年的 171 例;同时,脊灰病毒流行国家的数量也从超过 125 个减少到只剩下 3 个,即阿富汗、尼日利亚和巴基斯坦。然而,在全球最终实现消灭小儿麻痹症的目标之前,该病症依然有可能继续传播。虽然我国已经于 2000 年,被世界卫生组织证实实现了无脊灰目标,但是现在脊髓灰质炎已经卷土重来。专家指出,彻底根除脊髓灰质炎并非易事。只要世界上还有国家存在脊灰病毒,已经消除脊髓灰质炎的国家就有输入该病毒的危险。预防脊髓灰质炎没有特效的治疗方法,接种疫苗是唯一有效的预防手段。脊髓灰质炎病毒不被根除,疫苗预防就不能停止。

一、脊髓灰质炎病毒

脊髓灰质炎病毒是脊髓灰质炎(poliomyelitis)的病原体。脊髓灰质炎又称"小儿麻痹症",临床以发热、上呼吸道症状、肢体疼痛,少数病例出现肢体弛缓性瘫痪为特征。我国在明、清两代有类似本病的记载,称为"小儿惊瘫"。近年来普遍采用疫苗预防后,发病率已显著下降。

(一) 生物学性状

病毒直径为 20 ~ 30nm,内含单股的核糖核酸,无包膜。球形,衣壳为 20 面体对称。按其抗原性不同,分为 3 个血清型,即Ⅰ型、Ⅱ型和Ⅲ型,型间很少有交叉免疫。病毒可用人胚肾、猴肾及 Hela 细胞等培养(图 18-1)。

脊髓灰质炎病毒耐寒,低温(-70℃)可保存活力达 8 年之久,在水中,粪便和牛奶中生存数月,在 4℃冰箱中可保存数周,但对干燥很敏感,故不宜用冷冻干燥法保存。不耐热,60℃

30min 可使之灭活，煮沸和紫外线照射可迅速将其杀死。能耐受一般浓度的化学消毒剂。但对高锰酸钾、过氧化氢、漂白粉等敏感，可将其迅速灭活。

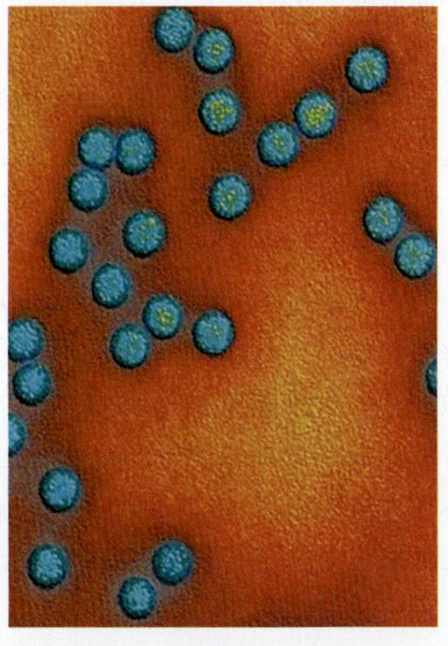

图 18-1 脊髓灰质炎病毒

（二）致病性与免疫性

考点：所致疾病及传播途径

人类是脊髓灰质炎唯一的宿主，患者和无症状带毒者均可成为传染源。主要通过粪-口途径传播，主要在夏秋季节流行，易感者多为 15 岁以下，尤其是 5 岁以下儿童。脊髓灰质炎病毒经口进入人体后，即侵入咽部和肠道的淋巴组织，并在其中繁殖，并向局部排出病毒。脊髓灰质炎病毒感染后，机体免疫力的强弱显著影响其结局。如果此时人体产生足量特异性抗体，局部感染得到控制，则形成隐性感染；否则病毒进入血循环，引起病毒血症（第一次病毒血症）。病毒通过血流到达全身网状内皮系统，在其中进一步增殖，然后再度进入血循环，导致第二次病毒血症。如数日内血循环中的特异性抗体足以将病毒中和，则疾病发展至此停止，则表现为顿挫感染，仅表现上呼吸道及肠道感染症状。1%～2% 抵抗力较低的感染者可发生中枢神经系统感染，病毒突破血脑屏障后，在脊髓前角运动神经细胞中增殖，轻者引起暂时性肌肉麻痹，以下肢多见；重者可致肢体弛缓性麻痹后遗症，极个别可因延髓麻痹，导致呼吸、循环衰竭而死亡。

感染后机体对同型病毒可产生牢固而持久的免疫力，以体液免疫为主。肠道、呼吸道黏膜局部产生的 SIgA，可有效阻止病毒的吸附和增殖，血清中的中和抗体可阻止病毒向中枢神经系统扩散。

（三）微生物学检查法

1. 病毒分离　起病一周内可从咽部及粪便内分离出病毒，早期从血液或脑脊液中也可分离出病毒，其意义更大，分离病毒通常采用组织培养法。

2. 血清学检查　特异性抗体第 1 周末可达高峰，尤以特异性 IgM 上升为快，阳性者可做出早期诊断。中和抗体在起病时开始出现，持续时间长，并可保持终身，双份血清效价 4 倍以上增长者可确诊。近年来采用已知抗原的免疫荧光法检测抗体，有快速诊断价值。

（四）防治原则

考点：特异性预防措施

对脊髓灰质炎的预防可采取隔离患者、消毒排泄物、加强饮食卫生、保护水源等措施，疫苗接种则是预防脊髓灰质炎最有效的措施。目前，我国主要采用的是口服脊髓灰质炎减毒活疫苗（小儿麻痹糖丸），属三价混合疫苗，免疫后可获得抗三个血清型的脊髓灰质炎病毒感染的免疫力。其免疫过程类似自然感染，既可诱导机体产生血清抗体，又可刺激肠道局部产生 SIgA，故免疫效果良好。对接触过脊髓灰质炎的易感者，可用丙种球蛋白或胎盘球蛋白进行紧急预防，能有效阻止发病或减轻症状。

二、柯萨奇病毒、埃可病毒与新型肠道病毒

柯萨奇病毒、埃可病毒、新型肠道病毒的生物学形状、感染及免疫过程与脊髓灰质炎病毒相似。这些病毒主要通过粪-口途径传播，也可经呼吸道或眼部黏膜感染。人体受感染后，约 60% 呈隐性感染。出现临床症状时，由于侵犯的器官组织不同而表现各异。病毒在肠道增殖却很少引起肠道疾病，不同的肠道病毒可引起相同的临床综合征，同一种病毒也可引起几种

不同的临床疾病。

(一) 无菌性脑膜炎

无菌性脑膜炎是肠道病毒感染中极为常见的一种综合病症,几乎所有的肠道病毒均可引起。发病特点为短暂的发热,继而出现头痛、颈项强直,嗜睡等症状。有些型别,如埃可病毒3、11、18、19,新型肠道病毒71型曾引起暴发流行。

(二) 疱疹性咽峡炎

疱疹性咽峡炎是一种发生于儿童的急性传染病,主要由柯萨奇A组病毒引起,常流行于春末和夏初。患者突然发热、咽痛厌食、吞咽困难。在咽腭弓、咽部、扁桃体及软腭边缘出现散在性小疱疹、破溃后形成小溃疡。

(三) 心肌炎和心包炎

心肌炎和心包炎由柯萨奇B组病毒引起。在新生儿表现为病毒性心肌炎,死亡率高;在儿童和成人表现为呼吸道感染症状,心动过速、心电图表现异常等。

(四) 流行性胸痛

流行性胸痛常由柯萨奇B组病毒引起。患者表现为突发性发热和单侧胸痛。胸部X线无异常。恢复后疼痛消失,预后良好。

(五) 手足口病

手足口病主要由柯萨奇病毒A16引起,新型肠道病毒71型也可引起。主要特点为手足皮肤以及口舌出现水疱性损伤,多发于5岁以下小儿,夏秋季节流行。

(六) 眼炎

眼炎主要由肠道病毒70型引起的急性出血性结膜炎和柯萨奇病毒A24型引起的急性结膜炎。

此外,目前肠道病毒各型别对人体的侵害范围仍在研究之中,将来可能会发现更多的临床病症与肠道病毒感染有关。

这些肠道病毒感染后可刺激机体产生对同型病毒的免疫力。

由于肠道病毒血清型别繁多,临床症状复杂,确诊必须通过微生物学检查。目前尚无疫苗预防,也无特效药物治疗。

第2节 急性胃肠炎病毒

胃肠炎是人类最常见的一种疾病,大多数由病毒引起。常见的有轮状病毒、杯状病毒、肠道腺病毒以及星状病毒。它们所致的胃肠炎临床表现相似,主要为腹泻与呕吐。流行方式有两种,一种是引起5岁以下的小儿腹泻,另一种是与年龄无关的暴发流行。本书主要介绍轮状病毒。

轮状病毒

人类轮状病毒(rotavirus)归类于呼肠孤病毒科(reoviridae)轮状病毒属,是婴幼儿腹泻的主要病原体。全世界因急性胃肠炎而住院的儿童中,有40%~50%为轮状病毒所引起。

(一) 生物学性状

轮状病毒呈球形,直径60~80nm,周围包绕两层衣壳,无包膜。电镜下可见病毒的内衣壳由22~24个呈辐射状的亚单位附着在病毒核心上,并向外延伸与外衣壳汇合形成车轮状,故称轮状病毒(图 18-2)。根据其抗原性的差异可将轮状病毒分成 A ~ G7 个组。

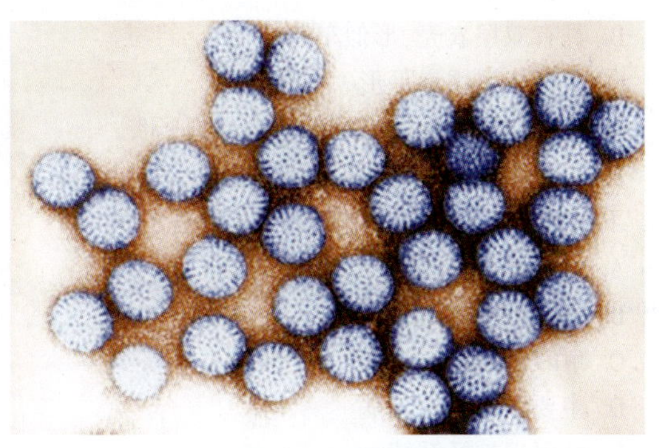

图 18-2　轮状病毒

轮状病毒对理化因素及外界环境的抵抗力较强,在粪便中可存活数日至数周,耐酸碱,在 pH3.5 ~ 10.0 都具有感染性,经胰酶作用后,其感染性增强。56℃ 30min 也可灭活病毒。

(二) 致病性与免疫性

轮状病毒呈世界性分布,其中 A ~ C 组轮状病毒能引起人类和动物腹泻,D ~ G 组只引起动物腹泻。

考点:轮状病毒所致疾病

A 组轮状病毒感染最为常见,是引起 6 个月至 2 岁婴幼儿严重胃肠炎的主要病原体,占病毒性胃肠炎的 80% 以上,也是导致婴幼儿死亡的主要原因之一。年长儿童和成人常呈无症状感染。传染源是患者和无症状带毒者。晚秋初冬是主要流行季节,在我国也称秋季腹泻。主要通过粪-口途径传播,也可经呼吸道传播。主要临床症状是突然发病,发热、水样腹泻,每日可达 5 ~ 10 次以上,一般伴有呕吐,一般为自限性,可完全恢复。

致病机制可能是病毒增殖导致小肠黏膜绒毛细胞受损,吸收功能下降;同时病毒非结构蛋白 P4 蛋白有肠毒素样作用,刺激细胞内钙离子浓度升高引发肠液过度分泌。严重时可导致脱水和电解质平衡紊乱,如不及时治疗,可危及生命。

B 组病毒可在年长儿童和成人中产生暴发流行,但至今仅在我国有过报道。C 组病毒对人的致病性类似 A 组,但发病率很低。

病后可对同型病毒产生免疫力,主要是肠道局部产生的 SIgA 起保护作用。

(三) 微生物检查与防治原则

腹泻高峰时,取粪便作直接电镜或免疫电镜检查,易检出轮状病毒颗粒。采用 ELISA 法检测粪便上清液中的轮状病毒抗原,具有较高的敏感性和特异性。也可采用 RT-PCR 法检测病毒核酸,不仅灵敏度高,而且还可进行分型。

控制传染源,切断传播途径是预防轮状病毒的主要措施。口服轮状病毒疫苗已在临床试用,服用后的 2 周产生抗体,4 周抗体浓度达到最高峰,可取得有效保护作用,但安全性尚需要进一步观察。治疗主要是及时补液,维持机体电解质平衡,防止脱水和酸中毒发生,减少婴幼儿的死亡率。

目 标 检 测

选择题

A_1 型题(单句型最佳选择题)

1. 小儿麻痹症的病原体是
   A. 脊髓灰质炎病毒　B. 肠道腺病毒
   C. 轮状病毒　D. 埃可病毒
   E. 柯萨奇病毒
2. 脊髓灰质炎病毒的主要感染方式是
   A. 经媒介昆虫叮咬　B. 经口食入
   C. 经呼吸道吸入　D. 经血液输入
   E. 经皮肤接触
3. 引起手足口病的病原体主要是
   A. 脊髓灰质炎病毒　B. 肠道腺病毒
   C. 轮状病毒　D. 埃可病毒
   E. 柯萨奇病毒
4. 引起婴幼儿急性胃肠炎最常见的病原是
   A. 柯萨奇病毒　B. 埃可病毒
   C. 轮状病毒　D. 肠道腺病毒
   E. 星状病毒
5. 轮状病毒的命名是根据
   A. 光学显微镜下可见其轮状包涵体

B. 具有双层衣壳,形似车轮状
C. 病毒体呈现扁平形
D. 反复周期性地引起婴幼儿急性胃肠炎
E. 首先发现该病毒者的人名

6. 下列哪项不属于肠道病毒的共同特征的是
A. 病毒颗粒呈球形,无包膜
B. 核酸为单链 RNA
C. 耐酸,不易被胃酸和胆汁灭活
D. 主要引起肠道疾病
E. 可侵犯神经系统

7. 最常引起儿童疱疹性咽炎的病原体是
A. 新型肠道病毒　B. 埃可病毒
C. 柯萨奇病毒 A 组　D. 单纯疱疹病毒
E. 轮状病毒

8. 关于脊髓灰质炎的预防措施,下列哪项是错误的
A. 搞好患者排泄物消毒
B. 接种脊髓灰质炎减毒活疫苗
C. 加强饮食卫生管理
D. 注射丙种球蛋白
E. 空气消毒

9. 脊髓灰质炎病毒主要侵犯
A. 三叉神经节　B. 脑神经节
C. 脊髓前角神经细胞　D. 神经肌肉接头
E. 海马回锥体细胞

10. 最常引起病毒性心肌炎的病原体是
A. 脊髓灰质炎病毒　B. 柯萨奇病毒 B 组
C. 新型肠道病毒 70 型　D. 埃可病毒
E. 轮状病毒

二、简答题

1. 简述肠道病毒的共同特征。
2. 简述脊髓灰质炎病毒的致病性与防治原则。

(徐治文　谢玲林)

第19章 肝炎病毒

肝炎病毒是一类以侵害肝脏为主，引起病毒性肝炎的病原体，目前确认的肝炎病毒至少有五种，包括甲型肝炎病毒（HAV）、乙型肝炎病毒（HBV）、丙型肝炎病毒（HCV）、丁型肝炎病毒（HDV）和戊型肝炎病毒（HEV），他们分属于不同的病毒科，生物学特性、传播途径、所致疾病的发展和结局也不尽相同。近年来，还发现一些与人类肝炎相关的病毒如己型肝炎病毒（HFV）、庚型肝炎病毒（HGV）和TT型肝炎病毒（TTV）等。

链 接

世界肝炎日

2004年，欧洲2个肝炎患者联合会发起了世界性宣传肝炎防治知识的活动，即第一届世界肝炎认知日，于2004年10月1日在比利时布鲁塞尔举行，其主题是"与你同行"，主要目的是向公众、医务界、政府人员宣传有关丙型肝炎的预防、筛查和治疗知识。至2010年5月21日，关于"世界肝炎日"获得通过，指定每年的7月28日（第一个发现乙肝表面抗原的美国医生Baruch Blumberg的生日）为世界卫生组织的"世界肝炎日"。全世界约有20亿人已感染乙型肝炎病毒，其中3.5亿以上的人患有慢性感染，每年有50万~70万人死于乙型肝炎病毒感染。有1.3亿~1.7亿人为慢性丙型肝炎病毒感染，估计每年有35万人因与丙型肝炎相关的肝脏疾病死亡。病毒性肝炎是危害人类健康的常见传染病，其中乙型病毒性肝炎（简称乙肝）感染率高、病程复杂、预后较差、难以治愈。据估算，我国有乙肝病毒携带者9300万人，其中2000万人为慢性乙肝患者。目前，新生儿的乙肝疫苗接种率达到95%以上。中国已正式通过了世界卫生组织西太区的认证，实现了将5岁以下儿童慢性乙肝感染率降至2%以下的目标。

第1节 甲型肝炎病毒

甲型肝炎病毒（hepatitis A virus，HAV）是引起甲型肝炎的病原体，属于小RNA病毒科肠道病毒属72型。甲型肝炎病毒主要感染儿童和青少年。人类感染HAV后，大多数表现为隐性感染或亚临床感染，仅少数人发生急性甲型肝炎。急性甲型肝炎绝大多数能完全恢复，不转为慢性肝炎，也不形成长期携带病毒者。

一、生物学性状

（一）形态与结构

HAV病毒体呈球形，直径27~32nm，球形，无包膜，衣壳呈二十面体立体对称结构。病毒基因组为单股正链RNA。HAV抗原性稳定，至今世界各地分离的HAV只有一个血清型。甲型肝炎病毒的结构模式见图19-1。

（二）动物模型与细胞培养

黑猩猩、狨猴、猕猴等对HAV易感，经口或静脉注射可使动物发生甲型肝炎。动物模型主要用于HAV的致病及免疫机制研究、疫苗研制和药物筛选等。HAV可在原代狨猴肝细胞、非洲绿猴肾细胞、人胚肺二倍体细胞等细胞内增殖，但增殖缓慢，一般不引起细胞裂解，极少

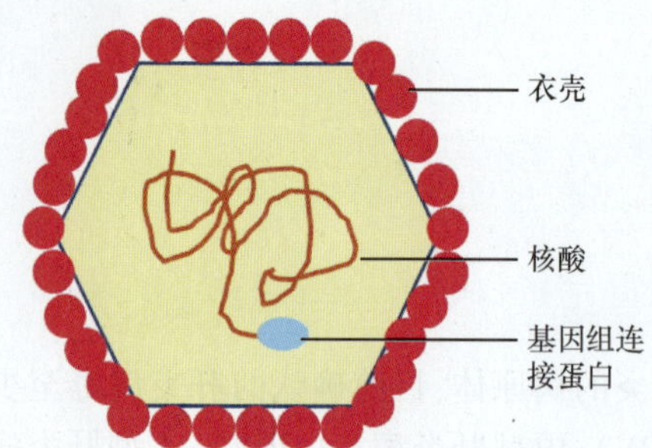

图 19-1 甲型肝炎病毒结构模式图

数释放到细胞外。

(三) 抵抗力

HAV 的抵抗力较强，耐受乙醚、氯仿和酸(pH3)，在粪便和污水中可存活数月，60℃条件下可存活 4h，在-20℃可存活多年。但 100℃ 5min 可使之灭活，过氧乙酸(2%，4h)、甲醛(1∶4000，37℃，72h)等均可消除其传染性，70% 的乙醇可迅速灭活 HAV。

二、致病性与免疫性

考点：HAV 的传染源、传播途径、所致疾病及临床表现

(一) 传染源与传播途径

HAV 的传染源主要是患者和隐性感染者。甲型肝炎的潜伏期为 15～50 天，平均 30 天。在潜伏期末、临床症状出现之前，病毒可出现于患者的血液和粪便中。

HAV 主要经粪口途径传播，传染性强。HAV 随患者粪便排出体外，通过污染水源、食物、海产品(如毛蚶等)、餐具等传播而造成散发流行或大流行。

(二) 致病机制

甲型肝炎病毒多侵犯儿童及青少年，发病率随年龄增长而递减。临床表现多从发热、疲乏和食欲减退开始，继而出现肝肿大、压痛、肝功能损害，部分患者可出现黄疸。本病病程呈自限性，预后良好，无慢性化，引起急性重型肝炎者极为少见。

HAV 经口侵入人体，首先在口咽或唾液腺中增殖，然后到达肠黏膜及肠黏膜局部淋巴结并在其中大量增殖，侵入血流，随血液循环最终侵入肝细胞内增殖。甲型肝炎病毒的致病机制，除了病毒的直接作用外，机体的病理性免疫应答对肝细胞损害也是一个重要因素。

(三) 免疫性

无论是 HAV 的显性或隐性感染，机体都可产生抗-HAV IgM、IgG，前者在急性期和恢复早期出现有助于甲型肝炎早期诊断，后者在恢复后期出现，并可维持多年，可抵抗 HAV 的再感染。

三、微生物学检查

考点：HAV 感染的早期诊断依据

对甲型肝炎患者一般不进行病原学分离培养，微生物学检查以测定病毒抗原或抗体为主，抗-HAV IgM 出现早，消失快，检测患者血清抗-HAV IgM 是早期诊断甲型肝炎最常用的方法。也可用核酸杂交法、PCR 扩增试验检测 HAV 的 RNA 或用免疫学方法查 HAV 抗原。

考点：甲型肝炎的特异性预防及紧急预防措施

四、防治原则

加强粪便管理，保护水源、搞好食品卫生是预防甲型肝炎重要环节。患者的排泄物、衣物、用具等应认真消毒处理。注射丙种球蛋白及胎盘球蛋白，应急预防甲型肝炎有一定效果。特异性预防主要用灭活疫苗和减毒活疫苗，我国研制的甲型肝炎减毒活疫苗(H2 株)，对人体有较好保护作用。对于甲型肝炎病毒感染目前尚无特效药物。

第 2 节　乙型肝炎病毒

乙型肝炎病毒(hepatitis B virus，HBV)是乙型肝炎的病原体，在分类上属嗜肝 DNA 病毒

科。HBV感染在全世界范围内分布，我国HBV携带率为8%～10%，约有1.2亿人携带HBV。HBV感染后可表现为无症状HBV携带者、急慢性乙型肝炎或重症乙型肝炎，其中部分慢性乙型肝炎可演变为肝硬化或肝癌。

一、生物学性状

（一）形态与结构

在乙型肝炎患者的血清中存在大球形、小球形和管形三种形态的颗粒（图19-2）。

1. 大球形颗粒　又称Dane颗粒（图19-3），是完整的HBV颗粒，呈球形，直径约42nm，有双层衣壳。外衣壳相当于一般病毒的包膜，由脂质双层与蛋白质组成，包膜蛋白由HBV的表面抗原、前S_1抗原和前S_2抗原共同组成，HBV的表面抗原（HBsAg）镶嵌于脂质双层中。去掉外衣壳后，为20面体对称的核心结构，核心的表面为内衣壳，内衣壳蛋白为HBV的核心抗原（HBcAg）。经酶或去垢剂处理HBV后，可暴露出e抗原（HBeAg），HBeAg是由肝细胞分泌至血清中的一种可溶性抗原。病毒的核心含有HBV的双链DNA和DNA多聚酶。大球形颗粒具有感染性。

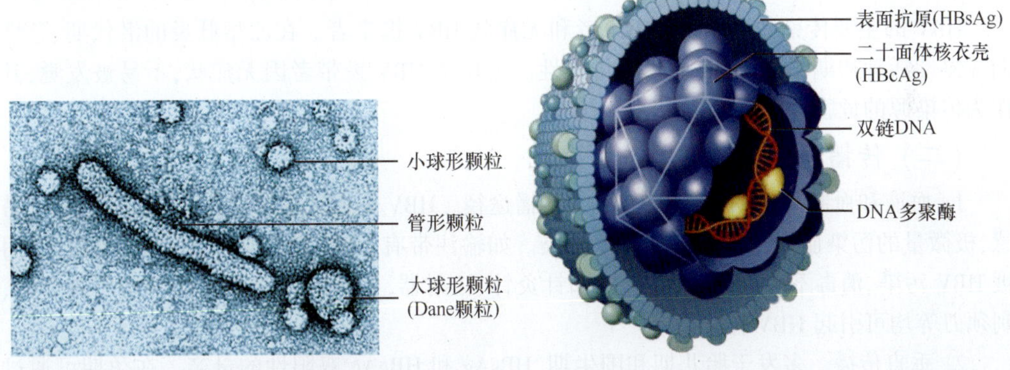

图19-2　乙肝病毒三种颗粒（电镜图）　　图19-3　乙肝病毒（Dane颗粒）结构模式图

2. 小球形颗粒　小球形颗粒的直径22nm，为中空颗粒，主要成分为HBsAg，不含病毒DNA和DNA多聚酶，是不完整的HBV颗粒。小球形颗粒是HBV在肝细胞内复制时产生过剩的HBsAg装配而成，是感染者血清中最常见的一种颗粒，无感染性。

3. 管形颗粒　管形颗粒的直径为22nm，长度50～700nm，由若干小球形颗粒积聚而成，无感染性。

（二）抗原组成

考点：乙肝病毒的抗原抗体系统组成及意义

1. 表面抗原（HBsAg）　HBsAg也叫"澳抗"，存在于血液中HBV三种形态的颗粒表面，是HBV感染的重要标志；HBsAg阳性见于乙肝病毒感染者。HBsAg具有抗原性，刺激机体产生保护性抗体（抗-HBs）和细胞免疫反应。抗-HBs为中和抗体，具有防御HBV感染的作用；抗-HBs阳性主要见于预防接种乙肝疫苗后或过去感染HBV并产生免疫力的恢复者。

2. 核心抗原（HBcAg）　HBcAg主要存在于HBV的内衣壳上，也分布于感染的肝细胞核、胞质和胞膜上。因其外面有外衣壳覆盖，故不易在外周血中检出，如检测到HBcAg，表明HBV有复制。HBcAg抗原性强，能刺激机体产生相应抗体（抗-HBc），但无中和病毒作用。抗-HBc IgG在血中持续时间较长，为非保护性抗体。抗-HBc IgM的存在常提示HBV在肝内复制与增殖状态。

3. e抗原（HBeAg）　HBeAg是可溶性蛋白质，游离存在于血清中。因其消长与HBV及

DNA 多聚酶的消长动态基本一致，故将 HBeAg 阳性作为体内 HBV 复制活跃及传染性强的指标。HBeAg 刺激机体产生相应抗体(抗-HBe)，抗-HBe 能与受染肝细胞表面的 HBeAg 结合，通过补体介导破坏受染的肝细胞，故抗-HBe 对 HBV 感染有一定保护作用，抗-HBe 阳性表示病毒在体内复制减弱，机体已获得一定的免疫力，多见于急性肝炎的恢复期，但同时结合 HBV 的 DNA 含量的检测来判断预后。

(三) 细胞培养与动物模型

黑猩猩是对 HBV 感染最敏感的动物，接种后可发生与人类相似的急慢性感染，常用来研究 HBV 的致病机制和检测疫苗的效果与安全性等。细胞培养 HBV 还未成功，目前采用的细胞培养系统是病毒 DNA 转染系统。

(四) 抵抗力

HBV 对理化因素的抵抗力较强，对低温、干燥、紫外线、醇等均有耐受性。高压蒸汽灭菌法、100℃加热 10min、0.5% 过氧乙酸、5% 次氯酸钠、3% 漂白粉液、环氧乙烷等均可使 HBV 失活。

二、致病性与免疫性

考点：HBV 的传染源及传播途径，所致疾病及临床表现

(一) 传染源

HBV 的主要传染源是乙型肝炎患者和无症状 HBV 携带者。在乙型肝炎的潜伏期、急性期或慢性活动初期，患者血液均具有传染性。无症状 HBV 携带者因无症状，不易被发觉，其作为传染源的危害性比患者更大。

(二) 传播途径

1. 血液和血制品传播　是 HBV 主要传播途径。HBV 在血液中存在，而人对 HBV 极其易感，极微量的污染血进入人体即可导致感染。如输注带有 HBV 的全血、血浆或血制品，应用被 HBV 污染、消毒不彻底的医疗器材(如针灸针、注射器、手术刀)，日常生活中共用漱口杯、剃须刀等均可引起 HBV 传播。

2. 垂直传播　多发于胎儿期和围生期，HBsAg 和 HBeAg 双阳性的母亲。在孕期可通过胎盘传给胎儿，分娩时新生儿经产道接触含有 HBV 的母血、羊水或分泌物感染，少数婴儿可通过哺乳过程感染。

3. 性传播及密切接触传播　HBsAg 阳性配偶较其他家庭成员更易感染 HBV。在我国等 HBV 高流行区，性传播不是 HBV 的主要传播方式，但在低流行区，HBV 感染主要发生在性乱者和静脉药瘾者中，所以西方国家已经将乙型肝炎列为性传播疾病。

(三) 致病机制与免疫

HBV 的致病机制迄今尚未完全清楚，目前认为机体的免疫病理反应可能是导致肝细胞损伤的主要因素。由于不同机体免疫应答强弱不相同，因而乙型肝炎的临床表现多种多样，如急性肝炎、慢性活动性肝炎、慢性迁延性肝炎、重症肝炎及 HBsAg 无症状携带者。机体抗 HBV 的免疫具有双重性，既可清除病毒，也可造成肝细胞损伤。

1. 细胞免疫介导及其介导的免疫病理反应　HBV 抗原致敏的细胞毒性 T 细胞(CTL)是彻底清除 HBV 的重要环节。特异性 CTL 细胞可通过直接杀伤靶细胞、分泌多种细胞因子以及诱导肝细胞凋亡等途径清除病毒，同时又可导致肝细胞的损伤。细胞免疫应答的强弱与乙型肝炎的临床表现及转归有密切关系。过度的细胞免疫反应可引起大面积的肝细胞破坏，导致重症肝炎。若特异性细胞免疫功能低下则不能清除病毒，病毒持续存在并不断感染肝细胞而形成慢性肝炎。

2. 体液免疫及其介导的免疫病理反应　HBV感染后,机体可产生抗-HBs、抗-前S1、抗-前S2等抗体。这些抗体可以直接清除血液循环中的游离的病毒,并可阻断病毒对肝细胞的黏附作用,在抗病毒免疫和清除病毒过程中具有重要作用。然而,HBsAg与抗-HBs结合形成的免疫复合物可随血液循环沉积在肾小球基底膜、关节滑液囊等部位,激活补体,引起Ⅲ型超敏反应,故乙肝患者可伴肾小球肾炎、关节炎等肝外损害。若免疫复合物大量沉积在肝内,可致肝毛细血管栓塞,并可诱导产生肿瘤坏死因子,致急性重型肝炎。

3. 自身免疫反应引起的病理损害　HBV感染肝细胞后,细胞膜上除有病毒特异性抗原外,还可引起肝细胞表面自身抗原发生变化,暴露出肝特异性脂蛋白抗原(live specific protein,LSP)诱导机体对肝细胞发生自身免疫反应,通过Ⅱ型、Ⅳ型超敏反应导致肝细胞损伤。

4. 免疫耐受与无症状HBV携带者　机体对HBV的免疫耐受常常是导致HBV持续感染的重要原因。当HBV感染者适应性细胞免疫和体液免疫处于较低水平或完全缺乏时,机体既不能有效地消除病毒,也不能产生有效的免疫应答杀伤靶细胞,病毒与宿主之间“和平共处”,形成免疫耐受,临床上表现为无症状HBV携带者。

此外,下列因素亦与HBV的致病性有关:①机体感染HBV后,可使免疫应答能力降低,诱生干扰素能力下降,影响靶细胞的HLA-I类抗原的表达而导致细胞毒性T细胞(CTL)作用减弱,不能有效清除病毒;②病毒变异导致免疫逃逸,如HBV的PreC基因发生变异后,不能正确翻译出HBeAg,受染细胞不能被抗-HBe及相应的细胞免疫所识别和清除,从而使变异株逃逸机体的免疫作用而增殖。

(四) HBV与原发性肝癌

目前已有大量证据表明,HBV感染与原发性肝癌的发生有密切关系。人群流行病学显示:①我国90%以上的原发性肝癌患者感染过HBV;②HBsAg携带者发生原发性肝癌的危险性远高于正常人群;③肝癌细胞的DNA中有乙型肝炎病毒DNA的整合,其整合的病毒DNA中常含X基因片段(X基因转译的HBxAg)可反式激活细胞内的癌基因,可能是HBV致癌的启动因子。

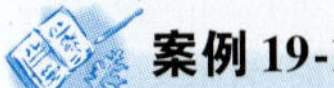
案例19-1

患者,男性,19岁。主因乏力、食欲减退3年,加重1年就诊。该患者三年来,时感乏力、食欲不振,间断恶心,但无呕吐,进食油腻食物后易腹泻。查体:面黄,消瘦,肝区叩、触痛(+),肝下缘位于右肋下3cm。乙肝两对半检查:HBsAg(+)、HBeAg(+)、抗-HBc(+)、抗HBe(-)、抗HBs(-)。肝功能检查:ALT(丙氨酸氨基转移酶)171U/L、AST(天门冬氨酸氨基转移酶)120U/L。

既往:慢性乙肝病史不详,否认家族中有乙型肝炎患者。

问题:1. 指出该患者可能患有哪种疾病?

2. 说出该病的病原体及传播途径。

三、微生物学检查

考点:乙肝两对半检测项目;HBV-DNA检测意义;能结合临床案例分析微生物学检查结果

(一) HBV抗原抗体的检测

目前乙型肝炎的诊断主要靠检测HBV的抗原及其相应抗体。常用方法有RIA、ELISA等。检查项目主要是HBsAg、HBeAg、抗-HBs、抗-HBe、抗-HBc(俗称“两对半”)。其中HBsAg的检测最为重要,可发现无症状携带者,是献血员筛选的必检指标。由于HBV抗原、抗体的血清学标志与临床关系较为复杂,临床必须对几项指标同时分析,才能作出临床判断,HBV抗原抗体检测结果的临床分析见表19-1。

表 19-1 HBV 抗原抗体检测结果的临床分析

HBsAg	HBeAg	抗 HBs	抗 HBe	抗 HBc	结果分析
+	-	-	-	-	感染 HBV 或无症状携带者
+	+	-	-	-	急性乙肝或无症状携带者
+	+	-	-	+	急性乙肝或慢性乙肝(俗称"大三阳")
+	-	-	+	+	急性感染趋向恢复(俗称"小三阳")或慢性乙肝
-	-	+	+	+	乙肝恢复期
-	-	+	+	-	乙肝恢复期
-	-	-	-	+	既往感染
-	-	+	-	-	接种过乙肝疫苗或感染过 HBV,并已产生免疫力
-	-	-	-	-	未感染 HBV,无免疫力

(二) HBV DNA 的检测

应用核酸斑点杂交、PCR 等方法检测血清中 HBV DNA,这些方法特异性强,敏感性高。检出 HBV DNA 是病毒存在和复制的最可靠的指标,广泛应用于乙型肝炎的临床诊断和药物疗效评价。

四、防 治 原 则

考点:乙型肝炎的综合性防治措施和特异性防治措施

(一) 一般预防

预防乙型肝炎要采取以严格管理传染源和切断传播途径为主的综合性措施。严格筛选献血员,防止血液传播;对患者的血液、分泌物、排泄物,患者用过的食具、衣物以及注射器、针头、针灸针等均应消毒,可采用煮沸消毒 15 ~ 30min,或用 5% 的过氧乙酸、0. 2% 的苯扎溴铵等浸泡后洗涤、消毒;对高危人群进行预防接种。

(二) 特异性预防

1. 人工主动免疫　注射乙肝疫苗是最有效的预防方法。第一代疫苗为乙肝 HBsAg 血源疫苗。第二代为基因工程疫苗,优点是可以大量制备且排除了血源疫苗中可能存在的未知病毒感染。第三代疫苗为 HBsAg 多肽疫苗、HBV DNA 核酸疫苗,目前正在研制中。

2. 人工被动免疫　紧急预防可应用含高效价抗-HBs 的人免疫球蛋白(HBIg),在接触 HBV 一周内注射有预防效果;也可与乙肝疫苗联合应用,以获得被动、主动免疫双重效应。为阻断母婴传播,对新生儿最适宜的预防方法是乙肝疫苗与高效价乙肝免疫球蛋白联合应用。

(三) 治疗

目前,乙型肝炎尚无特效药物治疗。拉米夫定、泛昔洛韦、单磷酸阿糖腺苷、干扰素以及清热解毒、活血化瘀的中草药对 HBV 感染有一定疗效。

第 3 节　其他肝炎病毒▲

一、丙型肝炎病毒

丙型肝炎病毒(hepatitis C virus,HCV)是丙型肝炎的病原体,属黄病毒科丙型肝炎属。

(一) 生物学特性

HCV 呈球形,直径 40 ~ 60nm,表面有包膜及刺突。基因为单股正链 RNA。HCV 对理化因素抵抗力不强，对乙醚、三氯甲烷等有机溶剂敏感，100℃ 5min、紫外线照射、20% 次氯酸等均可使其灭活。

（二）致病性与免疫性

HCV 引起丙型肝炎，传染源主要是患者和无症状 HCV 携带者，主要通过输注带有 HCV 的血液或血制品感染又称输血后肝炎，也可通过注射、性交和母婴等非胃肠道方式传播。

考点：传播途径与所致疾病

目前认为，丙型肝炎病毒的致病机制与病毒的直接致病作用和免疫病理损伤有关。临床过程轻重不一，可表现为急性肝炎、慢性肝炎或无症状携带者。HCV 感染极易慢性化，40%～50% 的丙肝患者可转变成慢性肝炎。多数慢性肝炎患者可不出现症状，发病时已成慢性过程，约 20% 的慢性肝炎可发展成肝硬化，甚至发生肝癌，部分患者可出现肾小球肾炎。在免疫力低下的机体中，可同时感染 HBV 和 HCV。

机体感染 HCV 后可获得一定免疫力，但此免疫力维持时间较短，保护性差。

（三）微生物学检查

1. 检测抗体　用 ELISA 法、放射免疫法等检测抗-HCV，可用于筛选献血员、诊断丙型肝炎及评价药物治疗的效果等。

2. 检测病毒核酸　可采用 RT-PCR 法、PCR-ELISA 法或 PCR-荧光法检测 HCV 的 RNA。HCV RNA 阳性，说明病毒在体内复制；HCV RNA 阴转，说明病毒被清除。因此，检测 HCV 的 RNA 可作为丙型肝炎的早期诊断和献血员筛查的出现指标，也可作为丙型肝炎预后的一个指标。

（四）防治原则

因 HCV 的免疫原性不强，且病毒株易发生变异，故疫苗的研制较困难。预防主要是切断传播途径。筛选献血员必须检测抗-HCV，以减少 HCV 的感染和传播。对血制品进行 HCV 检测以防污染。目前，对丙型肝炎尚缺乏特效药物，多采用干扰素与利巴韦林联合的抗病毒方案进行治疗。

二、丁型肝炎病毒

丁型肝炎病毒（hepatitis D virus，HDV）是丁型肝炎的病原体。

（一）生物学性状

HDV 呈球形，直径 35～37nm，有包膜，但包膜蛋白由 HBV 编码，是 HBV 的 HBsAg。核心含单股负链 RNA 和丁型肝炎病毒抗原（HDAg）。HDAg 能刺激机体产生特异性抗体。HDV 为缺陷病毒，不能独立复制，必须与 HBV 或其他嗜肝 DNA 病毒一起侵入肝细胞才能增殖。

（二）致病性与免疫性

HDV 感染呈世界性分布，患者是主要传染源，传播方式与 HBV 基本相同，主要通过输血和血制品传播，也可通过密切接触（如性交）和母婴垂直传播。

考点：传播途径与所致疾病

HDV 感染后可表现为急性肝炎、慢性肝炎或无症状携带者。由于 HDV 是缺陷病毒，而且其衣壳为 HBV 的表面抗原，从而决定了 HDV 只能感染 HBsAg 阳性者。其感染方式有联合感染和重叠感染。联合感染（coinfection），即 HBV 和 HDV 同时感染；重叠感染（superinfection），即在感染 HBV 的基础上再感染 HDV。感染 HDV 后可加重 HBV 感染者的病情，尤其是重叠感染常演变为重症肝炎或肝硬化，病死率高。目前认为，HDV 的致病作用主要是病毒对肝细胞的直接损伤，机体的病理性免疫应答对丁型肝炎的发病也有重要作用。

机体感染 HDV 两周后可产生特异性抗体，但抗体不能清除病毒。

（三）微生物学检查

常用ELISA或RIA等方法检测患者血清中的HDAg或抗-HDV，也可用血清斑点杂交法或PCR检测HDV基因组进行诊断。

（四）防治原则

预防丁型肝炎与预防乙型肝炎相同。治疗目前尚无特效药物。由于HDV是缺陷病毒，抑制了HBV的增殖，则HDV亦不能复制。

三、戊型肝炎病毒

戊型肝炎病毒（hepatitis E virus，HEV）是戊型肝炎的病原体，在分类上曾归类属杯状病毒科。

（一）生物学性状

HEV呈球形，无包膜，直径32～34nm。基因组为单股正链RNA，衣壳呈20面体立体对称，无包膜。细胞培养尚在研究中。HEV对氯仿敏感，煮沸可使其灭活，在碱性溶液和液氮中稳定。

（二）致病性与免疫性

考点：传播途径与所致疾病

HEV的传染源为患者和隐性感染者。患者于潜伏期末期和急性期传染性最强，病毒随感染者粪便排出，污染水源、食物、餐具等。主要通过粪-口途径传播。HEV经血液到达肝脏，在肝细胞内增殖，通过病毒对肝细胞的直接损伤和机体免疫应答所造成的损伤两方面的作用，引起肝细胞炎症或坏死。潜伏期为10～60天，平均40天。常见的临床表现有急性黄疸型、急性无黄疸型、胆汁淤滞型和重症肝炎4个类型。多数患者于发病后6周即好转并痊愈，不发展为慢性肝炎。孕妇感染HEV后病情常较重，尤其以怀孕6～9个月最为严重，常发生流产或死胎，甚至可导致死亡。

机体感染HEV后可产生一定免疫力，但维持时间不长。

（三）微生物学检查

用ELISA等方法检测抗-HEV，如抗-HEV IgM阳性，可判断为近期感染。病毒核酸的检测，目前主要用RT-PCR检测粪便和胆汁中HEV的RNA。

（四）防治原则

预防戊型肝炎与预防甲型肝炎相同，主要是切断粪-口传播途径。疫苗尚在研制中。

目标检测

一、名词解释

1. HBsAg　2. 乙肝“两对半”

二、选择题

A_1型题（单句型最佳选择题）

1. 接种乙型肝炎病毒疫苗后，获得免疫力的指标是
   A. HBcAg(+)　B. HBsAg(+)
   C. HBeAg(+)　D. 抗HBe(+)
   E. 抗HBs(+)
2. 关于HAV叙述错误的是
   A. 粪-口途径传播
   B. 易形成慢性感染
   C. 接种疫苗可特异性预防
   D. 加热100℃ 5min可使之灭活
   E. 多侵犯儿童及青少年，发病率随年龄增长而递减
3. 下列哪种病毒为缺陷病毒
   A. HAV　B. HBV
   C. HCV　D. HDV
   E. HEV
4. 关于肝炎病毒与传播途径的组合，哪项是错误的
   A. HAV：消化道传播

B. HBV:输血和注射

C. HCV:输血和注射

D. HDV:输血和注射

E. HEV:输血和注射

5. 下列哪种途径不是乙型肝炎病毒的重要传播途径

A. 输血传播　B. 医源性传播

C. 垂直传播　D. 密切接触传播

E. 粪-口传播

6. 作为乙型肝炎病毒携带者,在血清中检出最重要的指标是

A. HBcAg　B. HBsAg

C. 抗 HBs　D. 抗 HBe

E. HBeAg

7. 目前,对 HEV 的预防措施主要是

A. 丙种球蛋白注射

B. 灭活疫苗接种

C. 减毒活疫苗接种

D. 加强血制品的检测

E. 切断粪-口传播途径

8. 目前控制 HCV 传播的主要措施是

A. 接种疫苗

B. 注射高效价免疫血清

C. 对献血者进行抗-HCV 筛查

D. 注射丙种球蛋白

E. 注射干扰素

A_2 型题(病历摘要型最佳选择题)

9. 患者,男,18 岁,不明原因的发热、头痛、恶心呕吐、厌油腻、食欲减退、上腹部饱胀感 1 周,小便黄色 1 天。体征:皮肤及巩膜黄染,肝肋缘下 3 厘米,压痛(+)。实验室检查:抗-HAV IgM(+)、抗-HAV IgG(-),HBsAg(-)、抗-HBs(-)、HBeAg(-)、抗-HBe(-)、抗-HBc(-)。该患者可能患了哪种疾病

A. 甲型肝炎　B. 急性乙型肝炎

C. 乙型肝炎并发甲型肝炎　D. 丙型肝炎

E. 丁型肝炎

10. 患者,女性,30 岁,食欲减退、乏力,肝区不适一个月。实验室检查:抗-HAV IgM(-)、抗-HAV IgG(+),HBsAg(+)、抗-HBs(-)、HBeAg(+)、抗-HBe(-)、抗-HBcIgM(+)。该患者可能患了哪种疾病

A. 甲型肝炎　B. 乙型肝炎

C. 戊型肝炎　D. 丙型肝炎

E. 丁型肝炎

三、简答题

1. 简述肝炎病毒的种类及其传播途径。
2. 简述 HBV 的抗原抗体检测的临床意义。乙型肝炎的综合性防治措施和特异性防治措施有哪些?

(徐治文　谢玲林)

第 20 章 反转录病毒

反转录病毒科(retroviridae)是一组含有反转录酶(reverse transcriptase,RT)的 RNA 病毒。对人致病的主要有人类免疫缺陷病毒(human immunodeficiency virus,HIV)和人类嗜 T 细胞病毒(human T-cell lymphotropic virus,HTLV)。

第 1 节 人类免疫缺陷病毒

人类免疫缺陷病毒(HIV)是获得性免疫缺陷综合征(acquired immunodeficiency syndrome,AIDS,艾滋病)的病原体,HIV 于 1983 年分离成功。有 HIV-1 和 HIV-2 两型,HIV-1 是引起全球艾滋病流行的病原体;HIV-2 主要局限于西非和西欧,且毒力较弱,引起的艾滋病病程长、症状轻。目前,AIDS 已成为全球最重要的公共卫生问题之一。

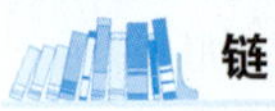

链 接

"世界艾滋病日"

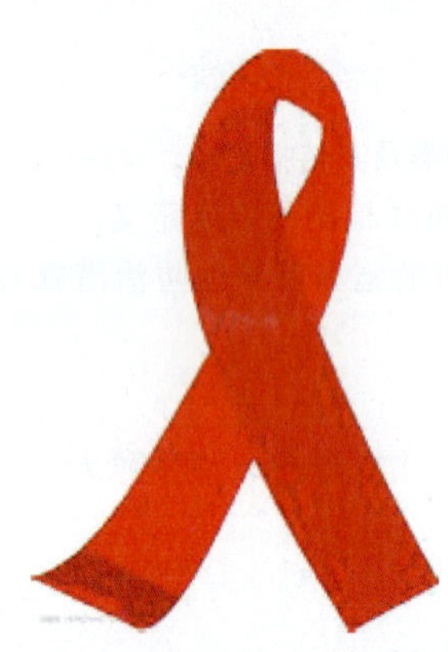

艾滋病,1981 年在美国首次发现和确认。全名为"获得性免疫缺陷综合征"(acquired immune deficiency syndrome),英文缩写 AIDS 的音译,曾译为"艾滋病"。是由"人类免疫缺陷病毒"(HIV-human immunodeficiency virus,又称艾滋病病毒)所致,这种病毒具有较强的传染性,主要破坏人的免疫系统,使人体丧失了抵抗各种疾病的能力,因感染其他的疾病导致各种复合感染而死亡,严重危害人类健康。为提高人们对艾滋病的认识,世界卫生组织于 1988 年 1 月将每年的 12 月 1 日定为"世界艾滋病日",号召世界各国和国际组织在这一天举办相关活动,宣传和普及预防艾滋病的知识。世界艾滋病日的标志是红绸带。红绸带标志的意义:红绸带像一条纽带,将世界人民紧紧联系在一起,共同抗击艾滋病,它象征着我们对艾滋病患者和感染者的关心与支持;象征着我们对生命的热爱和对和平的渴望;象征着我们要用"心"来参与预防艾滋病的工作。

我国自 1985 年发现首例艾滋病患者以来,截至 2013 年 9 月 30 日,全国共报告现存活艾滋病病毒感染者和艾滋病患者约 43.4 万例。主要经血液传播、性传播、母婴传播等途径传播,疫情涉及全国 32 个省、自治区、直辖市。

一、生物学性状

考点:HIV 的主要生物学性状

(一) 形态结构

成熟的 HIV 直径为 100 ~ 120nm,呈球形。电子显微镜下可见一致密的圆锥状核心,内含病毒 RNA、反转录病毒酶、整合酶和蛋白酶。核心外周有蛋白质构成的核衣壳。病毒体的最外层为两层脂蛋白包膜,其中嵌有 gp120 和 gp41 两种病毒糖蛋白构成的刺突。gp120 为病毒的表面糖蛋白,与易感细胞表面的受体结合决定病毒的亲嗜性;gp41 为跨膜蛋白,介导病毒包膜与宿主细胞膜的融合。包膜与圆锥状核心之间有一层内膜蛋白(图 20-1、图 20-2)。

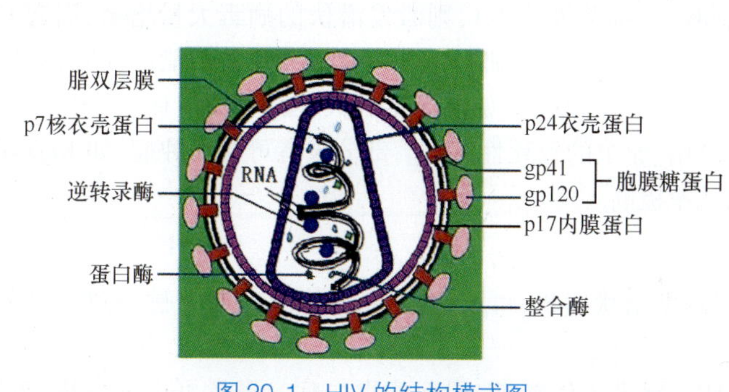

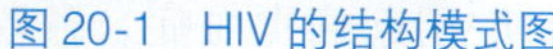
图 20-1　HIV 的结构模式图

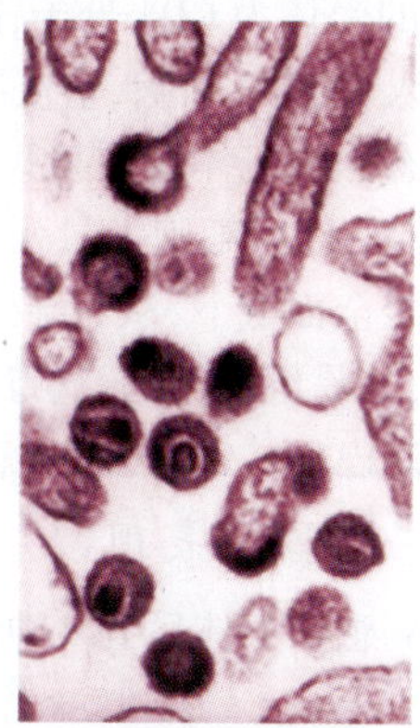
图 20-2　HIV 的形态

(二) 培养特性

HIV 对感染 $CD4^+$ T 细胞和巨噬细胞具有亲嗜性。过去认为 $CD4^+$ T 细胞是此病毒感染的唯一靶细胞，但近期研究发现，能被 HIV 感染的细胞种类已扩散到多种细胞。黑猩猩和恒河猴可用为 HIV 感染的动物模型，一般多用黑猩猩做实验。

(三) 抵抗力

HIV 抵抗力较弱，对热、化学消毒剂较敏感，56℃ 30min 可被灭活，0.2% 次氯酸钠、0.2% 漂白粉、70% 乙醇、0.3% H_2O_2 或 0.5% 甲酚皂等均可灭活病毒。在室温(20～22℃)液体环境中病毒活性可保持 15 天。但对 0.1% 甲醛溶液、紫外线和 γ 射线不敏感。

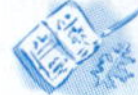
案例 20-1

患者，男性，37 岁，不规则发热、咳嗽，伴间断腹泻、食欲减退及明显消瘦 2 个月，既往有静脉吸毒史。体格检查：体温 38℃，全身淋巴结肿大，质韧、无触痛，能活动。血白细胞 $4.0×10^9$/L，血清抗-HIV(+)。

问题：1. 该患者最可能诊断的疾病是什么？

2. 临床预防措施是什么？

二、致病性与免疫性

(一) 传染源和传播途径

考点：AIDS 的传染源、传播途径

艾滋病的传染源是 HIV 无症状感染者和 AIDS 患者，其血液、精液、阴道分泌物、乳汁、唾液、脑脊液、骨髓及中枢神经组织标本中均已分离到 HIV。

主要传播途径有以下几种。

1. 性传播　是 HIV 的主要传播方式，因而 AIDS 是重要的性传播疾病(STD)之一。

2. 血液传播　通过输血、血液制品、器官、骨髓移植、人工授精或使用未彻底消毒的注射器等方式均可传播，静脉吸毒者的感染率高。

3. 垂直传播　当母亲携带 HIV 时，30%～50% 的婴儿可被感染。多数感染发生在怀孕的后 3 个月或产期，及经过胎盘、产道传播，其中胎儿经胎盘感染最多见。此外，婴儿亦可经乳汁感染 HIV。

(二) 致病机制

HIV 主要侵犯 $CD4^+$T 淋巴细胞和单核-巨噬细胞，引起机体免疫系统的进行性损伤。由

于 HIV 的受体为 CD4 分子，故 $CD4^+$T 细胞成为 HIV 感染的主要细胞。HIV 进入机体后选择性地侵入 $CD4^+$T 细胞、单核-巨噬细胞等，病毒潜伏于细胞内以较低水平增殖形成慢性或持续感染状态。当机体受到某些刺激（如细菌等感染），则激发潜伏的病毒大量增殖，引起 $CD4^+$T 细胞、单核-巨噬细胞大量死亡、功能受损，引起细胞免疫以及体液免疫功能的缺陷，造成机体免疫功能全面低下，从而导致一系列综合症状，如淋巴结肿大、发热、关节痛、乏力、腹泻和神经症状，并易继发细菌、病毒、真菌、原虫的致死性感染。部分患者可并发肿瘤，如 Kaposi 肉瘤和恶性淋巴瘤。一旦发病，病死率极高。

考点：AIDS 的临床表现

（三）临床表现

HIV 感染人体后到 AIDS 发病，潜伏期长，可长达 10 年。临床上 HIV 感染过程可分四个时期：

1. 急性感染期（Ⅰ期） HIV 感染人体初期，引起病毒血症。患者可出现发热、头痛、乏力、淋巴结肿大等，一般经过 2～3 周，症状自行消失，进入无症状潜伏期。此期可有或无临床症状。感染后 2～6 周，血清 HIV 抗体可呈阳性反应。

2. 无症状潜伏期（Ⅱ期） 可历经 2～10 年或更长时间，患者一般无临床症状。感染者血中可检出 HIV 及 HIV 抗体。

3. 持续性全身淋巴结肿大期（Ⅲ期） 随着 HIV 的大量复制，随着 $CD4^+$T 细胞数量的减少，机体的免疫系统进行性损伤，抗感染能力下降，各种症状开始出现，如低热、盗汗、倦怠、慢性腹泻等症状，全身出现持续性淋巴结肿大，淋巴结质地柔韧，无压痛，能自由活动。随着病情发展症状逐步加重。

4. 艾滋病期（Ⅳ期） 此期从患者血中能稳定检出高水平的 HIV。患者血中 $CD4^+$T 细胞数量的显著减少，引起严重免疫缺陷。一些对正常机体无明显致病作用的病毒、细菌、真菌和原虫等常会造成艾滋病患者的致死性感染。因此艾滋病的主要临床表现特征是发生机会性感染和恶性肿瘤。机会性感染，如弓形体、结核杆菌、巨细胞病毒、隐孢子虫等引起的肺炎、肠炎等，其中以卡氏肺孢子虫肺炎最为常见，它是引起艾滋病患者的主要死亡原因；继发肿瘤，最多见为卡波西肉瘤及恶性淋巴瘤；此外，还可出现神经系统病变，约有 60% 艾滋病患者可表现为头痛、癫痫、下肢瘫痪、进行性痴呆等。大多数患者在发病后的 1～3 年内死亡。

（四）免疫性

机体感染 HIV 后，可产生特异性细胞免疫和体液免疫应答，感染细胞内病毒的清除主要依靠机体的细胞免疫应答。细胞免疫应答可限制病毒感染，但不能彻底清除体内的病毒，并随疾病进展而下降。大多数机体可以产生的抗 HIV 多种抗体，其中包括抗 gp120 的中和抗体，发挥一定的保护作用，在急性感染期可以降低血清中的病毒抗原量，以及诱导的抗体依赖性细胞介导的细胞毒作用（ADCC）等。然而，由于 $CD4^+$T 细胞受到感染，功能丧失，继之 $CD8^+$T 细胞功能障碍；或因病毒抗原变异逃避免疫清除作用，使得免疫应答在阻止疾病进展方面变得无效。

三、微生物学检查

考点：HIV 感染的诊断依据

HIV 感染的检测一般用静脉穿刺收集血标本，用于血清抗体分析和病毒及其组分检测。目前确定 HIV 感染最简单的方法是检测体内有无 HIV 抗体。

（一）检测病毒抗体

常用酶联免疫吸附试验（ELISA）方法筛查 HIV 抗体阳性的感染者，阳性者必须进行确认试验。确认试验常采用特异性高的蛋白质印迹法（Western blot）及免疫荧光染色法，检测待检者血清中的 HIV 衣壳蛋白抗体（p24）和糖蛋白抗体（gp41、gp120）等，确认血清抗体的阳性结果。人在感染6～12周内即可在血液中检出 HIV 抗体。

（二）检测病毒及其组分

HIV 的分离标本多采用外周血单核细胞。将未感染者的外周血单核细胞与患者的单核细胞作混合培养，经7～14天培养后，可检测培养液中反转录酶活性或 p24 抗原。最明显细胞病变为融合细胞。多数 HIV 抗体阳性者的外周血单核细胞中均能检出 HIV。目前检测 HIV 感染最敏感的方法是 PCR 法检测 HIV 前病毒 DNA 序列或者用 RT-PCR 法检测 HIV 的 RNA。

四、防治原则

（一）预防措施

考点： AIDS 的防治措施

HIV 疫苗研制困难因而无有效的预防疫苗。目前主要预防措施如下。

1. 加强卫生宣教工作，了解 HIV 的传播途径等 AIDS 预防知识。
2. 建立全球和地区性 HIV 感染监测机构，加强国境检疫，及时掌握疫情。
3. 加强血液、血制品、捐献器官等的 HIV 检测与管理，严格筛选供血人员。
4. 杜绝吸毒、性滥交，阻断母婴传播。
5. 严格医疗器械的消毒灭菌，推广一次性注射器，防止医源性感染。

（二）药物治疗

对 HIV 感染的治疗，目前尚无特效药物。现用于治疗 AIDS 的药物主要有4类：反转录酶抑制剂、蛋白酶抑制剂（PI）、病毒入胞抑制剂、整合酶抑制剂（INSTI）。

为防止耐药性的产生，提高药物疗效，目前治疗 HIV 感染使用多种抗 HIV 药物的联合方案，称为高效抗反转录病毒治疗（highly active antiretroviral therapy，HAART），俗称"鸡尾酒"疗法。HAART 一般是联合应用2种核苷类药物+1种非核苷类药或蛋白酶抑制剂。HAART 能有效抑制 HIV 复制，控制病情发展，但尚不能治愈 AIDS。

第2节 人类嗜T细胞病毒▲

人类嗜T细胞病毒（human T lymphotropic viruses，HTLV）是20世纪80年代初期美国和日本学者在研究人类T淋巴细胞白血病时，分别从T细胞白血病和毛细胞白血病患者的外周血淋巴细胞培养分离出的人类反转录病毒，分 HTLV-Ⅰ型和 HTLV-Ⅱ型，HTLV-Ⅰ型和 HTLV-Ⅱ型基因组的同源性达50%。

一、生物学性状

HTLV 呈球形，直径约100nm。核心内含 RNA 基因组、反转录酶和 Gag 蛋白；外由20面体对称的衣壳包绕；最外层是病毒包膜，有糖蛋白刺突，包膜刺突糖蛋白 gp46 位于包膜表面，能与靶细胞表面的 CD4 分子结合，与病毒的感染、侵入有关。gp21 为跨膜蛋白。

二、致病性

HTLV-Ⅰ主要通过输血、注射、性接触等方式传播，亦可经胎盘、产道或哺乳等途径传播，引起成人T细胞白血病（ATL）的病原体，尚能引起热带下肢痉挛性瘫痪和B细胞淋巴瘤。HTLV 感染多无临床症状，经长期潜伏，约有1/20的感染者发生急性或慢性成人T细胞白血病，主要表现为白细胞增高、全身淋巴结和肝脾肿大、皮肤损伤等症状。HTLV-Ⅱ则引起毛细胞白血病。

HTLV-Ⅰ和HTLV-Ⅱ引起细胞恶变的机制尚未完全清楚。从HTLV感染$CD4^+$T细胞到形成白血病细胞克隆，需3～6周时间。受HTLV感染的T细胞除引起细胞增生、转化及恶变外，其正常免疫功能亦受影响，主要引起免疫缺陷和多克隆性B细胞激活。由HTLV-Ⅰ引起的成人T细胞白血病在日本西南部、加勒比海地区、南美洲东北部和非洲一些地区呈地方性流行；我国福建省的沿海县市有少数成人T细胞白血病病例。

三、微生物学检查和防治原则

HTLV-Ⅰ或HTLV-Ⅱ感染检查所用的病毒分离和抗体测定方法与检查HIV相似。应用免疫印迹法检测抗体可将HTLV-Ⅰ或HTLV-Ⅱ和HIV三种病毒的抗体相区别。

目前对HTLV感染尚无特异的预防措施，尚未研制出有效的抗HTLV疫苗。可采用反转录酶抑制剂和IFN-α等药物进行综合治疗。

目标检测

一、名词解释

1. 反转录病毒　2. AIDS

二、填空题

1. 反转录病毒是一类含有________酶的核酸类型是________型的病毒。
2. HIV是________的病原体，后者可缩写为________，又称________病。
3. AIDS的传染源是________与________，主要经________、________及________等途径传播。
4. 临床检测________抗体，作为诊断艾滋病感染的指标。

三、选择题

A_1型题（单句型最佳选择题）

1. 艾滋病的病原体是
   A. 人类嗜T细胞病毒
   B. 人类单纯疱疹病毒Ⅱ型
   C. 狂犬病病毒
   D. 人类免疫缺陷病毒
   E. EB病毒
2. 艾滋病的传染源是
   A. 猪　B. 犬
   C. 鼠　D. 吸血昆虫
   E. 患者、HIV感染者
3. 艾滋病的英文缩写是
   A. ARDS　B. AIDS
   C. HIV　D. HBV
   E. ADCC
4. HIV的传播途径中，不正确的是
   A. 性行为
   B. 药瘾者共用污染HIV的注射器
   C. 垂直传播
   D. 输血和器官移植
   E. 日常生活的一般接触
5. 下列哪种行为可能传播HIV
   A. 与艾滋病患者共用卫生间
   B. 患艾滋病的母亲哺乳婴儿
   C. 共同进餐
   D. 与艾滋病患者拥抱与握手
   E. 与艾滋病患者同一游泳池
6. HIV侵入人体后，主要侵犯体内哪种免疫细胞
   A. 中性粒细胞
   B. 辅助性T淋巴细胞
   C. 抑制性T淋巴细胞
   D. 单核细胞
   E. 巨噬细胞
7. 引起艾滋病患者肺部感染的最常见的病原体是
   A. 肺炎双球菌　B. 葡萄球菌
   C. 链球菌　D. 肺孢子虫
   E. 肺囊虫
8. 抗HIV的首选药物是
   A. 干扰素　B. 白细胞介素-Ⅱ
   C. 利巴韦林　D. 叠氮胸苷
   E. 双脱氧肌苷
9. 关于艾滋病的预防主要措施中，目前没有实现的是
   A. 加强宣传，普及预防知识
   B. 取缔暗娼，吸毒

C. 接种 HIV 疫苗
D. 加强国境检疫
E. 加强对输血员、血制品的严格检测

A_2 型题(病历摘要型最佳选择题)

10. 患者,男性,35 岁,同性恋者,间歇发热、腹泻已 2 个月,多处浅表淋巴结肿大,目前最需要做的检查是
A. X 线摄片检查
B. 粪常规+培养
C. HIV 抗体(初筛试验)
D. $CD4^+$ T 淋巴细胞计数
E. 活体组织检查

11. 某患者感染 HIV 后并发卡氏肺孢子感染及卡波西肉瘤,此时属于艾滋病的哪一期
A. 潜伏期
B. 急性期
C. 无症状期
D. 持续性全身淋巴结病期
E. 艾滋病期

12. HIV 感染的孕妇,25 岁,已妊娠 14 周,防止母婴传播的最好方法是
A. 注射抗-HIV 免疫球蛋白
B. 口服齐多夫定
C. 口服奈韦拉平
D. 立即终止妊娠
E. 注射抗-HIV 疫苗

A_3 型题(病例串式选择题)

13,14 题共用题干

患者,男性,48 岁,销售员。近 2 周来乏力、低热、咳嗽、食欲差且体重下降、全身不适,有不洁性生活史。护理体检:T37.3℃,颌下及腋下淋巴结多个肿大,质软,无压痛,无黏连。

13. 应首先做哪项检查
A. $CD4^+$T 淋巴细胞和总淋巴细胞计数
B. B 超检查
C. CT 检查
D. 结核菌素试验
E. 抗 HIV 检测

14. 该患者患下列哪种疾病的可能性最大
A. 肺结核
B. 淋巴结核
C. 结节病
D. 获得性免疫缺陷综合征
E. 流行性斑疹伤寒

四、简答题

1. 说出艾滋病的传染源与传播方式有哪些?如何预防艾滋病?
2. HIV 引起的艾滋病有何临床特点?

(吴华英)

第 21 章 疱疹病毒

疱疹病毒（herpes virus）是指一大类中等大小、结构相似、有包膜的 DNA 型病毒。广泛分布在哺乳类和鸟类等动物，现发现 100 种以上，其中与人类疱疹有关的病毒，称为人类疱疹病毒（human herpes virus，HHV）。引起人类疾病的疱疹病毒有 8 型，即单纯疱疹病毒Ⅰ型、单纯疱疹病毒Ⅱ型、水痘-带状疱疹病毒、巨细胞病毒、EB 病毒、人疱疹病毒 6 型、人疱疹病毒 7 型、人疱疹病毒 8 型。根据其生物学特性分为 α、β、γ 三个亚科。常见人类疱疹病毒及其所致疾病见表 21-1。

表 21-1　常见人类疱疹病毒及其所致疾病

病毒名称	缩写	所属亚科	所致主要疾病
单纯疱疹病毒Ⅰ型	HHV-1　HSV-1	α	黏膜、皮肤损伤（齿龈炎、咽炎、唇疱疹、角膜结膜炎）、疱疹性脑炎、脑膜炎
单纯疱疹病毒Ⅱ型	HHV-2　HSV-2	α	生殖器疱疹、新生儿疱疹、宫颈癌
水痘-带状疱疹病毒	HHV-3　VZV	α	水痘、带状疱疹
EB 病毒	HHV-4　EBV	γ	传染性单细核胞增多症（异嗜性抗体阴性）、淋巴细胞增生性疾病、鼻咽癌、Burkitt 淋巴瘤
巨细胞病毒	HHV-5　CMV	β	巨细胞病毒感染、输血后单核细胞增多症、小儿围生期感染、肝炎、间质性肺炎
人类疱疹病毒 6 型	HHV-6	β	幼儿急疹
人类疱疹病毒 7 型	HHV-7	β	未确定
人类疱疹病毒 8 型	HHV-8	γ	Kaposi 肉瘤

考点：HHV 的共同特性

HHV 具有以下共同特性。

1. 形态结构　呈球形，核衣壳为 20 面立体对称型，核心由双股线形 DNA 组成。核衣壳周围有一层厚薄不等的非对称被膜，最外层有包膜，其表面有糖蛋白组成的刺突。病毒直径为 120～200nm（图 21-1）。

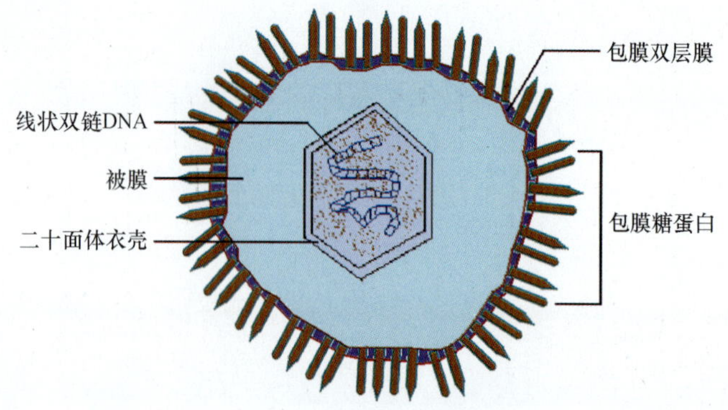

图 21-1　疱疹病毒结构模式图

2. 培养特性　除EBV、HHV-8外，均能在人二倍细胞核内复制增殖，产生明显的细胞病变(cytopathic effect，CPE)，核内出现嗜酸性包涵体。病毒可通过细胞间直接扩散，导致病变的发展。EBV、HHV-8等需在人或灵长类淋巴细胞内培养。

3. 感染特点　病毒感染宿主细胞后，可引起多种感染类型：增殖性感染，病毒大量增殖，并破坏宿主细胞；潜伏感染，病毒不增殖，也不破坏宿主细胞，与宿主细胞处于暂时平衡状态，病毒基因组的表达受到抑制，一旦被激活，可转化为增殖性感染；整合感染，病毒基因组的一部分整合到宿主细胞DNA中，导致细胞转化，这种作用与某些疱疹病毒的致癌机制有密切关系；先天性感染，病毒经胎盘由母体感染胎儿，可致先天畸形。潜伏感染是疱疹病毒的突出特点。

第1节　单纯疱疹病毒

单纯疱疹病毒(herpes simplex virus，HSV)是疱疹病毒的典型代表，因临床感染急性期在皮肤或黏膜交界处发生簇集性水疱即单纯疱疹(herpes simplex)而得名，中医称热疮。本病可有自限性，但可反复发作。

一、生物学性状

(一) 形态结构与分型

HSV呈球形，直径为120～150nm，由核心、衣壳、包膜组成。核心是双股线状DNA，衣壳为20面体立体对称型。包膜上有脂质、蛋白质等成分。

HSV有HSV-1和HSV-2两种血清型，两型病毒的DNA有50%同源性。

(二) 培养特性

HSV宿主范围广泛，可在多种细胞中增殖，最常用原代兔肾、人胚肺，人胚肾、人羊膜等细胞培养。病毒感染细胞后，细胞病变发展迅速，表现为细胞肿胀、变圆和产生嗜酸性核内包涵体。常用的实验动物有家兔、豚鼠、小鼠等。

(三) 抵抗力

HSV抵抗力较弱，对脂溶剂、去污剂等多种消毒剂敏感。

二、致病性与免疫性

(一) 致病性

考点：HSV的传染源、传播途径、临床表现

人是HSV唯一的自然宿主。人群对HSV普遍易感，患者和健康病毒携带者为传染源。病毒常存在于疱疹病灶或健康人唾液中，主要通过密切接触和性接触传播，病毒经呼吸道、生殖器黏膜及破损皮肤、眼结膜等侵入体内；也可通过垂直传播感染胎儿或新生儿。多数感染的细胞表现为溶细胞感染，典型的皮肤损伤为水疱(图21-2)，神经细胞则表现为潜伏感染。人感染HSV后大多症状不明显，可表现为原发感染、潜伏感染及先天性感染。

1. 原发感染　主要临床表现为黏膜与皮肤的局部疱疹。多见于6个月～2岁的婴幼儿，其中大多数为隐性感染。HSV-1常局限在口咽部，常引起疱疹性齿龈口腔炎，在唇、牙龈、咽颊部黏膜等处产生成群针头大小的疱疹；还可引起疱疹性角膜、结膜炎，皮肤疱疹性湿疹，疱疹性甲沟炎或疱疹性脑炎；前者若反复发作，有失明的危险。HSV-2的原发感染可经性接触引起生殖器疱疹。约80%的原发性生殖器疱疹由HSV-2所致，少数由HSV-1所致。

2. 潜伏感染　HSV原发感染后，机体可迅速产生特异性免疫，将大部分病毒清除；少数未被清除的病毒则可在神经细胞内长期潜伏，与机体处于相对抗衡状态。HSV-1潜伏于三叉

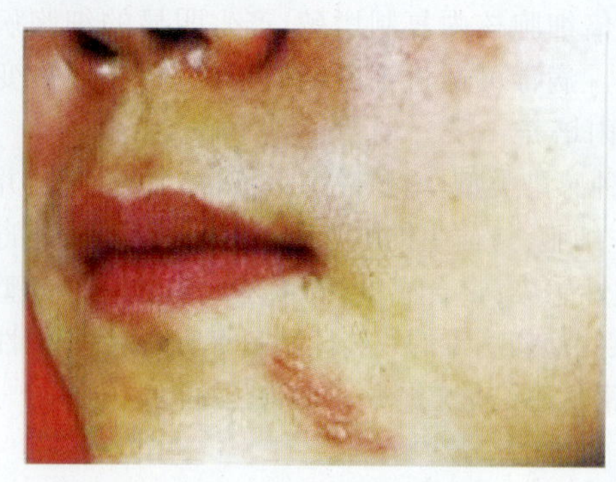

图 21-2　单纯疱疹

神经节和颈上神经节；HSV-2 潜伏于骶神经节。当机体原有的平衡关系破坏，如发热、寒冷、月经、日晒、情绪紧张或某些细菌、病毒等感染或使用肾上腺皮质激素等非特异性刺激时，潜伏的病毒可重新被激活而大量增殖，经神经轴突、轴索下行至感觉神经末梢支配的上皮细胞内继续增殖，引起局部疱疹的复发。

HSV 再次复发多见于成年人，皮肤损伤好发于口周、唇缘及鼻孔等皮肤黏膜交界处，复发往往是在同一部位，如原发性疾病是龈口炎，则复发也往往在同一部位出现唇疱疹。

3. 先天性感染及新生儿感染　孕妇因 HSV-1 原发感染或潜伏感染的病毒被激活，HSV 可通过垂直感染胎儿，影响胎儿的正常发育，从而导致胎儿畸形、智力低下、死胎、流产等；孕妇生殖器有疱疹病损者，分娩时 HSV-2 传给新生儿发生新生儿疱疹感染。

研究表明，单纯疱疹病毒Ⅱ型（HSV-2）感染与宫颈癌的发生有密切的关系。

（二）免疫性

机体对抗 HSV 感染的免疫，以细胞免疫为主。HSV 原发感染后约 1 周，血中即可出现中和抗体，于 3～4 周达高峰，在体内可持续存在多年，能中和游离病毒，对阻止病毒的体内播散有一定作用，但不能清除潜伏神经节里的病毒，不能阻止复发。特异性细胞免疫则可通过破坏受病毒感染的宿主细胞，以清除宿主细胞内的病毒，却不能破坏有病毒潜伏的神经节细胞，故无法清除在体内的潜伏病毒，当机体抵抗力降低时易复发。

三、微生物学检查

（一）病毒的分离与鉴定

HSV 较易分离培养。采取疱液、唾液、角膜拭子或刮取物、阴道棉拭子等标本，接种于兔肾、人胚肾等易感细胞内培养，一般培养 2～3 天后，即可出现细胞肿胀、变圆、相互融合等细胞病变特征，据此可初步判定。再用 DNA 限制性内切酶图谱分析法或单克隆抗体间接免疫荧光染色法等进行鉴定或分型。

（二）血清学试验及快速诊断

可用电镜直接检查水疱液中的病毒颗粒，还可用核酸杂交或 PCR 方法检测标本中的 HSV 病毒核酸，或用免疫荧光、免疫酶染色等免疫标记技术（如 IFA、ELISA）检测细胞内特异性抗原和血清中的抗体。检测特异性抗原、抗体（IgM）和 HSV 核酸以作出快速诊断，以便及时用药治疗，特别是对疱疹性脑炎和疱疹性角膜炎患者尤为重要。

四、防 治 原 则

目前控制 HSV 感染尚无特异性预防及防止复发方法。治疗原则是缩短病程、抗病毒、防止继发感染、减少复发。

（一）一般预防

注意休息与饮食，避免同患者接触，防寒，加强体育锻炼，提高机体抵抗力。如孕妇围生期产道有 HSV-2 感染，可进行剖宫产或新生儿注射丙种球蛋白作人工被动免疫紧急预防。HSV 亚单位疫苗和核酸疫苗正在研制中。

（二）治疗

用5-碘脱氧尿嘧啶核苷（疱疹净）、阿糖胞苷（Ara-A）等治疗疱疹性角膜炎有较好疗效。无环鸟苷（acyclovir，ACV）及其衍生物脱氧鸟苷（VACV）可选择地抑HSV的复制。保持局部创面的干燥与清洁，不能搔抓，以免继发感染。可酌情选用3%阿昔洛韦霜、0.5%酞丁胺搽剂等、2%甲紫溶液、3%新霉素软膏等外用。

第2节 水痘-带状疱疹病毒

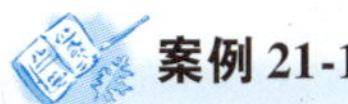
案例21-1

患儿，男性，6岁，发热1天后，出现皮疹，有斑丘疹、水疱疹，躯干多见，四肢末端稀少，分布呈向心性，为红色斑丘疹，数小时后部分变成小水疱，痒感重。

问题：1. 临床诊断考虑为何种疾病？

2. 如果发生潜伏感染，则成年后可能导致何种疾病？

水痘-带状疱疹病毒（Varicella-Zoster virus，VZV）是水痘和带状疱疹的病原体，人群普遍易感。儿童初次感染时引起水痘，恢复后病毒潜伏在体内；少数人在青春期或成年后复发而表现为带状疱疹，故称为水痘-带状疱疹病毒，中医称缠腰火丹。

一、生物学性状

VZV与HSV同归类于α疱疹病毒亚科，故其生物学特性与HSV基本相似，血清型稳定，只有一个血清型。VZV可在人或猴成纤维细胞中增殖，并缓慢地引起局灶性细胞病变，受感染的细胞可产生嗜酸性核内包涵体和形成多核巨细胞，具有鉴别意义。与HSV相比，其细胞分离培养更困难，产生的细胞病变较为局限。

二、致病性与免疫性

（一）致病性

考点：VZV传染源及传播途径

人是VZV的唯一自然宿主，皮肤是VZV的主要靶细胞。患者为主要传染源，本病毒借飞沫经呼吸道黏膜或接触侵入人体，春秋季节多发。

考点：VZV所致疾病及临床表现

1. 水痘（原发感染） 儿童初次感染后，约经2周潜伏期，形成病毒血症，发生隐性感染或水痘。全身皮肤出现斑丘疹、水疱疹，可发展为脓疱疹。皮疹分布呈向心性，分批出现，同一部位可见不同性状皮疹，躯干比面部及四肢多。皮疹水痘一般病情较轻，偶有并发病毒性脑炎或肺炎；但细胞免疫缺陷等的儿童可表现为重症，可危及生命。成人首次感染发生水痘罕见，但症状较严重，多并发肺炎，病死率达10%～40%。孕妇患水痘的表现亦较严重，可经胎盘传递给胎儿，引起胎儿畸形、流产或死产。

考点：VZV的潜伏部位

2. 带状疱疹（复发性感染） 儿童期患水痘后，未被清除的病毒潜伏于脊髓后根神经节或颅神经的感觉神经节中，成年以后，当机体细胞免疫功能下降、受到外伤等有害因素刺激，潜伏的病毒被激活，沿神经轴突到达所支配的皮肤细胞内增殖，引起复发。由于疱疹沿感觉神经支配的皮肤分布，串联成带状，故称带状疱疹（图21-3）。由于

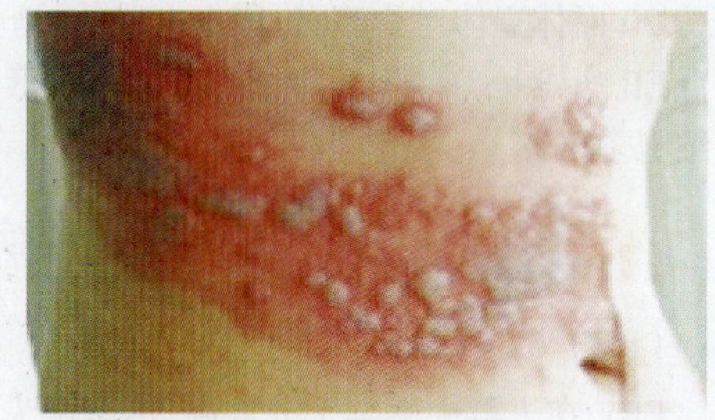
图21-3 带状疱疹

感觉神经受到刺激,发病1～4周内局部痛觉异常敏感,神经痛是本病的重要特征之一。

(二) 免疫性

儿童患水痘后,机体可产生牢固持久的特异性细胞免疫和体液免疫,极少再患水痘;但因体内所产生的病毒中和抗体不能有效地清除潜伏在神经节中的病毒,故不能阻止带状疱疹的发生。

三、微生物学检查

水痘和带状疱疹的临床表现典型,一般不需要实验室检测即可诊断。必要时可从疱疹基底部标本、皮肤刮取物涂片染色,检查受染细胞核内嗜酸性包涵体;亦可用电镜直接镜检水痘液标本中的病毒颗粒,或单克隆抗体免疫荧光法检查VZV抗原,有助于快速诊断。

考点:水痘和带状疱疹的防治原则

四、防治原则

本病应以止痛、抗病毒、消炎、防止感染、缩短病程为防治原则。

(一) 一般防治

发病期间患者应注意休息与饮食、防止受寒。病变局部应保持干燥,不要搔抓,以免继发感染。用VZV减毒活疫苗,对1岁以上未患过水痘的儿童和成人免疫接种,可以有效地预防水痘感染和流行。也可应用含特异性抗体的人免疫球蛋白紧急预防VZV感染,有一定效果。

(二) 治疗

根据病情不同采用退热、止痛、镇静等相应的对症处理,防止并发症的发生。局部治疗与HSV相似,可选用3%阿昔洛韦霜、0.5%酞丁胺搽剂、1%～2%甲紫溶液、炉甘石洗剂等,有局部感染尤其要注意保护,采用红外线照射等物理方法可缓解疼痛,缩短病程。临床使用无环鸟苷、阿糖腺苷、阿昔洛韦,可限制水痘和带状疱疹的发展和缓解局部症状,也可配合使用转移因子及大剂量干扰素等免疫调节制剂。重症带状疱疹的老年患者,在排除禁忌证后可尽早使用小剂量糖皮质激素。有合并感染时,应及时给予抗生素。

第3节 EB 病 毒

EB病毒(Epstein-Barr virus,EBV)是引起传染性单核细胞增多症和某些淋巴细胞增生性疾病的病原体,还与鼻咽癌及Burkitt淋巴瘤有关。由Epstein和Barr于1964年最先从非洲儿童的恶性淋巴瘤体外培养的淋巴瘤细胞系中发现,并命名为EB病毒,归类于疱疹病毒科的嗜淋巴病毒属。

一、生物学性状

EB病毒呈球形,直径为150～180nm,由核心、衣壳、包膜组成。核心为双股线状DNA;衣壳为20面体立体对称型;包膜上有脂质、糖蛋白等成分。

EB病毒是一种嗜B细胞的人疱疹病毒,主要侵犯B细胞,只能在人类与某些灵长类动物B细胞系培养。

二、致病性与免疫性

(一) 致病性

考点:EBV的传染源、传播途径

EBV在人群中感染十分普遍,传染源为患者和隐性感染者。主要经唾液传播,偶见经输血传播。我国3～5岁儿童的EBV相关抗体的阳性率达90%以上,多为隐性感染。病毒对鼻咽部黏膜细胞有特殊亲嗜性,也可感染上皮细胞。感染后病毒可能先侵犯口咽部,后进入血循环导致全身性 EBV 感染。EBV 感染 B 细胞后多数导致潜伏感染,极少数可发生恶性转化。

由 EBV 感染所致疾病及与 EBV 感染有关的疾病主要有以下三种。

考点:EBV 感染所致疾病

1. 传染性单核细胞增多症 是一种急性全身淋巴细胞增生性疾病,在青春期初次感染较大剂量的 EBV 者可发病。典型的临床表现为发热、咽炎、淋巴结炎、脾肿大、肝功能紊乱以及外周血单核细胞和异型淋巴细胞显著增多。急性患者口腔黏膜上皮细胞病毒大量增殖,由唾液排出的病毒可持续 6 个月之久。预后一般较好,但免疫功能低下者病死率高。

2. 非洲儿童恶性淋巴瘤(Burkitt's lymphoma,BL) 发生在非洲中部、新几内亚、南美洲某些热带雨林地区,呈地方性流行。多见于 6 岁左右儿童,好发于颜面、腭部。儿童在发生前,已受到 EBV 感染,所有 BL 患儿血清中都含有 EBV 抗体,其中 80% 以上的 EBV 抗体均高于正常儿童,因而多数学者认为 EBV 与 BL 发生密切有关。

3. 鼻咽癌 多发生于东南亚、北非等地,我国广东、广西、福建、湖南、江西、浙江和台湾等省为鼻咽癌高发区,其中以广东省发病率最高,40 岁以上中老年多发。EBV 与鼻咽癌的关系十分密切,其主要依据是:从鼻咽癌活检组织中可检出 EBV 的 DNA 及 EBV 核抗原;鼻咽癌患者血清中 EBV 相关抗原的抗体效价高于正常人,有些患者在鼻咽黏膜发生病变前已可检出这些抗体;鼻咽癌患者经治疗病情好转,这些抗体滴度也随之下降。

4. 淋巴组织增生性疾病 在免疫缺损患者中,易发 EBV 诱发的淋巴组织增生性疾病。1%~10% 的移植患者会发生淋巴组织增生性疾病,如恶性单克隆 B 淋巴细胞瘤。

(二) 免疫性

人群对 EBV 极为易感,感染者血清中出现的中和抗体和细胞免疫,能阻止外源性病毒再感染,但无法完全清除体内 EBV。病毒以非增殖或低度增殖形式长期潜伏于人体少数 B 淋巴细胞中,与宿主保持相对平衡状态,呈现潜伏感染。当机体免疫功能低下时,潜伏在体内的 EBV 被激活可导致再发感染。

三、微生物学检查

EBV 难以分离培养,故一般用血清学方法以辅助诊断。也可用原位核酸杂交法检查标本中淋巴细胞或上皮细胞中 EBV-DNA,或用抗体免疫荧光法检查可疑宿主细胞内的 EBV 核抗原(EBNA),以确定细胞是否受染。

四、防治原则

用于预防 EBV 感染的疫苗正在研制中。对 EBV 感染尚无疗效较好的药物,一般采用对症治疗。

第4节 巨细胞病毒

巨细胞病毒(cytomegalovirus,CMV)亦称细胞包涵体病毒,因受感染的细胞肿大并有巨大的核内包涵体而得名。

一、生物学性状

CMV 具有典型的疱疹病毒的形态及基因结构,与 HSV 极为相似。受染的宿主细胞可释放出三种形态结构不同的相关颗粒:典型病毒颗粒、致密颗粒和包膜颗粒;其中致密颗粒和包膜颗粒无感染性。

考点:CMV 的包涵体特点

CMV是一类具有严格种属特异性、广泛分布在自然界的病毒，其感染的宿主范围和细胞范围均狭窄，即人CMV只能感染人，细胞培养时只能在人的成纤维细胞中增殖。病毒在细胞培养中增殖缓慢，复制周期长，初次分离时需36～48h才能出现细胞病变，其特点是细胞变圆、肿大、核变大、核内出现周围绕有一轮晕的大型嗜酸性包涵体，如"猫头鹰眼"状，形成巨大细胞。

二、致病性与免疫性

考点：CMV传染源、传播途径

（一）致病性

人是CMV的唯一宿主，人群感染极为普遍。传染源是患者及无症状病毒携带者。60%～90%的成人有CMV抗体，但多数人长期携带病毒成为隐性感染或潜伏感染，当机体抵抗力降低时，发生显性感染。病毒潜伏在唾液腺、乳腺、肾脏、白细胞及其他腺体等部位，可长期或间歇地随尿、唾液、泪液、乳汁、精液、宫颈及阴道分泌物中排出，经接吻、性交等密切接触，产道、胎盘、哺乳等垂直感染，输血和器官移植等途径传播。其临床症状差别很大。

1. 先天性感染　CMV是引起先天性病毒感染中最为常见的病原体之一，也是引起先天畸形主要病毒之一，由其所致的先天性畸形远多于风疹病毒。在妊娠母体发生原发性或复发性感染时，约0.5%～2.5%个体可发生CMV通过胎盘侵袭胎儿，引起子宫内感染，其中5%～10%导致显性症状，临床表现为黄疸、肝脾肿大、血小板减少性紫癜、溶血性贫血及不同程度的神经系统损害，如小脑畸形、智力低下、耳聋、脉络膜视网膜炎、视神经萎缩等，重者可导致流产或死产。

2. 围生期感染　指新生儿在母体分娩时经产道感染，或出生后数周由母体的病毒（尿或乳汁中的病毒）或护理人员排出病毒所引起的感染。多数新生儿临床症状轻微或无临床症状。如有临床症状可表现为轻度或明显的呼吸障碍、肝功能损害，通常全身症状轻，无神经损伤。

3. 免疫功能低下者感染　当机体免疫功能低下时，如器官移植、AIDS、白血病、淋巴瘤等患者，或长期用免疫抑制剂治疗时，可致使体内潜伏的CMV被激活，而易发生肺炎、视网膜炎、食管炎、结肠炎和脑膜脑炎。

4. 细胞转化与致癌潜能　近年在宫颈癌、结肠癌、Kaposi肉瘤及前列腺癌等肿瘤患者组织中也检出CMV的DNA序列，提示CMV可能具有致癌潜能。

（二）免疫性

人群对CMV普遍易染，机体对CMV的抵抗力主要来自感染后产生的获得性免疫。本病毒虽能诱导产生特异性IgM、IgG、IgA抗体，但不能有效地抵抗其感染。机体的细胞免疫是主要的免疫方式，巨噬细胞的吞噬作用，也可以抑制CMV感染的发生、发展。

三、微生物学检查

将患者尿液、唾液、肝活检组织、白细胞、阴道分泌物等标本按常规处理后，接种于人胚成纤维细胞，培养4～6周，出现典型细胞病变时，用姬姆萨染色法染色镜检，观察巨大细胞及核内典型包涵体，此方法简便但阳性率低。用标记DNA探针核酸杂交法及CMV特异的PCR法检测CMV的DNA。该法具有快速、敏感、准确的特点，阳性率高。应用ELISA法检测CMV的IgM抗体，可帮助诊断CMV的近期感染，若从新生儿血清中检测出CMV的IgM抗体，表示胎儿在子宫内已有感染。

四、防治原则

本病应以防止感染为主要预防措施。若婴儿室发现患儿发生CMV感染时，应予隔离以防交叉感染；孕妇应避免接触CMV感染者。目前尚无有效的CMV疫苗。目前尚无特异性治疗用药。

目标检测

一、名词解释

“猫头鹰眼”状包涵体

二、填空题

1. 与人类感染有关的疱疹病毒主要是________、________、________和________。
2. 疱疹病毒形态呈________形，核酸类型为________，最外层有________，表面有________组成的刺突。
3. 单纯疱疹病毒可分为两种血清型，即________和________，前者可致________，后者则可导致________。
4. 单纯疱疹病毒的传染源有________和________，传播途径主要有________、________、________和________等多途径。
5. 水痘-带状疱疹病毒经________入侵，主要攻击的靶器官是________，儿童初次感染表现为________，潜伏多年后在成年时复发表现为________。
6. EB病毒主要经________传播，感染后主要引起________、________和________三种疾病。

三、选择题

A_1型题(单句型最佳选择题)

1. 疱疹病毒引起的唇疱疹复发多见，其潜伏期病毒存在部位是
   A. 三叉神经节　B. 复发部位
   C. 局部淋巴结　D. 骶神经节
   E. 肋间神经
2. 带状疱疹病毒潜伏感染与下列哪个疾病原发感染有关
   A. EBV感染　B. CMV感染
   C. 流行性感冒　D. 水痘
   E. 风疹
3. 水痘的传染源是
   A. 患者　B. 带菌者
   C. 隐性感染者　D. 病原携带者
   E. 受感染的动物
4. 关于水痘的叙述，以下哪项不正确
   A. 水痘是由水痘-带状疱疹病毒引起的疾病
   B. 以全身出现水疱疹为特征
   C. 感染水痘后一般可持久免疫，但可发生带状疱疹
   D. 水痘只通过飞沫传染
   E. 四季可发病，以春秋季为高
5. 水痘的主要传播途径是
   A. 血液传播　B. 虫媒传播
   C. 飞沫传播　D. 消化道传播
   E. 密切接触传播
6. 水痘的主要治疗措施是
   A. 补充营养　B. 应用抗生素
   C. 对症治疗　D. 中药治疗
   E. 抗病毒治疗
7. 下列与鼻咽癌有关的病毒是
   A. EBV　B. VZV
   C. HSV-1　D. HSV-2
   E. CMV
8. 妊娠期感染后最容易导致胎儿畸形的是
   A. 麻疹病毒　B. 流感病毒
   C. 轮状病毒　D. CMV
   E. HIV

A_2型题(病历摘要型最佳选择题)

9. 患儿，男性，4岁，皮肤出现丘疹、水疱疹，有的水疱内含清亮液体，有的呈浊性液，还有的已破溃结痂。考虑患儿发生了
   A. 风疹　B. 水痘
   C. 麻疹　D. 猩红热
   E. 药物疹
10. 患儿，女性，2岁，诊断为水痘，在家隔离治疗，因皮疹痒，哭闹不安，护士给予家长正确指导是
    A. 局部涂2%碘酊
    B. 口局部涂液体石蜡
    C. 局部涂地塞米松霜
    D. 局部涂炉甘石洗剂
    E. 局部涂金霉素鱼肝油

四、简答题

1. 简述单纯疱疹病毒的常见种类及其主要致病性。
2. 概括人类疱疹病毒中哪些对胎儿危害较大，哪些与肿瘤的发生有密切关系？

（吴华英）

第 22 章 虫媒病毒与出血热病毒

第 1 节 虫 媒 病 毒

虫媒病毒(arbovirus)是一大群经吸血节肢动物(蚊、蜱等)叮咬易感的脊椎动物而传播的病毒,具有自然疫源性。对人类致病的虫媒病毒约有 100 种以上。在我国流行的虫媒病毒有流行性乙型脑炎病毒、登革热病毒、森林脑炎病毒等。近年发现在新疆、云南、贵州等地亦有人群有不同程度的辛德毕斯病毒、西方马脑炎病毒、罗斯河病毒和 Colti 病毒。

考点: 虫媒病毒的共同特征

虫媒病毒的共同特征:①病毒呈小球形,直径 40 ~ 70nm,核酸为单股正链 RNA,衣壳为 20 面体立体对称型,最外层为脂质包膜,其上有血凝素刺突;②抵抗力较弱,对热、脂溶剂、去氧胆酸钠敏感,在 pH3 ~ 5 条件下不稳定;③致病力强,引起的疾病潜伏期短、发病急、病情重;④节肢动物既是传播媒介,又是储存宿主,故所致疾病具有明显的季节性、地方性;⑤主要表现为发热、脑炎、出血热等。

一、流行性乙型脑炎病毒

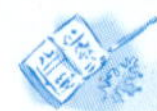
案例 22-1

患者,男性,8 岁,因"突起高热 3 天,昏迷、抽搐 1 天"于 8 月 3 日收治入院。查体:T39.5℃,P118 次/分,R38 次/分,节律不整,对光反射迟钝,肺部可闻及干、湿啰音,颈项强直(+)。

问题: 1. 该患者可能患何疾病?

2. 对于该疾病如何进行防治?

流行性乙型脑炎病毒(epidemic type B encephalitis virus)简称为乙脑病毒,通过蚊等吸血节肢动物传播,引起流行性乙型脑炎(epidemic encephalitis B),简称乙脑,流行于夏季,10 岁以下儿童多发,临床上以高热、意识障碍、惊厥、呼吸衰竭、脑膜刺激征等为特征,可留严重后遗症,重症患者病死率 10%。因 1935 年日本学者首先从患者脑组织中分离出该病毒,故又称为日本乙型脑炎病毒,简称日本脑炎病毒(Japanese encephalitis virus,JEV)。我国除新疆、西藏、青海外,全国各地均有病例发生。

(一) 生物学性状

考点: 乙脑病毒的主要生物学特性

1. 形态结构 乙脑病毒呈球形,核心为单股 RNA,有包膜,其表面有糖蛋白 E(即病毒的血凝素)和膜蛋白 M,乙脑病毒抗原性单一稳定,只有一个血清型。

2. 培养特性 乙脑病毒对乳小鼠易感,脑内接种该病毒后,多于 3 ~ 5 天发病,表现为神经系统兴奋性增高,肢体痉挛,进而麻痹、死亡。在地鼠肾、幼猪肾等原代细胞以及白蚊伊蚊传代细胞等中均能增殖,并导致明显的细胞病变。

3. 抵抗力 乙脑病毒抵抗力弱,对热、乙醚、丙酮等脂溶剂及常用消毒剂均敏感,56℃ 30min、100℃ 2min 均可灭活。低温下可长期保存,常用低温的 50% 甘油盐水保存该病毒。

（二）致病性与免疫性

1. 致病性　乙脑病毒的传染源主要为猪、牛、羊等家畜、家禽和各种鸟类，猪是最重要的传染源和中间宿主，特别是幼猪。在我国，乙脑病毒的主要传播媒介是三带喙库蚊。流行季节与传播媒介的孳生密度相关，南方在 6～7 月，北方在 8～9 月。乙脑患者和隐性感染者也可成为传染源，故乙脑病毒的传播方式为动物←→蚊←→人，而蚊既是乙脑病毒传播媒介又是重要的储存宿主。

考点：乙脑病毒的传染源、传播媒介与途径

人群对本病毒普遍易感，但多数表现为隐性感染或轻型感染，少数表现出中枢神经系统症状，导致乙型脑炎。乙脑病毒进入人体后，首先在局部的毛细血管内皮细胞及淋巴结增殖，释放少量病毒入血，形成第一次病毒血症；病毒随血流播散至肝、脾、淋巴组织内进一步增殖，并再次大量入血，形成第二次病毒血症，临床上表现为发热、头痛、寒战、全身不适等流感样症状。绝大多数感染者病情不再继续发展，成为顿挫感染，仅有极少数患者，病毒突破血脑屏障侵犯中枢神经系统，在脑组织神经细胞内增值，引起神经细胞变性、坏死、脑实质和脑膜炎症，出现中枢神经症状，表现为高热、头痛、意识障碍、抽搐和脑膜刺激征等，严重者可进一步发展为昏迷、呼吸衰竭或脑疝，呼吸衰竭是导致乙脑死亡的主要原因。病死率可高达 10%～30%，约 5%～20% 的幸存者留下后遗症，表现为痴呆、失语、瘫痪及精神障碍等。

考点：乙脑的临床表现

2. 免疫性　乙脑病后可获得牢固的免疫力。机体的非特异性免疫（如血脑屏障等）及特异性免疫（体液免疫与细胞免疫）在对抗乙脑病毒致病中发挥重要作用，因此人感染乙脑病毒后多表现为隐性感染或部分顿挫感染。

（三）微生物学检查

1. 病原检查　取患者病程初期血液、脑脊液可分离病毒，但阳性率低。将其接种到幼鼠脑内，再分离病毒阳性率可提高，但实际操作较困难。

2. 免疫检查　临床诊断一般采用血清学检测，查患者血清或脑脊液中特异性乙脑病毒抗体（IgM），早期快速诊断常用酶联免疫吸附试验（ELISA）和免疫荧光法，也可用血凝抑制试验、补体结合试验等常规方法。检测急性期和恢复期双份血清，若后者抗体效价较前者有 4 倍或 4 倍以上增高则可确诊为感染。

（四）防治原则

乙型脑炎病情重，危害大，目前无特异性治疗方法。预防乙型脑炎的关键措施包括疫苗接种、防蚊灭蚊和动物宿主管理。

考点：乙脑的特异性预防

1. 预防　防蚊灭蚊是预防乙型脑炎的有效措施。流行季节到来之前，对易感人群（9 个月～10 岁）进行乙脑疫苗（灭活疫苗和减毒疫苗）接种，是预防乙脑流行的重要环节。1988 年我国成功研制地鼠肾细胞培养的乙脑减毒活疫苗，同期对流行区的猪接种疫苗，可降低猪和人发病率。对乙脑患者则应进行隔离。

2. 治疗　目前对乙脑无特异性治疗方法。我国采用中西医结合治疗法，使用白虎汤等中医验方，对减轻乙脑的病情有一定效果。

二、登革病毒与森林脑炎病毒

登革病毒、森林脑炎病毒的主要特性见表 22-1。

表 22-1　登革病毒与森林脑炎病毒的主要特性

主要特性	登革病毒	森林脑炎病毒
核酸	单股正链 RNA	单股正链 RNA
血清型	4 个	1 个

续表

主要特性	登革病毒	森林脑炎病毒
传播媒介	伊蚊	硬蜱
主要传染源	患者和隐性感染者	野生啮齿动物及鸟类
流行季节	夏季	春季
主要流行区	热带、亚热带,我国广东、海南、广西等地	俄罗斯东部、中欧、我国东北及西北某些地区
致病性	登革热	森林脑炎
临床表现	病毒在人→蚊之间传播,人感染病毒后,可出现发热、肌肉和关节酸痛、淋巴结肿胀等,当再次感染时可出现登革出血热、登革休克综合征	自然界由蜱在兽类和野鸟中传播,当蜱叮咬人时引起感染,出现高热、头痛、昏睡、外周神经弛缓性麻痹等症状
免疫性	病后免疫力弱,可再次感染	感染后可获得持久免疫力
预防原则	防蚊、灭蚊,登革病毒疫苗研制和试用尚未成功	灭蜱,防蜱叮咬,用灭活疫苗预防效果较好;减毒活疫苗正在研制中

第2节　出血热病毒▲

考点:出血热病毒的传播媒介

出血热病毒是一大群由节肢动物或啮齿类动物传播引起病毒性出血热的病原体。出血热(hemorrhagic fever)是以发热、皮肤黏膜出现瘀点瘀斑、脏器组织损伤和出血,血压降低和休克等一系列综合征为主要表现的一组疾病。出血热病毒归类于不同的病毒科,我国流行的主要有流行性出血热病毒、新疆出血热病毒和登革病毒等,见表22-2。

表22-2　人类主要出血热病毒

病毒	科别	病名	传播媒介	主要流行区
新疆出血热病毒	布尼亚病毒科	新疆出血热	蜱	中国新疆
汉坦病毒	布尼亚病毒科	流行性出血热	啮齿类动物	北欧、东欧
登革病毒	黄病毒科	登革出血热	蚊	东南亚、南美
黄热病病毒	黄病毒科	黄热病	蚊	非洲、南美
埃博拉病毒	丝状病毒科	埃博拉出血热	未定	非洲

一、汉坦病毒

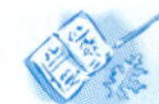
案例22-2

患者,男性,38岁,清洁工人,因发热、头痛、眼眶痛、腰痛5天,无尿2天,入院后经过利尿对症等处理未见好转,并出现烦躁不安,眼睑浮肿,脸潮红,脉洪大,体表静脉充盈,血压170/96mmHg,心率120次/分律齐。

问题:1. 该患者临床诊断考虑什么疾病?

2. 临床治疗原则是什么?

汉坦病毒(Hantaan virus)是流行性出血热(epidemic hemorrhagic fever,EHF)的病原体,系李镐汪等于1978年自韩国汉坦河附近流行性出血热疫区捕获的黑线姬鼠肺组织中分离成功。中国是流行性出血热疫情严重的国家,流行范围广、发病人数多、死亡率较高。

（一）生物学性状

1. 形态与结构　汉坦病毒呈球形、卵圆形或多形态，平均直径约为 100nm，核心为单负链 RNA，有长（L）、中（M）、短（S）三个片段，分别编码病毒的 RNA 多聚酶，包膜糖蛋白（G_1、G_2 蛋白）和核衣壳蛋白（NP）。病毒外层有包膜。

2. 培养特性与分类　病毒可在人肺传代细胞、地鼠肾等细胞中增殖。汉坦病毒因储存宿主的差异其抗原性也不相同，目前至少有 10 多种血清型，我国流行的主要是Ⅰ型（姬鼠型）、Ⅱ型（家鼠型或大鼠型）。

3. 抵抗力　病毒抵抗力弱，对酸、热、紫外线、脂溶剂、一般消毒剂敏感，56～60℃ 1h 被灭活。但在 4～20℃相对稳定，在室温下，在水和食物中 48h 仍具有传染性。

（二）致病性与免疫性

1. 致病性　汉坦病毒的传染源主要为啮齿类动物，我国主要有黑线姬鼠、褐家鼠、田鼠、野兔、猫、犬等。EHF 的发生与鼠类分布和活动有关，有明显的地区性和季节性，姬鼠型疫区 EHF 的流行高峰在 11～12 月，家鼠型疫区的在 3～5 月。病毒通过啮齿类动物唾液、尿、粪排出病毒，污染食物、水、土壤、空气等，人或动物经呼吸道、消化道或创伤接触等多途径而感染，约经 1～2 周潜伏期后，起病急，主要引起全身小血管和毛细血管广泛病变以及病毒所致的免疫病理损伤。患者临床上表现为发热、出血、低血压和蛋白尿等特征，并常有三痛（头痛、眼眶痛、腰痛）和三红（面、颈、上胸部潮红）及眼结膜充血等症状，病死率高达 10%。

考点：EHF 的传染源、传播途径、临床表现

2. 免疫性　人类对汉坦病毒普遍易感，感染后机体可产生特异性 IgM 与 IgG 抗体，故 EHF 病后免疫力持久。

（三）微生物学检查

采用血清学试验检测患者血清中病毒特异性 IgM 或 IgG 抗体，取患者双份血清，用间接免疫荧光法或 ELISA 法，单份血清 IgM 阳性或双份 IgG 抗体有 4 倍或 4 倍以上增高者均可确诊。应用 PCR 和核酸杂交技术测病毒 DNA 具有更高特异性和敏感性。

（四）防治原则

做好灭鼠、防鼠、灭虫、消毒、食品卫生、环境卫生、个人防护等工作。加强疫区疫情监测和调查，严格对患者隔离治疗。目前我国研制的纯化鼠脑灭活疫苗和细胞培养灭活疫苗，保护率可达 93%～97%。对 HFRS 应做到早发现、早休息、早治疗、就近治疗的原则，目前尚无特异性疗法，主要采用液体疗法为基础的综合治疗。

二、新疆出血热病毒

新疆出血热病毒是从我国新疆塔里木盆地出血热患者的血液、尸体的肝、脾、肾以及疫区捕获的硬蜱中分离得到的。

（一）生物学性状

新疆出血热病毒呈圆形或椭圆形，直径 90～120nm，病毒结构、培养特性和抵抗力等生物学性状与 EHF 病毒相似，但抗原性、传播途径和致病性不同。

（二）致病性与免疫性

新疆出血热为自然疫源性疾病，每年 4～5 月多发，具有严格的地区性和明显的季节性，与硬蜱的分布有关，主要发生在荒漠和牧场。羊、骆驼、牛、马等家畜及野鼠、野兔等野生啮齿动物是主要的储存宿主。硬蜱特别是亚洲璃眼蜱是该病毒的传播媒介，同时还是储存宿主，

病毒可经蜱卵传代。人被带病毒的蜱叮咬后，经5～7天潜伏期，急性发病，临床表现为发热、头痛、全身乏力、呕吐等中毒症状和皮肤黏膜有出血点为主要特征，严重患者有鼻出血、呕血、血尿、蛋白尿、休克，一般无肾病综合征。病后机体可产生多种抗体，获得持久免疫力。

（三）微生物学检查

实验室病原学诊断主要是病毒分离和应用ELISA、免疫荧光间接染色法测抗体。而中和抗体、补体结合抗体及血凝抑制抗体的检测常用于流行病学的调查。

（四）防治原则

主要预防措施是防止被硬蜱叮咬，切断传播途径；及时隔离治疗患者，控制动物类储存宿主传染源。我国已经研制成功新疆出血热疫苗（精制灭乳鼠脑疫苗），牧区试用表明该疫苗效果良好。

目标检测

一、名词解释

虫媒病毒

二、填空题

1. 虫媒病毒是一大类具有________的单正链________病毒，通过吸血的________传播。
2. 乙型脑炎病毒形态呈________形，核酸类型为________，表面有________，主要传染源是________，传播媒介是________，多发季节是________季。
3. 登革病毒的传播媒介是________，森林脑炎病毒的传播媒介是________，前者可致疾病称________，后者则可导致________。
4. 汉坦病毒的传染源主要是________动物，如________和________，传播途径主要有________、________、和________等多途径，引起的疾病称为________，该病具有明显的________和________特点。

三、选择题

A_1型题（单句型最佳选择题）

1. 乙型脑炎病毒最容易流行的季节是
   A. 春季　B. 夏秋季
   C. 秋季　D. 冬季
   E. 冬春季
2. 乙型脑炎病毒的主要传染源是
   A. 幼猪　B. 蚊
   C. 蝇　D. 蜱
   E. 螨
3. 乙型脑炎病毒的传播媒介主要是
   A. 幼猪　B. 三带喙库蚊
   C. 蝇　D. 蜱
   E. 螨
4. 关于汉坦病毒所致临床表现的叙述，以下哪项不正确
   A. 出血　B. 发热
   C. 免疫功能受损　D. 皮肤黏膜损伤
   E. 肾脏损伤
5. 感染乙脑病毒后，人群中以哪种表现最常见
   A. 显性感染　B. 潜在性感染
   C. 隐性感染　D. 病原携带者状态
   E. 以上均不是

A_2型题（病历摘要型最佳选择题）

6. 患者，男性，30岁，农民，主因“发热3天，伴全身肌肉酸痛、头痛、腰痛”于当年1月23日以“流行性出血热”收入当地县医院。之后进行的处理措施正确的是
   A. 就地诊治
   B. 立即转入当地传染病医院诊治
   C. 立即转入当地条件较好的医院诊治
   D. 立即给予免疫抑制剂
   E. 帮助患者积极寻找肾源换肾
7. 患者，男性，7岁，诊断为流行性乙型脑炎，护士发现患儿出现反复抽搐，意识不清，伴高热、呼吸衰竭，该护士应考虑引起乙脑致死的原因是
   A. 反复抽搐　B. 意识障碍
   C. 高热　D. 呼吸衰竭
   E. 脑疝

四、简答题

叙述乙型脑炎病毒的主要生物学性状、致病性与防治原则。

（吴华英）

第 23 章　其他病毒与朊粒

第 1 节　狂犬病病毒

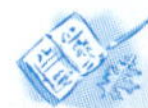

案例 23-1

患者，男性，28 岁，3 天前低热、烦躁，对风、声、光等刺激敏感，不能进食，不能饮水，听到水声即可出现咽肌的强烈痉挛，并伴有右上肢麻木感，有曾经被狗咬伤史。查体：体温 39℃，脉搏 100 次/分，神志清楚，声音嘶哑，流涎。

问题：1. 该患者最可能的临床诊断是什么疾病？

2. 人被狗咬伤后针对该疾病的预防措施是什么？

狂犬病病毒(rabies virus)是弹状病毒科、狂犬病毒属的嗜神经性病毒，是狂犬病的病原体。狂犬病为人畜共患传染病，其死亡率极高，是一种对人体健康危害较大的致死性传染病。

一、生物学性状

考点：狂犬病病毒的主要生物学特性

（一）形态与结构

狂犬病病毒形态似子弹头状，大小约 75nm×180nm。狂犬病病毒由包膜和核衣壳组成，脂蛋白包膜其表面有许多糖蛋白刺突，与病毒的感染性和毒力相关。核衣壳呈螺旋对称型，由单负链 RNA 和核蛋白、多聚酶蛋白组成(图 23-1)。

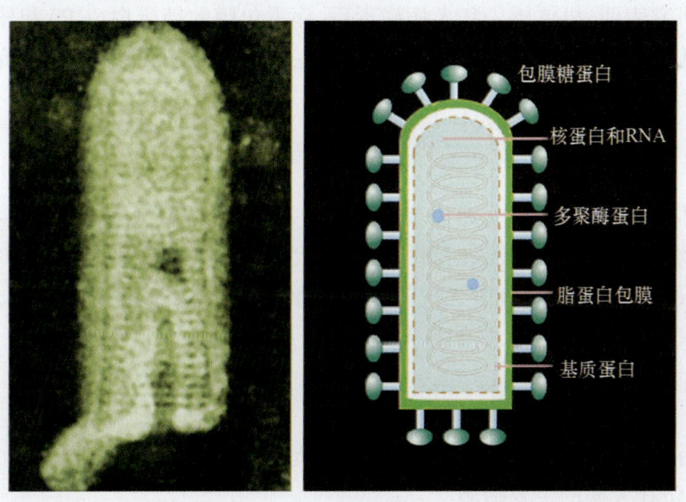

图 23-1　狂犬病病毒的形态与结构

（二）培养特性

狂犬病病毒在易感动物或人的中枢神经细胞(以大脑海马回的锥体细胞为主)胞质内增殖时，形成嗜酸性、圆形或椭圆形的包涵体，称为内基小体，具有诊断价值(图 23-2)。

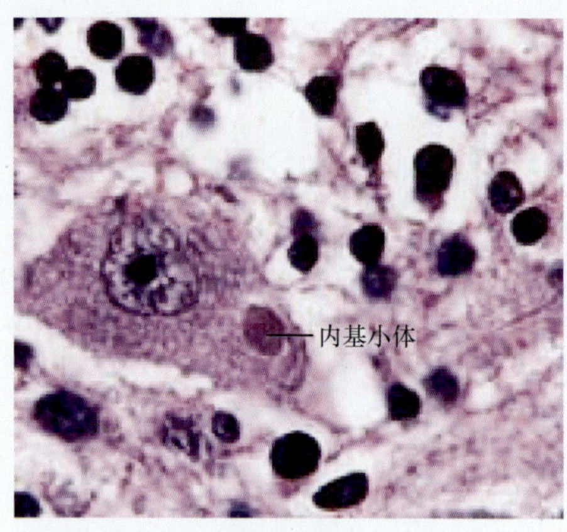

图 23-2 狂犬病的内基小体

(三) 抵抗力

狂犬病病毒对外界抵抗力不强,对热、紫外线等敏感,易被强酸、强碱、甲醛、碘、乙醇等灭活。肥皂水、离子型或非离子型去垢剂等对病毒亦有灭活作用。

二、致病性与免疫性

考点:狂犬病的传染源、传播途径及所致疾病

(一) 致病性

狂犬病病毒能引起多种家畜和野生动物如犬、猫、牛、羊、猪、狼、狐狸、野鼠等自然感染,吸血蝙蝠也可是病毒的储存宿主。狂犬病属自然疫源性疾病,传染源为携带狂犬病病毒动物。狂犬病病毒经患病动物(尤其是病犬)咬伤、抓伤、舐伤或破损的黏膜、皮肤接触感染引起中枢神经系统急性传染病。人被咬伤后其唾液中的病毒经伤口进入体内,先在肌纤维细胞增殖,进而随血或神经末梢上行至中枢神经系统,在神经细胞内增殖而引起中枢神经系统病理性损伤,之后病毒又沿传出神经到达唾液腺及其他组织。

狂犬病潜伏期一般为 1 ~ 3 个月,也有短至几天或长达数年才出现症状者,其长短取决于被咬伤部位与头部的远近及伤口内感染的病毒量。发病早期症状是咬伤部位有蚁行感、痛感,继而出现发热、头痛、焦虑、流涎等。发病时典型的临床表现为神经兴奋性增高,躁动不安,吞咽或饮水时喉头肌肉发生痉挛,甚至闻水声或其他轻微刺激均可引起痉挛发作,故又称恐水病。兴奋期持续 3 ~ 5 天,期间患者神志清醒,之后转入麻痹期,最后因昏迷、呼吸与循环衰竭而死亡。病死率几乎达 100% 。

(二) 免疫性

动物实验研究表明,机体感染狂犬病病毒后,病毒包膜的糖蛋白(GP)和核衣壳的核蛋白(NP)可诱导机体产生中和性抗体和 T 细胞免疫,它们在疫苗接种后诱生的抗狂犬病病毒免疫中起着重要作用。

三、微生物学检查

对咬伤人体的犬或动物,应立即捕获观察,将咬人动物隔离观察,若经 7 ~ 10 天不发病,初步认为该动物不是狂犬病或咬人时唾液中无狂犬病病毒。若观察期间动物发病,应立即处死,取脑海马回部位切片,用免疫荧光抗体检查病毒抗原,并做内基小体检查。有条件的实验室可用 RT-PCR 检测标本中狂犬病病毒 RNA,此法具有敏感、特异、快速特点。

考点:狂犬病的预防措施

四、防 治 原 则

本病缺乏有效的治疗药物,病死率极高,预防是关键。捕杀病犬、野犬,加强家犬管理及疫苗接种,是预防狂犬病的主要措施。

人被带狂犬病病毒动物咬伤,应立即采取下列预防措施。①冲洗伤口:立即用 20% 肥皂水、0. 1% 新洁尔灭、0. 1% 苯扎溴铵或清水反复彻底冲洗伤口半小时;②消毒伤口:用 50% ~ 70% 乙醇或 2% 碘酊在伤口周围及底部反复涂擦,伤口不可缝合,也不宜包扎、止血,除非伤及大血管危及生命;③人工被动免疫:用人狂犬病免疫球蛋白(或抗狂犬病免疫血清)在伤口四周及底部进行浸润注射及肌内注射;④人工主动免疫:及早、全程预防接种狂犬疫苗,兽医、动

物管理员和野外工作者等高危人群，应接种疫苗，于咬伤当天、第3、7、14、28天各肌内注射1ml，免疫效果好，不良反应少；⑤伤口有泥土等污染的，酌情使用破伤风抗毒素和抗生素。

第2节 人乳头瘤病毒▲

人乳头瘤病毒（human papillomavirus，HPV）属于乳头瘤病毒科（papovaviridae）的乳头瘤病毒属，主要引起人类皮肤黏膜的增生性疾病。

一、生物学性状

（一）形态与结构

HPV呈球形，直径为52～55nm，核心是双链环状DNA，衣壳为20面体立体对称型，无包膜。

（二）分类

现已发现HPV有70多个型，根据各型别损害和致癌性，可分为高危型和低危型HPV。低危型主要引起皮肤和黏膜的良性肿瘤，如皮肤疣、寻常疣、生殖疣等；高危型主要与引起恶性肿瘤有关，如宫颈癌、喉癌、肺癌、口腔癌等。

HPV其有宿主和组织特异性，表现为对人的皮肤和黏膜上皮细胞具有高度的亲嗜性。目前HPV尚未能在组织细胞中培养，影响对病毒复制特性及疫苗研制的研究。

二、致病性与免疫性

（一）致病性

考点：HPV的传播途径

HPV的传播主要是通过直接接触感染者的病损部位或间接接触被病毒污染的物品。新生儿可在通过产道时受感染，生殖器感染主要由性交传播。不同型别HPV侵犯的部位和所致疾病也不尽相同，见表23-1。

表23-1 HPV型别与所致疾病的关系

HPV型别	所致疾病
1、2、4	寻常疣
1、4	跖疣
3、10	扁平疣
5、8、9、12、14、15、17、19、25、36	疣状表皮增生异常
7	屠夫寻常疣
6、11	儿童咽喉乳头瘤、口腔乳头瘤
6、11	尖锐湿疣
12、32	口腔癌
16、18、31、33	宫颈上皮内瘤及宫颈癌

生殖道感染与性行为关系密切，研究发现HPV阳性率与性伙伴数量呈正相关，HPV所致生殖道疾病属于性传播疾病（sexually transmitted disease，STD）。尖锐湿疣又称生殖器疣或性病疣，是HPV对人体所致最常见的疾病。本病的主要传播途径是性接触，好发年龄为16～35岁。潜伏期为1～8个月，早期出现细小淡红色丘疹，逐渐增大、增多，表面凹凸不平呈乳头状、菜花样，可有痒感，偶有糜烂、渗出，女性好发于阴道、阴唇和宫颈，男性则好发于肛周及外生殖器。

皮肤疣包括寻常疣、跖疣和扁平疣，多属于自限性和一过性损害，病毒仅停留于局部皮肤和黏膜中，不产生病毒血症。寻常疣常见于手和足部角化上皮细胞感染，多见于青少年；屠夫寻常疣见于屠夫及卖肉人的手部皮肤；扁平疣多见于青少年颜面及手背、前臂等处；跖疣常见于足底角化的上皮细胞。

（二）免疫性

HPV 感染后，可产生特异性抗体，但该抗体没有保护作用。

三、微生物学检查

用免疫组化方法可检测病变组织中的 HPV 抗原，核酸杂交法和 PCR 法检测 HPV 的 DNA 序列，近年已被用于疣的确诊和 HPV 致病关系的研究。

四、防治原则

HPV 核酸疫苗和重组蛋白疫苗正在研制中。治疗方法主要是通过局部涂药、激光、冷冻、电灼或手术等方法除去疣体。

第3节 朊 粒 ▲

朊粒（prion）又称朊病毒或传染性蛋白粒子，传染性很强，是一组医学生物学领域中至今尚未彻底了解的未能查到任何核酸的传染性蛋白颗粒（PrP），在人和动物体内引起可传染性海绵状脑病或白质脑病。

一、生物学性状

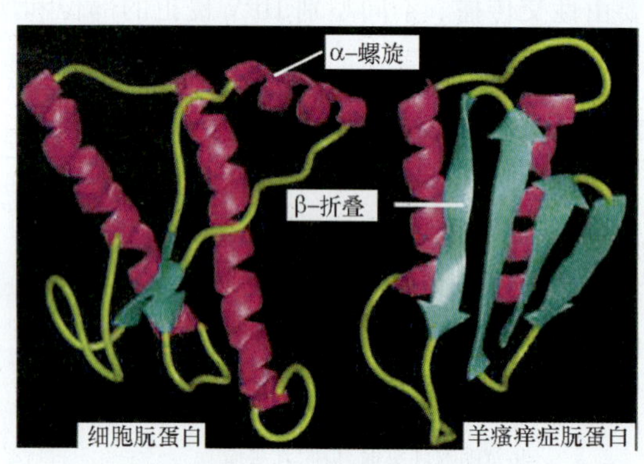

图 23-3 朊粒的三维结构模式图

朊粒是一种不含核酸和脂类的疏水性糖蛋白。由正常宿主细胞基因编码产生，分子量为 27～30kDa。正常情况下，PrP 基因编码产生细胞朊蛋白（PrP^c），其分子构型以 α 螺旋为主，对蛋白酶 K 敏感，在多种组织特别是神经元细胞中表达，无致病性，具有一定的生理作用。PrP^c 构型发生异常改变时，则会形成具有致病性的朊粒，被称为羊瘙痒病朊蛋白（PrP^{sc}）。PrP^{sc} 分子构型以 β 折叠为主，对蛋白酶 K 具有抗性，仅存在于朊粒感染的人和动物组织中，具有致病性与传染性（图 23-3）。朊粒对各种理化作用具有很强抵抗力，目前灭活朊粒的方法是：室温 20℃、用 2.5% 次氯酸钠或 1mol/L 的 NaOH 溶液处理 1h 以后，再高压灭菌需 134℃，≥2h。

二、致 病 性

朊病毒感染机体引起的朊病毒病是人和动物的致死性中枢神经系统慢性退行性疾病，其共同特征是：①潜伏期长，可达数月至数年，甚至数十年；②机体感染后不发热，不产生炎症、无特异性免疫应答；③可分为散发性，家族性和传染性三种类型，大多数朊病毒在自然条件下不水平传播；④临床上呈现进行性共济失调、震动、姿势不稳、知觉过敏、痴呆、行为反常等神经症状,病程发展缓慢,最终均以死亡告终。

病理学病变特点是大脑皮质的神经元细胞退化、空泡变性、死亡、消失,被星状细胞取而代之,造成海绵状态。大脑皮质(灰质)变薄,而白质相对增加。其发病机制尚未清楚。

人类朊病毒病主要包括以下两种。

(1) Kuru 病(库鲁病):是第一个发现的人神经系统慢性退化性疾病,患者的小脑受损产生共济失调和颤抖。颤抖是此病的早期症状,痴呆出现在病程的晚期。本病病程很长,潜伏期为 5 ~ 30 年,但症状一旦出现就逐渐发展至死亡,一般病程不超过 1 年,大多在 6 ~ 9 个月内死亡。

(2) 克-雅病:本病是 20 世纪 20 年代由克、雅两位神经病理学家首次描述和报道。其典型的临床表现包括肌痉挛、阵发性暴发脑电图改变、广泛的大脑功能障碍,与 Kuru 病十分相似。克-雅病的病理特征是:约 14% 的病例中可见到淀粉斑块,还可出现明显的海绵样变性和星状细胞增生。根据这些神经细胞的损伤和症状,又称此病为传染性病毒性痴呆症(TVD),其发病往往具有群聚性质,约 10% 的患者为家族性传播。

三、微生物学检查

实验室可用免疫印迹法或免疫组化法对蛋白酶抗性的 PrP 进行检查。

四、防 治 原 则

由于发现朊病毒病可经脑外科手术传染,因此在临床工作中要避免有神经系统疾病患者使用过的外科设备的交叉感染,对未确诊是否有神经系统疾病的器官不宜用作器官移植供体。对朊病毒病目前尚无有效治疗方法。

目 标 检 测

一、名词解释

1. 内基小体　2. 朊粒

二、填空题

1. 狂犬病病毒形态呈________状,为单负链________病毒,主要易感细胞是________细胞,在细胞质中增殖后可形成________,又称________,具有诊断价值。
2. 狂犬病病毒的传染源主要是________,通过________、________等途径经伤口进入机体,引起________病,又称________病。
3. HPV 主要通过________或________而感染,对________和________上皮细胞具有高度的亲嗜性。
4. 朊粒又称________,具有很强的________性,可致人和动物的________疾病。

三、选择题

A_1 型题(单句型最佳选择题)

1. 引起“恐水病”的病原体是
   A. 乙脑病毒　B. 狂犬病病毒
   C. 麻疹病毒　D. 朊粒
   E. 汉坦病毒
2. 下列哪项是狂犬病发病的相关因素
   A. 咬伤部　B. 伤口的深浅
   C. 伤口清洗与否　D. 预防接种
   E. 以上全是
3. 被狂犬咬伤后发病与否,影响最小的因素是
   A. 伤口深浅　B. 咬伤部位
   C. 衣着厚薄　D. 患者的年龄和性别
   E. 伤口的处理情况
4. 狂犬病的传播途径主要是
   A. 消化道传播　B. 呼吸道传播
   C. 感染动物的咬伤　D. 蚊虫叮咬
   E. 经血传播
5. 狂犬病不可能通过下列哪种方式传染
   A. 病犬抓伤
   B. 被狗惊吓
   C. 被狗舔舐
   D. 伤口接触患病动物的分泌物
   E. 吃病狗肉
6. 下列哪项不是狂犬病的临床表现

A. 恐水　　B. 怕风
C. 极度恐怖　　D. 兴奋期神志不清
E. 大量流涎、出汗

7. HPV 对下列哪种组织具有高度的亲嗜性
A. 皮肤和黏膜　　B. 脑细胞
C. 肝细胞　　D. 肾细胞
E. 肺细胞

8. 尖锐湿疣主要由下列哪型 HPV 感染所致
A. HPV-1、4 型　　B. HPV-3、10 型
C. HPV-6、11 型　　D. HPV-16、18 型
E. HPV-7

9. 下列关于朊粒的叙述中,不正确的是
A. 又称朊病毒　　B. 具有强传染性
C. 是慢性退化疾病　　D. 海绵状脑病
E. 皮肤黏膜亲嗜性

A_2 型题(病历摘要型最佳选择题)

10. 患者,男性,25 岁,不慎被自家养的小狗咬伤,下列处理方法,不正确的是
A. 立即用 0.1% 苯扎溴胺(新洁尔灭)彻底清洗伤处 30 分钟
B. 全程预防接种狂犬疫苗
C. 清水反复清洗伤口
D. 将伤口消毒后止血、包扎
E. 浓碘酒伤口周围及底部反复涂擦

11. 患者,男性,45 岁,2 个月前不慎被自家养的小狗咬伤,未作任何处理,因狂犬病收住入院,护士对该病人的护理措施中,不正确的是
A. 进行接触性隔离
B. 安排单间病房
C. 挂深色窗帘使光暗些
D. 护理措施应集中进行,动作宜轻,快
E. 天气炎热时可用电风扇吹风降温

12. 患者,女性,54 岁,自家的小狗近日有些反常,比较兴奋,在准备带其去宠物医院进行检查时,被狗咬伤腿部,伤口直径约 2cm,比较表浅,为预防狂犬病而需接种狂犬疫苗,下列预防接种方案正确的是
A. 0,3,6 日各接种 1 针
B. 0,3,7,14,28 日各接种 1 针
C. 0,3,7,14 日各接种 1 针
D. 0,3,7 日各接种 1 针,半年后加强 1 针
E. 0,3,7,14,2 月各接种 1 针

四、简答题

1. 简述狂犬病的传染源、传播途径及临床表现如何?
2. 简述狂犬病的防治措施。
3. 简述人乳头瘤病毒的传播途径及所致疾病。

(吴华英)

第二篇　人体寄生虫学

第24章　人体寄生虫学总论

人体寄生虫学(human parasitology)是一门医学基础课,是研究与医学有关的寄生虫的形态、结构、生活史、致病性及实验诊断与防治,并揭示寄生虫与人体及外界环境相互关系的科学。人体寄生虫是引起人类疾病的病原生物之一,近年来,由人体寄生虫引起的疾病有上升趋势。人体寄生虫的种类繁多,按照生物学分类分为医学原虫、医学蠕虫和医学节肢动物。

第1节　寄生现象与生活史

一、寄生生活的演化

在自然界中,有的生物生活在水中或陆地,从周围的环境获得营养,进行自生生活。而其中一些生物随着自然界的不断演变和进化,为了生存需要,一种生物与另一种生物之间建立了不同的利害关系,可分为:共生、共栖和寄生。

(一) 共生

共生(symbiosis)是指两种生物共同生活在一起,对双方都有利的一种生活现象。如纤毛虫生活在牛、马等草食动物的胃内,牛、马为纤毛虫提供生存、繁殖的条件;而纤毛虫为牛、马分解植物纤维提供帮助,同时纤毛虫本身的大量繁殖死亡也为牛、马提供了蛋白质。

(二) 共栖

共栖(commensalism)是指两种生物共同生活在一起,一方受益;另一方既不受益也不受害的生活现象。如鲫鱼用其背鳍所形成的吸盘,吸附于大型鱼的体外,被带往各地觅食,对鲫鱼有益,而对大鱼无害。

(三) 寄生

寄生(parasitism)是指两种生物共同生活在一起,一方受益,另一方受害的生活现象。受益的一方称为寄生虫或寄生物,受害一方称为宿主。如蛔虫寄生在人体肠道内,对人体可导致多种疾病,而蛔虫本身靠吸取人体的营养得以生存。

考点:寄生的概念

二、寄生虫的概念与分类

(一) 寄生虫的概念

寄生虫(parasite)是指营寄生生活的低等动物。寄生于人体的寄生虫称为人体寄生虫或医学寄生虫。

考点:寄生虫的概念

(二) 寄生虫的分类

1. 按寄生部位分类　可分为体内寄生虫和体外寄生虫。体内寄生虫是指寄生在宿主体内器官或组织细胞内的寄生虫，如蛔虫、钩虫、旋毛虫等。体外寄生虫主要是指一些昆虫在吸血时与宿主体表接触，吸血后便离开的寄生虫，如蚊、蜱、蚤等。

2. 按寄生性质分类　可分为专性寄生虫、兼性寄生虫、偶然寄生虫和机会致病性寄生虫。①专性寄生虫是指整个生活史或生活史的某个阶段必须营寄生生活的寄生虫，如疟原虫。②兼性寄生虫是指主要营自生生活，但在某种情况下可以侵入宿主营寄生生活的寄生虫，如粪类圆线虫。③偶然寄生虫是指由于偶然的机会进入非正常宿主体内寄生的寄生虫，如蝇蛆。④机会致病性寄生虫是指在免疫功能正常的宿主体内表现为隐性感染状态，当宿主免疫功能低下时导致宿主出现明显的临床症状的寄生虫，如刚地弓形虫。

考点：宿主、终宿主、中间宿主等的概念

三、宿主的概念与分类

（一）宿主的概念

被寄生虫寄生的生物称为宿主，如钩虫寄生在人体内，人就是宿主，再如猪带绦虫寄生在猪体内，猪就是宿主。

（二）宿主的分类

1. 终宿主　指寄生虫的成虫或有性繁殖阶段所寄生的宿主。

2. 中间宿主　指寄生虫的幼虫或无性繁殖阶段所寄生的宿主。如果寄生虫的生活史中有两个以上的中间宿主，则按照寄生的先后顺序分别叫做第一中间宿主、第二中间宿主。

3. 保虫宿主　部分寄生虫除了在人体内寄生，也可在其他脊椎动物体内寄生，这些脊椎动物可作为该寄生虫病的传染源，将这些脊椎动物被称为保虫宿主或储存宿主。如华支睾吸虫既可寄生在人体内，也可寄生在狗、猫的体内。狗、猫则为华支睾吸虫的保虫宿主，狗、猫也是传播华支睾吸虫的重要传染源。

4. 转续宿主　部分寄生虫的幼虫侵入非正常宿主，无法发育为成虫，当幼虫有机会侵入正常宿主体内时，仍可继续发育为成虫。这种含滞育状态的寄生虫幼虫的非正常宿主称为转续宿主。比如，感染曼氏迭宫绦虫幼虫裂头蚴的蛙被非正常宿主蛇、鸟等食入，裂头蚴在其体内存活而不发育；当猫、狗等食入含裂头蚴的蛇、鸟肉后，裂头蚴则可继续发育为成虫。

四、寄生虫的生活史与感染阶段

寄生虫的生活史是指寄生虫在一定的外界环境条件下，完成一代生长、发育、繁殖的过程。在寄生虫的生活史中，可以分为多个阶段，其中具有感染人体的生长发育阶段叫做感染阶段。比如在蛔虫的生活史中有虫卵（受精卵）、感染期虫卵、幼虫、成虫四个阶段，而感染期虫卵才是蛔虫的感染阶段。

第2节　寄生虫与宿主的关系

寄生虫与宿主之间的关系主要是寄生虫对宿主的致病作用和宿主对寄生虫的免疫作用，其结果表现为寄生虫被杀灭、寄生虫感染和宿主成为带虫者。

一、寄生虫对宿主的作用

考点：寄生虫对宿主的作用

（一）掠夺营养

寄生虫在宿主体内的生长、发育和繁殖所需要的营养全部由宿主提供，比如血吸虫以宿主的血液为食，引起贫血等疾病。

(二) 机械性损伤

寄生虫在入侵、移行、定居和发育繁殖过程中对宿主均可产生损伤,比如蛔虫引起的肠梗阻、胆囊炎等。

(三) 毒性作用与免疫损伤

寄生虫的分泌物、排泄物、死亡虫体、虫卵死亡的分解物等均对宿主有毒性作用或引起免疫病理反应。比如血吸虫虫卵沉积于肝脏导致细胞免疫损伤。

二、宿主对寄生虫的作用

考点：带虫免疫和伴随免疫的概念

宿主对寄生虫侵入会出现不同的免疫反应,表现为先天性免疫和获得性免疫。

(一) 先天性免疫

先天性免疫是机体在种系长期进化过程中形成的,具有先天性、遗传性和种的特征,又称为非特异性免疫,是由屏障结构、吞噬细胞和正常体液中的免疫分子组成的,比如人类对鸟疟原虫有先天的不受感染。

(二) 获得性免疫

获得性免疫是宿主在接受寄生虫感染后,形成的特异性免疫应答,又称为特异性免疫,包括体液免疫和细胞免疫两种。获得性免疫对寄生虫可以发挥消除或杀伤效应,对同种寄生虫的再感染有一定的抵抗力,可以分为:消除性免疫和非消除性免疫。

1. 消除性免疫　宿主感染寄生虫后产生的获得性免疫既能消除体内的寄生虫,又能完全抵抗再感染。例如,人体感染热带利什曼原虫引起的皮肤利什曼病,产生获得性免疫,原虫被完全消除,临床症状消失,并对再感染有长期的免疫力,但这类免疫在寄生虫感染中较为少见。

2. 非消除性免疫　人体感染寄生虫后所产生的一种既不能完全消除体内寄生虫,又对再感染具有一定程度防御能力的免疫。一旦虫体被完全清除后,这种免疫力将在短时间内消失。这类免疫是寄生虫感染常见的类型,可以有两种免疫状态,即带虫免疫和伴随免疫。①带虫免疫是指体内有活的寄生虫时,宿主对同类寄生虫的再感染的童虫有一定的免疫力,但当活虫被消灭后,宿主对该虫的免疫力亦随之消失。②伴随免疫是指宿主感染寄生虫后产生的免疫力仅对再感染的童虫有一定的抵抗力,但对体内的成虫无消除作用。如人体感染血吸虫后,人体对血吸虫幼虫的感染有一定的抵抗力,但对体内的成虫没有消除作用。

三、外界环境对寄生虫和宿主的影响

寄生虫在传播和感染宿主的过程中,不仅受地理环境、温度、湿度、气压等自然因素的影响,而且受社会制度、经济、文化、生产、生活习惯等社会因素的影响。外界条件的变化不仅影响宿主,同时也间接影响宿主体内的寄生虫。宿主体内环境的变化可直接影响寄生虫的存亡。外界环境的变化可直接或间接的影响寄生虫在宿主体外的发育。比如蛔虫卵对干燥的环境有极强的抵抗力,所以蛔虫的分布很广。

第 3 节　寄生虫病的流行与防治

寄生虫病的流行是需要一定的条件,不仅受环境因素、生物因素的影响,而且也与社会因素有关。

考点：寄生虫病流行的基本环节

一、寄生虫病流行的基本环节

（一）传染源

传染源是指存在寄生虫感染，并能将寄生虫传入外界或另一新宿主的人或动物，包括寄生虫病人、带虫者和保虫宿主。

（二）传播途径

传播途径是指传染源传播到易感宿主的过程。由于寄生虫的生活史类型不同，所以其传播的途径也不一样，主要有经口、皮肤、接触、胎盘、输血、节肢动物媒介和自身重复感染等途径。

（三）易感人群

易感人群是指对某种寄生虫缺乏免疫力或免疫力低下的人群。

二、寄生虫病流行的特点

（一）地方性

寄生虫病的分布具有一定的区域性，这种特点主要是三个因素所决定的：一是生活史中需要有中间宿主或媒介节肢动物的寄生虫，其地理分布与中间宿主或媒介节肢动物的地理分布一致；二是群众的生产、生活习惯和方式；三是自然条件。

（二）季节性

寄生虫的传播与季节有密切的关系。生活史中需要媒介节肢动物传播的寄生虫，其流行与节肢动物的季节消长相一致，同时也与气候条件、生产和生活习惯及媒介节肢动物的种群数量的消长有关。比如血吸虫病的流行主要在夏季。

（三）自然疫源性

部分寄生虫病可以在脊椎动物与人之间自然传播，称为人畜共患寄生虫病，又叫自然疫源性疾病。有些寄生虫病一直在脊椎动物中传播，当人偶然进入该地区，则传播给人，这样的地区称为自然疫源地。

三、寄生虫病的防治原则

对不同的寄生虫病的防治要依据寄生虫不同的生活史和当地环境条件结合起来，采取综合性防治措施。

（一）消灭或控制传染源

普查普治患者、带虫者和保虫宿主是控制和消灭传染源的主要措施，同时要做好流动人口的监测，控制传染源的输入和扩散。

（二）切断传播途径

依据寄生虫病的传播途径的不同，加强粪便和水源的管理，注意环境卫生和个人卫生，控制和消灭媒介节肢动物和中间宿主是切断寄生虫病传播的重要手段。

（三）保护易感人群

人类对寄生虫普遍易感，加强集体和个人防护，改变不良的饮食习惯，改进生产、生活方式和条件，提高防护意识，同时开展预防性服药，均能达到保护易感人群的目的。

目标检测

一、名词解释

1. 寄生 2. 宿主 3. 寄生虫的生活史

二、填空题

1. 部分生物随着自然界的不断演变和进化，为了生存需要，一种生物与另一种生物之间建立了不同的利害关系，可分为：________、________、________。
2. 按照寄生的性质可把寄生虫分为：________寄生虫、________寄生虫、________寄生虫和________寄生虫。
3. 宿主可以分为：________、________、________和________四种。

三、选择题

A_1 型题（单句型最佳选择题）

1. 寄生虫病流行的特点是
   A. 仅有地方性
   B. 仅有季节性
   C. 无季节性
   D. 既有地方性，也有季节性
   E. 无地方性
2. 人体寄生虫的感染阶段是
   A. 感染动物中间宿主的阶段
   B. 感染保虫宿主的阶段
   C. 感染动物延续宿主的阶段
   D. 感染人体的阶段
   E. 感染节肢动物的阶段
3. 寄生虫的成虫期或有性繁殖阶段所寄生的宿主是
   A. 终宿主 B. 转续宿主
   C. 传播媒介 D. 中间宿主
   E. 保虫宿主
4. 寄生虫对宿主的致病作用表现为
   A. 夺取营养 B. 机械损伤
   C. 毒性作用 D. 免疫损伤
   E. 以上都是
5. 人体寄生虫的传染源包括
   A. 患者、带虫者和保虫宿主
   B. 患者和带虫者
   C. 隐性患者
   D. 医学节肢动物
   E. 健康带菌者

（赵 斌）

第25章 医学蠕虫

蠕虫是多细胞软体无脊椎动物,两侧对称,借助机体的肌肉收缩而蠕动。多数蠕虫营自生生活,少数蠕虫寄生于人体引起人类寄生虫病,通常把寄生于人体的蠕虫叫做医学蠕虫。根据蠕虫的形态特征的不同,医学蠕虫主要分为线虫、吸虫和绦虫。

线虫的体形呈圆柱状或线状,有较完整的消化系统,为雌雄异体,雌虫较雄虫大,尾端多为尖直状,虫种不同大小差别很大,小的不到1cm,大的可达35cm以上,多为土源性蠕虫;吸虫是因有吸盘而得名,背腹扁平,多数具有口吸盘和腹吸盘,没有完整的消化系统,大多数是雌雄同体,为生物源性蠕虫;绦虫的外形扁平,成虫呈乳白色,最大的特点是身体呈带状分节,不具备消化系统,靠表皮吸收宿主已消化的营养物质,为雌雄同体的生殖系统,为生物源性蠕虫。

第1节 线 虫

一、似蚓蛔线虫

似蚓蛔线虫(ascaris lumbricoides)因形似蚯蚓而得名,一般称为蛔虫,其分布非常广泛,感染率高。蛔虫病呈世界性分布,也是我国常见的寄生虫病之一。

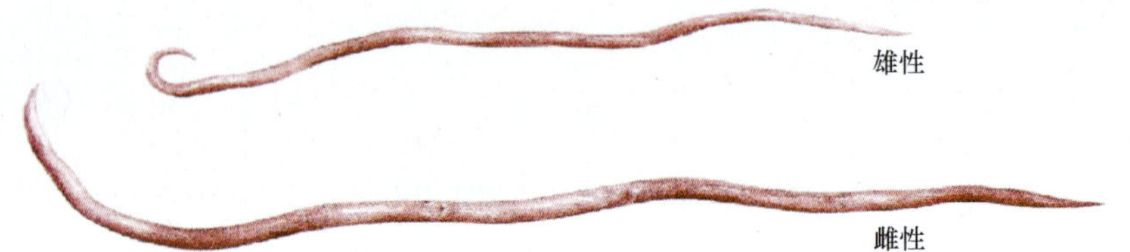

图25-1 似蚓蛔线虫(成虫)

(一)形态特征

1. 成虫 呈长圆柱形,形似蚯蚓,为肠道最大的寄生线虫(图25-1)。活体呈肉红色或微黄色,死后呈灰白色。体表光滑有不同的环形细纹,两侧有明显的侧线。头钝尾尖,虫体前部顶端有三个品字形排列的唇瓣(图25-2)。雌虫长15~35cm,雄虫长10~30cm,尾部向腹部卷曲,有一对交合刺。

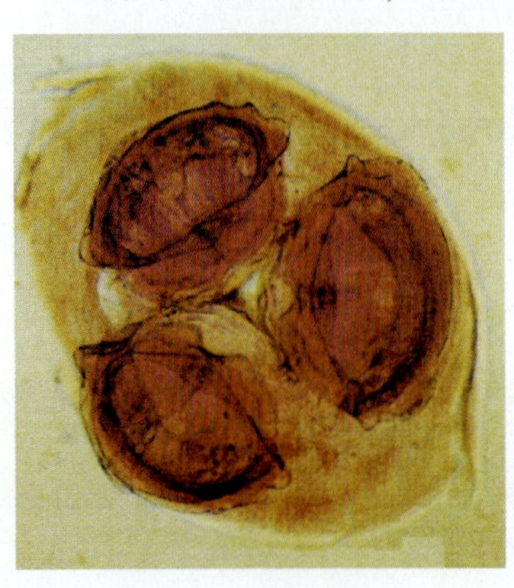
图25-2 蛔虫唇瓣

2. 虫卵 蛔虫的虫卵分为受精卵、未受精卵两种(图25-3)。受精卵呈宽椭圆形,棕黄色,大小约(45~75)μm×(35~50)μm,卵壳厚而透明,表面有凹凸不平的蛋白质膜,壳内有一个大而圆的卵细胞,卵细胞与卵壳两端各有1个半月形空隙。未受精卵呈长椭圆形,呈棕黄色,大小约(88~94)μm×(44~49)μm,卵壳和蛋白质膜均较受精卵薄,卵内含大小不等的折光颗粒。蛔虫受精卵和蛔虫未受精卵的蛋白质膜有时出现脱落，成为卵壳透明的脱蛋白膜卵（图 25-4），在这种状态时极易与钩虫卵混淆。

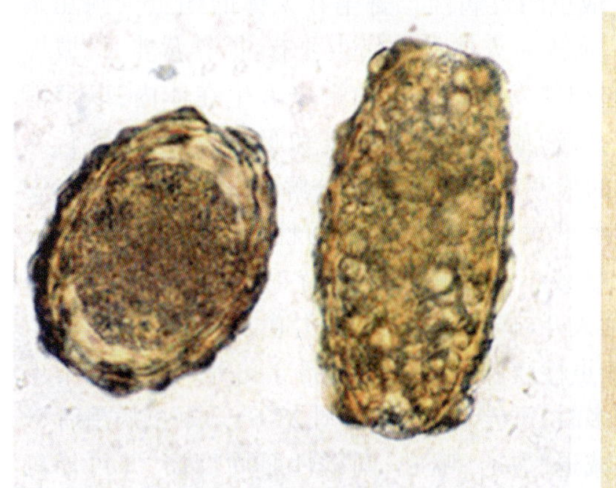

图 25-3 蛔虫卵

图 25-4 蛔虫脱蛋白膜卵

（二）生活史

蛔虫的生活史包括在外界环境中的虫卵发育和在人体内的虫体发育两个阶段。不需要中间宿主，属直接发育型，为土源性蠕虫。成虫寄生在人体的小肠，以半消化食物为营养物质。雌雄成虫交配后产卵，一条雌虫日产卵量 24 万个左右，虫卵随粪便排出体外。

受精卵在潮湿、荫蔽、氧气充足及适宜的温度（21～31℃）的土壤条件下，经过大约两周，卵内细胞发育为幼虫，再经过一周，卵内的幼虫经过第一次蜕皮，发育成感染期虫卵，即本虫的感染阶段。人误食感染期虫卵后，在消化液的作用下，卵内幼虫破壳孵出幼虫，幼虫侵入小肠壁淋巴管或毛细血管，经血液循环到达肝、右心及肺，穿过肺毛细血管进入肺泡，在肺泡内进行第二、三次蜕皮，然后沿支气管、气管移行至咽部，吞食入食管，经胃再次回到小肠。在小肠内进行第四次蜕皮后最终发育为成虫（图 25-5）。从误食感染期虫卵到发育为成虫产卵大概需要 60～75 天，成虫寿命约一年。

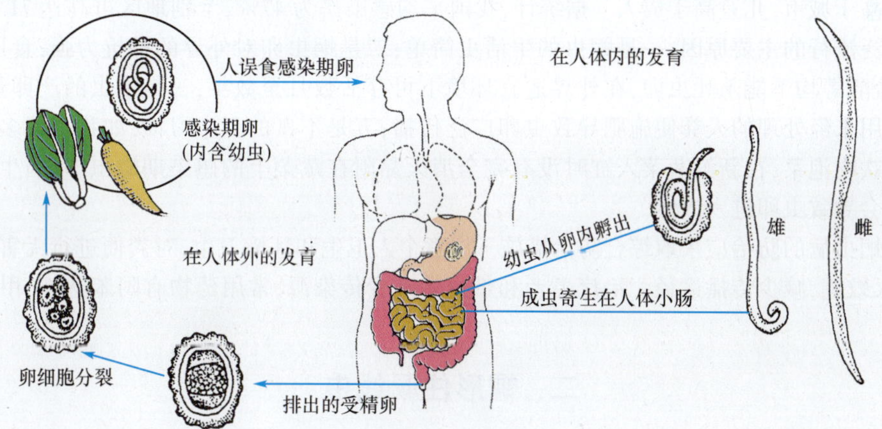

图 25-5 蛔虫的生活史

（三）致病性

1. 幼虫的致病性 大量幼虫在肺部移行，引起细支气管上皮脱落，幼虫发育因蜕皮、释放变应原物质和机械损伤,导致肺点状出血、水肿,引起蛔蚴性肺炎,患者表现为发热、咳嗽、哮喘、胸痛或荨麻疹甚至出现呼吸困难等症状。少数幼虫可引起异位寄生。

考点:蛔虫并发症和胆道蛔虫症

2. 成虫的致病性　寄生在人体的蛔虫少则几条多则数十条,成虫对人体的致病主要有:掠夺营养、机械损伤、超敏反应和并发症。大量的蛔虫寄生在体内,以半消化食物为生,可造成宿主消化不良和吸收障碍,导致营养不良。虫体的代谢产物或死后的分解物可引起荨麻疹、皮肤瘙痒等。由于蛔虫具有钻孔的习性,宿主在发热、食入大量辛辣食物或不适当的驱虫治疗时,虫体活动能力增强,很容易钻入开口于肠壁的各种孔道,引起并发症,如胆道蛔虫症、蛔虫性胰腺炎、阑尾炎、肠穿孔等。患者感染虫体的数量较多时,可导致肠梗阻(图 25-6)。蛔虫病患者常表现为食欲减退、恶心、呕吐、间歇性脐周疼痛,并可伴有神经精神症状,如惊厥、夜惊、磨牙等。中度感染的儿童,可引起发育障碍。

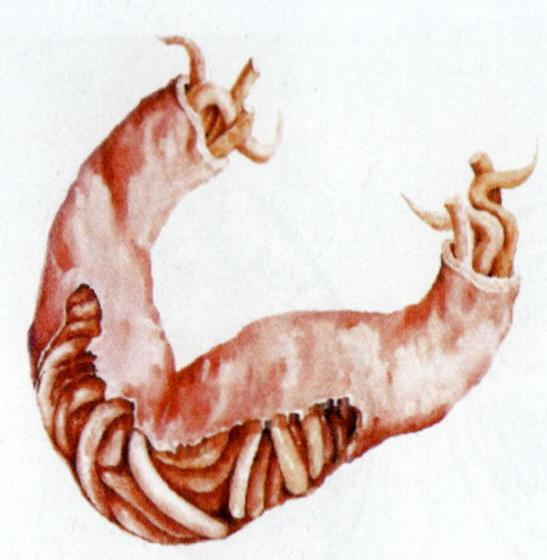

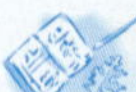

图 25-6　蛔虫性肠梗阻

案例 25-1

患者,男性,8 岁,3 个多月以来常感到脐周出现间歇性隐痛,1 天前突然出现剑突下阵发性钻顶样疼痛,并向右肩反射,伴有恶心、呕吐,其父亲叙述病情时,儿子曾经还吐出过蛔虫,急诊入院。体检:痛苦面容,剑突下右侧有压痛感,腹软,可扪及到条索状物,经解痉、止痛治疗后,症状明显减轻。

问题:1. 分析患者患有何病?

2. 怎样防治该病?

(四) 实验室诊断

从粪便中检查到虫卵或成虫即可确诊。必要的时候可以采用饱和盐水漂浮法或沉淀法检查虫卵,以提高检出率。

(五) 流行与防治

蛔虫的分布广,感染率高,尤其是潮湿、温暖、卫生条件差的地域感染的人群更多,一般来说农村高于城市,儿童高于成人。据统计,我国平均感染率为 47%,个别地区可高达 71. 1%。蛔虫广泛流行的主要原因:一是蛔虫的生活史简单;二是蛔虫卵对外界的抵抗力强,食用醋、甲醛、盐酸等均不能杀死虫卵,在外界适宜环境下可存活数月至数年;三是蛔虫的产卵量大;四是使用未经处理的人粪便施肥导致虫卵广泛传播;五是不良的卫生习惯,如我国很多地区人们喜欢吃泡菜,在新鲜蔬菜入缸时没有完全消灭黏附在蔬菜上的感染期蛔虫卵,当生食泡菜时就会导致虫卵进入人体。

对蛔虫病的防治应采取综合防治措施。注意个人卫生和环境卫生,对粪便进行无害化处理,消灭蚊蝇,减少传播途径。治疗患者和带虫者减少传染源,常用药物有阿苯达唑、甲苯咪唑等。

二、蠕形住肠线虫

蠕形住肠线虫(enterobius vermicularis)又称为蛲虫(pinworm),呈世界性分布,常在儿童集聚的群体中传播,儿童感染高于成人,城市高于农村。主要寄生于人体回盲部,引起蛲虫病。

(一) 形态特征

1. 成虫　细小如线头,乳白色。前端角皮膨大成头翼,咽管末端膨大呈球形。雄虫小于雌虫，雄虫大小约为0.2～0.5cm，尾端向腹部卷曲（图25-7）；雌虫大小约为0.8～1.3cm，尾端尖直（图25-8）。

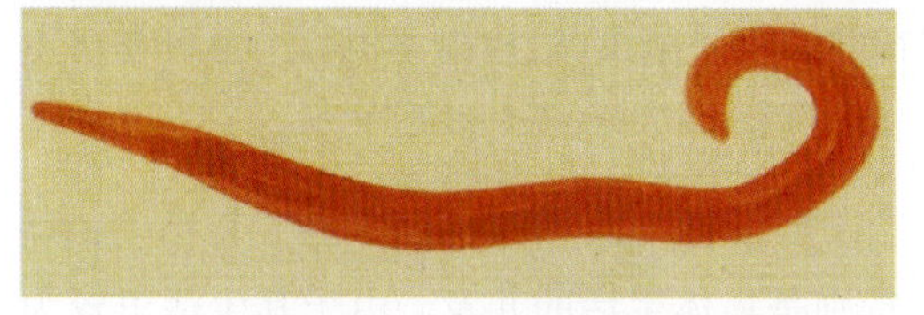
图25-7 蛲虫（雄）

图25-8 蛲虫（雌）

2. 虫卵　呈椭圆形，无色透明。卵壳一侧较平，一侧稍凸，大小约为（50～60）μm×（20～30）μm。虫卵自虫体排出时，壳内含有一条蝌蚪期的胚胎（图25-9）。

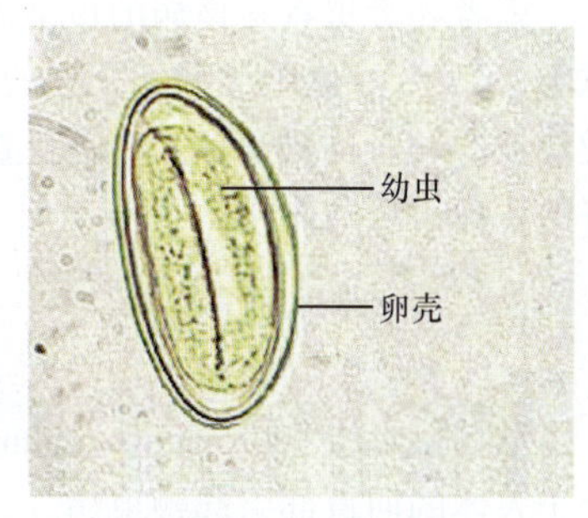

图25-9 蛲虫卵

（二）生活史

成虫主要寄生于人体的盲肠、结肠、直肠及回肠下段，以肠内容物、组织液及血液为食。雌雄交配后，雄虫多数死亡，雌虫子宫内充满虫卵，当人体入睡后，雌虫爬行至肛周产卵，产卵后的雌虫多数死亡，但有少数雌虫可爬回肛门或阴道、尿道等部位异位寄生。肛周的虫卵在适宜温度、湿度和充足的氧气环境下，约经过6小时，蜕皮一次，发育为感染期虫卵，即本虫的感染阶段。感染期虫卵污染手指，以肛门-手-口方式形成自身感染或散落到衣裤、被褥、用具、食物等上面，经口进入人体，亦可随空气吸入咽下到消化道。进入人体的感染期虫卵，在十二指肠内孵出幼虫，并下行至回盲部蜕皮后发育为成虫。自误食虫卵到发育成有产卵能力的成虫大约需要一个月的时间，雌虫在人体的存活时间一般为2～4周，不超过两个月（图25-10）。

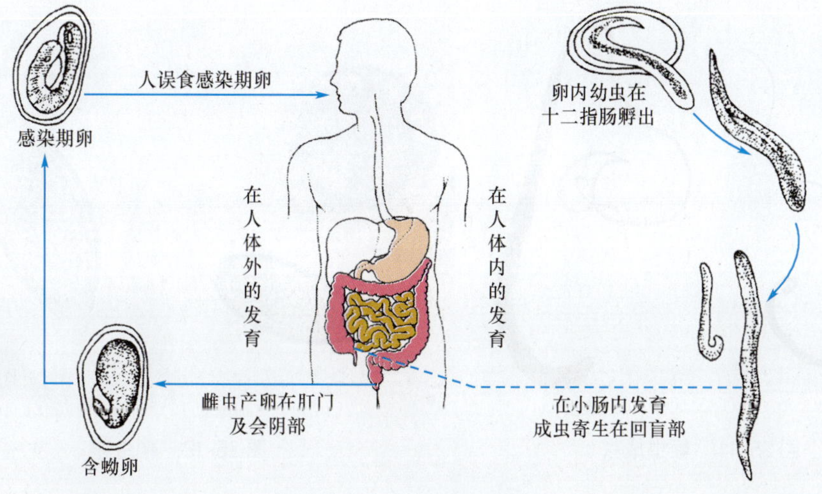

图25-10 蛲虫的生活史

（三）致病性

考点：蛲虫所引起的疾病

蛲虫的致病比较简单，主要引起肛门及会阴部皮肤瘙痒，也可引起局部肠黏膜的轻度损伤，导致消化不良或慢性炎症，同时异位寄生可导致阴道、尿道等相应部位的炎症。患者的表现有烦躁不安、失眠、食欲减退、夜惊等，抓破的皮肤可致继发感染，长期反复感染，可影响儿童的健康成长。由于蛲虫存活的寿命比较短，感染后如果没有重复感染，可不治自愈。

（四）实验室诊断

由于蛲虫一般不在肠道内产卵，故粪便检查虫卵的阳性率极低，诊断蛲虫病常采用透明胶纸拭子法或棉签拭子法于清晨排便前或洗澡前在肛周采集虫卵，检出率极高。也可在宿主夜晚入睡后 1～2h 在肛周检查成虫。

（五）流行与防治

蛲虫病呈世界性分布，儿童的感染率极高，特别是集体生活的儿童。由于其生活史较为简单，虫卵发育快，感染期虫卵对外界的抵抗力强，故蛲虫病的流行比较广泛。

患者和带虫者是该病的传染源，主要应该防止反复感染。一是加强卫生知识的宣传，注意个人卫生、家庭卫生和幼儿园的环境卫生，做到饭前便后洗手，勤剪指甲，不吸吮手指，定期烫洗被褥和对玩具消毒。二是普查普治患者和带虫者，使用蛲虫膏、甲紫等涂抹于肛周，有较好的止痒杀虫的作用。

三、毛首鞭形线虫

毛首鞭形线虫（trichuris trichiura），简称鞭虫（whipworm），是人体常见的线虫之一，成虫寄生于人体的回盲部引起鞭虫病。

（一）形态特征

1. 成虫　外形似马鞭，故名鞭虫。前端 3/5 细长如毛发，后端 2/5 明显膨大。雌虫的尾端钝圆，长约 30～50mm。雄虫的尾端向腹部呈环状卷曲，长约 30～45mm（图 25-11）。

2. 虫卵　呈腰鼓形，黄棕色，大小约（50～54）μm×（22～23）μm，卵壳较厚，两端各有一个透明栓，内含一个卵细胞（图 25-12）。

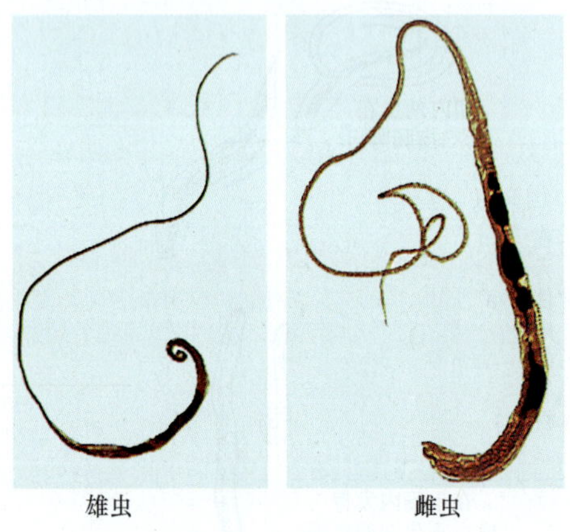

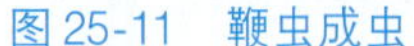
图 25-11　鞭虫成虫

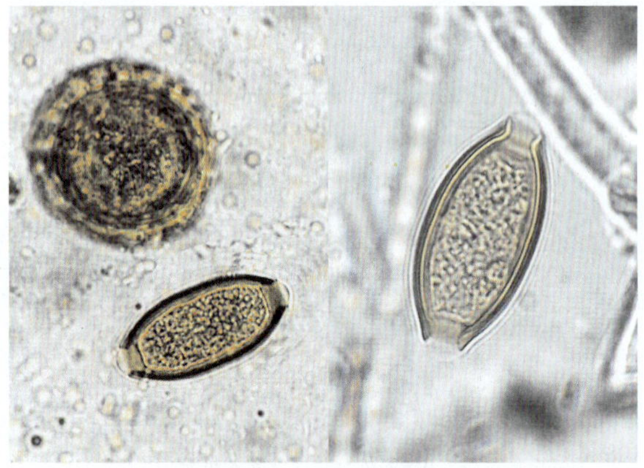
图 25-12　鞭虫卵

（二）生活史

成虫在人体的回盲部、阑尾、结肠等处，以血液、组织液为食，雌、雄交配后雌虫产卵，虫卵随粪便排出体外，在温暖、潮湿的土壤中，经 3～5 周即可发育成感染期虫卵。感染期虫卵随被污染的食物、水、蔬菜等经口进入人体，在小肠内孵出幼虫，从肠腺隐窝处侵入局部肠黏膜摄取营养，经 8～10 天的发育，幼虫重新由小肠移行至回盲部并发育为成虫（图 25-13）。从误食感染期虫卵到发育为产卵期成虫，需 1～3 个月，成虫的寿命为 3～5 年。

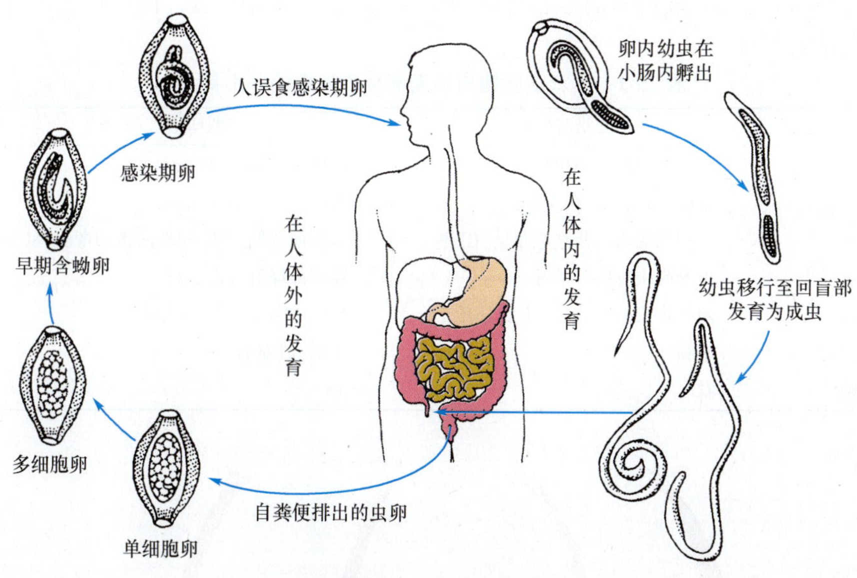

图25-13 鞭虫生活史

(三) 致病性

虫体的机械性损伤和分泌物的刺激作用,引起肠壁局部组织出现慢性炎症或肉芽肿病变。轻度感染一般无明显的症状表现,严重感染者有头晕、腹痛、慢性腹泻、消瘦及贫血等症状,儿童重度感染,可导致直肠脱垂,多见于营养不良或并发肠道致病菌感染者。

(四) 实验室诊断

主要采取粪便直接涂片法、饱和盐水浮聚法及沉淀集卵法等检查粪便中的虫卵,从而确定是否感染。

(五) 流行与防治

鞭虫病的分布和流行与蛔虫病基本一致。但是鞭虫卵对外界的抵抗力较蛔虫卵低,产卵量也较蛔虫少,因此,感染率较蛔虫低。

鞭虫病的防治与蛔虫病的防治相同。加强环境卫生、个人卫生和饮食卫生,保护水源,加强粪便管理和无害化处理。对患者和带虫者采用甲苯咪唑、阿苯达唑等药物进行治疗。

四、十二指肠钩口线虫与美洲板口线虫

寄生于人体的钩虫(hookworm)主要有十二指肠钩口线虫(ancylostoma duo-denal)和美洲板口线虫(necator america-nus),简称十二指肠钩虫和美洲钩虫。成虫寄生于人体的小肠,引起钩虫病,是我国五大寄生虫病之一。

(一) 形态特征

考点:两种钩虫成虫的区别点

1. 成虫 虫体细长略弯曲,半透明,长约1cm。十二指肠钩虫略大于美洲钩虫,前者虫体呈"C"字形(图25-14),后者虫体呈"S"字形(图25-15)。两者前端均有一发达的口囊,十二指肠钩虫口囊内有两对钩齿(图25-16),美洲钩虫口囊内有一对板齿(图25-17)。口囊的两侧有一对头腺,可分泌抗凝素,有利于虫体吸取营养。咽管较长,管壁肌肉发达,有唧筒样作用,便于吸食血液和淋巴液。雄虫小于雌虫,雄虫尾端有膜状交合伞和两根交合刺(图25-18),雌虫的尾端尖直。十二指肠钩虫的两根交合刺末端分开,美洲钩虫的两根交合刺末端合

并。交合刺的形态和口囊内齿的形态均可作为两种钩虫的鉴别依据。两种钩虫成虫形态的鉴别要点见表 25-1。

表 25-1 十二指肠钩虫和美洲钩虫成虫的鉴别要点

特点	十二指肠钩虫	美洲钩虫
大小	雌(10～13)mm×0.6mm	雌(9～11)mm×0.4mm
	雄(8～11)mm×0.45mm	雄(7～9)mm×0.3mm
体形	头端尾端均向背侧弯曲呈“C”形	头端向背侧弯曲,尾端向腹侧弯曲,呈“S”形
口囊	腹侧前缘有钩齿 2 对	腹侧前缘有板齿 1 对
交合刺	两侧呈长鬃状,2 根,末端分开	2 根,末端合并呈倒钩状
交合伞	略圆	略扁,似扇形
尾刺	有	无

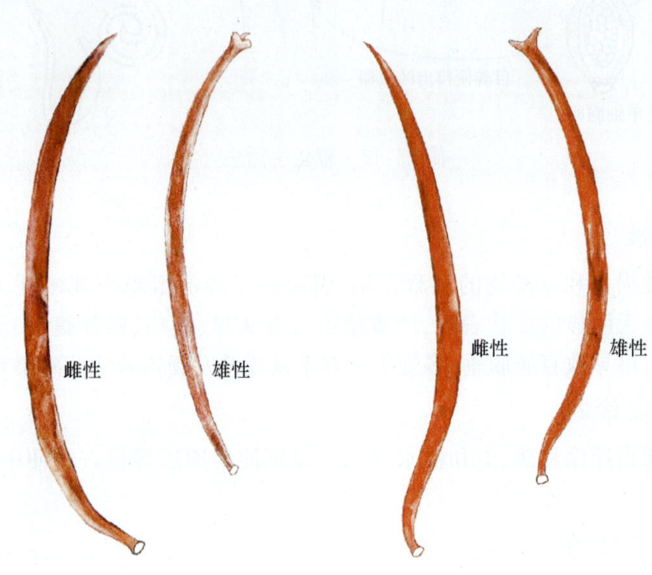

图 25-14 十二指肠钩口线虫　　图 25-15 美洲板口线虫

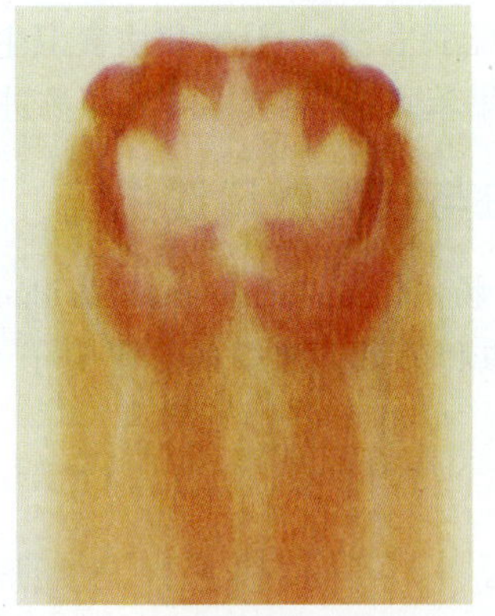

图 25-16 十二指肠钩口线虫口囊

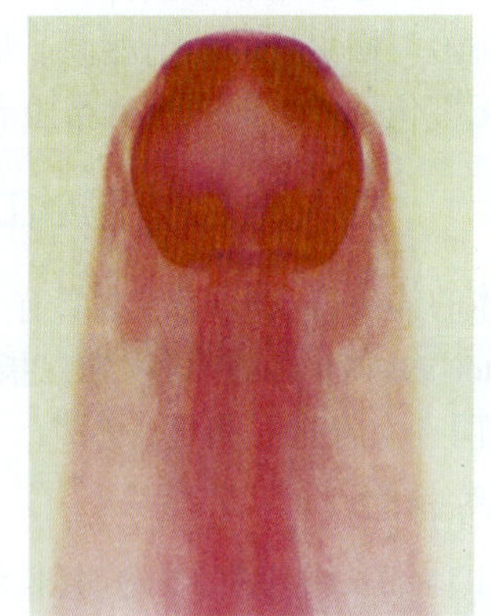

图 25-17 美洲板口线虫口囊

2. 虫卵　两种钩虫的虫卵均为椭圆形,大小约 60μm×40μm,无色透明,卵壳薄,内含 4～8 个卵细胞,卵细胞与卵壳间有空隙(图 25-19)。

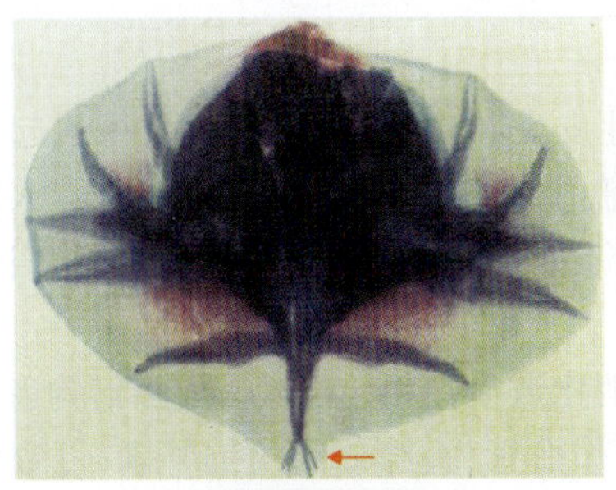

图 25-18 钩虫交合伞

(二) 生活史

考点：钩虫的生活史

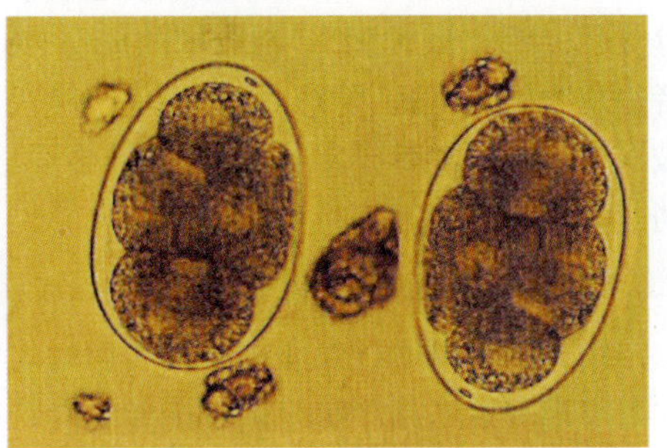

图 25-19 钩虫卵

两种钩虫的生活史基本相同。成虫寄生于人体的小肠上段，以口囊内的钩齿或板齿咬附于肠黏膜上，吸取血液、淋巴液、肠黏膜及脱落的上皮细胞为生。雌雄交配产卵，卵细胞随粪便排出体外，在适宜温度（25～30℃）、一定的湿度（60%～80%）、荫蔽、氧气充足的疏松土壤中，经过 1～2 天孵出杆状蚴，杆状蚴以土壤中的细菌和有机物为食，经 7～8 天蜕皮两次发育为具有感染能力的丝状蚴，即本虫的感染阶段。丝状蚴具有向温性、向组织性和向湿性的特点，当触及人体皮肤时借其本身的穿刺运动和酶的化学作用钻入人体皮肤，在局部停留大约经 24h，然后进入小血管和小淋巴管，随血液流动至右心到肺，穿过肺部毛细血管壁进入肺泡，再经支气管、气管上行至咽部，随吞咽进入食管、胃到达小肠，幼虫在小肠内经过两次蜕皮发育为成虫（图 25-20）。从具有感染能力的丝状蚴进入人体到发育为有产卵能力的成虫，需要 5～7 周，成虫寿命 3～5 年。

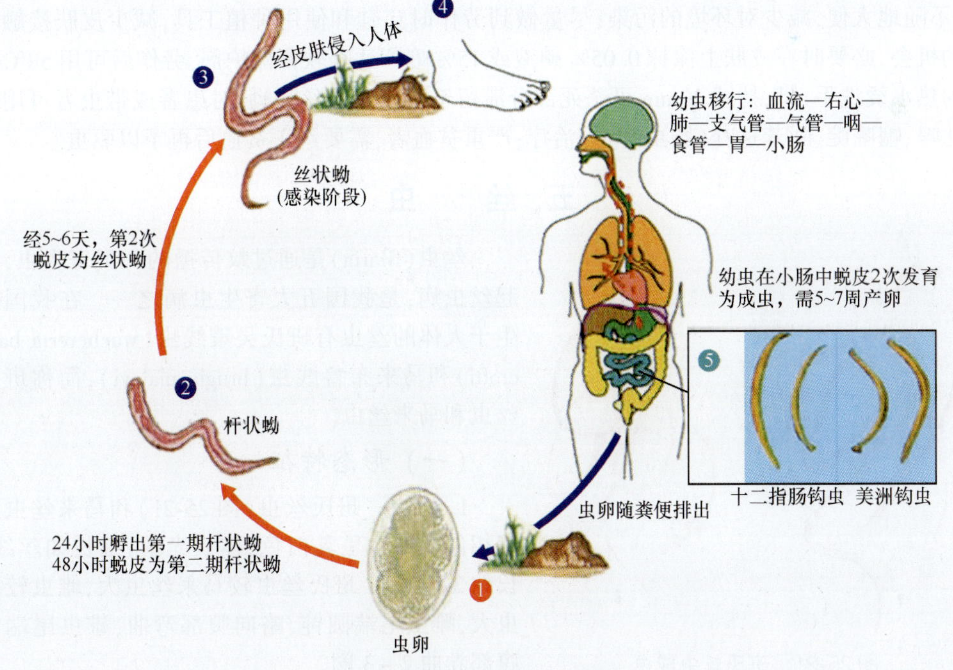

图 25-20 钩虫的生活史

考点：钩虫所引起的疾病

（三）致病性

1. 幼虫的致病性　钩虫的幼虫主要引起钩蚴性皮炎和钩蚴性肺炎，少数可引起异位寄生。钩蚴性皮炎是由于丝状蚴侵入皮肤时的机械刺激和反复感染引起的变态反应，入侵部位可出现斑疹、丘疹、水泡疹，局部灼痛、奇痒，常因搔抓导致皮肤破损，继发细菌感染，俗称粪毒或着土痒。

2. 成虫的致病性　钩虫的成虫主要引起贫血、消化道损害和异嗜症。成虫借钩齿或板齿咬附在肠黏膜上，通过咽管肌肉的收缩吸食血液，损伤血管，头腺分泌的抗凝素，可致创口流血不止，同时因有不断更换吸血部位的习性，导致新旧伤口长期慢性出血，人体的蛋白质和铁大量消耗，从而导致缺铁性贫血。一条十二指肠钩虫每一天耗血量约 0.14 ~ 0.40ml，美洲钩虫每一天耗血量约 0.02 ~ 0.10ml。患者表现为头晕、眼花、耳鸣、心慌、皮肤蜡黄和四肢无力等症状，俗称“懒黄病”。因肠壁的损伤、炎症和虫体分泌的毒素，可引起消化道功能紊乱，患者表现为腹部不适、隐痛、恶心、呕吐、腹泻和便秘等症状。个别患者可出现喜食生米、茶叶、破布、石块、瓦片等异常嗜好，称为异嗜症，这可能与铁的消耗有关，在补充铁剂后，该症状可消失。

（四）实验室诊断

钩虫病可以通过虫卵的检查和钩蚴培养法进行诊断。虫卵的检查主要采用粪便直接涂片法和饱和盐水漂浮法。钩蚴培养法对钩蚴病的检出率极高，诊断更准确，而且可以鉴定虫种，可用于流行病的调查。

（五）流行与防治

钩虫病呈世界性分布，多见于热带和亚热带地区。我国除少数西北地区外，各省均有流行，农村高于城市，南方高于北方，北方以十二指肠钩虫为主，南方以美洲钩虫为主，多数地区属两种钩虫混合感染。钩虫病的流行与环境条件有关，钩虫卵适宜的温度是 25 ~ 30℃，10℃以下停止发育，所以我国南方的钩虫病流行较北方严重。

通过加强粪便管理、加强个人防护、治疗患者和带虫者进行防治。对粪便进行无害化处理，不随地大便，减少对环境的污染；尽量做到劳作时穿鞋和使用种植工具，减少皮肤接触泥土的机会，必要时在皮肤上涂抹 0.05% 碘液或 15% 噻苯达唑软膏保护剂，劳作后可用 58℃左右的热水烫洗手、脚，持续 20min 可杀死部分滞留于皮肤下的丝状蚴；对患者或带虫者可用甲苯达唑、噻嘧啶、阿苯达唑（肠虫清）等治疗；严重贫血者，需要纠正贫血后再予以驱虫。

五、丝　　虫

丝虫（filaria）是通过蚊传播的一类寄生虫，引起丝虫病，是我国五大寄生虫病之一。在我国寄生于人体的丝虫有班氏吴策线虫（wuchereria bancrofti）和马来布鲁线虫（brugia malayi），简称班氏丝虫和马来丝虫。

考点：班氏微丝蚴与马来微丝蚴的区别

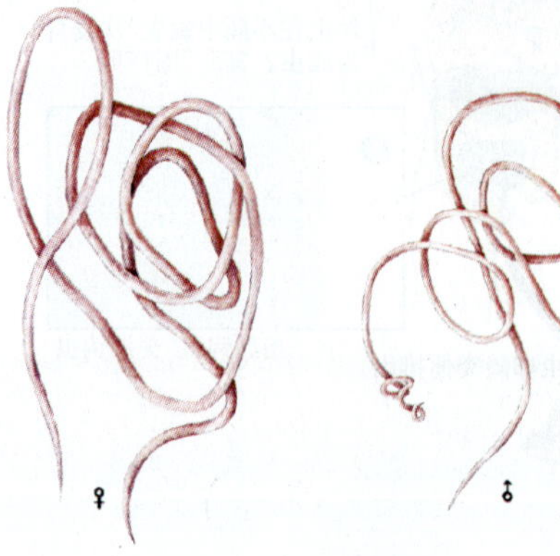

♀ ♂

图 25-21　班氏丝虫成虫

（一）形态特征

1. 成虫　班氏丝虫（图 25-21）和马来丝虫形态相似。虫体呈乳白色，体表光滑，细长如丝线，长约 3 ~ 7cm。班氏丝虫较马来丝虫大，雌虫较雄虫大，雌虫尾端圆钝，略向腹部弯曲，雄虫尾端向腹部卷曲 2 ~ 3 圈。

2. 微丝蚴　丝虫雌雄交配后不是产卵而是产出的蚴虫，即微丝蚴。微丝蚴细长，无色透明，可在毛细血管中穿行，头钝尾尖，外被鞘膜，体内有圆形或椭圆形的体核，头部无体核称为头间歇。马来微丝蚴尾端尖细部分膨大，其中也有细胞核叫做尾核（图25-22）。班氏微丝蚴与马来微丝蚴的鉴别见表25-2。

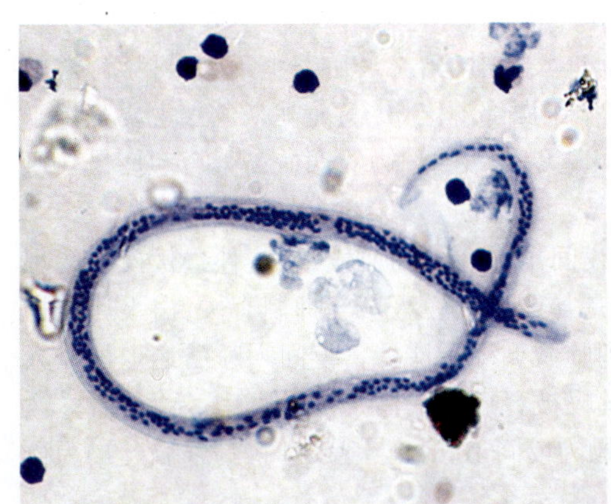

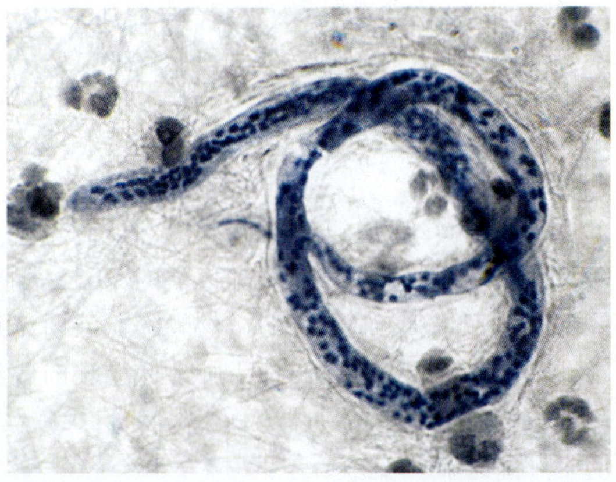

图25-22　班氏丝虫和马来丝虫微丝蚴

表25-2　班氏微丝蚴与马来微丝蚴的鉴别要点

特征	班氏微丝蚴	马来微丝蚴
大小	(244～296)μm×5.37.0μm	(177～230)μm×(5.0～6.0)μm
体态	柔和，弯曲自然	僵硬，大弯上有小弯
头间歇	较短(长与宽略等)	较长(长略为宽的两倍)
体核	大小较均匀，排列均匀	大小不一致，有重叠，不清晰
尾核	无	有2个

（二）生活史

考点：丝虫的生活史

两种丝虫的生活史基本相同，均需要中间宿主和经历两个发育阶段，幼虫在蚊的体内发育，成虫在人体内发育（图25-23）。

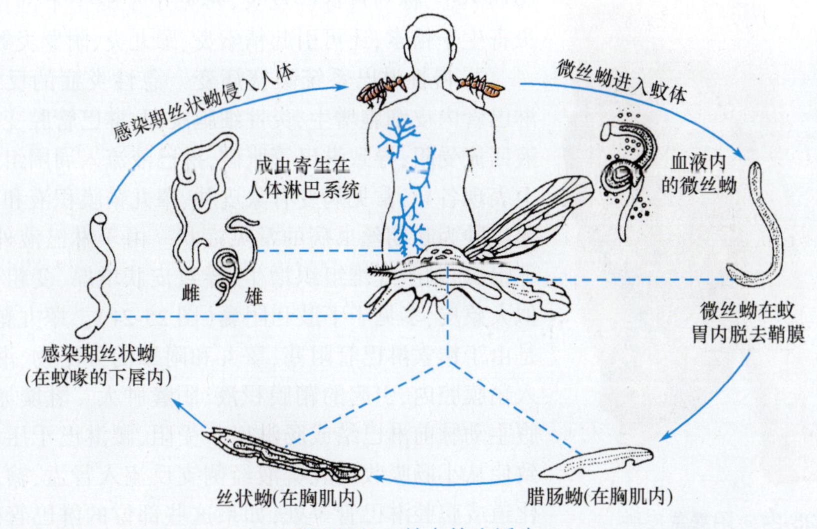

图25-23　丝虫的生活史

1. 在蚊体内的发育　当蚊叮咬患者或带虫者吸食血液时，微丝蚴随血液进入蚊胃内，1～7h 后脱去鞘膜，穿过蚊胃壁进入胸肌，在胸肌内 24 天发育成腊肠蚴，腊肠蚴脱皮 2 次成为具有感染能力的丝状蚴。丝状蚴离开胸肌，进入血腔，到达蚊的下唇。当蚊再次叮咬人体时，丝状蚴自蚊的下唇逸出，经吸血伤口侵入人体。在适宜的条件下，班氏微丝蚴在蚊体内的发育需 10～14 天，马来微丝蚴需 6～7 天。

2. 在人体内的发育　丝状蚴侵入人体后逐渐进入小淋巴管，最后寄生于大淋巴管、淋巴结中，经 2～3 个月发育为成虫。班氏丝虫主要寄生于深部淋巴系统，而马来丝虫主要寄生于浅部淋巴系统。成虫的寿命一般 4～10 年，甚至可达更长。微丝蚴的寿命 2～3 个月，最长可达 2 年。

丝虫的微丝蚴白天滞留在肺部毛细血管内，夜间出现在外周血液中，这种昼伏夜出的现象称为夜现周期性。产生这种现象的原因，可能是与迷走神经兴奋与抑制有关，白天迷走神经抑制，肺部微细血管收缩，微丝蚴随血液回流到肺微循环后滞留。夜间入睡后迷走神经兴奋，肺部微血管扩张，被阻滞于肺部微循环的微丝蚴被释放入人体外周血液中。两种微丝蚴出现在外周血液中的时间也有所不同，班氏微丝蚴为夜间 10 时至次晨 2 时，马来微丝蚴为夜间 8 时至次晨 4 时。

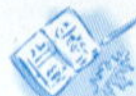

案例 25-2

患者，25 岁，山东邹县人，务农，未婚。于五年前在阴囊内发现一结节，此后腹股沟的两侧处出现结节，无压痛感，但劳累后，结节红肿、疼痛，数日后自愈，呈间歇性发作。阴囊内及其附近的结节逐渐增大。3 年前阴囊肿大如拳，近两年肿大加速，大如篮球。体检左侧腋下淋巴结肿大如蚕豆，右侧无。两侧腹股沟淋巴结均肿大如蚕豆，无压痛，质软，无粘连。两侧精索均增粗，左侧粗如小指，表面有结节。

问题：1. 患者患有哪种寄生虫病？

2. 如何进行防治？

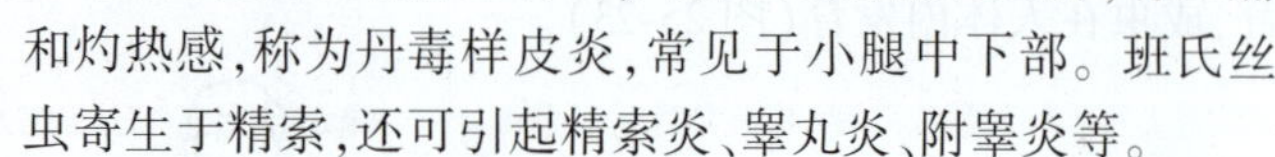

（三）致病作用

1. 急性期过敏和炎症反应　蚴虫和成虫的代谢产物、分泌物、虫体死亡分解的产物、成虫的机械刺激等均可引起过敏反应和炎症反应。患者表现为畏寒、发热、压痛、淋巴结肿胀、淋巴结炎、淋巴管炎及丹毒样炎等，以下肢淋巴管炎最为常见。淋巴管炎表现为局部出现自上而下的离心性红线，俗称“流火”。涉及皮肤表浅毛细淋巴管时，局部出现弥散性红肿，有压痛和灼热感，称为丹毒样皮炎，常见于小腿中下部。班氏丝虫寄生于精索，还可引起精索炎、睾丸炎、附睾炎等。

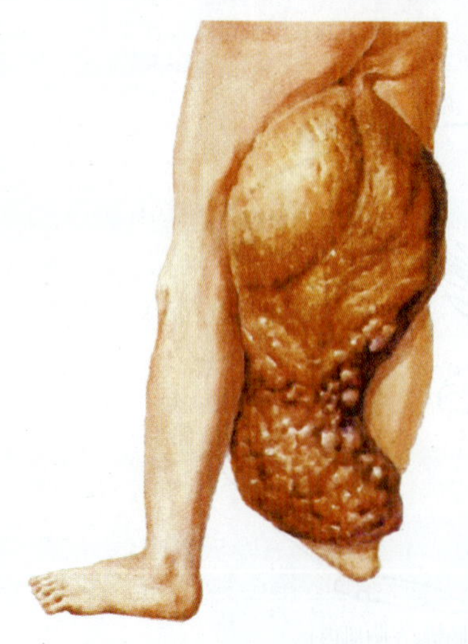

图 25-24　阴囊象皮肿

2. 慢性淋巴系统阻塞病变　急性炎症的反复发作，淋巴管内皮细胞增生，炎性细胞浸润，淋巴管腔变窄，淋巴液回流受阻，导致淋巴管胀破，淋巴液流入周围组织，临床上表现各异，常见病变有象皮肿、睾丸鞘膜积液和乳糜尿。象皮肿为晚期丝虫病的常见症状。由于淋巴液外溢到皮下组织，刺激纤维组织增生，导致皮肤增厚、变粗变硬、形似大象皮，多见于下肢和阴囊（图 25-24）。睾丸鞘膜积液是由于精索淋巴管阻塞，睾丸和附睾的分泌物、淋巴液溢入鞘膜腔内，引起的鞘膜积液、阴囊肿大。乳糜尿是由于腹主动脉前淋巴结或肠淋巴干受阻，腰淋巴干压力增高，致使从小肠吸收的乳糜液经侧支反流入肾盂、输尿管、消化道或腹腔淋巴管等处，如果这些部位的淋巴管破裂，则乳糜液可随尿、粪便或腹水排出，呈乳白色，形似牛奶，故称为乳糜尿、乳糜腹泻或乳糜腹水。

（四）实验室诊断

在外周血、乳糜尿、鞘膜积液等中查到微丝蚴即可确诊，同时可用免疫学手段作为辅助诊断。通过血液涂片、诱出法和体液检查均可查微丝蚴。免疫学诊断是用于丝虫病的辅助诊断或流行病学调查和监测防治效果。有间接免疫荧光抗体试验（indirect immunofluorescence assay，IFA）和酶联免疫吸附试验（ELISA）等检查抗体，敏感性和特异性均较高。可用丝虫单克隆抗体进行酶联免疫吸附试验双抗体夹心法检测丝虫循环抗原。

（五）流行与防治

丝虫病是全世界重点防治的六大热带病之一。传染源是血液中存在的微丝蚴患者或带虫者，传播媒介是蚊虫。蚊的消长与丝虫病的流行季节一致。班氏丝虫呈世界性分布，马来丝虫病仅限于亚洲，主要流行于东南亚。我国是丝虫病流行最严重的国家之一。

丝虫病的防治主要是普查普治患者和带虫者，首选药物为枸橼酸乙胺嗪，对象皮肿和鞘膜积液患者采取手术治疗或烘绑疗法。由于蚊是本病传播必不可少的环节，所以防蚊灭蚊，要采取综合措施，消除蚊的滋生地，杀灭成蚊或幼蚊，同时加强个人防护。

六、旋毛形线虫

旋毛形线虫（trichinella spiralis）简称旋毛虫，寄生于多种动物和人体内，引起旋毛虫病。是人畜共患寄生虫病，我国云南、湖南、广西等15个省（市、区）、93个县曾发生过爆发性流行。

（一）形态特征

1. 成虫　虫体细小如线，白色，长约2～3cm，雌雄异体（图25-25）。

2. 囊包蚴　幼虫细长，寄生于横纹肌内形成梭状囊包，大小为4～3μm。囊内含有1～2条幼虫（图25-26）。

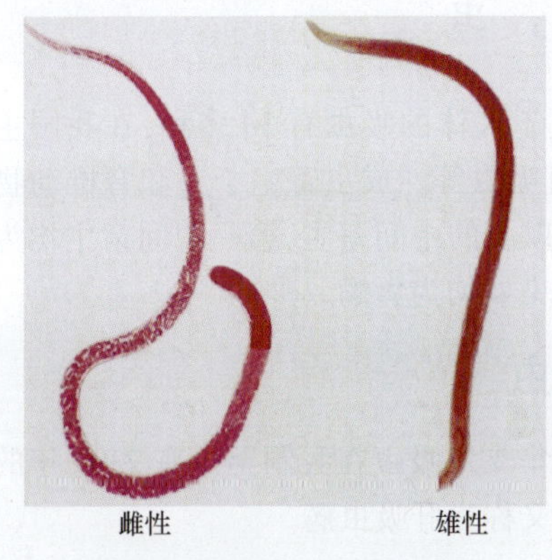

图25-25　旋毛形线虫成虫

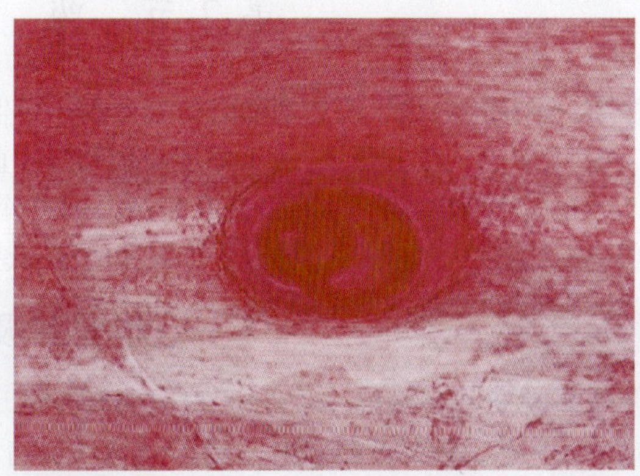
图25-26　旋毛虫幼虫囊包

（二）生活史

成虫寄生于人、猪、狗、羊、牛等哺乳动物的十二指肠和空肠上段，幼虫寄生于同一宿主的横纹肌内，形成有感染能力的囊包蚴，囊包蚴为本虫的感染阶段，囊包蚴必须更换宿主后才能完成其生活史。当宿主食入含有活的囊包蚴的肉类后，幼虫在小肠上段脱囊而出，随后钻入十二指肠和空肠上段的黏膜中，发育24h后返回肠腔，并经四次蜕皮，于感染后48h发育为成虫。雌雄交配后，雄虫死亡，雌虫钻入肠黏膜，在感染后5～7天产出幼虫，产出的幼虫侵入肠壁小血管或淋巴管，经淋巴、血液循环到达身体各部位，但只有到达横纹肌内的幼虫才能继续发育，在感染后的1个月，横纹肌内的幼虫形成囊包蚴，囊包蚴未进入新的宿主，多在半年内开始钙化，囊内幼虫死亡，成虫寿命2～3个月。

（三）致病性

旋毛虫病主要由幼虫引起，在侵入人体的不同阶段引起不同的病变。侵入期是幼虫自囊包脱出发育为成虫的阶段，主要引起肠炎，表现为恶心、呕吐、腹痛、腹泻等症状，病程大约1周。移行期主要是幼虫随淋巴、血液循环在体内移行至全身和横纹肌内，造成机械损伤、分泌物和代谢物的化学刺激引起全身血管炎、肌炎、血嗜酸粒细胞增多等症状，表现为发热、肌肉酸痛，也可表现为咀嚼、吞咽、发声和呼吸障碍等。患者可因心力衰竭、毒血症而死亡，病程约1个月。

（四）实验室诊断

旋毛虫病的临床表现比较复杂，在诊断过程中应注意流行病调查和询问病史，看患者是否有生食或半生食肉类史。自患者疼痛肌肉处取标本，进行压片或切片，如能检出幼虫囊包即可确诊。对早期或轻度患者，可采用血清学方法检测患者血清中的特异性抗体或循环抗原，常用方法有荧光抗体试验（IFA）、酶联免疫吸附试验（ELISA）等，阳性检出率均可达90%以上。

（五）流行与防治

旋毛虫呈世界性分布，曾在欧洲及北美国家严重流行，在我国感染该病的人数超过2000万人。囊包内的幼虫抵抗力较强，在-15℃下可存活20天，腐肉中可存活2～3个月，旋毛虫不耐热，温度达到71℃即可杀死囊包内的幼虫。

预防本病关键在于开展健康教育，改变不良的饮食习惯，不生食或半生食肉类及肉制品，严格肉类检疫；改善养猪的方法，提倡圈养；首选药物阿苯达唑治疗患者或带虫者。

第2节　吸　　虫

吸虫（trematoda）属于扁形动物门的吸虫纲。寄生于人体的吸虫有30多种，在我国主要有华支睾吸虫、布氏姜片吸虫、卫氏并殖吸虫和日本血吸虫等。成虫寄生于人和脊椎动物的体内。吸虫的生活史比较复杂，需要有1～2个或2个以上的中间宿主，第一中间宿主均为淡水螺类，除了血吸虫的感染期是尾蚴外，其余的吸虫感染期均为囊蚴。

考点：华支睾吸虫成虫的主要特点

一、华支睾吸虫

华支睾吸虫（clonorchis sinensis），又称为肝吸虫。华支睾吸虫在我国至少有2300年的历史。成虫寄生于人体的肝胆管内，引起华支睾吸虫病，又称为肝吸虫病。

链　接

患者，男性，23岁，四川人，近1年右上腹不适、消化不良、疲乏而入院。半年前出现几次轻度黄疸症状，并有上腹不适，尿颜色较深，感到疲乏、头晕等。近来发作次数较多，无饮酒史。查体：心肺正常，巩膜轻度黄染，肝大在肋下2cm，有轻度触痛，脾未触及。无腹水和四肢水肿。胸部X线检查正常；肝功能检查正常；乙肝表面抗原检查（-）；粪便检查有形似芝麻的虫卵。患者口述有常吃鱼生粥的习惯。

问题：1. 患者可能患哪种寄生虫病？

2. 诊断的依据是什么？

(一) 形态特征

1. 成虫 体形狭长,背腹扁平,形似葵花籽。虫体大小约为(10～25)mm×(3～5)mm。活体略呈淡红色,死后呈灰白色。口吸盘大于腹吸盘,前者位于虫体前端,后者位于虫体前的1/5处。消化道简单,无肛门。排泄孔口位于虫体的末端。雄性生殖器官有睾丸一对,前后排列于虫体后部的1/3处,呈分支状。雌性生殖器官有卵巢一个,浅分叶状,位于睾丸之前,管状子宫盘绕向前开口于生殖腔(图25-27)。

2. 虫卵 形似芝麻,淡黄褐色,一端较窄且有卵盖,卵盖周围的卵壳增厚形成肩峰,另一端有小疣(图25-28)。大小为(27～35)μm×(12～20)μm,是蠕虫卵中最小的。从粪便中排出时,卵内含有毛蚴。

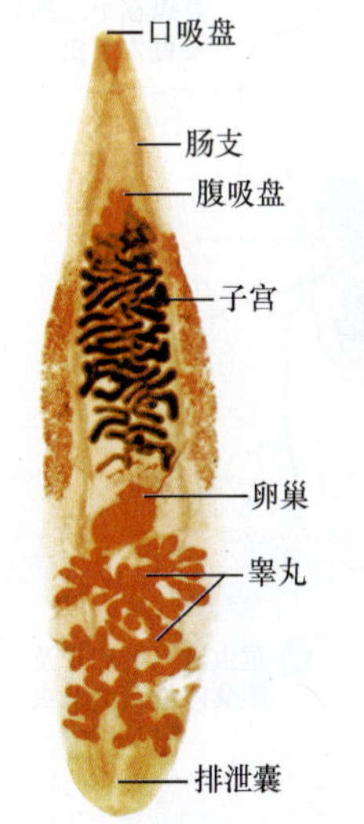

图25-27 华支睾吸虫(成虫)

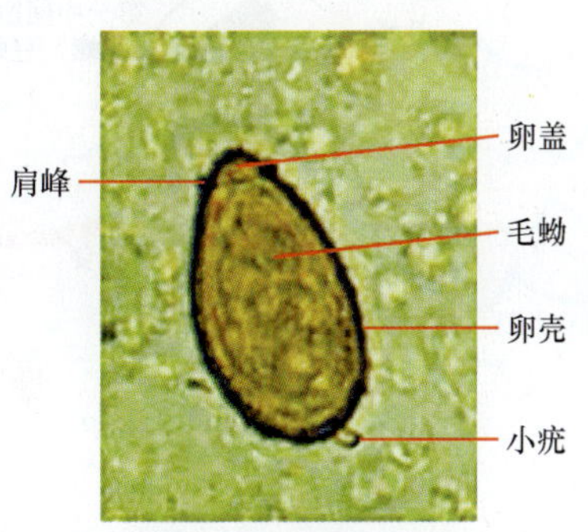

图25-28 华支睾吸虫卵

(二) 生活史

成虫寄生于人和肉食哺乳动物的肝胆管内,虫数较多时,可移居至大的胆管、胆总管和胆囊内,偶见于胰腺管内。成虫产卵,虫卵随胆汁进入消化道随粪便排出体外,进入水中被第一中间宿主淡水螺吞食,在螺的消化道内孵出毛蚴,发育成胞蚴、胞蚴经无性繁殖形成雷蚴,雷蚴再经过无性繁殖形成大量的尾蚴,尾蚴从螺体内逸出。尾蚴在水中遇到适宜的第二中间宿主淡水鱼、虾,并侵入肌肉组织,经过20～35天发育成囊蚴。囊蚴是肝吸虫的感染阶段,可在鱼虾内存活3个月～1年。当人或肉食哺乳动物等吞食活的囊蚴后,囊蚴在十二指肠破囊而出,在几小时内即可达到肝内胆管并发育为成虫(图25-29)。囊蚴自进入人体发育为成虫到从粪便中检查出虫卵大约需要1个月的时间。成虫的寿命为20～30年。

(三) 致病性

考点:华支睾吸虫所引起的疾病

华支睾吸虫主要导致患者的肝脏受损。病变主要发生在肝脏的次级胆管。成虫在肝胆管内破坏胆管上皮和黏膜下血管,虫体的分泌物、代谢产物和机械刺激等引起超敏反应和炎性反应,导致胆管局限性扩张和胆管上皮增生,继之管腔狭窄,胆汁流出受阻和淤滞,可引起阻塞性黄疸。由于胆汁流通不畅,容易合并细菌感染,导致胆管炎、胆囊炎。虫体碎片、虫卵、胆管上皮脱落细胞可构成胆石的核心,引起胆结石。由于胆管周围结缔组织增生,少数患者可导致肝硬化。偶可诱发原发性肝癌,还可引发急性胰腺炎。

临床上多表现为慢性症状,一般以消化系统的症状为主,疲乏、上腹不适、食欲减退,厌油、腹痛、腹泻、消化不良等较为常见。

(四) 实验室诊断

1. 病原学检查 粪便中检查到华支睾吸虫卵是诊断的依据,常用的方法有:涂片法、集卵

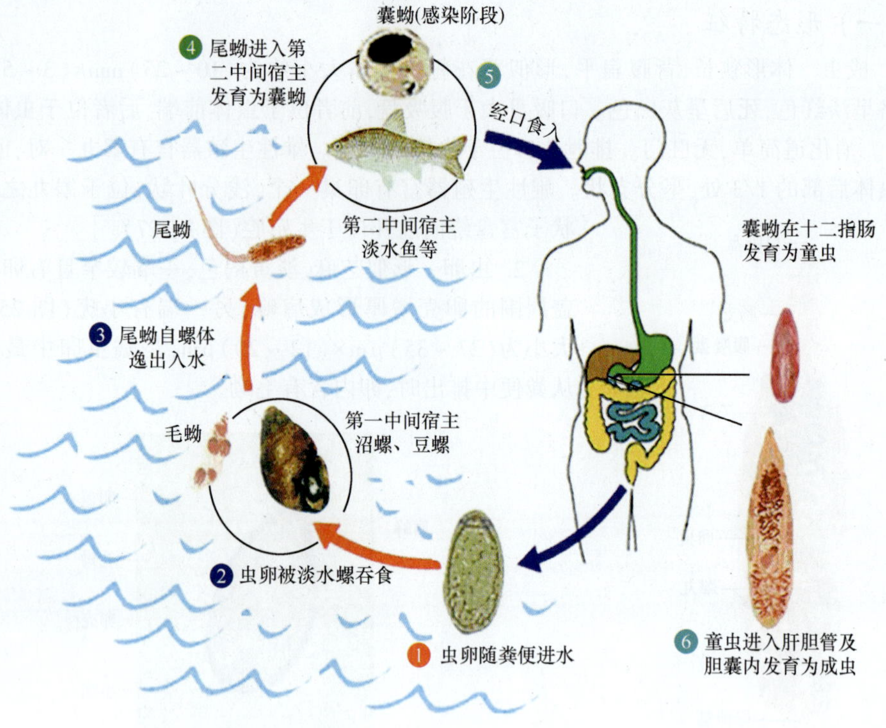

图 25-29 肝吸虫生活史

法,也可十二指肠引流胆汁检查虫卵。

2. 免疫学诊断 常用的有酶联免疫吸附试验(ELISA)、间接血凝试验(indirect haemagglutination test,IHA)和间接荧光抗体试验(IFA)等方法。

3. 影像学诊断 用B型超声波检查华支睾吸虫病患者,在超声图像上可见多种异常改变。同时也可通过CT检查诊断。

(五) 流行与防治

华支睾吸虫的流行,除需要有适宜的第一、第二中间宿主及终宿主外,还与当地饮食习惯等诸多因素密切相关。防治主要做好卫生宣传教育,让民众了解其危害性和传播途径,不生食或半生食淡水鱼、虾等,注意生食、熟食的厨具分开使用。治疗药物有吡喹酮和阿苯达唑。

二、卫氏并殖吸虫

卫氏并殖吸虫(paragonimus westermani),主要寄生于人、猫和犬科动物的肺部,又称为肺吸虫,是人体吸虫病的主要病原体,以在肺部形成囊肿为主要病变,以烂桃样血痰和咯血为主要症状。

(一) 形态特征

1. 成虫 成虫虫体肥厚,活体呈暗红色,背面稍隆起,腹面扁平。虫体长7~12mm,宽4~6mm,厚2~4mm。口、腹吸盘大小相似,口吸盘位于虫体的前端,腹吸盘位于虫体腹面中线前缘。消化器官包括口、咽、食管和肠管。卵巢6叶,与子宫并列于腹吸盘之后,2个睾丸分支如指状,并列于虫体后1/3处,故名并殖吸虫(图25-30)。

2. 虫卵 虫卵为金黄色,呈椭圆形或水缸形,左右多不对称,前端较宽,有扁平卵盖,后端稍窄。大小为(80~118)μm×(48~60)μm。卵壳厚薄不均,后端常增厚,卵内含有1个卵细胞和10多个卵黄细胞(图25-31)。

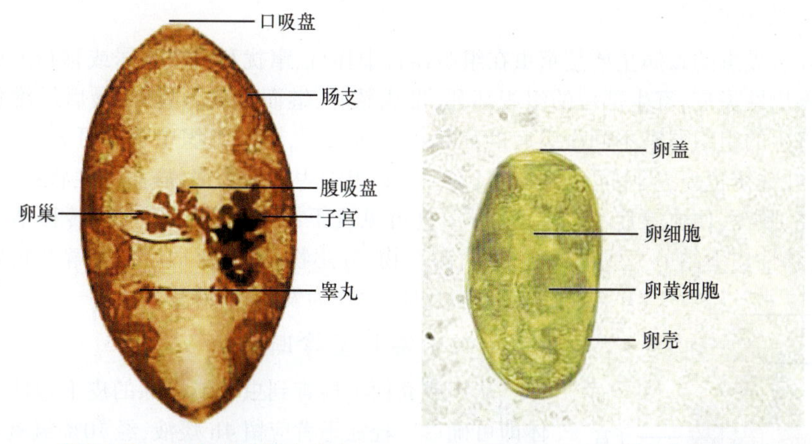

图 25-30 卫氏并殖吸虫成虫　　图 25-31 卫氏并殖吸虫卵

（二）生活史

成虫主要寄生于人或动物的肺内，以坏死的组织和血液为食，产出的卵随痰液或吞咽随粪便排出体外。虫卵入水后，适宜的温度条件下经过3周的发育孵出毛蚴，遇到第一中间宿主川卷螺，在螺体内发育成胞蚴、母雷蚴、子雷蚴等无性繁殖阶段，最终发育成尾蚴。尾蚴自螺体内逸出，侵入第二中间宿主溪蟹、蝲蛄体内，发育为囊蚴。人因生食或半生食含有囊蚴的溪蟹、蝲蛄而感染，囊蚴进入终宿主消化道后，经30～60min发育为童虫。童虫在脏器及腹腔间移行，穿过横膈经胸腔到达肺部，并在肺内发育为成虫，经60～80天成熟并产卵。本虫可侵入皮下、肝、脑、心包和眼眶等，引起异位寄生。自囊蚴进入终宿主到成熟产卵，需要2～3个月。成虫在终宿主体内一般可存活5～6年，长的可达20年（图25-32）。

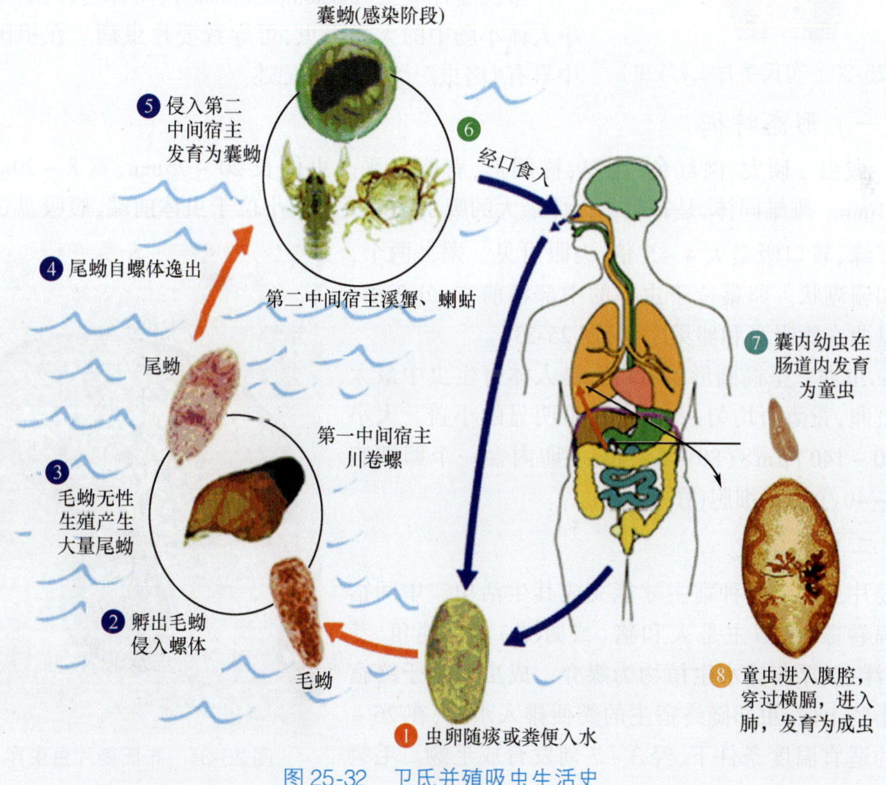

图 25-32 卫氏并殖吸虫生活史

考点：卫氏并殖吸虫所致疾病

（三）致病性

卫氏并殖吸虫的致病主要是童虫在组织器官中移行、窜扰和成虫寄居或移行所引起的出血、水肿、渗出性炎症，寄生部位的组织坏死，形成脓肿，继而转变为囊肿，最后纤维化形成瘢痕。虫体寄生的组织器官不同所引起的症状也有所不同，在肺组织中寄生可表现为咳嗽、胸痛、咯血或吐铁锈色痰，痰中可查到虫卵；寄生于脑组织表现为头痛、癫痫等症状；寄生于肠壁表现为腹痛、腹泻、便血等症状；若在皮下窜扰可见皮下结节、压痛，随虫体转移结节随之转移，称为转移性皮下结节。成虫、童虫的代谢产物、分泌物、虫体死亡后的分解产物刺激人体引起变态反应，表现为发热、荨麻疹。

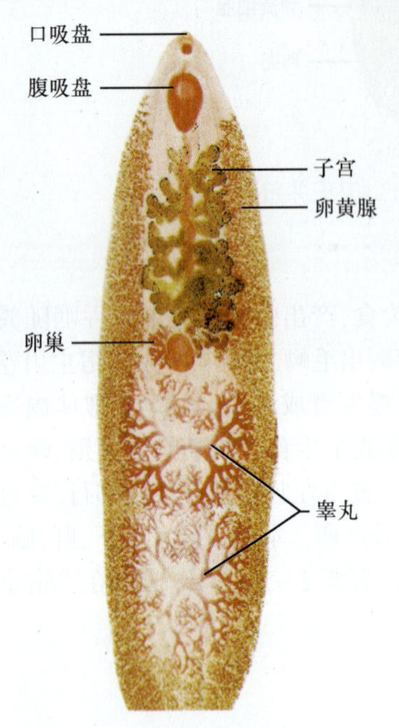

图 25-33 布氏姜片虫（成虫）

（四）实验室诊断

从痰或粪便中检查到虫卵或摘除的皮下包块中查到虫体即可确诊。轻症患者应留 4h 痰液，经 10% 氢氧化钠溶液处理后，离心沉淀镜检。同时也可用免疫学检查、X 线、CT 及 MR 等检查手段进行诊断。

（五）流行与防治

卫氏并殖吸虫呈世界性分布以亚洲为最多，并以我国为主。根据卫生部 2001～2004 年全国第二次寄生虫病调查报告，以血清学检查方法调查卫氏并殖吸病 68209 人，阳性率 1.71%。宣传教育是控制本病的主要措施，不生食、半生食石蟹、蝲蛄及其制品。治疗药物是吡喹酮。

三、布氏姜片吸虫

布氏姜片吸虫（fasciolopsis buski），简称姜片虫，是寄生于人体小肠中的大型吸虫，可导致姜片虫病。在祖国医书中早有“肉虫”、“赤虫”等记述。

（一）形态特征

1. 成虫 硕大、肉红色、肥厚，椭圆形，背腹扁平。虫体长 20～75mm，宽 8～20mm，后 0.5～3mm。雌雄同体，是寄生于人体最大的吸虫。口吸盘较小位于虫体前端，腹吸盘位于口吸盘下缘，较口吸盘大 4～5 倍，肉眼可见。睾丸两个，分支如珊瑚状。卵巢位于虫体的中部稍前方，分 3 瓣。子宫盘曲在腹吸盘和卵巢之间（图 25-33）。

2. 虫卵 呈椭圆形，淡黄色，是人体寄生虫中最大的蠕虫卵，壳薄而均匀，一端有一不明显的小盖。大小为（130～140）μm×（80～85）μm。卵内含一个卵细胞和 20～40 个卵黄细胞（图 25-34）。

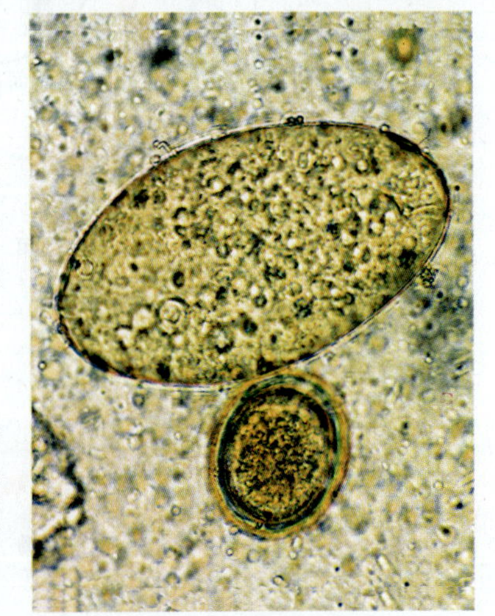
图 25-34 布氏姜片虫虫卵

（二）生活史

姜片虫需要两种宿主才能完成其生活史。中间宿主是扁卷螺，终宿主是人和猪（或野猪）。以菱角、茭白、水浮莲、浮萍等水生植物为媒介。成虫寄生于终宿主的小肠上段，虫卵随终宿主的粪便排入水中，在 26～32℃的适宜温度条件下，经 3～7 周发育成毛蚴。毛蚴进入中间宿主扁卷螺的体内，经 1～2 个月的发育和无性繁殖，形成大量的尾蚴。尾蚴自螺体逸出，附着在水生植物的表面脱去尾部并形成囊蚴。囊蚴是姜片虫的感染阶段。终宿主食入囊蚴后，脱囊并吸附在十二指肠或空肠上段的黏膜上吸取营养，经 1～3 个月发育为成虫（图 25-35）。成虫在猪体内的寿命不超过 2 年，在人体内最长可达 4 年多。

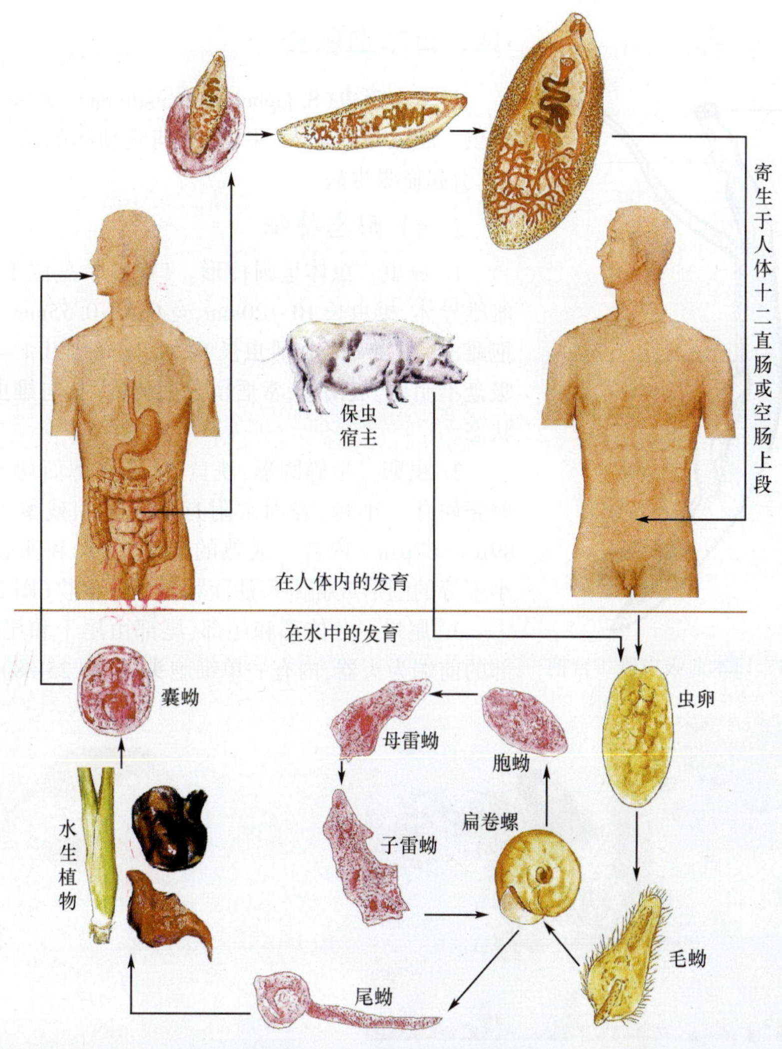

图 25-35 布氏姜片虫生活史

（三）致病性

姜片虫成虫的致病作用包括机械损伤及虫体代谢产物被宿主吸收引起的变态反应。姜片虫虫体较大，吸盘发达，吸附力强可致被吸附的黏膜坏死、脱落，肠黏膜发生炎症、点状出血、水肿以致溃疡或脓肿。如果虫数较多，覆盖肠黏膜，影响肠道的消化和吸收，导致消化不良和消化功能紊乱。

（四）实验室诊断

检查粪便中的虫卵是确诊姜片虫感染的主要方法。因虫卵较大，应用直接涂片法、浓集法。也可采用定量透明厚涂片法（即改良加藤法）既可定性检查，又可进行虫卵的计数。

(五) 流行与防治

姜片虫主要流行在亚洲和亚热带地区。夏、秋季是感染的主要季节。加强粪便管理,防止人、猪粪便通过各种渠道污染水源;关键的措施是勿生食或半生食水生植物及制品,不喝生水;对流行地区开展普查普治。最有效的药物是吡喹酮。

考点:日本血吸虫成虫的主要形态特征

四、日本血吸虫

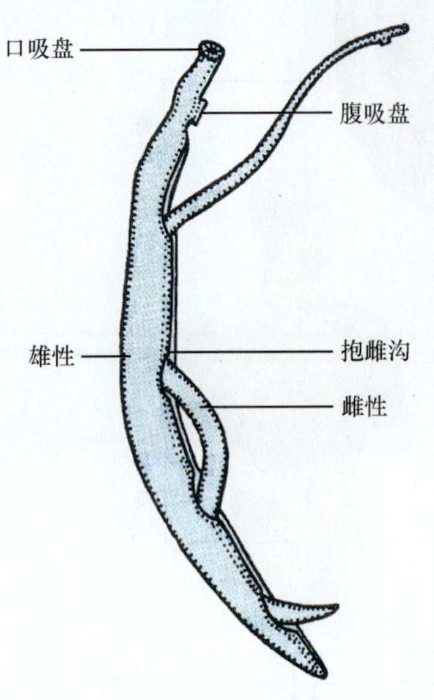

图 25-36 日本血吸虫雌雄合抱

日本血吸虫(S. japonicum katsurada),又称为日本裂体吸虫。成虫寄生于人、牛、马等哺乳动物的肠系膜下静脉内,引起血吸虫病。

(一) 形态特征

1. 成虫 虫体呈圆柱形。口、腹吸盘位于虫体前端。雌雄异体,雄虫长 10~20mm,宽 0.5~0.55mm,乳白色,有抱雌沟(图 25-36)。雌虫长 12~28mm,宽 0.1~0.3mm,腹吸盘不明显,灰褐色,常居留于抱雌沟内,与雄虫形成合抱状态。

2. 虫卵 呈椭圆形,淡黄色,卵壳薄而均匀,无小盖,卵壳侧有一小棘,表面常附有宿主组织残留物。大小为 89μm×67μm。内含一成熟的毛蚴,毛蚴和卵壳间可见大小不等的圆形或椭圆形油滴状毛蚴分泌物(图 25-37)。

3. 尾蚴 分体部和尾部,尾部由尾干和尾叉组成,体部的前端为头器,内有一单细胞头腺(图 25-38)。

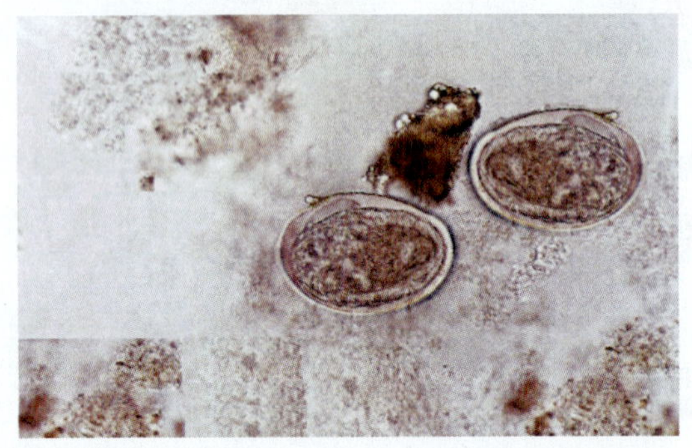
图 25-37 日本血吸虫卵

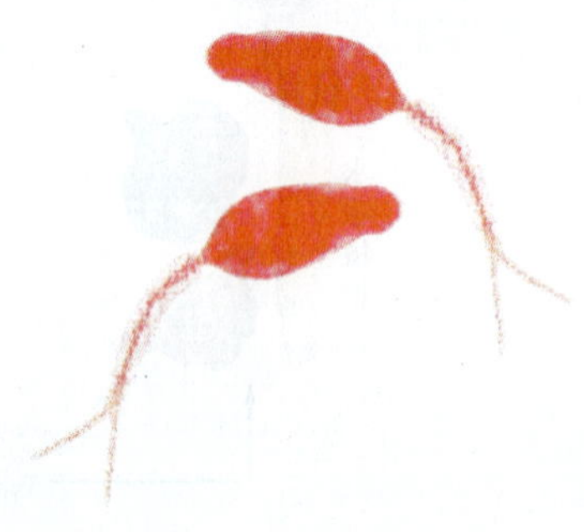
图 25-38 日本血吸虫尾蚴

考点:日本血吸虫的生活史

(二) 生活史

血吸虫的生活史包括卵、毛蚴、母胞蚴、子胞蚴、尾蚴、童虫和成虫等阶段(图 25-39)。成虫寄生于人和多种哺乳动物的门脉-肠系膜静脉系统,雌虫在肠黏膜下静脉末梢内产卵。部分虫卵沉积于肠壁小静脉中,少数还可沉积在肝组织内。

虫卵入水后,在适宜的环境条件下孵化出毛蚴,毛蚴利用体表的纤毛在水中游动,如遇中间宿主钉螺,钻入钉螺体内,再经过母胞蚴、子胞蚴的无性繁殖阶段发育成尾蚴。一个毛蚴在钉螺体内可产生成千上万的尾蚴。尾蚴是血吸虫的感染阶段。尾蚴从螺体内逸出的首要条件是水,最适宜的温度为 20~25℃,逸出的高峰时间为上午 8~12 时。尾蚴逸出后多集中在水面。

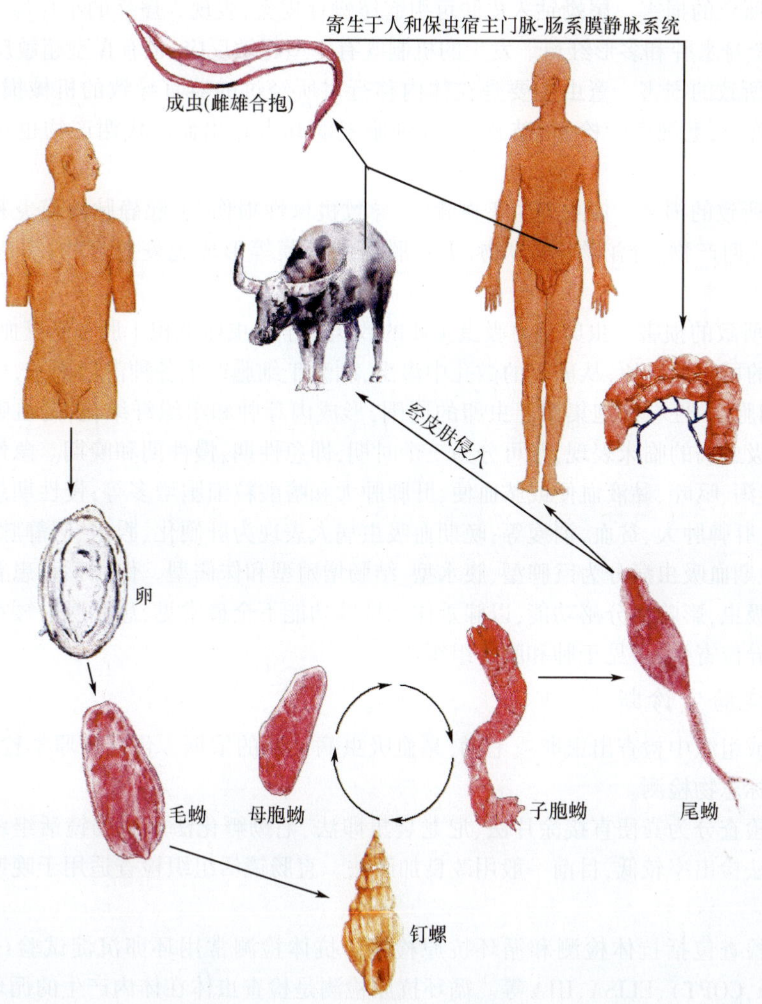

图25-39　日本血吸虫生活史

人、牛、马等哺乳动物与含有尾蚴的水接触时,尾蚴分泌组织蛋白酶等物质,借助尾部的摆动和体部的强烈收缩迅速钻入皮肤内即转化为童虫。童虫的移行按先后可分为从皮肤到肺,从肺到肝内静脉分支以及从肝至肠系膜静脉三个阶段。在肝内静脉发育到性器官初步分化后,雌雄合抱并移行至门脉-肠系膜静脉寄居。从尾蚴侵入到成虫产卵约需24天,平均寿命4.5年。

案例25-3

患者,男性,27岁。1998年夏季在九江参加过抗洪,之后不久,其下肢出现红色丘疹,并伴有痒感,未进行治疗。1年后出现腹痛、腹泻,粪便带有黏液、脓血,同时伴发热,入院就诊。体检:查粪便中有虫卵,在虫卵一侧有一小棘。

问题:1. 患者是否为寄生虫感染?

2. 患者可能患有何种寄生虫病?

(三) 致病性

在血吸虫感染过程中,尾蚴、童虫、成虫和虫卵均对宿主造成损害,但最重要的病变是由虫卵引起的。目前普遍认为血吸虫病是一种免疫性疾病。

考点:日本血吸虫所致疾病

1. 尾蚴所致的损害　尾蚴钻入皮肤可引起尾蚴性皮炎，表现为瘙痒的小丘疹。反复感染严重的可伴全身水肿和多形红斑。发生的机制既有Ⅰ型超敏反应，也有Ⅳ型超敏反应。

2. 童虫所致的损害　童虫主要是在体内移行对所经过的器官导致的机械损伤，由此出现过敏性血管炎，毛细血管栓塞、破裂、局部细胞浸润和点状出血。代谢产物也可引起超敏反应。

3. 成虫所致的损害　成虫寄生于血管内，导致机械性损伤，引起静脉内膜炎和静脉周围炎。虫体的代谢产物、分泌物、排泄物、更新脱落的表膜等形成免疫复合物，引起Ⅲ型超敏反应。

4. 虫卵所致的损害　虫卵是血吸虫主要的致病因子。虫卵沉积于肝和肠壁血管中，卵内的毛蚴释放的可溶性抗原，从卵壳的微孔中渗出，刺激T细胞产生各种淋巴因子，引起嗜酸粒细胞、巨噬细胞、中性粒细胞集聚于虫卵的周围，形成肉芽肿和组织纤维化，是血吸虫病的主要病变。血吸虫病的临床表现，常可分为三个时期，即急性期、慢性期和晚期。急性期患者表现为发热、腹泻、呕吐、黏液血便或脓血便、肝脾肿大和嗜酸粒细胞增多等；慢性期患者表现为间歇性下痢、肝脾肿大、贫血、消瘦等；晚期血吸虫病人表现为肝硬化、腹水、门静脉高压、巨脾等，我国把晚期血吸虫病分为巨脾型、腹水型、结肠增殖型和侏儒型。侏儒型系患者在儿童期反复感染血吸虫，影响内分泌功能，以腺垂体和性腺功能不全最常见，患者身材矮小。严重感染时可导致异位寄生，多见于肺和脑等组织。

（四）实验室诊断

从粪便或组织中检查出虫卵或毛蚴，是血吸虫病诊断的依据。包括病原学检查、免疫学检查和生物标志物检测。

病原学检查分为粪便直接涂片法、尼龙袋集卵法、毛蚴孵化法和直肠镜活组织检查。粪便直接涂片法检出率较低，目前一般用改良加藤法。直肠镜活组织检查适用于晚期血吸虫病患者。

免疫学检查包括抗体检测和循环抗原检测。抗体检测常用环卵沉淀试验（cireum oval precipitin test，COPT）、ELISA、IHA等。循环抗原检测是检查虫体在体内产生的循环抗原的存在，对虫体感染的活动性和治疗效果的判断具有重要的意义。

考点：血吸虫病的防治

（五）流行与防治

日本血吸虫广泛分布于热带和亚热带的76个国家和地区。目前在我国血吸虫病疫情呈下降趋势。钉螺是日本血吸虫唯一的中间宿主，所以钉螺的分布就是日本血吸虫的流行地区，在长江中、下游的湘、鄂、赣、皖、苏五省的沿江洲湖滩及与长江相通的大小湖泊沿岸占我国钉螺总面积的82.1%，是我国血吸虫病流行的主要地区。

血吸虫病的防治首先是控制传染源，采用吡喹酮治疗患者和病畜。其次是切断传播途径，消灭钉螺是关键，加强人和动物的粪便管理和无害化处理，同时建立完备安全的供水系统，避免人和动物接触含有尾蚴的水。最后是保护易感者，改变不良的生产、生活方式和不良的饮食习惯。

第3节　绦　　虫

绦虫（tapeworm）因其成虫背腹扁平，长如带状而得名。绦虫的成虫大多寄生在脊椎动物的消化道中，可寄生于人体的绦虫有30余种，在我国常见的有链状带绦虫、肥胖带绦虫、细粒棘球绦虫、曼氏迭宫绦虫。

一、链状带绦虫

链状带绦虫(taenia solium),又称为猪带绦虫、猪肉绦虫或有钩绦虫。成虫寄生于人体肠道,引起猪带绦虫病,幼虫寄生于人体皮下、肌肉或内脏,引起猪囊尾蚴病。

(一) 形态特征

1. 成虫　乳白色,带状,长约2～4m。头节近似球形,除有4个吸盘外,顶端有顶突,顶突上有25～50个小钩,排列成内外两圈。颈部纤细,长5～10mm,具有生发功能(图25-40)。链体由700～1000个节片组成,依次分为幼节、成节和孕节三个部分。幼节生殖器官未成熟,外形短而宽;成节,近似正方形,内有雌、雄生殖器官各一套(图25-41);孕节最大,为窄长的长方形,仅有充满虫卵的子宫,子宫向两侧分支,每侧7～13支(图25-42)。

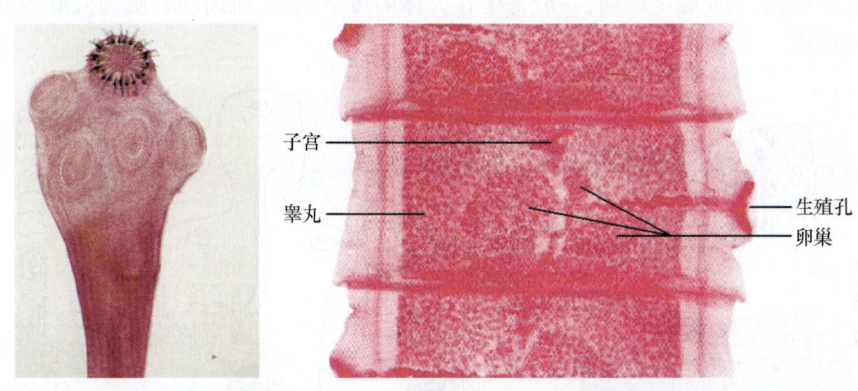

图25-40　链状带绦虫头节　　图25-41　链状带绦虫(成节)

2. 虫卵　近球形,直径31～43μm,卵壳薄而透明,且极易脱落,在孕节散出后多数已脱落。卵壳内为胚膜,呈棕黄色,其上有放射状条纹,内含一个六钩蚴(图25-43)。

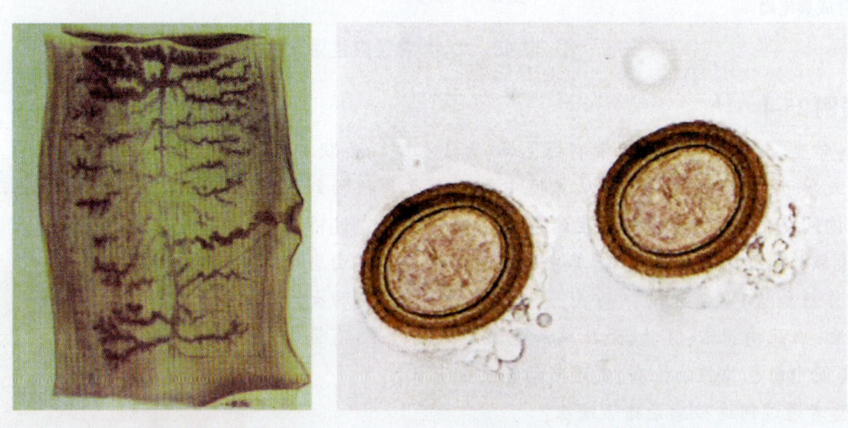
图25-42　链状带绦虫孕节　　图25-43　链状带绦虫卵

3. 囊尾蚴　猪囊尾蚴俗称囊虫,白色半透明,卵圆形囊状体,约黄豆大小(8～10)mm×5mm,囊内充满透明的囊液,头节凹入囊内呈白色点状,其形态结构与成虫头节相同(图25-44)。

(二) 生活史

考点:猪绦虫的生活史

人是猪绦虫的唯一终宿主,同时也可作为中间宿主;猪和野猪是主要的中间宿主。成虫寄生于人的小肠上段,以头节固着于肠壁。孕节单独或5～6节相连从链体上脱落,随粪便排出。当虫卵或孕节被猪或野猪等中间宿主吞食,虫卵在小肠内24～27h后胚膜破裂,六钩蚴逸出,借

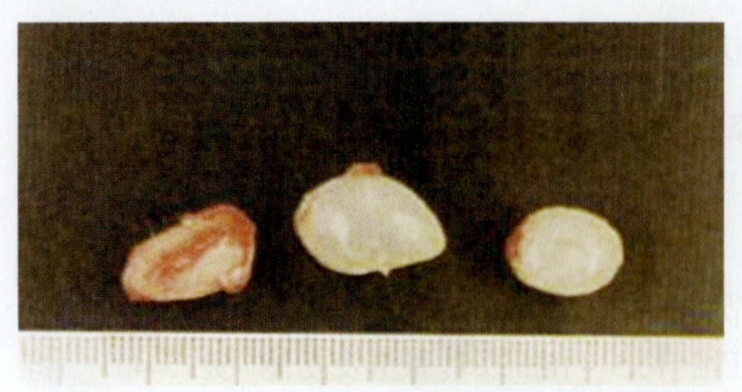

图 25-44 猪囊尾蚴

其小钩和分泌物的作用钻入小肠壁，经血液循环或淋巴系统到达体内各处，约经 10 周发育成囊尾蚴并成熟，囊尾蚴是猪带绦虫的感染阶段。囊尾蚴在猪体内寄生的主要部位是肌肉(图 25-45)。含有猪囊尾蚴的猪肉俗称“米猪肉”或“豆猪肉”(图 25-46)。

当人食入含有活囊尾蚴的猪肉，囊尾蚴在小肠内受胆汁刺激而翻出头节，并附着于肠壁，经 2～3 个月，即可发育为成虫，并开始排出孕节和虫卵。成虫在人体的寿命可达 25 年以上。当人误食虫卵或孕节，也可在人体内发育成囊尾蚴，引起囊尾蚴病，一般寄生在人体的皮下组织、肌肉、脑、眼、心、肝等处，但不能发育为成虫。

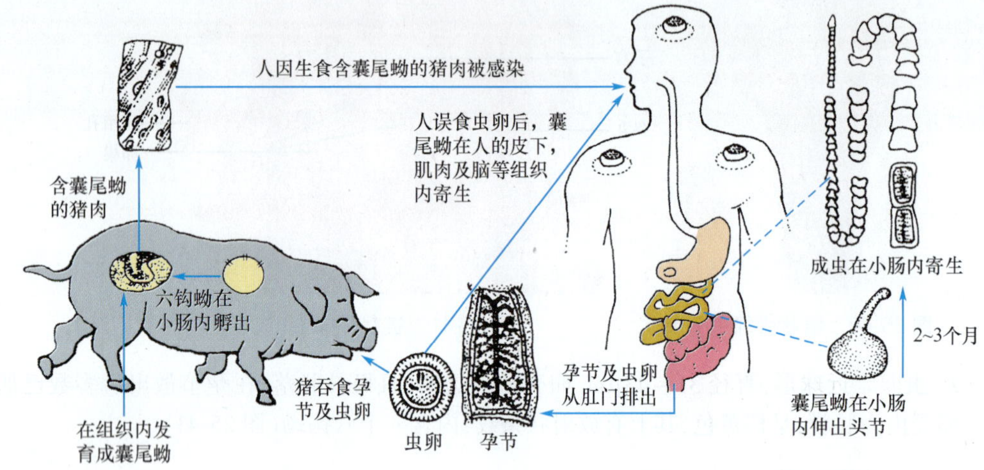

图 25-45 链状带绦虫生活史

案例 25-4

患者，学生，大便时发现其中带有白色物，大小如宽面条状，有多节相连或单节，有微蠕动。患者从粪便中取出白色片状物到医院就诊。询问病史：自述没有吃过生猪肉，曾到云南吃过“过桥米线”。在傣族旅游吃过猪肉的菜肴，其中的肉为糜样，发白，由当地麻椒类的作料和盐、味精等搅拌而成。查体：颈软，未触及肿大淋巴结；心、肺、血压均正常；腹软，无压痛和包块。粪便检查：有带绦虫卵，对粪便中白色片状物检查，发现其两侧呈分支状。

问题：1. 患者通过何途径感染猪带绦虫？

2. 患者驱虫后还应注意什么问题？

考点：寄生部位；囊尾蚴病

（三）致病性

成虫寄生于人体的小肠，引起猪绦虫病。寄生在人体的成虫一般仅为 1 条，但在地方流行区患者平均感染的成虫可多至 2.3～2.8 条，国内报道感染最多的有 19 条。临床症状比较轻，少数人有乏力、恶心、腹泻、体重减

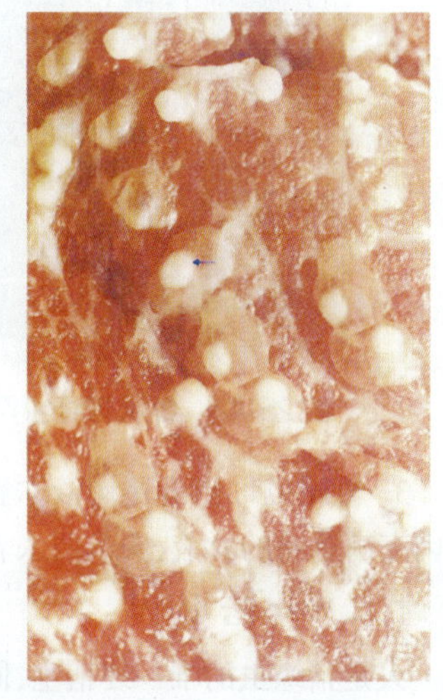

图 25-46 猪囊尾蚴寄生的猪肉(“米猪肉”)

轻等症状。而猪带绦虫幼虫引起的囊尾蚴病,又称为囊虫病,对人体的危害远大于成虫,是我国重要的寄生虫病之一。囊尾蚴可寄生于人体多种器官和组织,好发部位是皮下组织、肌肉、脑和眼,其次是心、舌、口腔、肝、肺、子宫等。人体囊尾蚴病依据寄生部位可分为三类:

1. 皮下及肌肉囊尾蚴病　囊尾蚴在皮下、黏膜或肌肉中,形成结节。躯干和头部较多,四肢较少。硬度如软骨,与皮下组织物粘连,无压痛。寄生较多时,可出现肌肉酸痛无力,发胀、麻木或假性肌肥大症等。

2. 脑囊尾蚴病　依据囊尾蚴在脑内寄生的部位、数量和发育的程度不同,脑囊尾蚴的临床症状极其复杂。有的无症状,而有的可能引起猝死,但多数病程较缓慢,发病时间1个月～1年最多,最长的可达30年。最常见的症状是:癫痫发作,颅内压增高和神经精神症状,其中尤以癫痫发作最多。同时也可出现头痛、头晕、呕吐、失语、痴呆、失明、偏瘫等症状。

3. 眼囊尾蚴病　可寄生于眼的任何部位(图25-47),但多数在眼球深部玻璃体和视网膜下。轻者表现为视力障碍,当囊尾蚴死亡可导致玻璃体混浊、视网膜脱落,并发白内障,继发青光眼,重者可导致失明。

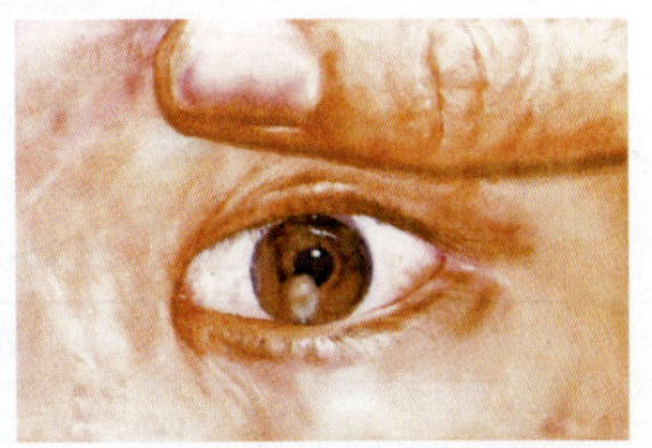

图25-47　眼囊尾蚴病

(四) 实验室诊断

1. 猪带绦虫病的诊断　询问有无食用生猪肉和排节片的情况。粪便检查虫卵和孕节片,对头节或孕节压片后,观察头节的吸盘和顶突或孕节的子宫分支情况及数目即可确诊。

2. 囊尾蚴病的诊断　依据寄生的部位确定诊断方法。对皮下浅表部位的囊尾蚴病,可手术摘除结节或浅部肌肉包块检查;眼部囊尾蚴病多数可用检眼镜检查到活的虫体;脑部或深部组织的囊尾蚴病可用CT、磁共振等方法检查。免疫学检查有IHA、ELSA等,对辅助诊断囊尾蚴病有重要的价值。

(五) 流行与防治

猪带绦虫感染人体主要是生猪饲养方法不当和居民不良的饮食和卫生习惯。主要流行于欧洲,在我国分布也较为普遍,一般农村高于城市。人体感染囊尾蚴病的方式主要有:自体内感染,患者已经感染成虫,当遇到反胃、呕吐等,肠道逆蠕动可将孕节反推入胃中引起自身感染;自体外感染,误食自己排出的虫卵引起再感染;异体感染,误食他人排出的虫卵引起再感染。猪带绦虫的综合防治措施包括:积极治疗患者,槟榔—南瓜子法有良好的驱虫效果,驱虫有效标志是查到头节,也可用吡喹酮、阿苯达唑等药物治疗或手术摘除结节;科学养猪,管理好厕所和猪圈,避免交叉感染;加强健康教育,注意个人卫生和饮食习惯;加强肉类检验检疫,杜绝出售"米猪肉"。

二、肥胖带绦虫

肥胖带绦虫(taenia saginata),又称为牛带绦虫、牛肉绦虫或无钩绦虫。成虫寄生于人的小肠,引起牛带绦虫病。

(一) 形态特征

成虫外观与猪带绦虫相似,成虫的头节、成节和孕节见图25-48,但大小和结构上存在差异,主要区别见表25-3。两种绦虫的虫卵在光镜下难以区分。

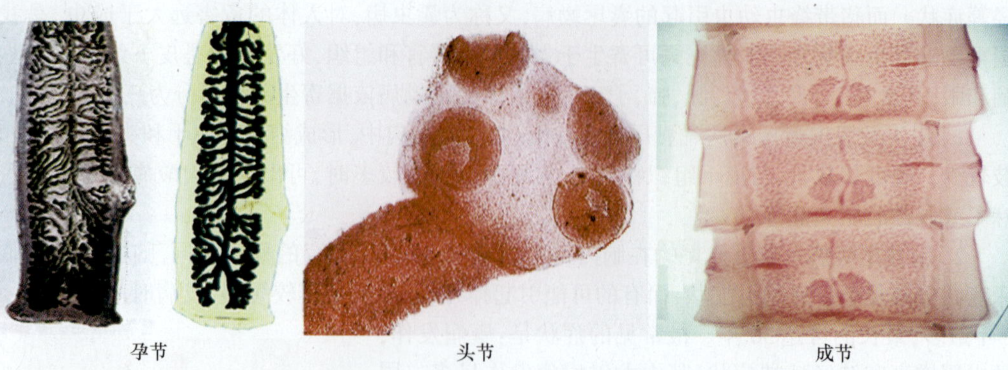

图 25-48 牛带绦虫头节、成节和孕节

表 25-3 猪带绦虫与牛带绦虫的主要区别

类别	猪带绦虫	牛带绦虫
体长	2～4mm	4～8mm
节片	700～1000 节，略透明	1000～2000 节，不透明
头节	球形，直径约 1mm，有顶突和小钩	方形，直径 1.5～2.0mm，无顶突和小钩
成节	卵巢分三叶	卵巢分两叶
孕节	子宫分支不整齐，每侧分 7～13 支	子宫分支较整齐，每侧分 15～30 支
孕节脱落	数节一起，被动排出	单节，可自动排出肛门
幼虫	头节有小钩，可寄生人体	头节无小钩，不寄生人体

（二）生活史

人是牛带绦虫唯一的终宿主。成虫寄生在人体的小肠上段，头节固着在十二指肠空肠，孕节多逐节脱离链体，随宿主粪便排出体外。当中间宿主牛吞食到虫卵或孕节后，虫卵内的六钩蚴在小肠内孵出，钻入肠壁，随血液循环到全身各处，经 60～70 天的发育，成为牛囊尾蚴。人食入含活囊尾蚴的牛肉，囊尾蚴在消化液的作用下，头节翻出并吸附在肠壁，经 8～10 周发育为成虫（图 25-49）。成虫寿命可达 20～30 年，甚至更长。

（三）致病性

成虫寄生于人的小肠引起牛绦虫病。患者多无明显症状，或仅有腹部不适，饥饿痛、消化不良、腹泻或体重减轻等症状。在牛绦虫病患者指甲缝中常能查到虫卵，但人体几乎没有囊尾蚴寄生，表明人对牛带绦虫的六钩蚴有天然的免疫力。

（四）实验室诊断

由于牛带绦虫的孕节活动力强，并常自动逸出肛门，容易被患者发现，故询问病史对发现牛带绦虫病十分重要。观察孕节的子宫分支的数目和特征即可诊断。还可以采用粪便淘洗寻找孕节和头节，以判断虫种和治疗效果。

（五）流行与防治

牛带绦虫呈世界性分布，在多食牛肉，尤其是有喜爱生食或半生食牛肉的地区和民族中流行广泛。在我国 20 多个省、自治区、市存在散发的牛带绦虫病病例。造成牛带绦虫病地方性流行的主要因素是患者和带虫者粪便污染牧草和水源及居民食用牛肉的方法不当。其防治原则同猪带绦虫。

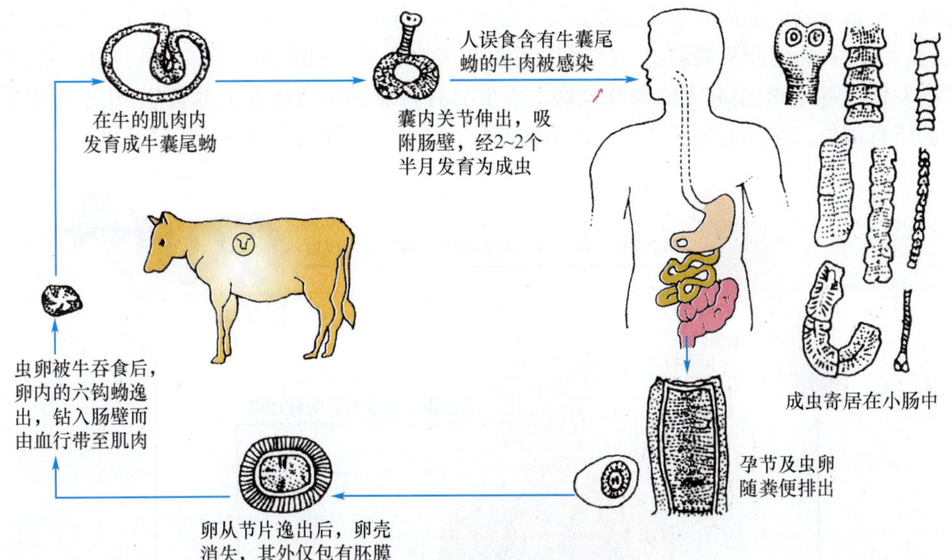

图 25-49　牛带绦虫生活史

三、细粒棘球绦虫

细粒棘球绦虫(echinococcus batsch),又称为包生绦虫,成虫寄生于犬科食肉动物,幼虫寄生于人或多种食草类家畜及其他动物,引起严重的人兽共患病,称棘球蚴病或称为包虫病。

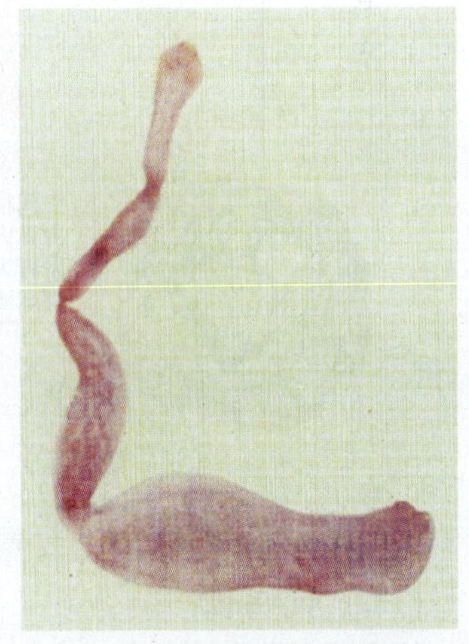
图 25-50　细粒棘球绦虫成虫

(一) 形态特征

1. 成虫　是绦虫中最小的虫之一,体长 2 ~ 7mm。除头节和颈部外,整个链体只有幼节、成节和孕节各一节,偶或多一节(图 25-50)。头节呈梨形,具有顶突和 4 个吸盘。成节结构与带绦虫相似,睾丸 45 ~ 65 个,子宫内含有虫卵 200 ~ 800 个。

2. 虫卵　形态与猪绦虫卵、牛绦虫卵基本相同,在光镜下难区分。

3. 棘球蚴　为圆形囊状体。随寄生时间的长短、寄生部位的不同和宿主的不同,直径从几毫米到数十厘米不等。由囊壁和囊内含物(生发囊、原头蚴、囊液等)组成。有的还有子囊和孙囊。囊壁外有宿主的纤维组织包绕。囊壁分两层,外层为角质层,半透明,无细胞结构,脆弱易破裂;内层为生发层,紧贴角质层,向囊内长出原头蚴(图 25-51),原头蚴可发育为育囊。原头蚴、生发囊可发育为子囊,子囊结构与母囊相似,也可长出原头蚴、育囊以及与子囊结构相似的孙囊。一个棘球蚴可以包含数千个甚至数百万个原头蚴。

(二) 生活史

图 25-51　细粒棘球蚴绦虫原头蚴

成虫寄生于犬、狼等食肉动物的小肠内,孕节或虫卵随宿主粪便排出体外,污染牧草、水源及环境等,被中间宿主人、牛、羊等偶蹄类动物吞食后,虫卵在消化液的作用下,孵出六钩蚴,随血液循环到达肝或其他的脏器,经 3 ~ 5 个月发育成棘球蚴。在棘球蚴的囊内有数千至数百万个原头蚴。当含有棘球蚴的牛、羊等动物脏器被终宿主犬、狼吞食后,囊内原头蚴散出,在终宿主小肠内发育为成虫(图25-52)。人误食虫卵后,可在人体内发育为棘球蚴,引起人的棘球蚴病。本虫只有棘球蚴阶段能在人体寄生,几乎可寄生于人体的所有部位,最多的是在肝脏,其次是肺部。棘球蚴在人体可存活40年,甚至更长。

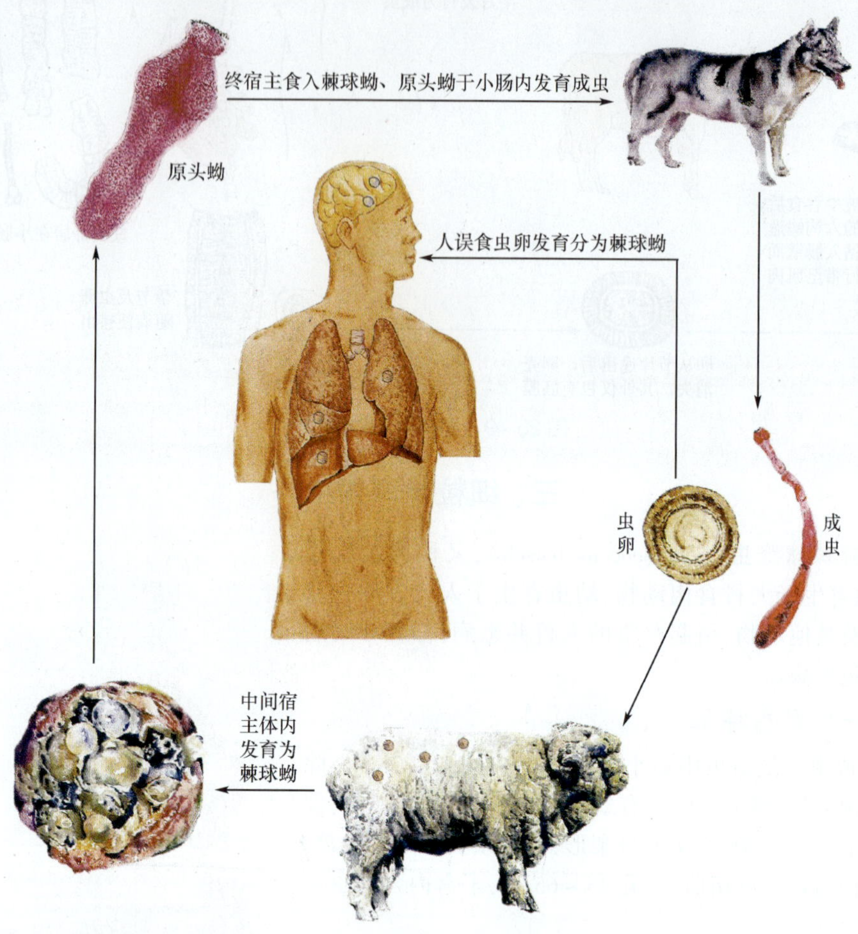

图25-52 细粒棘球绦虫生活史

(三)致病性

棘球蚴病俗称包虫病。对人体的危害以机械损害为主,严重程度取决于棘球蚴的体积、数量、寄生的时间和部位。因棘球蚴生长缓慢,常常在感染后5~20年才出现症状。由于棘球蚴的不断生长,压迫周围组织、器官,引起组织细胞萎缩、坏死。临床表现为受累部位疼痛和坠胀感,常有荨麻疹、哮喘和血管神经性水肿等。

(四)实验室诊断

对疑似病患者,应详细询问病史,是否来自或到过流行区。X线、CT、超声等影像学检查有助于诊断和定位,免疫学诊断可作为辅助手段。从患者的痰液、胸腔积液、腹水中获得棘球蚴碎片或通过手术取出棘球蚴等可确诊。

(五)流行与防治

我国是棘球蚴病流行最严重的国家之一,主要流行在我国的西部和北部广大农牧地区。迄今为止全国已有23个省、市、自治州有本病流行。造成流行的主要因素是虫卵污染环境、人与家畜及污染物的密切接触和病畜内脏处理不当。

加强卫生宣传教育，养成良好的个人卫生习惯和饮食习惯，注意个人防护，防止误食细粒棘球绦虫卵。加强对屠宰场的卫生检疫，严格处理病畜的内脏，防止被犬、狼食入，提倡深埋或焚烧。捕杀病犬或定期对犬进行预防性驱虫。对棘球蚴病的治疗，目前以外科手术摘除为主，对早期患者可使用阿苯达唑、吡喹酮、甲苯达唑等治疗。

四、曼氏迭宫绦虫

曼氏迭宫绦虫（spirometra mansoni），成虫主要寄生在猫科动物，偶有寄生在人体，但裂头蚴可寄生在人体，导致曼氏裂头蚴病，其危害远较成虫大。

（一）形态特征

1. 成虫　体长60～100cm，宽0.5～0.6cm。头节细长，呈指状，背、腹面各有一条纵行的吸槽。颈部细长，链体有节片1000个左右，成节和孕节结构相似，均有成熟的雌雄生殖器官各一套。肉眼可见每个节片中部凸起的子宫。头节和成节见图25-53。

2. 虫卵　呈椭圆形，两端稍尖，浅灰褐色，一端有一卵盖，长52～76μm，宽31～44μm。内有一个卵细胞和多个卵黄细胞（图25-54）。

3. 裂头蚴　长带形，白色，头端膨大，中央有一明显的凹陷，与成虫头节相似，大小约300mm×0.7mm。体不分节但有不规则横皱褶，后端钝圆（图25-55）。

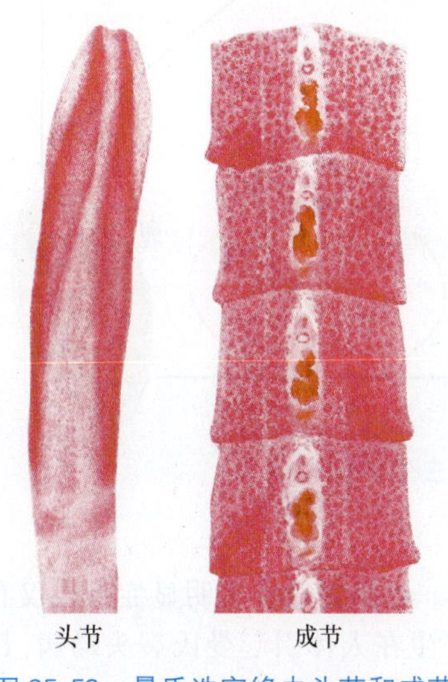

图25-53　曼氏迭宫绦虫头节和成节

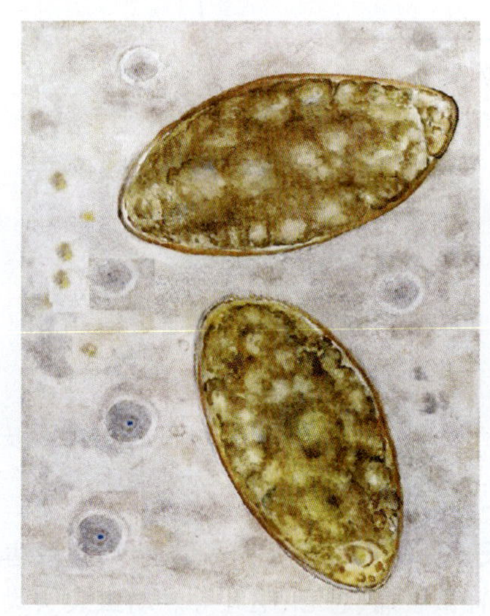

图25-54　曼氏迭宫绦虫卵

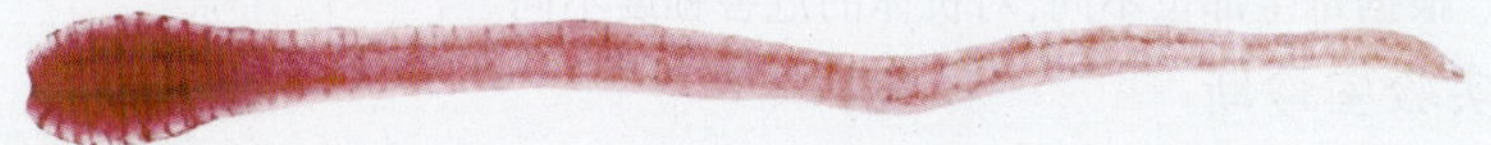

图25-55　曼氏迭宫绦虫裂头蚴

（二）生活史

曼氏迭宫绦虫的生活史中需要3～4个中间宿主。终宿主主要是猫和犬，第一中间宿主是剑水蚤，第二中间宿主主要是蛙。蛇、猪和鸟类等多种脊椎动物是转续宿主。成虫寄生于终宿主的小肠内，虫卵自虫体子宫孔产出，随宿主粪便排出体外，在水中适宜的温度条件下，经2～5周发育为周身被有纤毛的钩球蚴，钩球蚴遇到剑水蚤被吞食，经3～11天发育为原尾蚴，带有原尾蚴的剑水蚤被蝌蚪吞食，随蝌蚪发育为成蛙，原尾蚴也发育为裂头蚴，裂头蚴主要寄生在蛙的肌肉，特别是大腿或小腿的肌肉中。猫、犬等终宿主吞食带有活裂头蚴的蛙后，裂头蚴逐渐发育为成虫。当人误食带有活原尾蚴或裂头蚴的剑水蚤、蝌蚪、蛙以及原尾蚴或裂头蚴偶然通过皮肤或黏膜侵入人体后,裂头蚴在人体组织内寄生引起裂头蚴病,少数可在肠道发育为成虫(图 25-56)。受感染的蛙被蛇、鸟类或猪吞食,在其体内不能发育为成虫,裂头蚴在其体内继续生存,成为转续宿主。

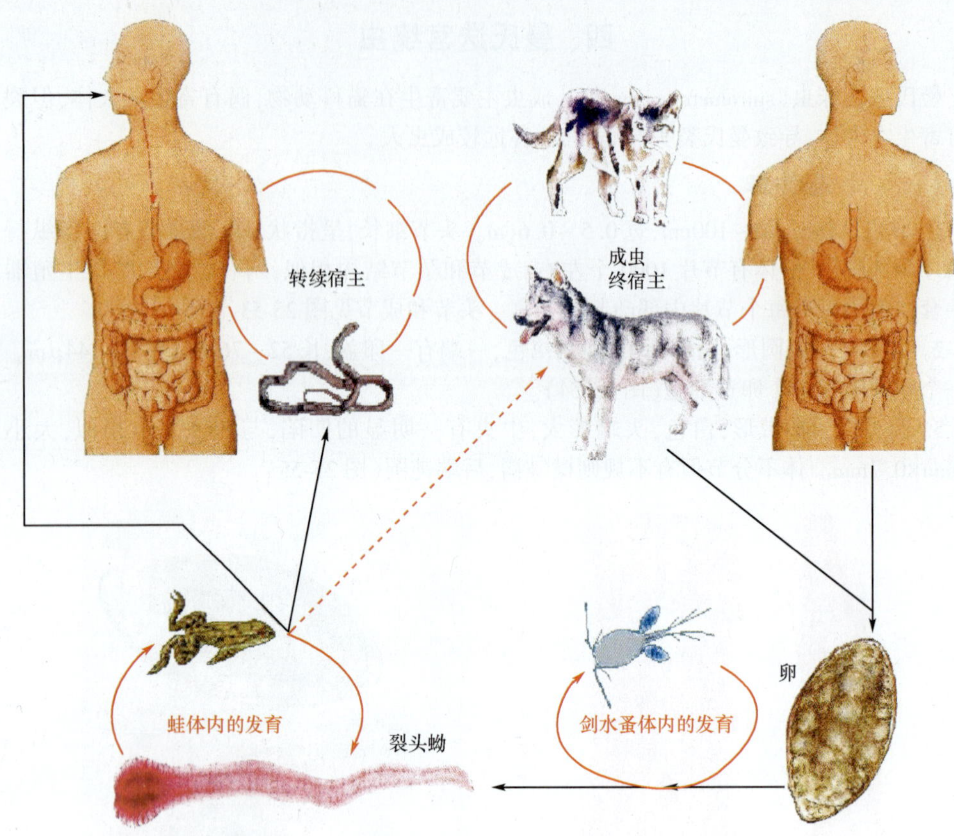

图 25-56 曼氏迭宫绦虫生活史

(三) 致病性

曼氏迭宫绦虫成虫极少寄生人体,且致病力不强。大多数患者无明显症状或仅有中上腹部不适、轻微腹痛、恶心、呕吐等。幼虫裂头蚴主要寄生在人体引起曼氏裂头蚴病,其危害程度较成虫严重,眼部、四肢躯干皮下、口腔颌面部和内脏。导致寄生部位肉芽肿囊包,局部肿胀甚至脓肿。根据寄生部位不同,对机体的危害程度不同。

(四) 实验室诊断

成虫感染可采用粪检虫卵进行确诊。曼氏裂头蚴病询问病史有一定的参考价值,主要从感染部位检出虫体进行诊断。采用 CT 等放射影像技术提高确诊率,同时用裂头蚴抗原进行免疫辅助诊断。

(五) 流行与防治

曼氏迭宫绦虫分布很广,但成虫感染较少见,在我国成虫感染的报道仅 21 例。曼氏裂头蚴病主要是裂头蚴或原尾蚴经皮肤或黏膜侵入,或误食裂头蚴或原尾蚴。具体的感染方式:一是误食感染的剑水蚤,饮用生水或游泳导致剑水蚤进入人体;二是吞食生或半生的蛙、蛇、猪肉等,活的裂头蚴穿过肠壁进入腹腔,移行到身体各部位;三是局部敷贴生蛙肉,我国部分地区民间敷贴蛙肉治疗伤口或脓肿,导致裂头蚴感染。

裂头蚴病的防治主要是加强健康宣传，不食生或半生的肉类，不饮生水，不敷贴蛙肉。裂头蚴感染主要靠手术摘除，成虫感染可用吡喹酮、阿苯达唑等进行治疗。

实验八　医学蠕虫实验

一、实验目的

1. 熟悉掌握粪便直接涂片法和饱和盐水漂浮法检查虫卵；
2. 掌握常见的线虫、吸虫和绦虫的成虫形态和虫卵形态及区别；
3. 掌握十二指肠钩虫和美洲钩虫成虫的区别；
4. 掌握牛带绦虫和猪带绦虫的区别；
5. 了解蛔虫、钩虫、蛲虫、鞭虫、丝虫的成虫区别以及雌雄虫的区别。

二、实验用品

线虫、吸虫和绦虫的实物标本，线虫、吸虫和绦虫虫卵标本片，显微镜、载玻片、盖玻片、青霉素小瓶、竹签等。

三、实验内容和方法

（一）粪便直接涂片法

1. 每个学生提前准备数量约花生仁大小的粪便。

2. 取载玻片一张，于中央滴加 2～3 滴生理盐水，用竹签挑取少许粪便于生理盐水中并涂抹至粪浆，粪浆厚度以透过粪浆能看清字迹为度。涂片时防止粪浆溢出载玻片污染环境。

3. 加盖玻片，并置于低倍镜下观察，找到虫卵后再转换至高倍镜仔细观察。

4. 注意事项　涂片要均匀，厚薄适宜；加盖玻片时，先以盖玻片的一边接触液面，慢慢倾斜盖下，以免产生气泡；用过的竹签、载玻片、盖玻片分别泡于消毒缸（2%～3% 煤酚皂）中，统一清洗、消毒，避免污染环境和实验室。

（二）饱和盐水漂浮法

1. 取一干净青霉素小瓶，加入饱和盐水至小瓶 1/3 处。
2. 用竹签挑起黄豆粒大小（约 1g）的一块粪便，放于小瓶中，并调成粪浆。
3. 用滴管向小瓶中继续加入饱和盐水至盐水略高于瓶口但不溢出为止。
4. 取一洁净载玻片，平放于小瓶口上，使载玻片与粪浆接触，静置 15～20min。
5. 提取载玻片，并迅速翻转，切忌粪浆溢出载玻片。
6. 加盖玻片后置于显微镜下观察。

（三）标本观察

1. 逐一观察蛔虫、钩虫、蛲虫、鞭虫、牛带绦虫和猪带绦虫大体标本。
2. 使用低倍显微镜观察血吸虫、肺吸虫和肝吸虫标本。
3. 观察线虫、吸虫和绦虫的虫卵，先在低倍镜下观察，再转换至高倍镜下观察。
4. 没有实物标本的，可采用观看录像的方式进行。

四、实验作业

1. 绘制蛔虫受精卵图。
2. 十二指肠钩虫与美洲钩虫的区别要点。

目标检测

一、名词解释

1. 囊尾蚴 2. 米猪肉

二、填空题

A_1 型题(单句型最佳选择题)

1. 似蚓蛔线虫的感染阶段是
   A. 感染期虫卵 B. 杆状蚴
   C. 受精卵 D. 未受精卵
   E. 幼虫
2. 鞭虫主要寄生的部位是
   A. 十二指肠 B. 空肠
   C. 盲肠 D. 乙状结肠
   E. 直肠
3. 蛲虫主要的感染方式是
   A. 经口 B. 经皮肤
   C. 昆虫媒介 D. 肛门-手-口
   E. 以上都是
4. 蠕形住肠线虫主要寄生在人体的
   A. 小肠 B. 结肠
   C. 回盲部 D. 直肠
   E. 阑尾
5. 可能导致严重贫血的寄生虫是
   A. 蛔虫 B. 蛲虫
   C. 旋毛虫 D. 十二指肠钩虫
   E. 鞭虫
6. 钩虫幼虫侵入人体最常见的部位是
   A. 头面部 B. 足掌部
   C. 手掌部 D. 手指和足趾间
   E. 腰背部
7. 钩虫排出人体阶段和感染阶段是
   A. 虫卵和杆状蚴 B. 虫卵和丝状蚴
   C. 杆状蚴和丝状蚴 D. 含蚴卵和微丝蚴
   E. 微丝蚴和丝状蚴
8. 旋毛虫的感染阶段是
   A. 幼虫囊包 B. 包囊 C. 囊尾蚴
   D. 囊蚴 E. 丝状蚴
9. 急性丝虫病的临床表现为
   A. 急性淋巴管炎 B. 急性淋巴结炎
   C. 丹毒样皮炎 D. 附睾炎和精索炎
   E. 以上都是
10. 检查血液可查到丝虫的阶段是
   A. 微丝蚴 B. 成虫 C. 丝状蚴
   D. 腊肠蚴 E. 微丝蚴和成虫
11. 蛲虫病的主要表现是
   A. 贫血 B. 腹泻
   C. 肛门周围瘙痒 D. 食欲减退
   E. 烦躁不安
12. 钩虫引起异食症,可能与以下哪个因素有关
   A. 蛋白质缺失 B. 铁质缺失
   C. 维生素缺失 D. 蛋白质和维生素缺失
   E. 糖类缺失
13. 人既可作为中间宿主,也可作为终宿主的线虫是
   A. 旋毛形线虫 B. 蛔虫
   C. 钩虫 D. 蠕形住肠线虫
   E. 鞭虫
14. 华支睾吸虫主要寄生在人体的部位是
   A. 肺部 B. 肝胆管内 C. 肠系膜静脉
   D. 小肠 E. 脑部
15. 布氏姜片吸虫成虫寄生在
   A. 人体小肠内 B. 扁卷螺的肝内
   C. 水生植物表面 D. 人的肺部
   E. 人的肝脏
16. 卫氏并殖吸虫的感染阶段是
   A. 囊尾蚴 B. 尾蚴 C. 感染期虫卵
   D. 胞蚴 E. 囊蚴
17. 日本血吸虫的中间宿主是
   A. 淡水蟹 B. 豆螺 C. 淡水鱼、虾
   D. 钉螺 E. 川卷螺
18. 经皮肤感染的寄生虫是
   A. 肺吸虫 B. 肝吸虫
   C. 日本血吸虫 D. 布氏姜片虫
   E. 蛔虫
19. 人可作为终宿主和中间宿主的寄生虫是
   A. 猪带绦虫 B. 牛带绦虫 C. 蛔虫
   D. 钩虫 E. 蛲虫
20. 日本血吸虫沉积的主要部位是
   A. 肠系膜静脉 B. 小肠肠壁
   C. 脾脏 D. 肝脏、结肠壁
   E. 胃壁

三、简答题

1. 用图解说明似蚓线虫的生活史?
2. 简述血吸虫病产生肉芽肿的机制?

(赵　斌)

第 26 章　医学原虫

原虫为单细胞真核动物，个体小，结构简单，大部分营自生生活。原虫的结构由细胞膜、细胞质和细胞核组成。寄生于人体的原虫称为医学原虫，医学原虫大约有 40 多种。根据医学原虫的传播方式不同，可将原虫的生活史分为三类：人际传播型、循环传播型和虫媒传播型。医学原虫具有运动、摄食、呼吸、排泄、生殖、遗传和变异及对外界环境变化的反应等生理功能。医学原虫的致病作用与虫种、株系、寄生部位及宿主的抵抗力有关，对宿主的致病作用具有增殖破坏作用、播散作用和机会性致病三个特点。根据医学原虫运动细胞器不同分为叶足虫、鞭毛虫、孢子虫和纤毛虫四大类。

第 1 节　叶　足　虫

叶足虫形态特征为具有叶状伪足的运动细胞器，可作变形运动，又称为阿米巴。生活史一般分为活动的滋养体期和不活动的包囊期，营无性繁殖。寄生于人体的阿米巴有溶组织内阿米巴、结肠内阿米巴、哈氏阿米巴等，其中主要的致病虫种为溶组织内阿米巴（entamoeba histolytica schaudinn）又称为痢疾阿米巴，主要寄生在人体的结肠内，引起阿米巴痢疾，也可侵入肝、肺、脑等组织器官，引起各种肠外阿米巴病。

溶组织内阿米巴

一、形态特征

溶组织内阿米巴的生活史中可分为包囊和滋养体两个时期。

（一）滋养体

形态多变而且不规则，虫体大小在 12～60μm，借单一定向的伪足运动，有透明的外质和富含颗粒的内质，有一球形的泡状核。从患者组织中分离的滋养体常含有红细胞（图 26-1）。

（二）包囊

滋养体在肠腔里形成包囊的过程称为成囊。包囊呈圆球形，直径 10～20μm，包囊壁后约 125～150nm，内含 1～4 个细胞核，分为未成熟包囊和成熟包囊。未成熟包囊有 1～2 个细胞核，细胞质内含有糖原泡及呈棒状的拟染色体；成熟包囊有 4 个核，糖原泡和拟染色体消失，是溶组织内阿米巴的感染阶段（图 26-2）。

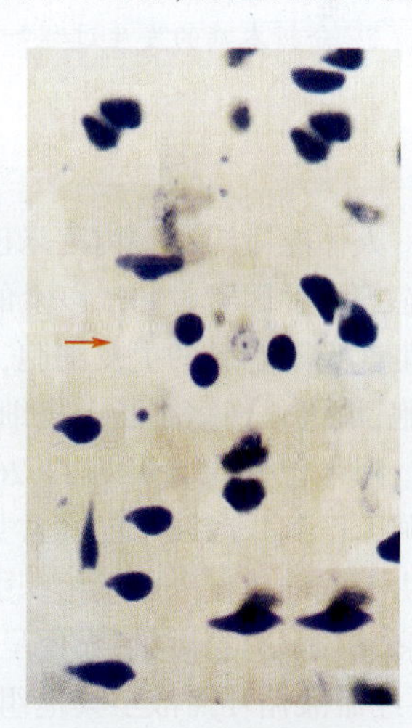

图 26-1　溶组织内阿米巴滋养体

二、生　活　史

溶组织内阿米巴的生活史简单，生活史的基本过程为：包囊-滋养体-包囊，包括具有感染性的包囊期和具有增殖能力的滋养体期。成熟的 4 核包囊经口进入人体消化道，在小肠的下

考点：溶组织内阿米巴的生活史

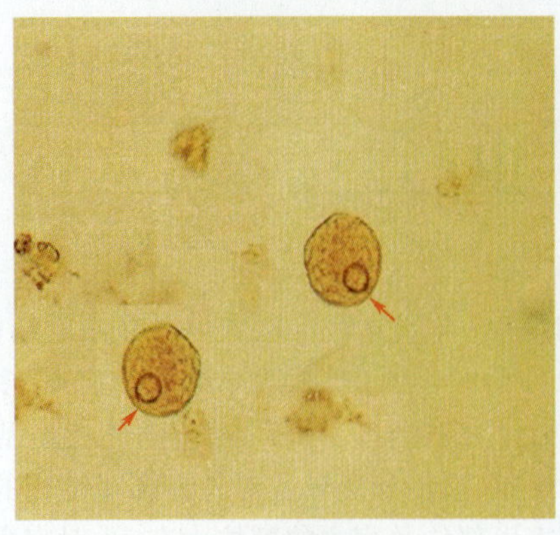
单核包囊

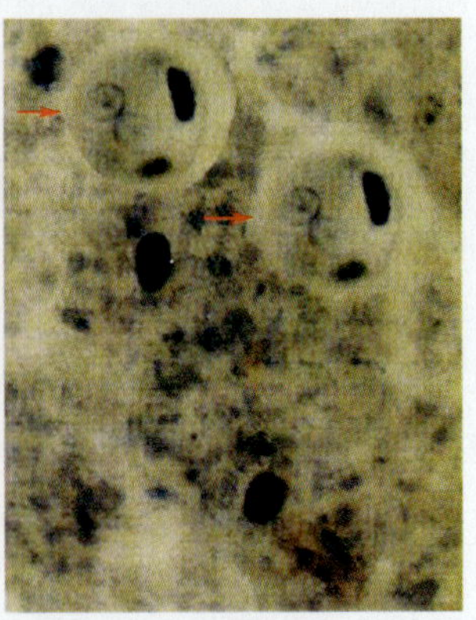
双核包囊

图 26-2 溶组织内阿米巴包囊

段虫体脱囊而出，发育为单核滋养体，随即在结肠上段摄食细菌、已消化的食物或宿主肠黏液为营养，并进行二分裂增殖。部分滋养体随肠蠕动下移，当肠腔内环境发生变化，如水分、营养减少，滋养体停止活动，排出未消化的食物，虫体缩小成圆形，分泌囊壁包裹虫体，形成1～4个细胞核的包囊，并随粪便排出体外。一个带虫者每天可排包囊数可达5000万个。

当宿主抵抗力下降、肠功能紊乱或肠壁受损时，结肠内的滋养体可侵入肠黏膜组织内，吞噬红细胞，破坏肠壁组织，引起肠壁溃疡，部分滋养体随坏死的组织、炎症渗出液和血液一起落入肠腔，形成黏液脓血便排出体外(图 26-3)；侵入肠壁组织的滋养体也可侵入血管，随血液进入其他组织器官，引起肠外阿米巴，最常见的途径是通过门静脉血流进入肝脏，导致阿米巴肝脓肿。

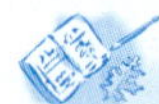
案例 26-1

患者，男性，48岁。反复腹泻半年，近20多天大便呈红色果酱样，次数明显增多，每日可达数十次。查体：体温38℃，下腹压痛，肝大，表面不光滑，有波动感。腹部X线见横膈肌抬高，以右侧为甚。患者拍片后下楼摔倒，面色苍白，经抢救无效，1h后死亡。尸检：心包显著扩大，18cm×17cm×12cm，内含暗红色液体约1500ml。肝重870g，有似烂鱼肉的腐臭味。回肠末端有数个溃疡，形状、大小不一，最大的6cm，边缘呈潜行性。镜检肝囊腔及肠腔溃疡周边部位见阿米巴滋养体。

问题：1. 依据查体和尸检结果叙述病理诊断的依据？

2. 分析本病的发生过程？

三、致 病 性

考点：寄生部位；肠阿米巴病

人体感染溶组织内阿米巴的致病机制比较复杂，涉及虫株致病力、寄生环境和宿主免疫状态等多种因素。90%以上的感染者为无临床症状的带虫者，其致病机制是滋养体首先通过凝集素吸附在肠的上皮细胞，然后分泌穿孔素和半胱氨酸蛋白酶破坏肠黏膜上皮屏障和穿破细胞，最终杀伤宿主肠上皮细胞和免疫细胞，引起溃疡。

阿米巴病的潜伏期2～26天，起病突然或隐蔽，呈爆发性或迁延性，分为肠阿米巴病和肠外阿米巴病。肠阿米巴病常见病变部位是回盲部和升结肠，其次是直肠、乙状结肠和阑尾。是由于滋养体侵入肠壁组织引起肠壁损伤，形成典型的口小底大的烧瓶状溃疡。患者表现为腹痛、腹泻、里急后重、粪便呈果酱色，伴奇臭并带血和黏液。肠外阿米巴病是滋养体进入静脉，经血液循环播散至其他组织器官引起的阿米巴病，如阿米巴肝脓肿、肺脓肿、脑脓肿等。其中以阿米巴肝脓肿最常见(图 26-4)，表现为右上腹并可向右肩放射，发热、肝肿大，也可表现为寒战、盗汗、厌食和体重下降，少数患者可出现黄疸。

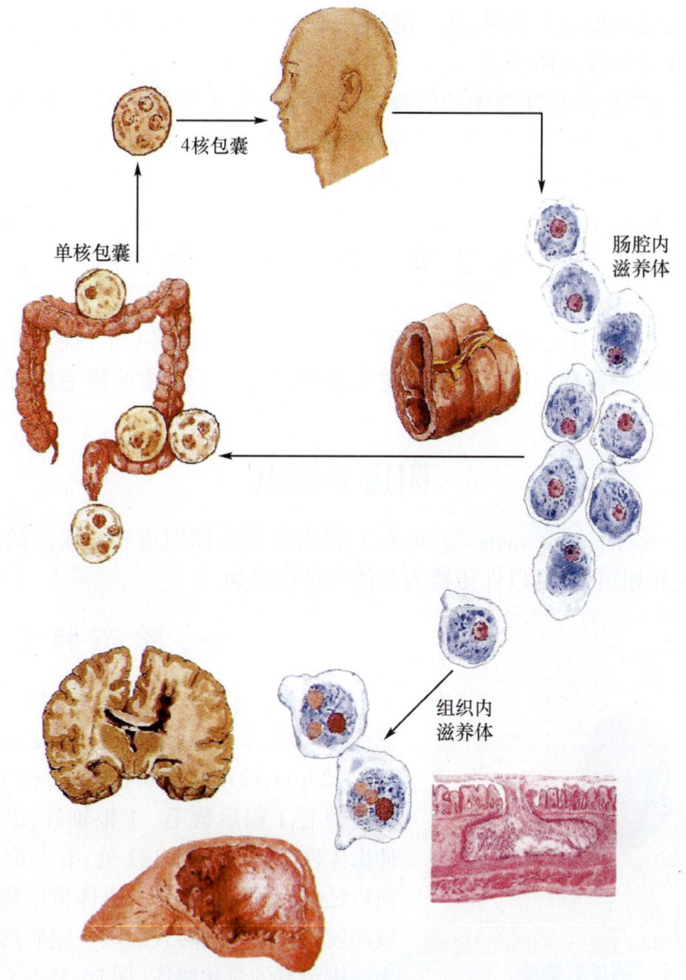

图26-3 溶组织内阿米巴生活史

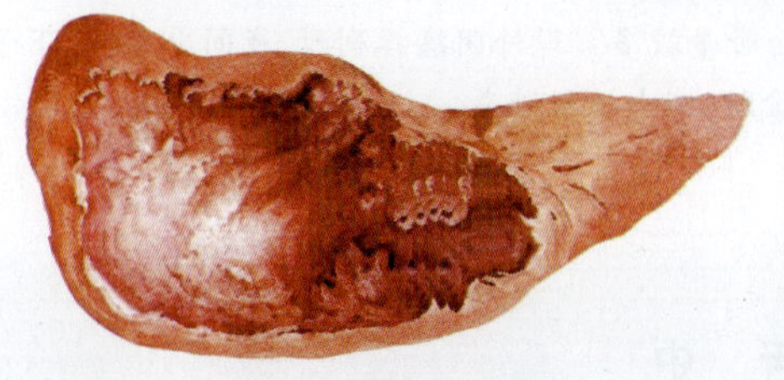

图26-4 阿米巴肝脓肿

四、实验室诊断

主要包括病原学诊断、血清学诊断和影像诊断。病原学诊断包括生理盐水涂片法、碘液涂片法、体外培养法和核酸诊断。粪便检查是阿米巴病诊断最有效的手段。核酸诊断是近十年来发展很快且十分有效、敏感、特异的方法。血清学诊断主要有间接血凝试验(IHA)、间接荧光抗体试验(IFA)和酶联免疫吸附试验(ELISA)。影像诊断主要是采用结肠镜检并活检或吸取分泌物,进行固定染色、免疫组织化学或免疫荧光试验,或进行PCR检测分析。

五、流行与防治

溶组织内阿米巴病呈世界性分布,主要见于热带及亚热带地区,平均人群感染率约占3%~10%,每年全球死于阿米巴的患者数有5万~11万人。我国主要在西北、西南和华北地区,其中云南、贵州、新疆、甘肃等地感染超过2%,全国平均感染率0.949%。其分布主要与当地的气候条件、卫生条件和居民的营养条件有关。溶组织内阿米巴病的感染阶段为粪便中的四核包囊，包囊的抵抗力较强，在一定的条件下可存活数周并保持感染力，包囊通过污染食品、水源和餐具等导致人体感染。

防治的措施主要包括加强粪便的管理，保护水源，防止粪便的污染；加强卫生宣传教育，注意饮食卫生和环境卫生；消灭苍蝇、蟑螂等传播媒介；对患者或带虫者进行普查普治，目前甲硝唑是治疗溶组织内阿米巴病的首选药物。

第2节 鞭 毛 虫

鞭毛虫是以鞭毛作为运动细胞器的原虫。具有泡状细胞核1个，鞭毛虫的种类繁多，分布广泛，生活方式多种多样。以二分裂法进行繁殖。寄生于人体的鞭毛虫有十多种，最常见的是阴道毛滴虫。

阴道毛滴虫

阴道毛滴虫(trichomonas vaginalis donne)，是寄生于人体阴道和泌尿道的鞭毛虫，主要引起滴虫性阴道炎和尿道炎，是以性传播为主的一种传染病。

考点：阴道毛滴虫的形态特征

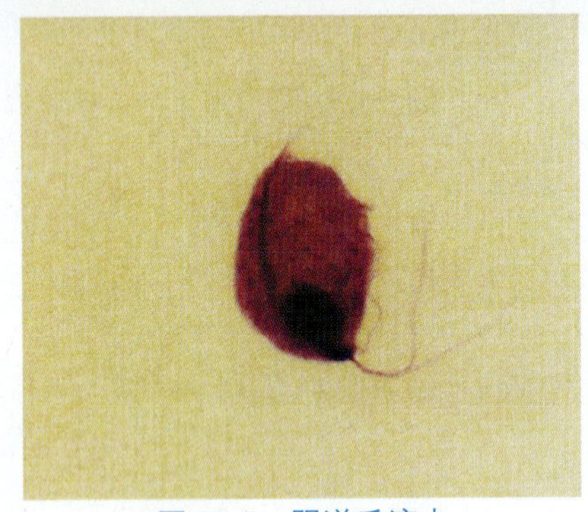

图26-5 阴道毛滴虫

一、形 态 特 征

阴道毛滴虫的发育仅有滋养体，无包囊。虫体无色透明，体态多变，活动力强。固定染色后呈梨形，体长7～23μm，前端有泡状核1个，有5根鞭毛，其中4根前鞭毛，1根后鞭毛。1根轴柱，纵贯虫体，自后端伸出体外。体外侧前1/2处，有一波动膜，其外缘与向后延伸的后鞭毛相连。虫体借助鞭毛摆动前进，经波动膜的波动作旋转式运动。胞质内有深染的颗粒，为该虫特有的氢化酶体(图26-5)。

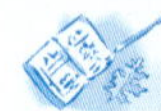

案例26-2

患者，女性，29岁，已婚。主诉阴道瘙痒，2年多来白带量较多。现外阴瘙痒剧烈，夜间更甚，带下量多黄如泡沫状，腥臭，阴道分泌物涂片镜检查到滴虫。诊断：滴虫性阴道炎。

问题：1. 诊断为阴道滴虫性阴道炎的依据是什么？

2. 滴虫性阴道炎是如何形成的？

二、生 活 史

阴道毛滴虫的生活史较简单。其滋养体主要寄生在女性的阴道，尤以后穹隆多见，偶见侵入尿道。男性感染一般寄生于尿道和前列腺，也可寄生在睾丸、附睾和包皮下组织。虫体以二分裂法繁殖。滋养体既是繁殖阶段，也是感染阶段和致病阶段。

三、致 病 性

考点：感染方式；致病阶段；滴虫性阴道炎；

正常情况下，健康女性阴道的内环境因乳酸杆菌的作用而保持酸性(pH3.8～4.4)，可抑制虫体及细菌的生殖繁殖，即阴道的自净作用。当妊娠或月经后，阴道pH值接近中性，有利于滴虫和细菌生长繁殖，或阴道毛滴虫寄生阴道时，消耗糖原会降低乳酸的浓度，导致阴道的pH转变为中性或碱性，从而破坏阴道的自净作用，致使虫体的大量繁殖并促进细菌的继发性感染，加重炎症反应。

患者或带虫者均为传染源，阴道毛滴虫通过间接或直接接触方式传播，主要通过性接触传播，也可通过公共浴池、浴具、游泳池、坐式马桶等间接接触传播，引起滴虫性阴道炎和尿道炎。多数女性感染临床症状不明显，滴虫性阴道炎患者最常见的表现是阴部瘙痒并伴有烧灼感，白带增多，分泌物呈灰黄色、泡状、臭味，也有呈乳白色的液状分泌物，如果伴有细菌感染，白带呈脓液状或粉红状。当虫体侵入尿道，可出现尿频、尿急和尿痛等症状。男性感染多数为带虫者，少数可引起尿痛、前列腺肿大及触痛和附睾炎等症状。

四、实验室诊断

取阴道后穹隆分泌物、尿液沉淀物或前列腺分泌物，直接涂片或涂片染色镜检，检出滋养体即可确诊。也可采用培养法和免疫学诊断方法进行辅助诊断。

五、流行与防治

考点：防治措施

阴道毛滴虫呈世界性分布，在我国流行也较为广泛。以16～35岁的女性感染率最高。滋养体在半干燥环境下可存活14～20h，-10℃至少可存活7个h，40℃的水中可存活102h，在普通肥皂水中可存活45～150min，潮湿的毛巾、衣裤中可存活23h。

及时治疗无症状的带虫者和患者，以减少和控制传染源。夫妻或性伴侣应同时治疗。常用口服药物为甲硝唑。局部治疗可用乙酰胂胺或1∶5000高锰酸钾溶液冲洗阴道。同时要注意个人卫生和经期卫生，不共用游泳衣裤和浴具，在公共浴室提倡用淋浴，慎用公共马桶。

第3节 孢 子 虫

孢子虫（class sporozoa）均营寄生生活，生活史比较复杂，生殖方式包括无性生殖和有性生殖。对人体危害较大的孢子虫有疟原虫、刚地弓形虫和隐孢子虫等。

一、疟 原 虫

疟原虫寄生于人、哺乳动物、鸟类和爬行类动物，引起疟疾。寄生于人类的疟原虫有4种，即间日疟原虫、恶性疟原虫、三日疟原虫和卵形疟原虫，分别引起间日疟、恶性疟、三日疟和卵形疟。间日疟原虫、恶性疟原虫和卵形疟原虫属于专性寄生人体的疟原虫，而三日疟原虫除感染人外，也可感染非洲猿类。在我国主要是间日疟原虫和恶性疟原虫，三日疟原虫少见，卵形疟原虫罕见。

（一）形态特征

4种疟原虫的形态有所区别，但基本结构相似。现以间日疟原虫为例介绍各期的形态特征。

1. 滋养体　疟原虫侵入红细胞后开始摄食和生长、发育的阶段。分为早期滋养体和晚期滋养体。早期滋养体细胞核小，胞质少，中间有空泡，虫体多成环状，故又称为环状体（图26-6）。长大后虫体较大，胞核增大，胞质增多，可伸出伪足，胞质中开始出现疟色素，此时称为晚期滋养体，也称为大滋养体（图26-7）。红细胞变大、变形，颜色变浅，有明显的红色薛氏点。

2. 裂殖体　晚期滋养体发育成熟，胞核开始分裂后即称为裂殖体。胞核反复分裂，最后胞质分裂，每个核被胞质包裹，成为裂殖子。早期的裂殖体称未成熟裂殖体，胞核分裂形成数个，而无胞质的分裂；晚期的裂殖体当胞核分裂到一定数量后，胞质开始分裂，形成一定数量的裂殖子，疟色素集中成团，此时的裂殖体称为成熟裂殖体（图26-8）。

3. 配子体　侵入红细胞的裂殖子，发育长大，核增大而不再分裂，胞质增多而无伪足，形成圆形、卵圆形或新月形的个体，称为配子体。配子体分为雌配子体和雄配子体。雌配子体体积大，胞质致密，疟色素多而粗大，核致密并偏于虫体一侧或居中（图26-9）。雄配子体体积小，胞质稀薄，疟色素少而细小，核质疏松、较大居于虫体中央。

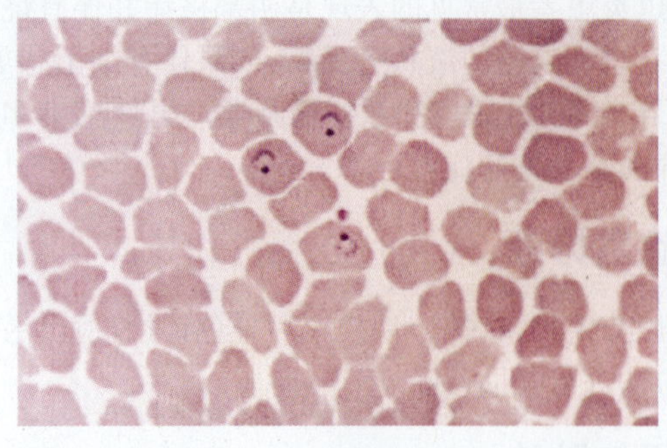
图 26-6 间日疟原虫环状体

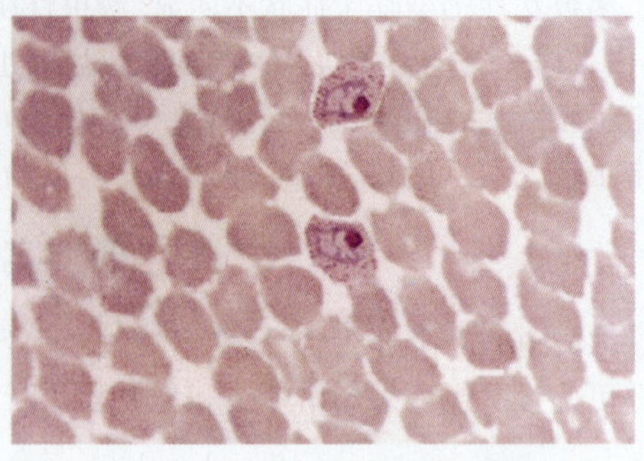
图 26-7 间日疟原虫大滋养体

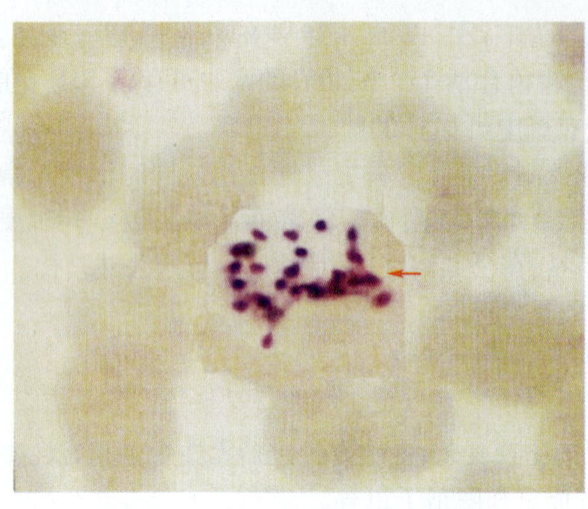
图 26-8 间日疟原虫成熟裂殖体

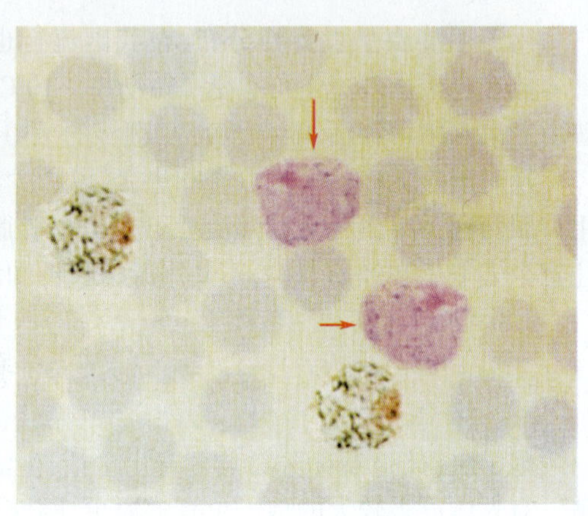
图 26-9 间日疟原虫雌配子体

考点：感染方式；生活史。

（二）生活史

寄生于人体的 4 种疟原虫生活史基本相同，需要人和按蚊两个宿主。在人体进行裂体增殖，部分裂殖子形成配子体。在蚊的体内完成配子生殖，继而进行孢子增殖如图 26-10。

1. 在人体内的发育　包括肝细胞内的发育和红细胞内的发育。

（1）肝细胞内期：又称为红细胞外期。当雌性按蚊唾液腺中带有成熟子孢子吸取人血时，子孢子进入人体，大约 30min 后随血液侵入肝细胞，在肝细胞内发育并裂体增殖，形成红细胞外期裂殖体。成熟裂殖体内含数以万计的裂殖子，肝细胞被裂殖子胀破后释放出大量的裂殖子，部分裂殖子被巨噬细胞吞噬，部分进入红细胞，开始红细胞内的发育。不同的疟原虫此期的发育时间有所差别，三日疟原虫为 11～12 天，卵形疟原虫为 9 天，间日疟原虫 8 天，恶性疟原虫 6 天。

目前认为，间日疟原虫和卵形疟原虫的子孢子具有遗传学上不同的两种类型，即速发型子孢子和迟发型子孢子。当子孢子进入肝细胞后，速发型子孢子继续发育完成红细胞外期的裂体增殖，而迟发型子孢子则需经过一段时期（数月～年余）的休眠期后，才完成红细胞外期的裂体增殖。经休眠期的子孢子称为休眠子。

（2）红细胞内期：指裂殖子侵入红细胞内发育为雌雄配子体的时期。侵入红细胞内的裂殖子，先形成环状体，摄取营养，生长发育为大滋养体、未成熟裂殖体，最后形成含有一定数量裂殖子的成熟裂殖体。红细胞破裂释放出裂殖子，部分裂殖子被吞噬细胞吞噬，其余裂殖子再次侵入红细胞，重复其红细胞内期的发育过程。不同的疟原虫完成一代红细胞内期裂体增殖的时间有所不同，三日疟原虫约需 72h，间日疟原虫和卵形疟原虫约需 48h，恶性疟原虫约需 36～48h。红细胞内期经几代裂殖体增殖后，部分裂殖子不再增殖而发育成配子体。

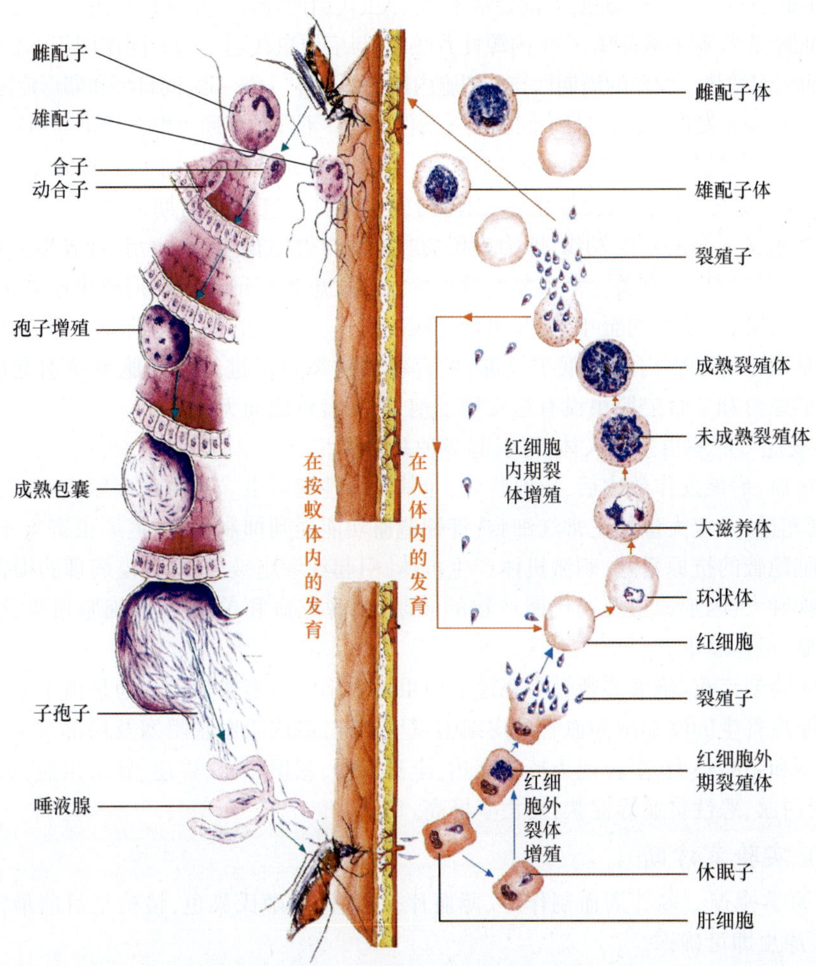

图 26-10 间日疟原虫生活史

2. 在蚊体内的发育 雌性按蚊叮咬患者或带虫者吸血时,红细胞内各期原虫随血液进入蚊胃内,仅有雌、雄配子体能在蚊胃内继续发育为雌、雄配子,雌、雄配子结合形成合子,合子变长,能活动成为动合子。动合子穿过胃壁上皮细胞或其间隙,在胃基底膜下形成圆球形的卵囊(囊合子)。卵囊长大,进行孢子增殖,形成数以万计的子孢子。当受染蚊再叮咬人吸血时,子孢子随唾液进入人体,又开始在人体内发育。子孢子是疟原虫的感染阶段。不同的疟原虫在蚊体内的发育时间不同,间日疟原虫大约需 9 ~ 10 天,恶性疟原虫约需 10 ~ 12 天,三日疟原虫约需 25 ~ 28 天,卵形疟原虫约需 16 天。

(三) 致病性

考点:传播媒介;致病性

疟原虫的主要致病阶段是红细胞内期的裂体增殖期,其致病强弱与侵入的虫种、数量和人体免疫状态有关。

1. 潜伏期 是指疟原虫侵入人体到出现临床症状的间隔时间,包括红细胞外期原虫发育的时间和红细胞内期原虫经几代裂殖体增殖到达一定数量所需要的时间。间日疟原虫的潜伏期 11 ~ 25 天;恶性疟原虫的潜伏期 7 ~ 27 天;卵形疟原虫的潜伏期 11 ~ 16 天;三日疟原虫的潜伏期 18 ~ 35 天。

2. 疟疾发作 疟疾的一次典型发作表现为寒战、高热和出汗退热三个连续阶段。由于红细胞内期疟原虫的裂殖子胀破红细胞,大量裂殖子、疟原虫代谢产物及红细胞碎片进入血液,其中一部分被巨噬细胞、中性粒细胞吞噬,产生内源性致热原,与疟原虫代谢产物共同作用于下丘脑的体温调节中枢而引起发热。发作的周期性与红细胞内期的裂殖体增殖一致,间日疟和卵形疟隔日发作1次;恶性疟36~48h发作1次;三日疟间隔2天发作1次。不同种疟原虫混合感染时或有不同批次的同种疟原虫重复感染时,发作的周期多不典型。寄生的疟原虫增殖不同步,发作间隔也不规律。

3. 再燃与复发　疟疾初发停止后,因体内残存的少量红细胞内期疟原虫,在一定条件下重新大量繁殖又引起的疟疾发作,即为疟疾的再燃。再燃与宿主抵抗力和特异性免疫力的下降及疟原虫的抗原变异有关。疟疾复发是指疟疾初发患者红细胞内期疟原虫已被消灭,未再经蚊媒传播感染,经过数周至年余,又出现疟疾的发作。复发的机制目前尚未研究清楚,多数学者认为是由于肝细胞内的休眠子复苏,发育释放的裂殖子进入红细胞繁殖引起的疟疾发作。恶性疟原虫和三日疟原虫没有迟发型子孢子,只有再燃而无复发。

4. 并发症　疟原虫感染人体,可引起多种并发症。

(1)贫血:疟疾发作数次后,导致贫血,尤其是恶性疟原虫。主要是疟原虫对红细胞的破坏;脾功能亢进,吞噬大量的正常红细胞;骨髓造血功能受到抑制;由于疟原虫寄生于红细胞,导致红细胞隐蔽的抗原暴露,刺激机体产生抗体,引起红细胞破坏,即免疫病理的损害。

(2)脾肿大:因疟原虫及其代谢产物的刺激,使脾充血和单核-巨噬细胞增生,引起脾肿大十分明显,可达脐下。

(3)凶险型疟疾:绝大多数是由恶性疟原虫所引起的。多数学者认为是由于聚集在脑血管内被疟原虫寄生的红细胞和血管内皮细胞发生粘连,造成微血管阻塞及局部缺氧所致。常见的有脑型和超高热型,多表现为持续高热、全身衰竭、意识障碍、昏迷、异常出血、黄疸、肾衰竭、血红蛋白尿、恶性贫血等症状,死亡率极高。

(四)实验室诊断

1. 病原学检查　取外周血制作厚、薄血片,用瑞氏或姬氏染色,镜检是目前最常用的方法,发现疟原虫即可确诊。

2. 免疫学诊断　常用的有间接荧光抗体试验、间接血凝试验和酶联免疫吸附试验。

3. 分子生物学技术　PCR和核酸探针已用于疟疾的诊断,分子生物学检测技术的最突出的优点是敏感性高。

(五)流行与防治

疟疾分布广泛,危害严重,尤其是热带和亚热带地区。疟疾的流行与温度、湿度、雨量、地域等自然因素以及政治、经济、文化、卫生等社会因素有关。世界卫生组织(WHO)2011年统计,全球每年约有2亿病例,近70万人死亡,80%的病例发生在非洲。我国除青藏高原外,疟疾遍及全国。据不完全统计,目前疟疾患者约数十万,严重流行区的范围已大幅度缩小,除云南、海南两省外,各省已消除恶性疟。近年来我国部分地区出现疫情回升,个别地区时有局部暴发,我国计划在2020年实现消除疟疾。

防治的首要措施是防蚊灭蚊,切断传播途径;积极治疗患者和带虫者控制传播源,防止传播。在流行区域采用氯喹、哌喹或哌喹加乙胺嘧啶或乙胺嘧啶加伯胺喹进行预防性服药;对疟疾患者的治疗,包括对现症患者的治疗和疟疾发作休眠期的治疗,可使用药物青蒿素类、乙胺嘧啶、伯氨喹等。

二、刚地弓形虫

刚地弓形虫(toxoplasma gondii nicolle&manceaux),简称弓形虫,呈世界性分布,人和很多动物均可感染,引起人兽共患的弓形虫病,是一种重要的机会性致病原虫。

(一)形态特征

弓形虫发育过程中有5种不同形态的阶段,即滋养体、包囊、裂殖体、配子体和卵囊。其中滋养体、包囊和卵囊与传播和致病有关。

1. 滋养体 是指中间宿主细胞内营分裂繁殖的虫体,包括速殖子和缓殖子(图26-11)。速殖子呈香蕉形或半月形,长4~7μm,最宽处2~4μm。细胞内寄生的虫体呈纺锤形或椭圆形,一般含数个至20多个虫体,虫体被称为速殖子,这种由宿主细胞膜包绕的虫体集合体称为假包囊。

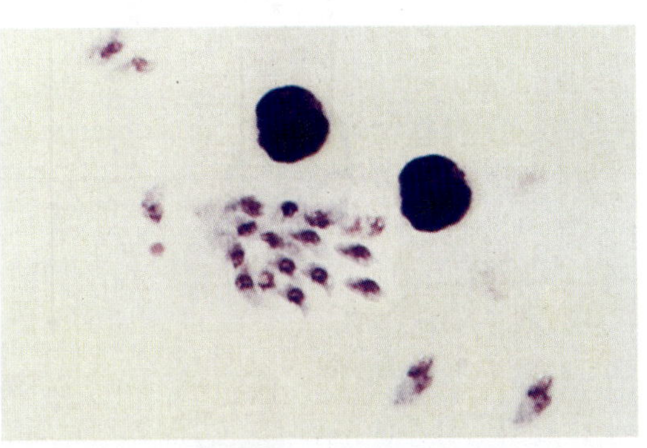

图26-11 刚地弓形虫滋养体

2. 包囊 圆形或椭圆形,囊内含数个至数百个滋养体,囊内的滋养体称为缓殖子,可不断增殖,虫体较速殖子小。

3. 卵囊(囊合子) 圆形或椭圆形,具有两层光滑透明的囊壁,其内充满均匀小颗粒。

4. 裂殖体 成熟的裂殖体为长椭圆形,内含4~29个裂殖子,呈扇状排列,裂殖子形如新月状,前尖后钝,较滋养体小。

5. 配子体 游离的裂殖子侵入另外的肠上皮细胞发育形成配子母细胞,进而发育为雌、雄配子体,继而形成配子。雌雄配子结合发育为合子,而后发育为卵囊。

(二)生活史

弓形虫的生活史较为复杂,全过程需要两个宿主,分别进行无性繁殖和有性繁殖(图26-12)。卵囊、包囊和假包囊均为感染阶段。

1. 终宿主体内的发育 猫科动物食入带有弓形虫包囊或假包囊的动物内脏或肉类而感染;也可因食入或饮入被成熟卵囊污染的食物或水而感染。包囊内的缓殖子、卵囊内的子孢子、假包囊内的速殖子在小肠腔逸出,侵入小肠上皮细胞发育增殖,3~7天形成裂殖体,成熟后释出裂殖子,侵入肠上皮细胞,多代增殖后,部分裂殖子发育为配子体,继而形成配子,雌雄配子结合形成合子,最终形成卵囊。卵囊进入肠腔,随粪便排出体外,在外界适宜的条件下发育成感染性的成熟卵囊。受感染猫的每天可排出卵囊1000万个,持续10~20天。

2. 中间宿主体内的发育 人、牛、羊、猪等中间宿主误食入卵囊、包囊或假包囊后,在肠内逸出子孢子、速殖子或缓殖子,随血液或淋巴扩散至全身器官和组织,进入细胞内发育增殖形成假包囊,速殖子反复侵入新的组织细胞进行反复增殖。部分速殖子侵入宿主细胞后,可转化为缓殖子,并分泌囊物质形成包囊,当宿主免疫力低下时则形成假包囊。假包囊和包囊是中间宿主间或中间宿主与终宿主间相互传播的主要感染阶段。

(三)致病性

考点:刚地弓形虫的致病性

弓形虫寄生于人体的有核细胞内,反复增殖破坏细胞,引起组织炎症、水肿、坏死或形成肉芽肿。

弓形虫感染一般无症状,但可分为先天性感染和免疫功能低下者的获得性感染,引起严重的弓形虫病。先天性弓形虫病是由于孕妇感染将弓形虫传给了胎儿引起的。妊娠前3个月感染,可出现流产、早产、死胎,妊娠后期感染可引起脑积水、小脑畸形等先天畸形。获得性弓形虫病可因虫体侵入的部位和机体的免疫应答程度的不同而出现不同的临床表现,没有特异的症状和体征,最常见的是淋巴结肿大,多见于颌下和颈后淋巴结。弓形虫常累及脑及眼部,引起中枢神经系统损害,如脑炎、脑膜脑炎、癫痫和精神异常;弓形虫眼病以视网膜脉络膜炎为多见。

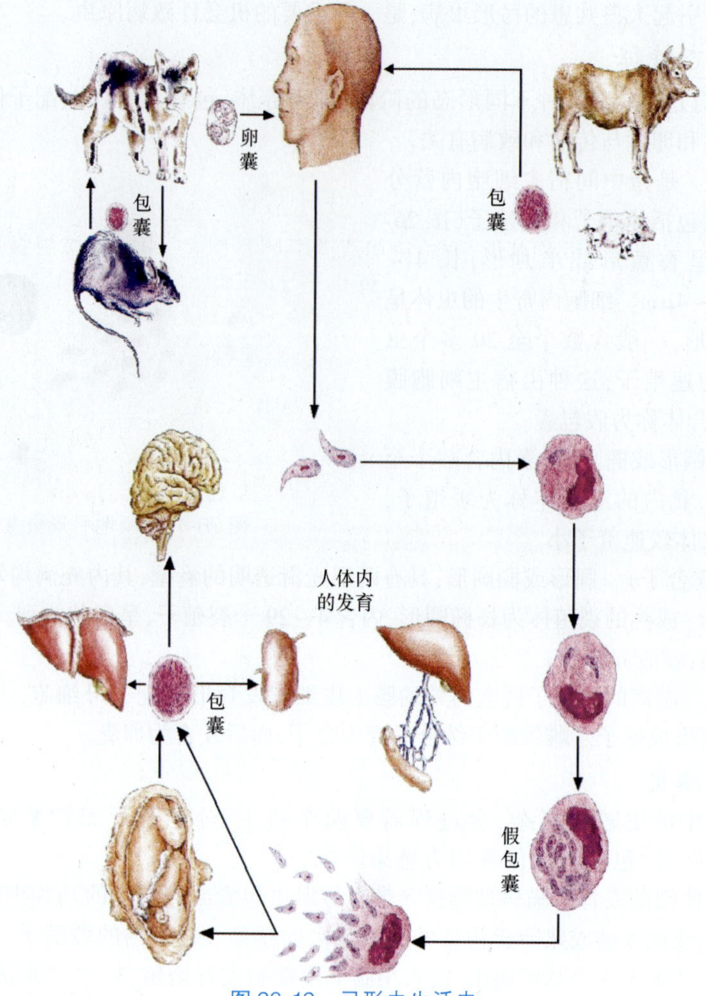

图 26-12　弓形虫生活史

（四）实验室诊断

可以通过病原学检查和血清学检查进行诊断。病原学检查可收集患者的脑积液、血液、羊水等涂片或离心取沉淀物涂片镜检，检出率较低。血清学检查是广泛应用的重要辅助诊断手段。主要有染色试验（dye test，DT）、间接血凝试验（IHA）、酶联免疫吸附试验（ELISA）等。

（五）流行与防治

弓形虫呈世界性分布，广泛存在于多种哺乳动物体内。据血清学调查，估计全球约有10亿人感染弓形虫，绝大多数属于隐性感染。家畜感染率可达10%～50%，动物是本病的传染源，猫及猫科动物是主要的传染源。食入含有各发育期弓形虫的肉制品、蛋品、乳制品或被卵囊污染的食品、水均可致感染；也可经破损的皮肤、黏膜感染；输血、器官移植导致感染；节肢动物携带卵囊也可感染。

加强家禽、家畜和可疑动物的隔离与管理；加强食品卫生管理和肉类食品卫生检疫制度，改变不良的饮食卫生习惯；孕妇应避免接触生肉、猫和猫粪。使用乙胺嘧啶、磺胺类等药物对患者及时治疗。对孕妇感染首选螺旋霉素。

第4节　纤毛虫▲

纤毛虫（ciliate）最大的特点是在生活史的各发育阶段均有纤毛，以纤毛推动虫体以螺旋式旋转方式向前或向后移动。与医学有关的仅有结肠小袋纤毛虫(balantidium coli malmsten)。

结肠小袋纤毛虫

结肠小袋纤毛虫是人体内最大的寄生性原虫,寄生于人体结肠,引起结肠小袋纤毛虫痢疾。

一、形态特征

1. 滋养体　呈卵圆形或椭圆形,无色透明或淡灰略带绿色,虫体外被斜纵形纤毛。前端有一凹陷的胞口,是颗粒状食物进入虫体的器官,后端有一胞肛,是食物残渣排出的器官。有一肾形的大核和一个圆形的小核。在虫体的中、后部各有一个伸缩泡,具有调节渗透压的作用。虫体大小为(30～150)μm×(25～120)μm(图26-14)。

2. 包囊　呈淡黄色或浅绿色,圆形或椭圆形,囊壁厚而透明,直径为40～60μm,染色后可见一腊肠型大核(图26-15)。

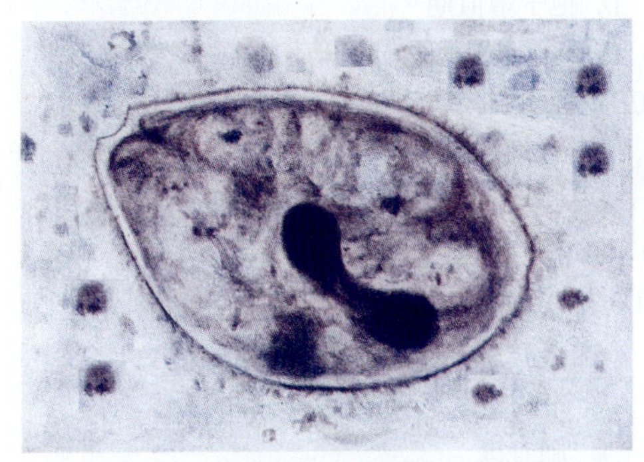

图26-14　结肠小袋纤毛虫滋养体

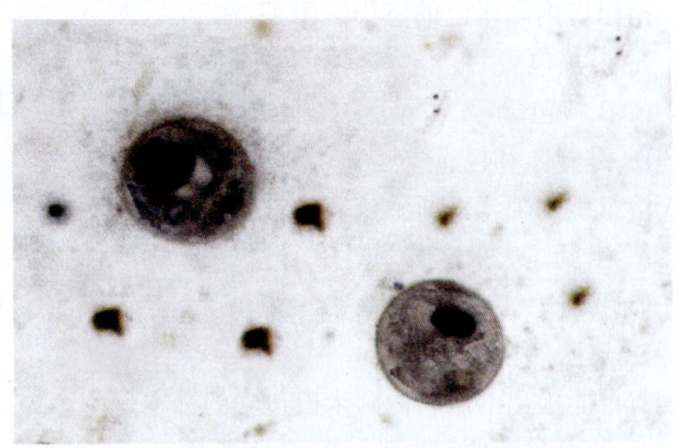

图26-15　结肠小袋纤毛虫包囊

二、生　活　史

结肠小袋纤毛虫生活史较为简单。人误食包囊进入人体,在小肠内脱囊逸出滋养体,滋养体定居于结肠内,以淀粉、细菌和肠壁脱落细胞为食物,迅速发育以横二分裂法繁殖,形成较母体小的虫体称为子体,通过接合生殖恢复至原来大小。在一定条件下,滋养体还可侵犯肠壁组织。部分滋养体在肠腔内变圆并分泌成囊物质形成包囊,随粪便排出体外。滋养体若随粪便排出,亦可能在外界成囊。

三、致　病　性

滋养体的寄生可引起消化功能紊乱。虫体分泌的物质以及虫体的机械运动引起溃疡。严重患者可导致结肠黏膜的破坏和脱落。临床表现为无症状、慢性患者或急性患者。慢性型患者表现为周期性腹泻,大便呈粥样或水样,常伴有黏液,但无脓血;急性患者亦称痢疾型,发病急,可有腹痛、腹泻和黏液血便,并伴有里急后重,部分有严重脱水、营养不良等症状。偶有侵入肝、肺等肠外组织器官。

四、实验室诊断

由于结肠小袋纤毛虫体积较大,采用粪便直接涂片检查查到虫体或包囊即可确诊。必要的时候可采用乙状结肠镜进行活检。

五、流行与防治

结肠小袋纤毛虫主要分布在热带和亚热带地区,猪的感染较为普遍,是最主要的传染源,人感染率不高，呈散发性。包囊的抵抗力很强，在潮湿环境可以存活2个月，在10%的甲醛溶液中能存活4h。本病的防治与溶组织内阿米巴病的防治相同。

目标检测

一、名词解释

1. 疟疾再燃 2. 疟疾发作 3. 疟疾复发

二、选择题

A_1型题(单句型最佳选择题)

1. 溶组织内阿米巴的感染方式是
   A. 经口感染 B. 经空气感染
   C. 经皮肤感染 D. 经胎盘感染
   E. 经昆虫媒介感染
2. 溶组织内阿米巴的感染阶段是
   A. 1核包囊 B. 滋养体
   C. 2核包囊 D. 4核包囊
   E. 滋养体和包囊
3. 溶组织内阿米巴所致疾病的常见部位是
   A. 空肠 B. 十二指肠
   C. 膀胱 D. 结肠
   E. 皮肤
4. 有可能检出溶组织内阿米巴包囊的标本是
   A. 脓血黏液便 B. 成形粪便
   C. 肝脓肿穿刺液 D. 肺脓肿穿刺液
   E. 脓血痰液
5. 阴道毛滴虫的感染方式是
   A. 直接或间接接触 B. 经皮肤
   C. 经胎盘 D. 经蚊叮咬
   E. 饮用污染水
6. 阴道毛滴虫的感染阶段是
   A. 滋养体和包囊 B. 滋养体
   C. 包囊 D. 鞭毛体
   E. 以上都不是
7. 诊断间日疟采血的最佳时间是
   A. 发作后数小时至10余小时
   B. 发作之际
   C. 发作后48小时
   D. 发作后1周
   E. 发作后72小时
8. 间日疟复发的根源是
   A. 残存红细胞内期疟原虫重新繁殖
   B. 再次感染疟原虫
   C. 集体免疫力下降
   D. 疟原虫发生抗原变异
   E. 肝细胞内休眠子被激活
9. 疟原虫主要的致病阶段是
   A. 配子体形成期
   B. 红细胞内期裂体增殖期
   C. 配子生殖期
   D. 孢子增值期
   E. 红细胞外期裂体增值期
10. 疟原虫在人体寄生的部位是
    A. 红细胞和肝细胞 B. 有核细胞
    C. 脾细胞 D. 仅有肝细胞
    E. 仅有红细胞
11. 刚地弓形虫寄生在人体的部位是
    A. 有核细胞 B. 红细胞
    C. 淋巴液 D. 血清
    E. 脑脊液
12. 刚地弓形虫的宿主是
    A. 食草动物 B. 猫科动物
    C. 人 D. 哺乳动物
    E. 爬行动物

A_2型题(病历摘要型最佳选择题)

13. 患者，女性，30岁，已婚，广东一单位职工。主诉阴道瘙痒，白带量多2年有余。现外阴瘙痒，夜间更甚，带下量多如涕状，腥臭，阴道分泌物涂片镜检发现滴虫。诊断为滴虫性阴道炎。确诊患者为滴虫性阴道炎的依据是
    A. 瘙痒 B. 分泌物增多
    C. 镜检发现滴虫 D. 分泌物腥臭
    E. 以上都不是

三、简答题

1. 简述溶组织内阿米巴的生活史？
2. 为什么疟疾会出现周期性寒热发作？
3. 疟疾引起贫血的机制？

（赵 斌）

第 27 章　医学节肢动物

第 1 节　概　　述

节肢动物(arhropod)分布广泛,种类繁多,占世界上动物种类总数的 87%。通过骚扰、螫刺、吸血、寄生和传播病原体等方式危害人畜健康的节肢动物,称为医学节肢动物(medical arhropod)。

一、医学节肢动物的形态特征及分类

节肢动物分为 13 个纲,与医学有关的医学节肢动物主要有 5 个纲,分别是昆虫纲、蛛形纲、甲壳纲、唇足纲和倍足纲,其中昆虫纲和蛛形纲在医学上有极其重要的意义。

(一) 节肢动物的共同特征

躯体分节,左右对称;具有成对分节的附肢;体表骨骼化,由甲壳质和醌单宁蛋白组成;循环系统开放式,整个循环系统的主体称为血腔,内含血淋巴;发育史大多经历蜕皮和变态。

(二) 医学节肢动物的分类

1. 昆虫纲　虫体分头、胸、腹三个部分。头部有触角一对,胸部有足三对。常见的有:蚊、蝇、蚤、虱、白蛉等。

2. 蛛形纲　虫体分头胸部和腹部,或头胸腹愈合成躯体。头胸部无触角,有足四对。常见的有:蜱、革螨、恙螨、疥螨、蝎子、蜘蛛等。

3. 唇足纲　虫体狭长,背腹扁平,分头和躯干。头部有触角一对,躯干体节除最后两节外,各有一对足,第一对足变形为毒爪,蛰人或动物时,其中的毒腺排出毒液伤害人或动物。如蜈蚣。

4. 甲壳纲　虫体分头胸部和腹部。头胸部有触角两对,步足五对。常见的有:淡水蟹、淡水虾、蝲蛄等。

5. 倍足纲　虫体呈长管形,由头和若干形状相似的体节组成。头部有触角一对,除第一对体节外,每节有两对足,体节内腺体分泌物常引起皮肤过敏。如马陆。

二、医学节肢动物的生态与变态

(一) 医学节肢动物的生态

节肢动物的生态包括节肢动物的食性、交配与滋生地、栖息习性、季节消长等,不同种类节肢动物的生态有所不同,见表 27-1。

表 27-1　主要医学节肢动物的生态

虫种	滋生地	栖息场所	食性
中华按蚊	清水沟、稻田、池塘等	室外	兼吸人、畜血液
微小按蚊	溪水沟	人房、畜舍	嗜人血
大劣按蚊	清水溪沟、石穴、岩石浅潭等	野外山区丛林	嗜人血
淡色库蚊	污水沟、污水坑、臭水缸等	人房、畜舍	人和畜血

续表

虫种	滋生地	栖息场所	食性
白纹伊蚊	小盆、小罐、树洞、竹筒等	室外	人和动物血
家蝇	粪便、粪坑、垃圾、腐烂动植物	人房、厨房、厕所	杂食性
蚤	鼠窝、床下、墙角等土中	人房、畜舍	人和动物血
虱	人的内衣缝间、毛发间		人血
臭虫	室内墙壁、床、椅等家具缝隙		人血
蜱	荫蔽潮湿多草、灌木丛林、森林等有野生动物处		人和动物血
恙螨	荫蔽潮湿多草、鼠类活动场所		幼虫吸食鼠类和人的组织液

1. 食性　节肢动物的食性因种类不同而有差异，由于环境的变化，其食性也可能会发生改变。节肢动物的食性可以分为杂食性和血食性。两种食性的节肢动物均可引起疾病的传播和流行。

2. 滋生地　节肢动物均需要一定的外界环境作为滋生场所。

3. 栖息习性　在适宜的温度、湿度下，其活动和栖息与光线的强弱有密切关系，光照的变化可引起节肢动物活动和生理的变化。各种节肢动物的活动时间和栖息习性因种而异。如蝇类和伊蚊在白天活动，库蚊在夜间活动。

4. 季节消长　节肢动物在不同的季节出现不同的密度，称为季节消长。这种季节消长与疾病的流行有密切的关系。如蚊在夏秋季繁殖最为旺盛，故蚊传播的疟疾和流行性乙型脑炎在夏秋季流行。

5. 越冬　气候寒冷对节肢动物生存不利，所以节肢动物在冬季会找隐蔽场所，不食不动，降低代谢进行越冬。越冬的形式各异，有成虫、幼虫和虫卵多种形式。

考点：完全变态、不完全变态的概念

（二）医学节肢动物的变态发育

节肢动物从卵发育为成虫，具有一定的规律性。在生长发育过程中，节肢动物要经过形态、生理和生态等一系列的变化，这种变化称为变态。

1. 完全变态　是指在节肢动物的发育过程中，经过卵、幼虫、蛹和成虫四个发育时期，每个时期的形态和生态完全不同，又称为全变态。如蚊的发育。

2. 不完全变态　是指在节肢动物的发育过程中，仅有卵、若虫和成虫三个发育时期或经过卵、幼虫、若虫和成虫四个时期，但若虫与成虫的形态和生态相似。比如臭虫的发育。

三、医学节肢动物对人体的危害方式

医学节肢动物对人类的危害包括两个方面：即直接危害和间接危害。

考点：医学节肢动物对人类的危害

（一）直接危害

1. 骚扰和吸血　多种节肢动物，如蚊、蚤、白蛉等侵袭人体叮咬，造成骚扰，影响工作和睡眠，同时导致皮炎、红斑、皮疹、水疱，甚至导致全身症状。

2. 蜇刺和毒害　部分节肢动物具有毒腺、毒毛或有毒体液，蜇刺时常将分泌的毒液注入人体，可导致局部红肿、疼痛，重者可引起全身症状，甚至导致死亡。如松毛虫可引起皮炎，同时导致关节疼痛。

3. 超敏反应　节肢动物的分泌物、代谢产物等均是异源性蛋白质，可导致超敏反应。如尘螨导致的过敏性鼻炎和过敏性哮喘。

4. 寄生　部分节肢动物可寄生于人体表或体内一起疾病。如蝇类幼虫寄生于人体表或

体内器官可引起蝇蛆病。

(二) 间接危害

医学节肢动物携带病原体,造成疾病在人和动物间的相互传播。这类疾病成为虫媒病,而节肢动物被称为媒介节肢动物,也称为虫媒。

1. 机械性传播 医学节肢动物仅对病原体仅起携带和输送的作用。如蝇、蟑螂等。

2. 生物性传播 病原体在节肢动物体内发育和繁殖后传播给人。如蚊传播的疟疾、丝虫病等。

四、医学节肢动物的防制原则

医学节肢动物的防制是虫媒病防制工作中重要的环节,同时也是虫媒病的预防和控制的重要环节。医学节肢动物的综合防制包括环境防制、物理防制、化学防制、生物防制、遗传防制和法规防制等。

(一) 环境防制

环境防制是依据媒介节肢动物的滋生、栖息、习性等特点,通过合理的环境处理、改造,减少或清除其赖以生存的滋生和栖息场所。包括对环境的改造、环境处理和改善人居条件。

(二) 物理防制

物理防制是利用机械力、声、光、热、电、放射线等方法,捕杀、隔离或驱赶节肢动物。此法方便,同时也不污染环境。

(三) 化学防制

化学防制是指使用天然或合成的化学物质毒杀、驱避或诱杀医学节肢动物。具有使用方便、见效快,并实用于大规模的优点,但是存在环境污染和抗药性问题。

(四) 遗传防制

遗传防制是改变或转换节肢动物的遗传物质,从而降低其繁殖力和生存力,达到控制或消灭种群的目的,目前尚处于试验阶段。

(五) 生物防制

生物防制是通过利用其他生物或代谢产物控制医学节肢动物的方法,此法其特异性强,对生物无害,同时不污染环境。

(六) 法规防制

利用法律、法规或条例,以防媒介节肢动物传入本国或携带至其他国家和地区,比如登革热曾在东南亚一些地区严重流行,当地政府通过全民消除埃及伊蚊的滋生地,基本控制登革热的流行。

第2节 昆 虫 纲

昆虫纲的主要特征是虫体分为头、胸、腹三个部分。是世界上种类最多的、种群数量最大的一类动物,既是医学节肢动物的重要组成部分,也是与人类经济密切相关的动物。

一、蚊

蚊(mosquito)是最重要的医学昆虫类群。分布广,种类多,其中按蚊属、库蚊属和伊蚊属与疾病最为密切,是重要的传播媒介。三类蚊各期形态见表27-2。

表 27-2 三类蚊各期形态

期别	区别点	按蚊	库蚊	伊蚊
成虫	体色	多为灰褐色	多为棕褐色	黑色有白斑
	翅	多有黑白斑	多数无黑白斑	无黑白斑
	停落姿态	身体与喙成一直线与停落面有角度	身体与喙成一角度与停落面平行	同库蚊
卵	形态	舟状,有浮囊单个散在浮于水面	长圆锥形,无浮囊聚集成筏状,卵块浮于水面	纺锤形,无浮囊单个散开,沉于水底
幼虫	呼吸管静态	无(有呼吸孔 1 对)平浮于水面	有,细长的呼吸管露于水面,头倒垂与水面成一角度	有,粗而短,同库蚊
蛹	呼吸管	短而粗,口宽,似漏斗形,前方有裂隙	细而长,口小,前方无裂隙	短而宽,口呈三角形前方无裂隙

(一) 形态与结构

1. 形态　蚊是小型昆虫,呈灰褐色、棕褐色或黑色,分头、胸、腹三部分,成蚊体长约为 1.6～12.6mm(图 27-1)。

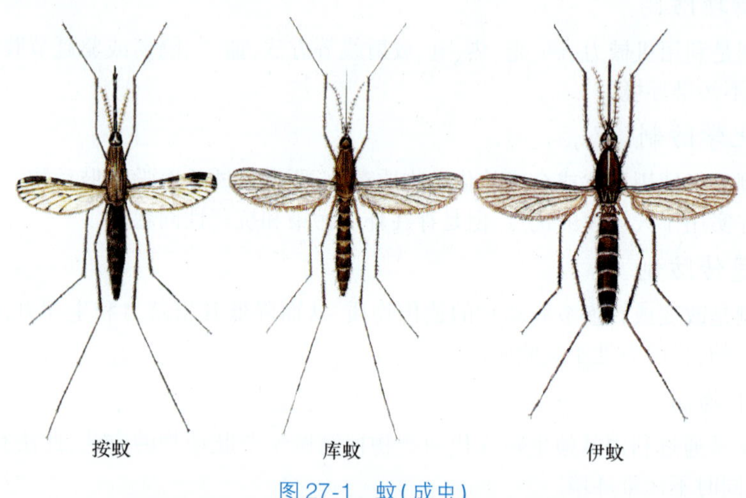

图 27-1 蚊(成虫)

(1) 头部:似球形,有复眼、触角和触须各 1 对。蚊的口器常称为喙,属于刺激式口器,雌蚊刺入皮肤内吸血,雄蚊的上、下颚退化或几乎消失,不能刺入皮肤,所以不能吸血。

(2) 胸部:分为前胸、中胸和后胸。每胸节各有足 1 对,中胸有翅 1 对,后胸平衡棒 1 对。中胸特别发达。

(3) 腹部:分为 11 节,尾端最末 3 节为外生殖器。雌蚊腹部末端有尾须 1 对,雄蚊则为钳状的抱器,构造复杂。

2. 内部构造　蚊具有消化、排泄、呼吸、循环和生殖等系统。消化系统包括口腔、咽、食管、胃和肛门。雄蚊有睾丸 1 对,雌蚊有卵巢 1 对。

(二) 生活史

蚊的生活史分 4 个时期,包括卵、幼虫、蛹和成虫,为完全变态发育。

雌蚊产卵于水中,在夏季经 2～3 天后孵出幼虫,幼虫经历 3 次蜕皮,发育成大约 12mm 的 4 龄幼虫。在气温 30℃和食物充足的条件下,幼虫经过 5～8 天的发育,蜕皮 4 次发育为蛹。

蛹的抵抗力强，羽化为成蚊，经过 1～2 天的发育，即可交配、吸血、产卵（图 27-2）。

（三）生态

1. 食性　雄蚊以果汁、花蜜为食，雌蚊以人和动物的血液和果汁为食。蚊吸血有一定的规律性，在雌、雄蚊交配后，气温在 26～35℃，湿度在 70%～80% 时，开始吸血；温度低于 15℃，湿度小于 50% 时，停止吸血，按蚊和库蚊喜欢夜间吸血，伊蚊一般在白天吸血。

2. 栖息习性　雌蚊吸血后即寻找较阴暗、潮湿、避风的场所栖息。栖息可分为三类：家栖型，即吸饱血后仍停留在室内，待卵巢成熟后才飞离房舍，寻找产卵场所。如淡色库蚊。半家栖型，即吸血后在室内稍做停留，然后飞到室外栖息，如中华按蚊。野栖型，即蚊吸血至产卵完全在室外完成。如大劣库蚊。

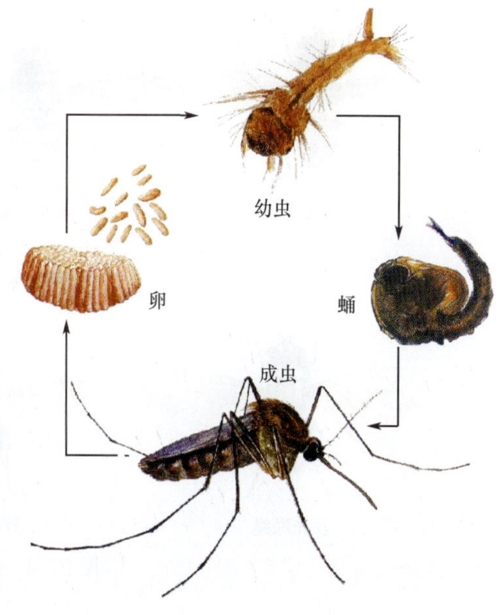

图 27-2　蚊生活史

3. 季节消长　在我国一般 3 月份出现，11 月份后很少见，7、8、9 月份是高峰季节。气温低于 10℃ 开始越冬，多数以成蚊在阴暗、潮湿、无风且温暖的场所越冬。

（四）与疾病的关系

考点：蚊传播的疾病

1. 疟疾　主要是由按蚊传播。

2. 丝虫病　班氏丝虫病的传播媒介是淡色库蚊、致倦库蚊和中华按蚊。马来丝虫病的传播媒介是中华按蚊。

3. 流行性乙脑　传播流行性乙脑的媒介是三带喙库蚊、白纹伊蚊、致倦库蚊、淡色库蚊和中华按蚊。病毒可在蚊的体内越冬，经卵传给一下代继续传播。

4. 登革热　是由埃及伊蚊、白纹伊蚊传播登革热病毒引起。

（五）防制原则

由于一般采用化学杀虫剂，所以蚊对杀虫剂的抗药性越来越严重，同时杀虫剂对环境有污染和对生态平衡的破坏，因此应当采取综合治理的办法进行蚊的防制。

1. 环境治理　对环境进行改造和环境处理减少滋生环境，减少人与蚊的接触机会。治理环境卫生，封闭污水沟等，以减少蚊幼虫滋生地。

2. 化学防制　用双硫磷、倍硫磷、毒死蜱、杀螟松和辛硫磷等药物杀灭蚊幼虫。成虫主要使用化学药物复合配合剂以室内速杀、室内滞留喷洒灭蚊和室外火蚊的方式杀灭。

3. 生物防制　包括放养食蚊鱼类和施放生物杀虫剂。比如在小型水池放养观赏鱼类。

二、蝇

蝇（fly）在全世界已知的有 34000 余种，我国记录的有 4200 余种。常见的有家蝇、丝光绿蝇、大头金蝇、黑尾黑麻蝇、巨尾阿丽蝇等。

（一）形态

成虫呈暗灰色、黑色、暗褐色等，或有蓝绿色、青色、紫色等金属光泽，体长 4～14mm，全身有鬃毛（图 27-3，图 27-4）。

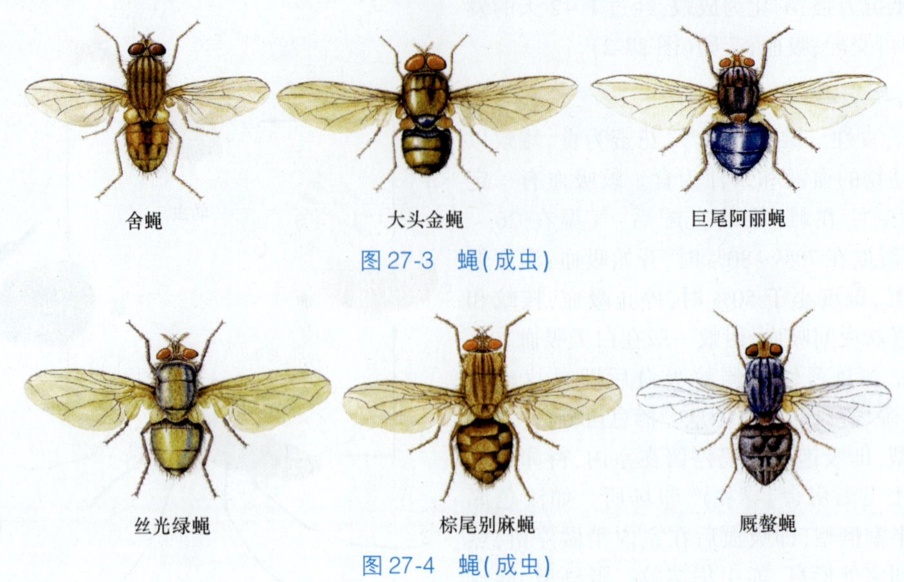

图 27-3 蝇(成虫)

图 27-4 蝇(成虫)

1. 头部 呈球形或半球形,复眼 1 对。头顶有单眼 3 个排成三角形。非吸血蝇类的口器是舔吸式,而吸血式蝇类的口器是刺吸式。

2. 胸部 前、后胸退化,中胸特别发达。蝇足多毛、末端具有爪垫 1 对和 1 个毛状的爪间突。发达的爪垫密布黏毛,可分泌黏液具黏附作用,并能携带病原体。

3. 腹部 圆筒形,末端尖圆。末端数节是外生殖器。卵生雌蝇有产卵器,产卵时伸出。不同的种类雄蝇的外生殖器不同,由此可以鉴别蝇种。

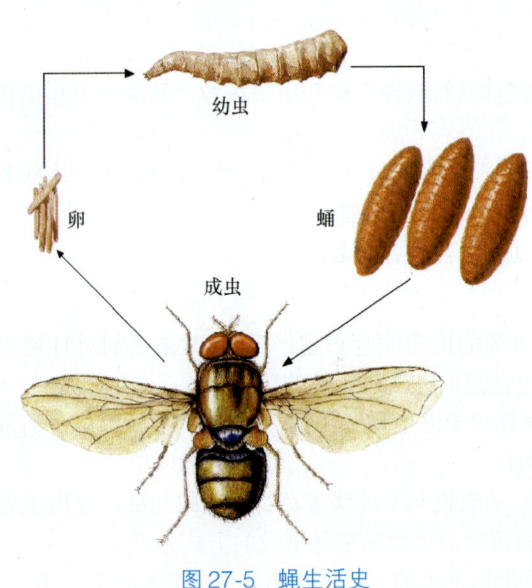

图 27-5 蝇生活史

(二) 生活史

蝇的生活史中有卵、幼虫、蛹和成虫 4 个阶段(图 27-5),为完全变态。蝇类多数产卵于人畜粪便、垃圾、腐败的动物和植物中,在适宜的条件虫卵大约 1 天即孵化出幼虫,幼虫乳白色,多为圆柱形。幼虫经 2 次蜕皮发育为蛹。蛹呈棕褐色或黑色,长约 5 ~ 8mm,不食不动,经 3 ~ 17 天羽化发育为成虫。羽化后的成虫,大约 2 ~ 3 天即可进行交配,一般一生交配 1 次,但可产卵 3 ~ 8 次,每 1 次产卵数十粒到二百多粒。完整的生活史约 8 ~ 30 天,成虫寿命 1 ~ 2 个月。

(三) 生态

1. 食性 依据蝇的食性可以把蝇分为三类:

(1) 吸血蝇类:成蝇吸血,并借吸血传播疾病。

(2) 非吸血蝇类:幼虫以腐败物为食,成蝇为杂食性靠其躯体黏附病原体,传播多种疾病。

(3) 不食蝇类:成蝇口器退化,不食食物,以幼虫寄生在组织器官内,引起蝇蛆病。

2. 栖息习性　蝇类的栖息场所因种而异。蝇的活动具有趋光性，成蝇喜欢白天活动，夜晚栖息在天花板、电线或悬挂在空中的绳索上休息。飞翔能力强，飞行的距离可达 5 ~ 12km。

3. 季节消长　不同种类的蝇季节消长有所区别，按照蝇繁殖盛期的不同把蝇分为春秋型、夏秋型、夏型和秋型。夏秋季肠道病的传染与夏秋型和秋型密切相关。

4. 越冬　蝇除卵外的各期均可越冬，各类蝇越冬虫期因种或地区而异。多数是以蛹越冬，如麻蝇、丽蝇、金蝇。

（四）与疾病的关系

考点：蝇传播的疾病

蝇除成虫在室内骚扰，影响人类的正常生活和工作外，还传播多种疾病，部分幼虫可寄生于人体。

1. 机械性传播　可携带病毒、细菌、原虫包囊和蠕虫卵等多种病原体，污染食物、餐具等，引起人类脊髓灰质炎、霍乱、伤寒、菌痢、阿米巴痢疾等多种传染病。

2. 生物性传播　舌蝇传播人体锥虫病。冈田绕眼蝇是眼结膜吸吮线虫的中间宿主。

3. 蝇蛆病　部分蝇的幼虫可寄生于人体的伤口、消化道、尿道、阴道等部位，引起蝇蛆病。

（五）防制原则

对蝇的防制主要是搞好环境卫生和消除其滋生地。常采用环境防制、物理防制、化学防制和生物防制。在防制过程中要依据蝇的生态和生活习性，杀灭越冬的虫卵和早春第一代及秋末最后一代成蝇效果事半功倍。

三、其他昆虫▲

（一）蚤

蚤（flea）俗称跳蚤，主要寄生在各种哺乳动物和鸟类的体表，对人体的危害主要是叮咬吸血，引起皮炎和局部瘙痒，同时传播鼠疫和地方性斑疹伤寒。

蚤的成虫左右扁平，分头、胸、腹三部分，头略呈三角形，两侧各有 1 个单眼和触角，前端有 1 刺吸式口器。胸部有足 3 对，腹部分 10 节，后三节变为外生殖器，是不同种类的鉴别依据（图 27-6）。

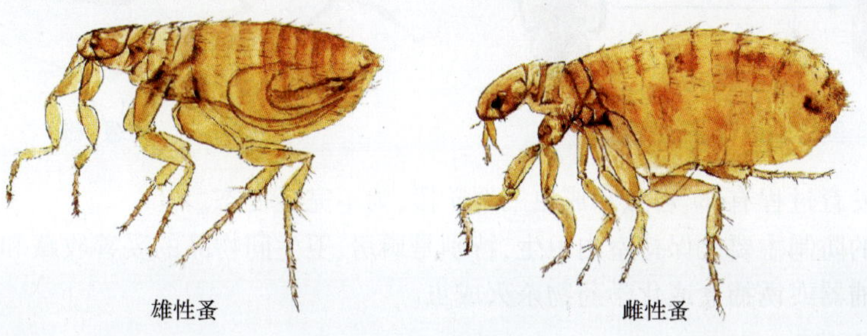

图 27-6　蚤（成虫）

蚤的发育为完全变态，生活史包括卵、幼虫、蛹和成虫四个阶段。完成一代生活史大约需要 3 周，寿命 1 ~ 2 年。

蚤的防制应将灭鼠和灭蚤结合起来进行，并保持猫、犬的清洁。

（二）虱

寄生于人体的虱（louse）有头虱、体虱和阴虱三种。虱对人体皮肤进行刺激后产生丘疹和瘀斑，有痒感，搔抓后可引起局部继发感染，并且是流行性斑疹伤寒和回归热等疾病的传播媒介。

虱的成虫背腹扁平，无翅，分为头、胸、腹三个部分。头部有眼 1 对、触角 1 对、可伸缩式刺吸式口器 1 个；胸部有足 3 对，其末端有一抓握器；腹部长度大于宽度，分节。人体虱成虫

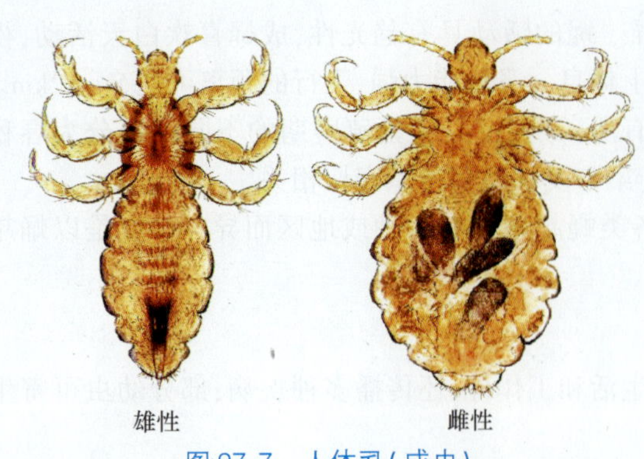

图 27-7 人体虱(成虫)

见图 27-7。

虱的发育为不完全变态,生活史包括卵、若虫和成虫三个阶段。完成一代生活史需 2 ~ 3 周,寿命约 1 个月(图 27-8)。

对虱的防制主要是注意个人卫生,并辅以化学或物理灭虱。

(三) 蟑螂

蟑螂是蜚蠊(cockroach)的俗称,可携带数十种病原体,通过污染食物和餐具而传播,同时蜚蠊的分泌物和粪便作为变应原,引起超敏反应。

蜚蠊的成虫背腹扁平,灰褐色、棕褐色或黑褐色,体表具油亮光泽,室内常见的约 10 ~ 35mm。头部小且向下倾斜,单眼 1 对或退化,触角细长呈丝状,口器为咀嚼式(图 27-9)。

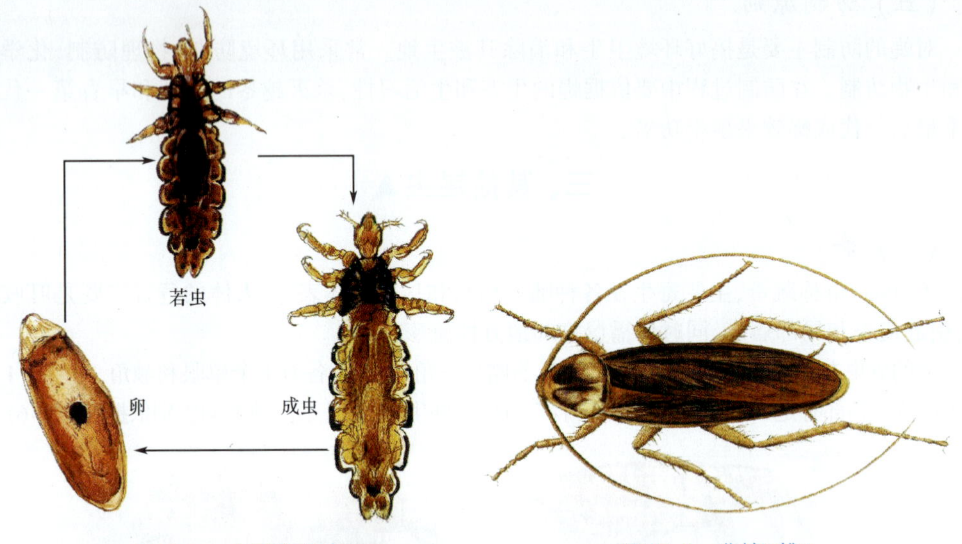

图 27-8 人虱生活史　　图 27-9 蜚蠊(雄)

蜚蠊的发育过程有卵、若虫和成虫三个阶段,为不完全变态。

对蜚蠊的防制主要是保持室内卫生,特别是厨房、卫生间物品的妥善收藏和垃圾的处理,同时可用诱捕器或诱捕盒或化学药物杀灭成虫。

(四) 白蛉

白蛉(sand fly)除叮人吸血外,还可传播杜氏利什曼原虫,导致杜氏利什曼病。

白蛉的成虫多为灰褐色,长约 1.5 ~ 4.0mm,全身密被细毛。复眼大而黑,触角细长,口器为刺吸式(图 27-10)。

白蛉的生活史包括卵、幼虫、蛹和成虫四个阶段,为完全变态。

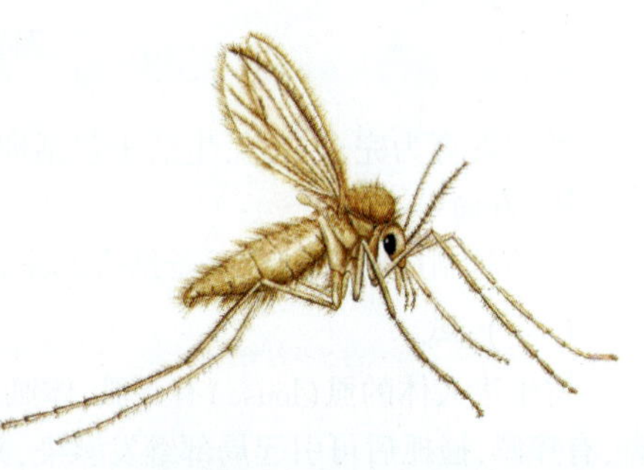
图 27-10 白蛉(成虫)

对白蛉的防制主要以控制为主,辅以改造环

境以达到不利于幼虫滋生的目的。保持室内、畜舍及禽圈卫生，及时清理垃圾，消除幼虫滋生地。

（五）臭虫

臭虫(bed bug)主要栖息于室内的墙壁、木制家具的缝隙、草垫、床席等处。具有群居习性，在隐匿处常见臭虫聚集。臭虫夜晚吸血骚扰，影响睡眠。叮咬后可致皮肤过敏性高的人局部出现红肿、痛痒，臭虫抗原与过敏性哮喘关系密切。

臭虫的成虫背腹扁平，卵圆形，红褐色，体长 4～6mm，全身有细毛，头的两侧有突出的复眼 1 对(图 27-11)。触角能完全分 3 节，口器为刺吸式。前胸背板大而明显，其前缘有一凹陷，头部嵌于凹陷内。中胸小，其背板呈倒三角形。后胸背板被 1 对翅基所遮盖。

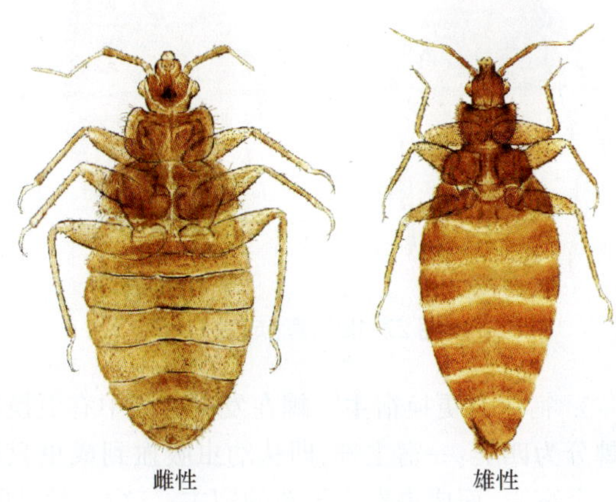

图 27-11 臭虫(成虫)

臭虫的生活史包括卵、若虫和成虫三个阶段。

臭虫的防制主要是消除栖息场所，填塞家中的各处缝隙，喷洒药物或用沸水、蒸汽杀灭。

第 3 节 蛛 形 纲

蛛形纲成虫有足 4 对，无触须，无翅，仅有单眼(不超过 12 个)。躯体分为头胸部和腹部或头胸腹愈合为一体。幼虫有足 3 对，若虫有足 4 对。

一、蜱▲

（一）形态特征

蜱(tick)分为软蜱和硬蜱，两类蜱的形态区别见表 27-3。成虫呈袋形，饥饿时背腹扁平，饱食后膨大成豆状，虫体分为颚体和躯体两部分(图 27-12)。

表 27-3 硬蜱与软蜱的形态区别

项目	区别点	硬蜱	软蜱
颚体	位置	大而突出位于躯体前端	小而隐藏于腹面
	触肢	粗短，内侧有凹陷	呈指状，各节可活动
躯体	盾板	有，雄虫大，雌虫小	无

1. 虫卵 呈卵圆形，大小约 0.5～1mm，淡黄色或棕黄色，常黏聚成团。

2. 幼虫 与成虫相似，有足 3 对，体小。若虫的形态与成虫相似，有足 4 对，但生殖器官尚未发育成熟。

（二）生活史

蜱的发育属于不完全变态，其生活史包括卵、幼虫、若虫和成虫四个阶段。硬蜱终生只交配一次，多在宿主体内进行。软蜱一生交配多次，在宿主窝巢进行。交配吸血后开始产卵。硬蜱一生产卵 1 次，可延续 4～30 天，产卵量两百至数千个。软蜱，一生产卵 6～9 次，一次产卵量几十至几百个，产完后死亡。卵经过 2～4 周的发育孵出幼虫，吸血后经 1～4 周蜕皮为

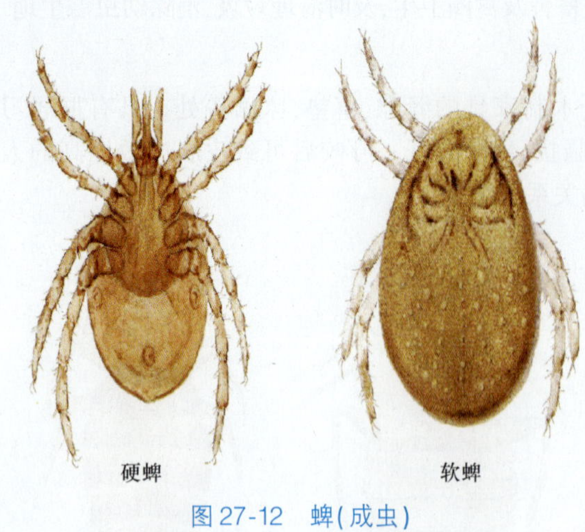

图 27-12 蜱(成虫)

若虫,若虫吸血后再经 1~4 周并蜕皮发育为成虫。

(三) 生态

1. 食性 除少数硬蜱不吸血外,一般硬蜱的成虫、幼虫、若虫昼夜均吸血,各期仅吸血 1 次。软蜱的成虫、幼虫、若虫多在夜间吸血,除成虫多次吸血外,幼虫、若虫仅吸血 1 次。蜱的耐饥饿能力强,幼虫 2~3 年不吸血,仍可存活。

2. 滋生地 硬蜱因虫种而异。有的主要滋生于森林灌木地带;有的主要是草原、荒漠和山区;还有的是牧场及其周围。而软蜱滋生于动物的巢穴或畜棚中。

3. 宿主及更换宿主 蜱在发育过程中有更换宿主的习惯,依据更换宿主的次数不同,可将蜱分为四类:一宿主蜱,即从幼虫吸血到成虫只寄生于一个宿主;二宿主蜱,即幼虫和若虫有一个宿主,而成虫寄生于新的宿主;三宿主蜱,即幼虫、若虫和成虫每个阶段均要更换宿主;多宿主蜱,即软蜱幼虫、若虫和成虫以及雌蜱每次产卵前均需寻觅新的宿主吸血。

4. 季节消长 蜱的季节消长取决于温度、湿度和虫种。温暖地区多数蜱在春、夏、秋季活动,炎热地区多数在秋、冬、春季活动。

(四) 与疾病的关系

1. 直接危害 硬蜱叮刺人的皮肤,导致局部损伤和炎症,也可导致继发感染。部分硬蜱和软蜱的唾液中含麻痹神经的毒素,在吸血过程可导致宿主肌肉麻痹,甚至出现瘫痪,称为蜱瘫痪,重者可致呼吸衰竭而死。

2. 传播疾病 蜱媒病属于自然疫源性疾病和人畜共患疾病,能在其他脊椎动物宿主间相互传播。森林脑炎可由硬蜱传播森林脑炎病毒引起。钝缘软蜱可传播回归螺旋体引起蜱媒回归热。硬蜱中亚东璃眼蜱可传播出血热病毒引起蜱媒出血热,而且可经蜱卵传至下一代。还可传播 Q 热、野兔热、刚果出血热、人巴贝虫病等。

(五) 防制原则

蜱的防制主要是消除蜱的滋生场所,使用倍硫磷、马拉硫磷、毒死蜱等药物进行灭蜱,同时注意个人防护。

二、螨

寄生于人体的螨有多种,包括有恙螨、蠕形螨、疥螨、粉螨和尘螨等。这里主要介绍最常见的蠕形螨、疥螨和尘螨。

(一) 蠕形螨

1. 形态特征 寄生于人体的蠕形螨主要是毛囊蠕形螨和皮脂蠕形螨(图 27-13)。两种蠕形螨的形态相似,身体细长呈蠕虫状,乳白色,略透明,长约 0.1~0.4mm,雄虫较雌虫小。无色透明,毛囊蠕形螨卵呈小蘑菇状或蝌蚪状,大小约 40μm×100μm;皮脂蠕形螨卵呈椭圆形,大小约 30μm×60μm。

2. 生活史与习性 两种蠕形螨的发育过程相似,包括卵、幼虫、前若虫、若虫和成虫 5 个阶段。完成一代生活史约需要 3 周。

人体蠕形螨主要寄生于人体的前额、鼻、鼻沟、颊部、下颌等毛囊和皮质腺中，以毛囊上皮细胞和腺细胞的内容物、皮脂腺分泌物、角质蛋白等为食。人体蠕形螨对温度较敏感，最适宜的温度是37℃，对碱性环境的耐受弱于酸性环境，尤其是皮脂蠕形螨更为明显。

3. 致病性　蠕形螨在皮肤内活动对上皮细胞和腺细胞造成机械损伤，导致毛囊、皮脂腺结构和功能的破坏，引起毛囊扩张、上皮变性。虫体的机械刺激、分泌物和代谢物可引起炎症反应，导致宿主非细菌性炎症反应。其代谢产物可导致变态反应，引起细菌的继发感染。

考点：蠕形螨导致的疾病

4. 实验室诊断　依据患者症状和皮肤损伤情况，镜检出蠕形螨可确诊。镜检的标本可采用透明胶纸法、直接刮拭法和挤压刮拭法。

5. 流行与防治　蠕形螨的感染一般男性多于女性，部分患者存在两种蠕形螨同时感染。可以直接或间接接触感染。日常生活中使用的肥皂、化妆品对蠕形螨不具有杀灭作用。其预防应当避免与患者接触，洗漱用品个人专用，并可经常用沸水烫煮消毒。

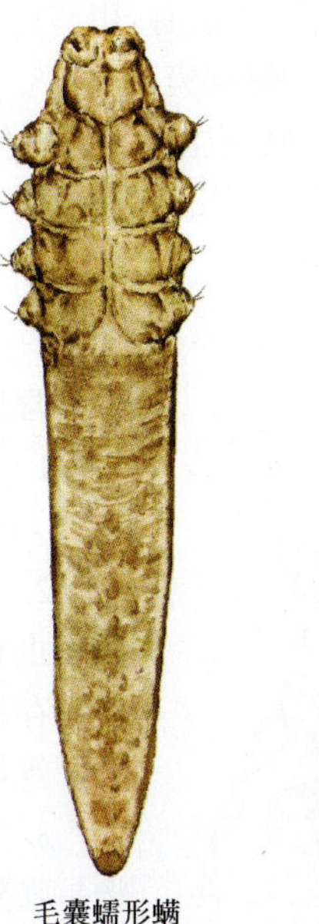

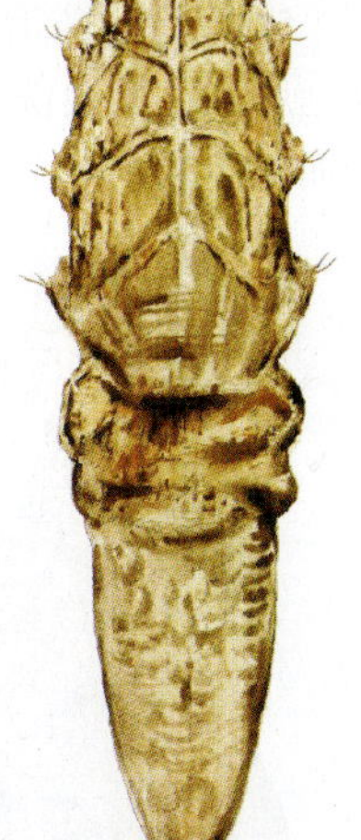

毛囊蠕形螨　　皮脂蠕形螨

图 27-13　蠕形螨（成虫）

（二）疥螨

寄生于人体的疥螨称为人疥螨。

1. 形态特征　人疥螨成虫背面隆起，乳白色或淡黄色，呈圆形或椭圆形（图 27-14）。雌螨体长约 0.3～0.5mm，雄螨较雌螨小。有足 4 对，分前后两组。卵呈椭圆形、淡黄色、壳薄，大小约为 80μm×180μm。

2. 生活史与习性　人疥螨的发育包括卵、幼虫、前若虫、后若虫和成虫 5 个阶段。全部生活史在宿主皮肤角质层自掘的“隧道”内完成。整个生活史约需 10～14 天。

3. 致病性　人疥螨对宿主产生皮肤机械刺激，其排泄物、分泌物和代谢物引起超敏反应，导致炎性渗出、组织增生、角质增厚、水肿和坏死。疥螨的寄生导致疥疮，并可继发细菌感染，导致毛囊炎、脓疮等，重者导致湿疹样改变或苔藓化等病变。

考点：疥螨引起的疾病

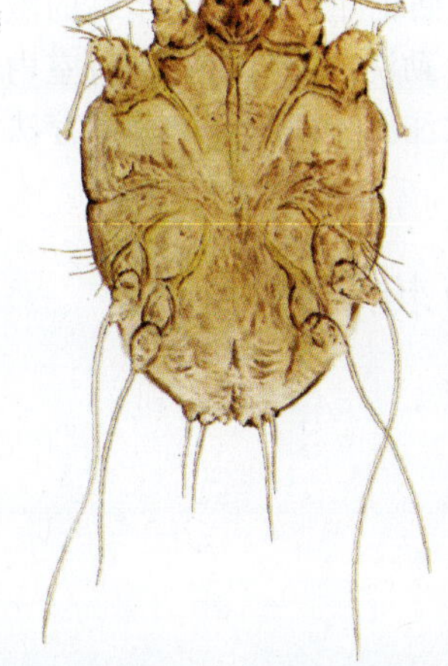

图 27-14　人疥螨（成虫）

案例 27-1

患者，16 岁，寒假回家休假后，不明原因的皮肤瘙痒，未治疗。开学后返校，仍感身上奇痒。在医务室进行过敏治疗，但未见好转。几天后，同寝室的同学出现同样的症状。宿舍内共有 8 人，床铺连在一起，并经常一起玩扑克牌，回校 1 周后全寝室的同学均出现同样症状。手指间、腋窝下、大腿内侧皮肤出现红色小丘疹、丘疱疹、小水泡、结节和结痂。后经皮肤专科医生诊治后，痊愈。该患者后来才知道，其父亲也有上述症状。

问题：1. 本室内的学生感染了何种病原体？

2. 传染源来自何处？

4. 实验室诊断　依据患者接触史及疥疮的好发部位等症状，特别是典型的皮下“隧道”，可初步诊断。常用检查方法有：用蓝墨水滴于可疑皮肤，检查"隧道"痕迹；用消毒针挑破"隧道"，镜检虫体；直接用解剖镜观察。

5. 流行与防治　疥疮主要是接触传染，所以特别要注意个人卫生，避免与患者接触，勤洗澡、勤换衣、勤换洗被褥，对患者的衣物、被褥等用品沸水烫洗消毒。常用药物硫磺软膏、复方美曲磷脂霜剂等。

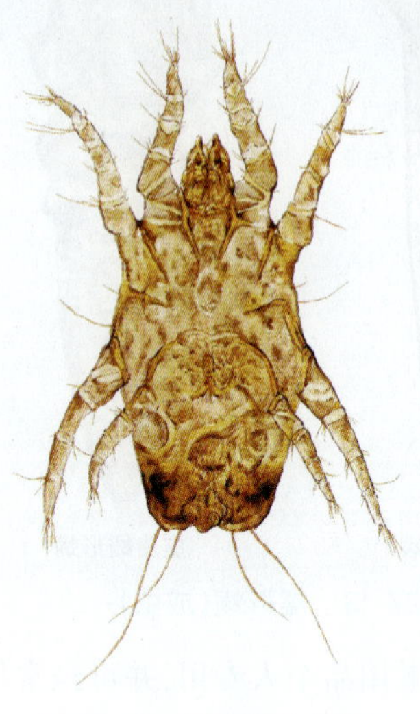

图 27-15　屋尘螨(成虫)

（三）尘螨

常见的尘螨有屋尘螨、粉尘螨和小角尘螨。

1. 形态特征　成虫椭圆形，白色至淡黄色，足色深，体长 0.17～0.50mm（图 27-15）。卵呈长椭圆形，乳白色。

2. 生活史与习性　尘螨发育包括卵、幼虫、第一若虫、第三若虫和成虫 5 个阶段，无第二若虫期。尘螨多营自生生活，普遍存在于居室内的尘埃和储藏物中，如人居室、面粉厂、棉纺厂等场所，以面粉、皮屑、真菌等粉末性物质为食。

3. 致病性　尘螨的排泄物、分泌物及死亡虫体的分解产物是强烈的致敏原，可引起超敏反应性疾病，如螨性哮喘、过敏性鼻炎、特异性湿疹（皮炎）和慢性荨麻疹等多种疾病。

4. 实验室诊断　询问病史主要依据发病史、发病的季节、典型症状和生活的环境等。常用的诊断方法有皮内试验、皮肤挑刺试验、鼻黏膜激发试验等。

5. 流行与防治　尘螨分布较广，儿童的发病率较成人高。其防治主要是控制尘螨的滋生，减少室内尘螨密度，降低过敏原量；注意环境卫生和个人卫生，勤洗、勤换被褥，保持室内通风；使用虫螨磷等杀螨剂进行杀灭；治疗患者主要包括少量多次注射尘螨抗原的脱敏疗法和用抗过敏药物对症治疗。

实验九　医学原虫与医学节肢动物实验

一、实验目的

1. 熟悉掌握溶组织内阿米巴滋养体、包囊的形态；
2. 熟悉掌握阴道毛滴虫的形态特征；
3. 掌握间日疟原虫红细胞内期各期的主要特征；
4. 了解各类节肢动物的形态特征。

二、实验用品

溶组织内阿米巴滋养体、包囊标本片；阴道毛滴虫标本片；间日疟原虫红细胞内各期标本片，各类节肢动物实物标本等。

三、实验内容和方法

（一）观察溶组织内阿米巴滋养体和包囊的铁苏木素染色标本片

先低倍镜观察，然后转至高倍镜下观察大滋养体内、外质的不同，形态、伪足、有无红细胞、细胞核的形状等；包囊的形态，核的结构和数目，未成熟包囊的拟染色体的形态及数目，糖原泡的形状。

（二）观察阴道毛滴虫滋养体染色标本

先低倍镜观察，然后转至高倍镜观察阴道毛滴虫染色标本的形态、大小、鞭毛数目、核、轴柱及波动膜等结构。

(三) 观察间日疟原虫红细胞内各期形态标本片

先低倍镜,然后高倍镜,再转至油镜观察经瑞氏染色薄血片上的间日疟原虫红细胞内小滋养体、大滋养体、裂殖体、配子体的核、质和疟色素的颜色、形态和分布等。

(四) 医学节肢动物的实物标本观察

1. 用放大镜或解剖镜观察医学节肢动物大体标本,了解各类医学节肢动物的形态特征和同类节肢动物的主要区别。

2. 用低倍镜观察各类节肢动物的卵、幼虫等的形态。

四、实验作业

1. 绘制雌蚊口器,并标注。

2. 绘制阴道毛滴虫滋养体,并标注。

目标检测

一、名词解释

1. 完全变态 2. 季节消长 3. 滋生地

二、选择题

A_1 型题(单句型最佳选择题)

1. 我国疟疾的主要传播媒介是
   A. 中华按蚊 B. 微小按蚊
   C. 大劣按蚊 D. 嗜人按蚊
   E. 以上都不是
2. 蝇产传播疾病的主要方式是
   A. 发育式 B. 机械性传播
   C. 增殖式 D. 发育增殖式
   E. 经卵传播式
3. 蝇与传播疾病有关的生态习性是
   A. 分布广泛
   B. 有趋光性,白天活动
   C. 杂食性,边吃、边吐、边排粪
   D. 多数以蛹越冬
   E. 部分蝇种可直接产出幼虫
4. 我国森林脑炎的主要传播媒介是
   A. 全沟硬蜱 B. 草原革蜱
   C. 乳突钝蜱 D. 亚东璃眼蜱
   E. 以上都是
5. 硬蜱与软蜱最主要的区别是
   A. 虫体颜色的差异 B. 冲体大小、形态不同
   C. 颚体的构造不同 D. 盾板的有无
   E. 颚体的位置与盾板的有无
6. 蠕形螨感染最多的部位是
   A. 上皮细胞内 B. 皮肤隧道中
   C. 外周血液中 D. 淋巴系统内
   E. 毛囊或皮脂腺内
7. 蠕形螨的感染方式主要是通过
   A. 虫卵污染食物或饮水经口感染
   B. 媒介昆虫叮咬吸血感染
   C. 直接或间接接触感染
   D. 污染注射器经输血感染
   E. 以上都不是

A_2 型题(病历摘要型最佳选择题)

8. 患者,男性,60 岁,主诉患眼疼痛、流泪、异物感、分泌物增多、奇痒。镜检:患眼视力 0.8 ~ 1.2,患眼眼睑痉挛,结膜混合性充血,翻转眼睑暴露穹隆结膜,在裂隙灯下,发现黑色点状物移动,仔细观察为虫体,黑色部分为虫体的头部,体部为乳白色。一经暴露,虫体迅速向穹窿部移动。用棉签擦拭,虫体头部固定于结膜,不易擦掉。角膜、屈光间质及眼底正常,另眼无异常。患者自述常与畜牧环境接触,卫生条件差,苍蝇成群,头部常被苍蝇撞击。该患者可能患哪种疾病
   A. 阴虱病 B. 眼蝇蛆病
   C. 红眼病 D. 细菌感染
   E. 以上都不是

三、简答题

1. 简述人疥螨致病的机制。
2. 蚊主要传播哪些寄生虫病?

(赵 斌)

第三篇　医学免疫学

第 28 章　医学免疫学概述

在日常生活中，你是否体验过或观察到这些现象？春暖花开，漫步于花丛中，为什么有的人会发生哮喘？蛋、奶、鱼、虾、蟹营养丰富，是我们喜欢的美食，可为什么有的人吃后会发生呕吐、腹泻等急性胃肠炎症状？为什么不同血型的人输血前要进行交叉配血？为什么链球菌感染的呼吸道疾病会引发急性肾小球肾炎？患者注射青霉素或破伤风抗毒素前，为什么一定要做皮试呢？这些问题的答案都将在你学习免疫学理论知识的过程中逐步获得。

第 1 节　免疫的概念与功能

考点：免疫概念、免疫功能及表现

一、免疫的概念

免疫（immunity），即免除瘟疫，是人们在与疾病的长期斗争中逐渐认识到的，传统免疫仅指机体抗感染的一种功能，随着免疫学理论研究的不断深入，现代免疫是机体识别“自己”和“非己”物质，并通过一系列反应将“非己”物质清除，“非己”物质不但包括细菌、病毒等外源性物质，还包括机体衰老、损伤细胞、肿瘤细胞等内源性物质。故免疫是指机体识别和清除抗原性异物，以维持自身生理平衡和稳定的一种功能。正常情况下对机体有利，维持机体的生理平衡和稳定；异常情况下对机体有害，引起组织损伤和生理功能的紊乱。

二、免疫的功能

人体的免疫功能是生物机体在种系进化和个体发育过程中逐步获得的防卫能力。根据机体识别和清除的“非己”物质的不同，免疫功能可分为免疫防御、免疫稳定和免疫监视（表 28-1）。

（一）免疫防御

免疫防御指机体抵抗和清除病原微生物及其毒性代谢产物或其他抗原性异物的功能。免疫防御功能发生异常可引发疾病，若免疫防御功能表现过于强烈，可引起机体出现超敏反应；若功能低下，则会导致免疫缺陷病和反复感染。

（二）免疫稳定

免疫稳定指机体清除损伤、死亡或衰老的细胞，维持其生理平衡的功能。若免疫稳定功能失调可导致自身免疫性疾病。

（三）免疫监视

免疫监视指机体识别和清除由基因突变而产生的肿瘤细胞和病毒感染的细胞的功能。若免疫监视功能低下，机体易患肿瘤或病毒持续性感染。

表 28-1　免疫的功能及表现

免疫功能	生理表现(有益)	病理表现(有害)
免疫防御	抵抗及清除病原微生物及其他抗原性异物	过弱:免疫缺陷病、反复感染 过强:超敏反应
免疫稳定	清除损伤、衰老、凋亡的细胞	自身免疫病
免疫监视	清除突变细胞和病毒感染的细胞	肿瘤发生、病毒持续性感染

第 2 节　免疫的类型

根据免疫力的获得方式、形成机制和效应机制的不同,免疫可分为固有免疫和适应性免疫两大类。

一、固有免疫

固有免疫是生物在长期进化过程中逐步形成的天然防御功能,是机体抵御病原体入侵的第一道防线。是生来就有的,无明显的个体差异,其针对外来异物的范围广,不针对某个特定的抗原性异物,作用无特异性,反应迅速。因此,固有免疫又称先天性免疫或非特异性免疫。参与固有免疫的主要有屏障结构、固有免疫细胞及体液中的固有免疫分子。

二、适应性免疫

适应性免疫是机体在生活过程中受到病原微生物感染、接种疫苗等抗原性物质刺激而自动产生,或因输入免疫效应物质(如抗体、转移因子等)而被动获得的免疫力。是出生后获得的,有明显的个体差异,针对特定抗原,作用具有特异性,有免疫记忆性, 反应缓慢。因此,适应性免疫又称获得性免疫或特异性免疫。根据免疫物质和作用机制的不同,适应性免疫分为体液免疫和细胞免疫。

第 3 节　医学免疫学发展简史

免疫学(immunology)早期主要是研究机体对病原微生物的免疫力,属于微生物学的一个分支学科。随着免疫学的发展,人们对免疫的本质有了更全面的认识。目前,免疫学已发展成为一门独立的学科。现代免疫学是研究机体免疫系统的组成、结构与功能、免疫应答的机制及其在疾病的预防和诊治中应用的一门科学。其中把研究人体免疫系统的组成、结构和功能及其与疾病关系的免疫学分支学科称为医学免疫学。免疫学的发展大约分为三个阶段,即经验免疫学时期、科学免疫学时期、现代免疫学时期。

一、经验免疫学时期(公元前 400 年至 19 世纪中期)

人类对免疫的认识首先是从与传染病作斗争开始的。天花曾是人类历史上的烈性传染病,是威胁人类健康的主要杀手之一。在欧洲,17 世纪中叶,天花死亡率达 30%,我国早在宋朝(11 世纪)已有吸入天花痂粉预防天花的传说。到明代,即 17 世纪 70 年代左右,则有正式记载接种"人痘"预防天花。18 世纪后叶,英国乡村医生 Jenner 接种"牛痘"可预防天花并试验后取得成功,开创了人工自动免疫的先河。人类经过了近 180 年的努力,1980 年世界卫生组织(WHO)宣布全球已经消灭了天花,这是一个划时代的伟大事件 (图 28-1) 。

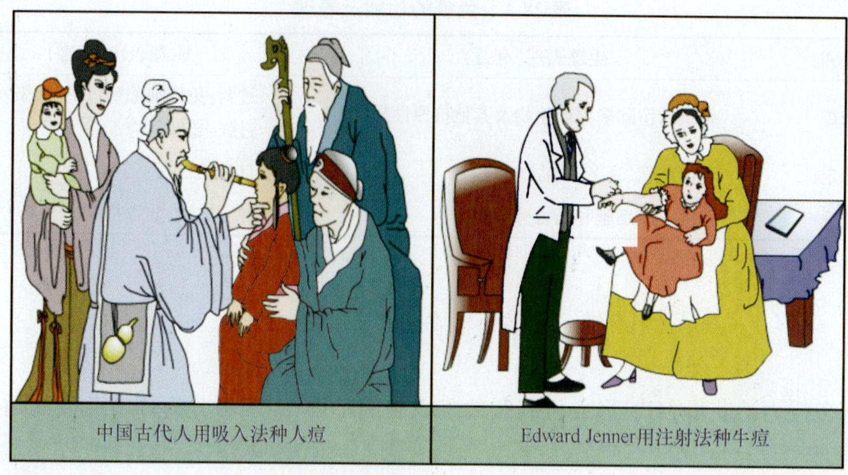

图 28-1 种痘图

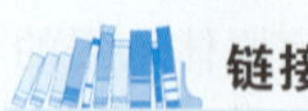

链接

接种"人痘"、"牛痘"预防天花

公元16世纪我国明朝隆庆年间有医书记载，将沾有疱浆的患者的衣服给正常儿童穿戴，或将天花愈合后的局部痂皮磨碎成细粉，经鼻给正常儿童吸入，可预防天花。这些方法在北京地区较为流行，且经陆上丝绸之路西传至欧亚各国，经海上丝绸之路，东传至朝鲜、日本及东南亚国家。由于种"人痘"预防天花具有一定的危险性，使这一方法未能广泛应用。公元18世纪后叶，英国医生Edward Jenner观察到挤牛奶的女工接触到患有牛痘的牛后虽在手臂上长出类似牛痘的疱疹，但却不会患天花疾病，他意识到牛痘可以预防天花，于是，他将牛痘接种于一个8岁男孩手臂，两个月后，再接种从天花患者来源的痘液，仅致局部手臂疱疹，未引起全身天花，1798年Jenner发表了论文，把接种牛痘称为"Vaccination"，即接种牛痘，预防天花。在Jenner年代，人们全然不知天花是由天花病毒感染所致，而他在实践观察中，总结发现的种牛痘预防天花，既安全又有效，是一划时代的发明。

二、科学免疫学时期（19世纪中期至20世纪中期）

（一）病原菌的发现与疫苗使用的推广

19世纪中期，显微镜的改进使放大倍数得以提高，可直接观察到细菌，导致病原菌的发现。1850年，首先在感染羊的血液中看到了炭疽杆菌。随后，Pasteur证明实验室培养的炭疽杆菌能使动物感染致病，并发明了液体培养基用于细菌培养。继而Koch发明了固体培养基，分离培养结核杆菌成功，提出病原菌致病的概念。病原菌致病的概念被确认后，人们进而认识到病原体感染恢复后的患者能获得免疫的现象。为此，Pasteur将炭疽杆菌培养于42～43℃，制成人工减毒活菌苗；将鸡霍乱病原培养物在室温长期放置而减毒，以及将当时尚不知的病原体—狂犬病病毒，经兔脑传代，亦能获减毒株，制成减毒活疫苗，进行预防接种。疫苗的使用不仅预防了牲畜间的严重传染病，使畜牧业得到发展，也预防了人的多种传染病。病原体致病和病后免疫现象，使人类认识到病原体感染能使动物及人产生免疫力，防止再感染。从而，正式认识到Jenner的接种牛痘苗预防天花的科学性和重大意义，推动了疫苗的研制和广泛使用。时至今日，预防接种仍是人类控制并消灭传染病的主要手段。

在此阶段，以科学实验方法发现并证实了感染与免疫的关系，即接种一种灭活或减毒病原体，可使机体获得对该病原体的保护性免疫，故免疫有特异性。

（二）抗体的发现、应用及细胞免疫的研究

19 世纪 80 年代后期，在研究病原菌的过程中，发现白喉杆菌经其分泌的白喉外毒素致病，进而发现再感染者的血清中有“杀菌素”（bactericidins），此为最早发现的抗体。Von Behring 和 Kitasato 于 1890 年正式用白喉抗毒素治疗白喉患者，稍后他们又成功研制将白喉及破伤风外毒素减毒制成类毒素，进行预防接种。

19 世纪末，抗体的发现导致了 20 世纪初对抗原的研究，以实验生物学为基础，研究宿主在受抗原刺激后所致的免疫应答，从而使免疫学发展至科学免疫学时期，成为一门独立的学科。在此期间，对抗原与抗体特性的详细研究，创立了免疫化学，发展了体液免疫；以无毒或减毒的病原体制成的菌苗得以广泛使用；在抗体的应用中，发现了免疫应答所致的超敏反应性疾病，认识到适宜的免疫应答有免疫防御作用，不适宜的免疫应答则有致病作用。1957 年，Burnet 提出克隆选择学说，全面总结了当时免疫学的成就，推动了细胞免疫学时期的到来，认识到体液免疫和细胞免疫的协同作用。

总之，经历一个世纪的发展，免疫学研究揭示了免疫系统结构组成及功能，固有免疫及适应性免疫，体液免疫及细胞免疫，免疫调节及免疫应答异常与疾病，并在免疫学理论指导下，形成了独立的免疫学科。

三、现代免疫学时期（20 世纪中期至今）

1975 年后分子生物学的兴起，从基因水平揭示了 B 细胞及 T 细胞抗原识别受体多样性产生的机制；从分子水平阐明信号转导通路、信号类型与细胞因子对细胞增殖和分化的作用及效应机制；揭示出细胞毒性 T 细胞致靶细胞发生程序性细胞死亡的信号转导途径。这些研究不仅开创了分子免疫学，而且使免疫学进展到以基因活化及分子作用为基础，理解免疫细胞的生命活动与功能，理解细胞与细胞间及免疫系统与机体整体间的功能。现代免疫学的研究阐明并揭示抗体多样性和特异性的遗传学基础、T 细胞抗原受体的基因克隆、免疫遗传学和 MHC 限制性、细胞因子及其受体可作为免疫生物治疗、信号的转导等。免疫学的发展为人类疾病的诊断、预防和治疗做出重大的贡献。

目标检测

一、名词解释

1. 免疫　2. 免疫稳定

二、填空题

1. 免疫的功能主要包括三个方面，即________、________、________。
2. 免疫的类型有_______和_______。
3. 免疫的发展经过了________、________和________。

二、选择题

A_1 型题（单句型最佳选择题）

1. 免疫的概念是
   A. 机体排除病原微生物的功能
   B. 机体清除自身衰老、死亡细胞的功能
   C. 机体抗感染的防御功能
   D. 机体免疫系统识别和排除抗原性异物的功能
   E. 机体清除自身突变细胞的功能
2. 免疫对机体是
   A. 有害的　B. 有利的
   C. 有害无利　D. 有利无害
   E. 正常条件下有利，异常条件下有害
3. 免疫监视功能低下的机体易发生
   A. 肿瘤　B. 超敏反应
   C. 移植排斥反应　D. 免疫耐受
   E. 自身免疫病
4. 机体抵抗病原微生物感染的功能称为
   A. 免疫监视　B. 免疫自稳
   C. 免疫耐受　D. 免疫防御
   E. 免疫识别
5. 针对特定抗原的免疫应答过强易导致

A. 肿瘤 B. 超敏反应
C. 移植排斥反应 D. 反复感染
E. 免疫增生病

6. 机体免疫系统识别和清除突变的细胞的功能称为
A. 免疫监视 B. 免疫自稳
C. 免疫耐受 D. 免疫防御
E. 免疫识别

7. 清除自身损伤衰老细胞属于
A. 生理性免疫防御
B. 生理性免疫稳定
C. 免疫监视功能失调
D. 免疫自稳功能失调
E. 免疫防御功能紊乱,产生不适合生理需要的应答

8. 免疫稳定正常表现为
A. 清除病原体
B. 清除变性、损伤及衰老细胞
C. 清除突变细胞,抗肿瘤
D. 超敏反应
E. 自身免疫病

9. 发明牛痘苗的是
A. 贝林 B. 巴斯德
C. 琴纳 D. 汤飞凡
E. 埃尔西里

四、简答题

说出免疫的功能及表现。

（任振蘖）

第 29 章 免疫系统

免疫系统(immune system)是人体抵御病原微生物侵犯最重要的保卫系统,是机体执行免疫应答及免疫功能的重要系统。免疫系统由免疫器官、免疫细胞和免疫分子组成。

第 1 节 免疫器官

免疫器官按发生的早晚及功能的不同,可分为中枢免疫器官及外周免疫器官(图 29-1)。

考点:中枢免疫器官与外周免疫器官的组成及功能

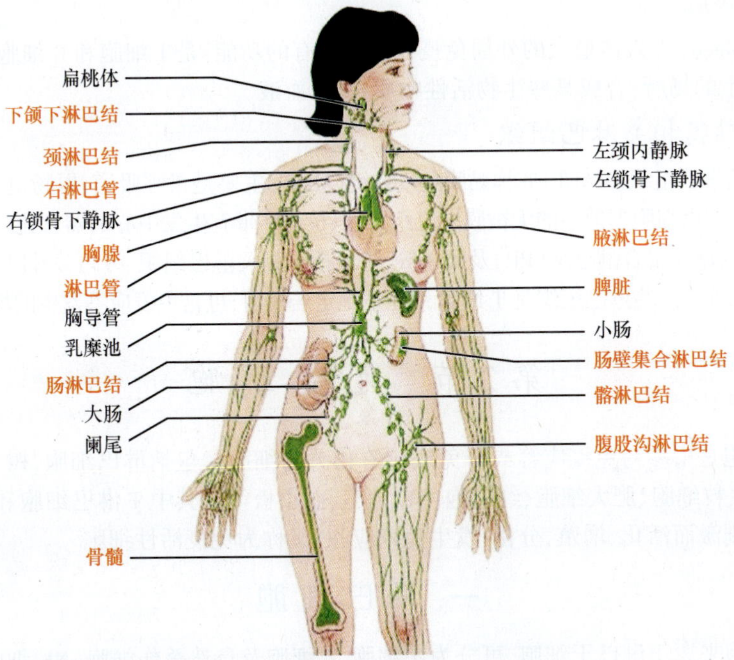

图 29-1 人体的免疫器官及组织

一、中枢免疫器官

中枢免疫器官是免疫细胞发生、分化、发育和成熟的场所。人和哺乳类动物的中枢免疫器官由骨髓和胸腺组成,禽类的中枢免疫器官则由胸腺和腔上囊(法氏囊)组成。

(一) 骨髓

骨髓(bone marrow)位于骨髓腔中,是各类血细胞和免疫细胞发生及成熟的场所,是人体的重要中枢免疫器官。其功能有:是各类血细胞和免疫细胞发生的场所;是 B 细胞分化成熟的场所。

(二) 胸腺

胸腺(thymus) 位于胸骨后、心脏的上方。人的胸腺大小和结构随年龄的不同具有明显的差异。胸腺于胚胎 20 周发育成熟,是发生最早的免疫器官,到出生时胸腺约重 15 ~ 20g,以后逐渐增大,至青春期可达 30 ~ 40g,青春期后,胸腺随年龄增长而逐渐萎缩退化,到老年时基本被脂肪组织所取代,随着胸腺的逐渐萎缩,功能衰退,细胞免疫力下降,对感染和肿瘤的监视功能减低。胸腺的功能:是T细胞分化、成熟的场所;具有对外周免疫器官和免疫细胞的调节作用;自身免疫耐受的建立与维持。

二、外周免疫器官

外周免疫器官是T淋巴细胞和B淋巴细胞定居、增殖及发挥免疫功能的场所,包括淋巴结、脾脏和黏膜相关淋巴组织等。

(一) 淋巴结

人体内有500～600个淋巴结(lymphoid node),广泛存在于全身非黏膜部位的淋巴通道上。在身体浅表部位,淋巴结常位于凹陷隐蔽处,如颈部、腋窝、腹股沟等处,内脏的淋巴结多成群存在于器官附近,沿着血管干排列,如肺门淋巴结。淋巴结具有的功能:是T细胞和B细胞定居的场所;免疫应答发生的场所;参与淋巴细胞再循环;过滤淋巴液。

(二) 脾脏

脾脏(spleen)为人体最大的外周免疫器官。具有的功能:是T细胞和B细胞的定居场所;免疫应答发生的场所;合成某些生物活性物质;过滤血液。

(三) 黏膜相关淋巴组织

黏膜相关淋巴组织(MALT)亦称黏膜免疫系统(MIS),主要是指呼吸道、胃肠道及泌尿生殖道黏膜固有层和上皮细胞下散在的无被膜淋巴组织,以及某些带有生发中心的器官化的淋巴组织,如扁桃体、小肠的派氏集合淋巴结(PP)及阑尾等,还包括肠相关淋巴组织、鼻相关淋巴组织和支气管相关淋巴组织等。这些淋巴组织是T细胞和B细胞定居场所,也是免疫应答发生的场所。

第2节 免疫细胞

免疫细胞是指参与免疫应答或与免疫应答相关的细胞。包括淋巴细胞、树突状细胞、单核-巨噬细胞、粒细胞、肥大细胞、红细胞、NK细胞、血小板等。其中T淋巴细胞和B淋巴细胞可接受抗原刺激而活化、增殖、分化,发生免疫应答,又称为免疫活性细胞。

一、淋巴细胞

淋巴细胞来源于淋巴干细胞,可分为T细胞、B细胞及自然杀伤细胞(NK细胞)等。淋巴细胞是一群形态相似而功能不同的细胞群体。

(一) T淋巴细胞

考点:T细胞表面标志的功能及T细胞分类。

T淋巴细胞在胸腺内分化成熟,简称T细胞,又称为胸腺依赖性淋巴细胞。在外周血中占淋巴细胞总数的65%～80%,参与细胞免疫应答,并在胸腺依赖性抗原诱导的体液免疫应答中发挥重要作用。

1. T细胞表面标志及其功能　T细胞表面具有许多重要的膜分子,它们参与T细胞识别抗原,T细胞的活化、增殖和分化,以及效应功能的发挥。其中,有些膜分子还是区分T细胞及T细胞亚群的重要标志。不同的免疫细胞在不同的发育阶段及活化过程中,在细胞表面会出现或消失不同的标记分子,此为分化抗原。这些分化抗原与细胞的分化、发育和活化等密切相关,并可作为表面标志用于细胞的鉴定。20世纪80年代后,将来自不同实验室的单克隆抗体所识别的同一分化抗原归为1个分化群CD(cluster of differentiation),至今,人CD分子的编号已达三百多个,从CD1命名至CD350,且在不断增加。T细胞表面重要的CD分子有CD3、CD2、CD4/CD8、CD28、CD40L等。

(1) TCR(T细胞抗原识别受体):为所有T细胞表面的特征性标志,构成TCR的肽链有α、β链或γ、δ链。TCR以非共价键与CD3分子结合,形成TCR-CD3复合物(图29-2),具有识别抗原和转导活化信号的功能。CD3主要存在于外周成熟T细胞和部分未成熟T细胞表面,其通过非共价键与TCR形成稳定的复合物,将抗原信号传入细胞内,最终使T细胞活化。

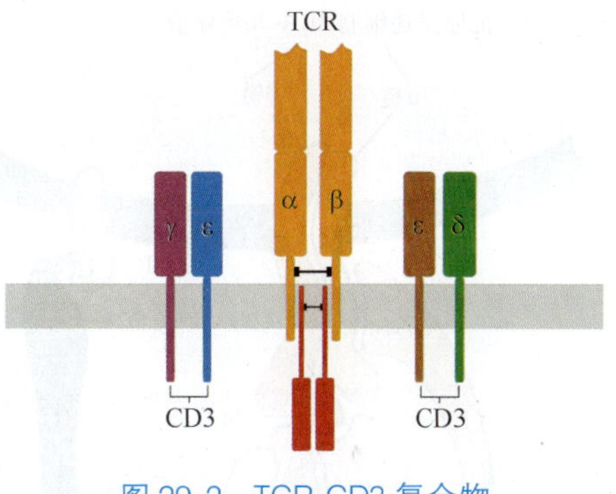

图29-2 TCR-CD3复合物

(2) CD4分子和CD8分子:CD4和CD8分子分别与HLA-Ⅱ类和HLA-Ⅰ类分子的结合,可增强T细胞与抗原提呈细胞或靶细胞之间的相互作用并辅助TCR识别抗原。所以,CD4和CD8分子又称为T细胞的辅助受体,主要功能是辅助TCR识别抗原和参与T细胞活化信号的传导。成熟的T细胞一般只表达CD4或CD8分子,所以CD4分子和CD8分子也是T细胞分亚群的重要标志。CD4分子还是人类免疫缺陷病毒(HIV)囊膜糖蛋白gp120受体,与CD4分子结合是HIV侵入并感染$CD4^+$T细胞或巨噬细胞的机制之一。

(3) CD2分子:存在于外周血T细胞和胸腺细胞表面。CD2分子是T细胞表面的黏附分子,又称淋巴细胞功能相关抗原-2(LFA-2),其配体是存在于APC和其他靶细胞表面的LFA-3,即CD58分子。CD2与CD58结合可促进产生协同刺激信号,诱导T细胞活化。CD2又名绵羊红细胞受体(E受体),在一定条件下,T细胞与绵羊红细胞结合可形成玫瑰花样的花环,称E花环,该试验为E花环形成试验,常用于检查外周血T细胞的数量,可反映机体的细胞免疫功能。正常人外周血淋巴细胞E花环形成率为60%~80%。

(4) CD28分子:是T细胞表面非常重要的一种协同刺激分子受体,其配体是存在于APC表面的CD80(B7-1)分子和CD86(B7-2)分子。两者结合可产生很强的协同刺激信号诱导T细胞的活化。

(5) CD40L(CD154)分子:主要表达于活化的$CD4^+$T细胞,为B细胞表面的CD40的配体,参与B细胞的免疫应答,并能诱导记忆性B细胞形成。

(6) 促分裂原受体:促分裂原是指能非特异性刺激细胞发生有丝分裂的物质,在免疫学中主要指多克隆刺激T、B淋巴细胞增殖分化的物质,包括植物血凝素(PHA)、刀豆蛋白A(Con-A)、美洲商陆(PWM)。T细胞表面有PHA-R、Con-A-R、PWM-R,在体外培养的淋巴细胞中加入PHA、Con-A或PWM,能使其中的T细胞发生有丝分裂,转化为淋巴母细胞,称为淋巴细胞转化试验,该试验主要用于检测待检者细胞免疫功能,正常人T细胞转化率为60%~80%。

2. T细胞的分类

(1) 根据CD分子的不同:分为$CD4^+$T细胞(图29-3)和$CD8^+$T细胞(图29-4)。

$CD4^+$T细胞是辅助性T细胞,占外周血T细胞的2/3左右。根据其所产生的细胞因子的种类,分为Th1和Th2两类。Th1细胞与抗原接触后,可通过释放IL-2、IFN-α、TFN-β等引起炎症反应或迟发型超敏反应,故Th1细胞又称为炎性T细胞;Th2细胞可通过释放IL-4、5、6、10等诱导B细胞活化、增殖、分化、分泌抗体,参与体液免疫应答。

$CD8^+$T细胞占外周血T细胞的1/3左右,主要包括细胞毒T细胞(Tc或CTL)和抑制T细胞(Ts)。Tc细胞为细胞免疫效应细胞,经过抗原致敏后,可特异性杀死带相应抗原的靶细胞,如肿瘤细胞和感染了病毒的组织细胞;Ts细胞具有抑制免疫应答的功能,通过释放分泌抑制性细胞因子和IFN-γ,抑制体液免疫和细胞免疫。

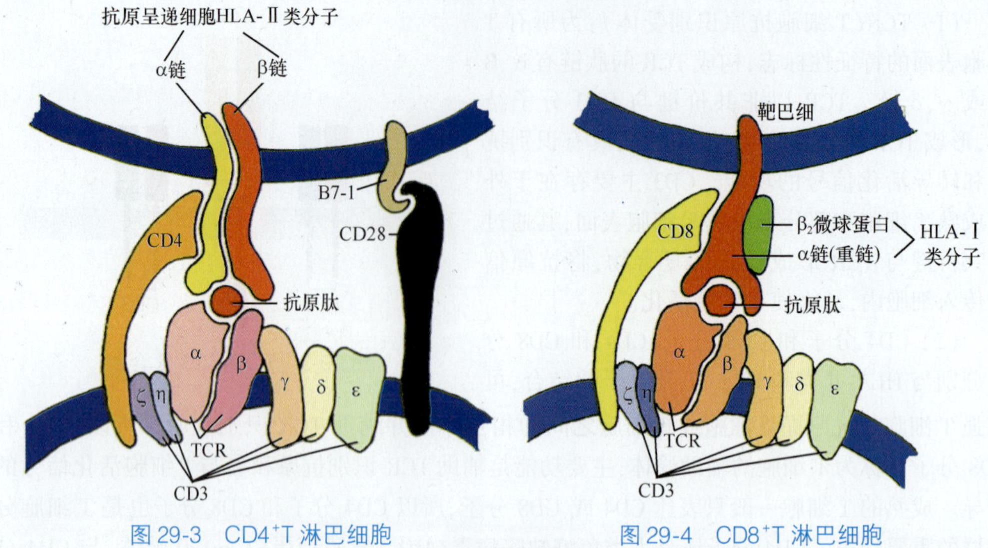

图 29-3 CD4⁺T 淋巴细胞　　图 29-4 CD8⁺T 淋巴细胞

（2）根据免疫效应功能不同：分为辅助性 T 细胞（Th）、细胞毒性 T 细胞（Tc 或 CTL）和调节性 T 细胞（Tr）。

（3）根据所处的活化阶段不同：分为初始 T 细胞、效应 T 细胞和记忆性 T 细胞。

考点：BCR 的功能及 NK 细胞的 ADCC 作用。

（二）B 淋巴细胞

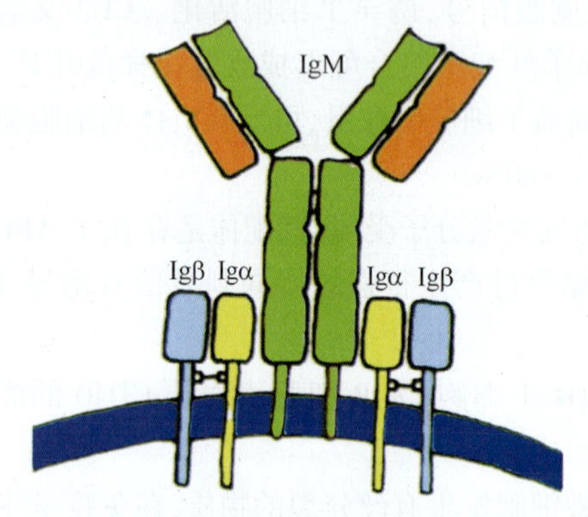

图 29-5 BCR 结构模式图

B 淋巴细胞在骨髓内分化成熟，简称 B 细胞，又称为骨髓依赖性淋巴细胞。在外周血中占淋巴细胞总数的 20%，参与体液免疫应答。

1. B 细胞表面标志及其功能

（1）BCR（B 细胞抗原识别受体）：为膜表面免疫球蛋白（SmIg）由识别和结合抗原的 mIg 和传递抗原刺激信号的 Igα/Igβ 异二聚体组成。SmIg 有单体 SmIgM 和 SmIgD 两种。若只表达 SmIgM 为不成熟 B 细胞，同时表达 SmIgM 和 SmIgD 为成熟 B 细胞。SmIg 的功能是与相应抗原特异性结合，是 B 细胞的特征性表面标志（图 29-5）。

（2）CD40 分子：与 T 细胞表面的 CD40L 结合后，在 B 细胞活化中起协同刺激作用。

（3）CD80（B7-1）分子和 CD86（B7-2）分子：与 CD28 结合，在 T 细胞活化中起协同刺激作用。

2. B 细胞的分类　根据 B 细胞表面是否表达 CD5 分子，将 B 细胞分为 B1 细胞和 B2 细胞。B1 细胞表面表达 CD5；B2 细胞表面不表达 CD5。

（三）自然杀伤细胞

自然杀伤细胞（natural killer cell，NK）是机体重要的免疫细胞，是淋巴细胞中的一类杀伤细胞，它不需要抗原预先刺激就能杀伤靶细胞，因而成为自然杀伤细胞。在外周血中占淋巴细胞总数的 10%，不仅与抗肿瘤、抗病毒感染和免疫调节有关，而且在某些情况下参与超敏反应和自身免疫性疾病的发生。

当靶细胞膜上的抗原与 IgG 特异性结合时，NK 细胞通过其 Fc 受体与 IgG 结合，触发对靶细胞的杀伤作用。由于这种杀伤作用必须依赖抗体 IgG，故称抗体依赖性细胞介导的细胞毒性作用（antibody-dependent cell-mediated cytotoxicity，ADCC）（图 29-6）。

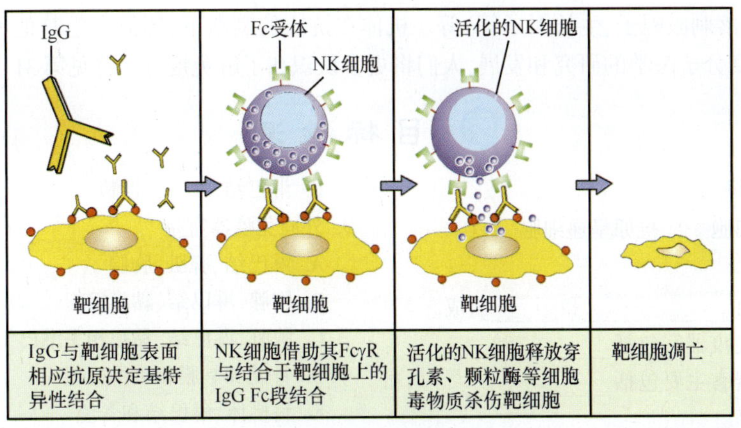

图29-6　ADCC作用示意图

二、抗原呈递细胞

考点：APC的概念与组成、单核-巨噬细胞的主要功能

抗原呈递细胞(antigen presenting cell,APC)是指能摄取、加工、处理抗原并将抗原信息呈递给T淋巴细胞的一类细胞。包括单核-巨噬细胞、树突状细胞、B细胞、内皮细胞、成纤维细胞等。

(一)单核-巨噬细胞

单核-巨噬细胞包括骨髓中的前单核细胞、外周血中的单核细胞以及组织内的巨噬细胞(Mφ)。Mφ来源于血液中的单核细胞,而单核细胞又来源于骨髓中的多潜能前体细胞。单核-巨噬细胞是机体重要的免疫细胞,具有抗感染、抗肿瘤和免疫调节等重要作用。

1. 抗感染　非特异性吞噬杀伤多种病原微生物,是机体非特异性免疫防御中的重要细胞。

2. 呈递抗原、启动免疫应答　在特异性免疫应答中,绝大多数胸腺依赖抗原都需经巨噬细胞吞噬和加工处理,并与其表面的HLA分子形成抗原肽-HLA复合物,表达在细胞膜表面,呈递给T细胞。巨噬细胞表面有很多黏附分子,可与T细胞表面的协同刺激分子受体结合,产生协同刺激信号,诱导T细胞的活化,启动免疫应答。

3. 抗肿瘤　巨噬细胞被某些细胞因子如IFN-γ激活后能有效地杀伤肿瘤细胞,是参与免疫监视的重要效应细胞。

4. 免疫调节　在特异性免疫应答中,巨噬细胞可分泌释放多种细胞因子,参与免疫调节。

(二)树突状细胞

树突状细胞(DC)是机体内功能最强的APC。一是能够直接刺激初始T细胞,是免疫应答反应的始动者;二是连接固有免疫和适应性免疫的桥梁;三是髓系DC主要参与激发T细胞免疫应答,淋巴系DC通过分泌高水平Ⅰ型干扰素主要参与抗病毒固有免疫;四是非成熟DC摄取和加工处理抗原能力强,而成熟DC提呈抗原功能强。

三、其他免疫细胞

嗜酸粒细胞、嗜碱粒细胞、中性粒细胞、肥大细胞、红细胞和血小板等都可作为免疫细胞在免疫应答中发挥作用。

第3节　免疫分子

免疫分子的种类很多,其中有些具有结构和进化上的同源性,主要有膜表面抗原受体、主要组织相容性抗原、白细胞分化抗原、黏附分子、抗体、补体、细胞因子(白细胞介素、干扰素、肿瘤坏死因子、集落刺激因子、生长因子等)等。机体在抗原的刺激下,还能产生其他种类的免疫分子。随着免疫分子医学的研究和发展,人们将更多认识和了解免疫分子详见第31~34章。

目标检测

一、名词解释

1. 免疫活性细胞 2. 抗原呈递细胞(APC)

二、填空题

1. 免疫系统由______、______和______组成。
2. 人的中枢免疫器官包括________和________;外周免疫器官主要包括________、________和________等。

三、选择题

A_1 型题(单句型最佳选择题)

1. 各种免疫细胞的发源地是
   A. 淋巴结 B. 周围免疫器官
   C. 骨髓 D. 胸腺
   E. 法氏囊
2. 免疫细胞定居和产生免疫应答的场所在
   A. 淋巴结和脾脏 B. 胸腺和骨髓
   C. 淋巴结和胸腺 D. 淋巴结和骨髓
   E. 外周免疫器官
3. T淋巴细胞分化成熟的部位在
   A. 淋巴结 B. 周围免疫器官
   C. 骨髓 D. 胸腺
   E. 法氏囊
4. 能与绵羊红细胞结合形成花环的细胞是
   A. B细胞 B. 单核-吞噬细胞
   C. T细胞 D. NK细胞
   E. 中性粒细胞
5. 人类B细胞分化成熟的场所是
   A. 胸腺 B. 脾脏 C. 淋巴结
   D. 骨髓 E. 法氏囊
6. 具有免疫记忆的细胞是
   A. 巨噬细胞 B. 中性粒细胞
   C. 淋巴细胞 D. NK细胞
   E. 红细胞
7. 人类的中枢免疫器官是
   A. 淋巴结和脾脏 B. 胸腺和骨髓
   C. 淋巴结和胸腺 D. 淋巴结和骨髓
   E. 骨髓和黏膜有关淋巴组织
8. 人体中体积最大的免疫器官是
   A. 胸腺 B. 法氏囊 C. 脾脏
   D. 淋巴结 E. 骨髓
9. 外周免疫器官是
   A. 淋巴结、脾脏、胸腺
   B. 胸腺、淋巴结、黏膜组织
   C. 脾脏、淋巴结、黏膜相关淋巴组织
   D. 骨髓和黏膜相关淋巴组织
   E. 扁桃体、淋巴结和骨髓
10. 免疫活性细胞包括
    A. T细胞和B细胞
    B. T细胞和NK细胞
    C. B细胞和NK细胞
    D. NK细胞和APC
    E. APC和B细胞
11. T细胞和B细胞均有的表面标志是
    A. PHA受体 B. 抗原识别受体
    C. IgGFc受体 D. 绵羊红细胞受体
    E. ConA受体
12. 参与细胞毒效应的T细胞亚群是
    A. Ts B. TH C. Tc
    D. TM E. TD
13. Tc细胞表面不具备的表面分子是
    A. CD8分子 B. CD2分子
    C. CD4分子 D. CD3分子
    E. CD28分子
14. Th细胞表面不具备的表面分子是
    A. CD8分子 B. CD2分子
    C. CD4分子 D. CD3分子
    E. CD28分子
15. 可介导ADCC的是
    A. 巨噬细胞、B淋巴细胞
    B. B淋巴细胞、T淋巴细胞
    C. NK细胞、巨噬细胞
    D. NK细胞、T淋巴细胞
    E. 巨噬细胞、T淋巴细胞

四、简答题

1. 简述免疫系统的组成。
2. 简述T细胞的表面标志及功能。

(任振蘶)

第 30 章　抗　原

抗原通常是人们在日常生活中接触到的一些物质,如细菌、病毒、花粉、蛋、奶、鱼、虾等。它是机体发生免疫应答的始动因素和必备条件,没有抗原的刺激,机体就不会产生免疫应答。将能诱导变态反应的抗原又称为变应原;可诱导机体产生免疫耐受的抗原又称为耐受原。

第 1 节　抗原的概念与特性

抗原(antigen,Ag)是指能够刺激机体免疫系统产生(特异性)免疫应答,并能与免疫应答产物(抗体或致敏淋巴细胞)发生结合,进而引发免疫效应的物质。机体的免疫活动由抗原刺激而诱发,并围绕识别和排除抗原性物质而展开的。

考点:抗原的概念与特性

抗原具有免疫原性和免疫反应性两种特性。免疫原性(图 30-1),是指能够刺激机体产生抗体或致敏 T 细胞的能力;免疫反应性(图 30-2),又称抗原性,是指抗原能与相应的抗体或致敏 T 细胞发生特异性结合的能力。

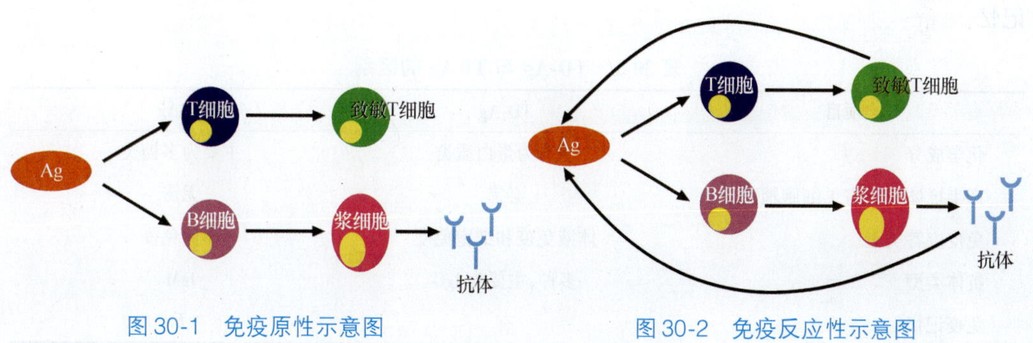

图 30-1　免疫原性示意图　　图 30-2　免疫反应性示意图

第 2 节　抗原的分类

一、根据抗原的性能分类

(一) 完全抗原

是一类既有免疫原性,又有免疫反应性的抗原物质。如大多数蛋白质、细菌、病毒、细菌外毒素、异种动物血清等都是完全抗原。

(二) 不完全抗原

即半抗原,是只具有免疫反应性,而无免疫原性的抗原物质。大多数为小分子物质,如多糖、类脂、某些青霉素、磺胺类药物等。半抗原没有免疫原性,不会引起免疫反应。但在某些特殊情况下,半抗原与大分子蛋白质载体结合后(图 30-3),就获得了免疫原性而变成完全抗原,不但可刺激机体产生针对半抗原的抗体,也可刺激机体产生针对蛋白质载体的抗体。

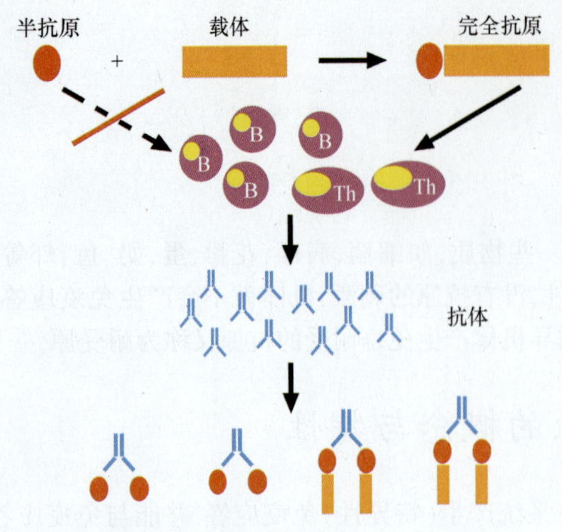

图 30-3 半抗原-载体效应示意图

二、根据产生抗体是否需要 Th 细胞辅助分类

根据抗原刺激 B 细胞产生抗体是否需要 T 细胞协助分类，可分为胸腺依赖性抗原（TD-Ag）和胸腺非依赖性抗原（TI-Ag）（表 30-1）。

（一）胸腺依赖性抗原（TD-Ag）

TD-Ag 是指需要 T 细胞辅助才能激活 B 细胞产生抗体的抗原。绝大多数蛋白质抗原，如病原微生物、血清蛋白等属于此类。其特点是：能引起体液免疫应答和细胞免疫应答；产生 IgG 等多种类别抗体；可诱导产生免疫记忆。

（二）胸腺非依赖性抗原（TI-Ag）

TI-Ag 是指无需 T 细胞辅助可直接刺激 B 细胞产生抗体的抗原，主要为多糖类抗原，如荚膜多糖、细菌脂多糖等。其特点是：只能引起体液免疫应答，只产生 IgM 类抗体，无免疫记忆。

表 30-1 TD-Ag 与 TI-Ag 的区别

项目	TD-Ag	TI-Ag
化学成分	主要为蛋白质类	主要为多糖类
产生抗体是否需 T 细胞辅助	必需	无需
免疫应答类型	体液免疫和细胞免疫	体液免疫
抗体类型	多种，主要为 IgG	IgM
免疫记忆	有	无

三、根据抗原与机体的亲缘关系分类

（一）异种抗原

异种抗原指来源于不同物种的抗原物质，如病原微生物及其代谢产物、动物血清、植物花粉等。

（二）同种异型抗原

同种异型抗原指来自同一种属不同个体之间的抗原物质，如人类红细胞血型抗原、主要组织相容性抗原等。

（三）自身抗原

自身抗原指能引起自身免疫应答的自身组织结构成分，如结构改变或隐蔽的自身物质。

四、其他分类方法

根据抗原的化学组成不同可分为蛋白质抗原、糖蛋白抗原、脂蛋白抗原、多糖抗原和核蛋白抗原等;根据抗原的获得方式可分为天然抗原、人工抗原和合成抗原;根据抗原是否在抗原呈递细胞内合成可分为内源性抗原和外源性抗原。内源性抗原指免疫效应细胞作用的靶细胞自身所产生的抗原,外源性抗原指非APC自身所产生的抗原。

第3节 抗原的特异性与交叉反应

一、抗原的特异性

抗原的特异性是指抗原物质与抗体或致敏T细胞之间相互吻合性或针对性、专一性。

抗原的特异性表现在免疫原性和免疫反应性两方面。免疫原性是指某一特定抗原只能激发机体相对应的淋巴细胞产生针对该抗原的特异性抗体或效应T细胞;抗原性是指某一特定抗原只能与其相对应的抗体或效应T淋巴细胞发生特异性结合反应。免疫反应性的特异性由抗原决定簇决定,抗原决定簇是指存在于抗原分子中决定抗原特异性的特殊化学基团,又叫抗原表位。抗原决定簇一般由5~8个氨基酸、单糖或核苷酸残基组成,一个抗原分子可有1个或多个抗原决定簇。

二、共同抗原和交叉反应

天然抗原分子结构复杂,具有多种抗原决定簇,不同的抗原物质具有不同的抗原决定簇并各自具有特异性。但某一抗原决定簇也可出现在不同抗原物质上,这种抗原决定簇称为共同抗原决定簇;带有共同抗原决定簇的不同抗原称为共同抗原(common antigen)。存在于同一种属或近缘种属中的共同抗原称为类属抗原;而存在于不同种属生物间的共同抗原称为异嗜性抗原。由共同抗原决定簇刺激机体产生的抗体分别与两种抗原(共同抗原)结合发生反应,此反应称为交叉反应(cross reaction)。共同抗原也称交叉抗原(cross antigen)(图30-4)。

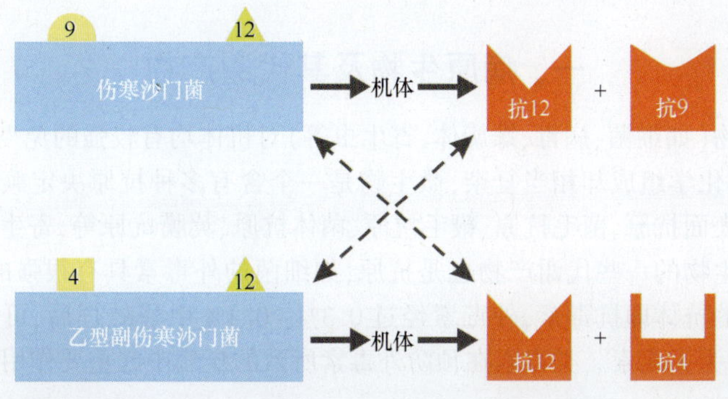

图30-4 细菌共同抗原与交叉反应示意图

第4节 决定抗原免疫原性的条件

一、抗 原 因 素

(一) 异物性

异物性是决定抗原免疫原性的首要条件。凡是机体胚胎时期未与淋巴细胞接触过的物质均被免疫系统视为异物。按照异物的来源不同,可分为三种:

1. 异种物质　各种病原微生物及其代谢产物、动物免疫血清、植物蛋白等。抗原与机体的种系关系越远，组织结构差异越大，免疫原性也就越强。如鸭血清蛋白对兔子的免疫原性强而对鸡的免疫原性弱。

2. 同种异体物质　人红细胞表面ABO血型抗原系统及同种异体皮肤和器官上的组织相容性抗原。

3. 自身物质　正常情况下一般无抗原性。但在自身物质理化性状发生改变(如遇外伤、感染、药物、电离辐射等)，自身组织结构发生改变，或者与淋巴细胞从未接触过的自身物质(如晶状体蛋白、精子、甲状腺球蛋白入血)，则均视其为异物。

(二) 理化因素

1. 分子大小　一般分子量越大，免疫原性越强。具有免疫原性的物质，分子量一般在10kDa以上，个别超过100kDa。低于4kDa者一般不具有免疫原性。

2. 结构与化学组成　抗原物质必须有较复杂的分子结构，含有大量芳香族氨基酸(尤其是含酪氨酸)的抗原免疫原性较强；以直链氨基酸为主组成的蛋白质，免疫原性较弱。如明胶蛋白，分子量虽高达100kDa，但由于其主要成分为直链氨基酸，易在体内降解成低分子物质，故免疫原性很弱，如在明胶分子中加入少量(2%)的酪氨酸，就可增强其免疫原性。一般蛋白质的免疫原性最强，多糖、多肽次之，核酸更弱，脂类无免疫原性。

二、宿主因素

决定某一物质是否具有免疫原性，除与上述条件有关外，还受机体的遗传、性别、年龄、生理状态、健康状态、个体差异等诸多因素的影响。另外，抗原进入机体的剂量和途径(如呼吸道、消化道、接触)等也与免疫原性的强弱有关。

第5节　医学上重要的抗原

一、病原生物及其代谢产物

考点：动物免疫血清的双重性、抗毒素的使用注意事项、肿瘤抗原、甲胎蛋白(AFP)的临床意义。

各种病原生物(如细菌、病毒、螺旋体、寄生虫等)对机体均有较强的免疫原性。微生物结构虽然简单，但其化学组成却相当复杂，微生物是一个含有多种抗原决定族的天然抗原复合物。例如细菌有表面抗原、菌毛抗原、鞭毛抗原、菌体抗原、荚膜抗原等，寄生虫的抗原结构则更为复杂。病原生物的一些代谢产物也是抗原，如细菌的外毒素具有很强的免疫原性，能刺激机体产生相应的抗体即抗毒素，外毒素经过0.3%~0.4%甲醛处理后，可使其失去毒性而保留免疫原性，称为类毒素。类毒素在预防外毒素所致的疾病中起重要作用。

案例30-1

患者，女性，17岁，因左脚被生锈铁钉扎伤10余分钟就诊。既往无药物过敏史，未曾注射过破伤风抗毒素，为了预防破伤风，清创后，破伤风抗毒素皮肤试验(-)，予以注射相应剂量的破伤风抗毒素。

问题：1. 注射相应剂量的破伤风抗毒素能预防破伤风吗？为什么？

2. 给患者注射破伤风抗毒素前为什么必须作皮肤试验？

二、动物免疫血清

用类毒素免疫动物(如马、羊等)后，动物血清中可含大量相应的抗体，即动物免疫血清。因该抗体能中和外毒素又称为抗毒素，临床上用于对相应疾病进行特异性治疗及紧急预防。

这种来源于动物血清的抗毒素，对人体而言具有双重性：一方面是特异性抗体，有中和毒素的作用，起到预防和治疗疾病作用；另一方面它也是异种抗原，可刺激机体产生抗动物血清的抗体，反复使用可导致超敏反应的发生。因此，使用之前必须作皮试。

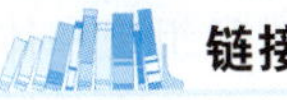
链接

使用抗毒素的注意事项

临床上以破伤风抗毒素为例：破伤风是一种死亡率极高的外毒素性疾病，在外伤处理中，尽早及时注射破伤风抗毒素（TAT：1200～3000U）是唯一有效的紧急治疗或预防措施。破伤风的发病有一定的潜伏期（6～12日），注入的破伤风抗毒素可中和体内游离破伤风外毒素，阻止外毒素与神经组织结合。为了防止动物免疫血清引起过敏性休克，使用破伤风抗毒素必须作皮肤试验并详细询问既往过敏史。

三、异嗜性抗原

异嗜性抗原为一类与种属无关，存在于人、动物及微生物之间的共同抗原。如溶血性链球菌的多糖和蛋白质抗原与人体的心肌、心瓣膜或肾小球基底膜之间所具有的共同抗原就是异嗜性抗原。当机体感染了溶血性链球菌后并产生了抗体，产生的抗体就可以和含有异嗜性抗原的组织结合，通过免疫反应造成机体的组织损伤，临床表现为风湿热或肾小球肾炎。

四、同种异型抗原

同种异型抗原指在同一种属的不同个体间存在的特异性抗原。常见的人类同种异型抗原有血型（红细胞）抗原和人类组织相容性抗原（HLA）。血型抗原有40余种抗原系统，常见的有ABO系统和Rh系统；人类组织相容性抗原（HLA）是人体最复杂的同种异型抗原，参与器官移植排斥反应。

（一）血型抗原（红细胞抗原）

1. ABO血型系统　根据人类红细胞膜表面所含A、B抗原种类的不同（表30-2），将人类血型分为A型、B型、AB型和O型四种类型。每个人的血清中不含有与本人血型相对应的天然抗体。ABO血型不符合的血液在体外混合可出现凝集现象，输入人体内则可引起溶血反应。故临床输血前均要进行交叉配血试验以防止错误输血引起严重的输血反应。

表30-2　人类ABO血型系统

	A型血	B型血	AB型血	O型血
红细胞膜抗原	A	B	A、B	无
血清中的抗体	抗B	抗A	无	抗A、抗B

2. Rh血型系统　根据红细胞表面Rh抗原的存在与否可将人类红细胞分为Rh阳性（Rh^+）和Rh阴性（Rh^-）两种。人类血清中不存在抗Rh的天然抗体，抗Rh抗体仅在接受免疫的情况下产生。如通过输血使Rh^+红细胞进入Rh^-者体内，或Rh^-妇女由于孕期胎盘损伤或分娩时胎盘剥离导致Rh^+的胎儿红细胞进入母体时，才刺激机体产生Rh抗体。Rh抗体为IgG类抗体，可通过胎盘，当体内已产生Rh抗体的Rh^-妇女再次妊娠时，如胎儿为Rh^+，则母体内抗Rh抗体通过胎盘进入胎儿体内，可引起胎儿流产或新生儿溶血症。当体内已产生了Rh抗体者又被输入Rh阳性血时，则可发生输血反应。

（二）组织相容性抗原（人类白细胞抗原）

人类的组织相容性抗原又称人类白细胞抗原（HLA），存在于有核细胞表面（白细胞、淋巴细胞、血小板等),由多种抗原成分组成,参与免疫应答、免疫调节及移植排斥等。

五、自身抗原

能引起机体发生免疫应答的自身成分称为自身抗原。正常情况下,机体对自身组织和体液成分不产生免疫应答,即免疫耐受。但在某些特殊情况下自身耐受被打破(如自身成分结构改变、自身免疫细胞功能异常、隐蔽抗原暴露等),自身成分可成为抗原物质,引起免疫应答,导致自身免疫性疾病。

(一) 隐蔽性自身抗原

隐蔽性自身抗原指某些组织在正常情况下与免疫系统隔离,如眼晶状体蛋白、眼葡萄膜色素蛋白、甲状腺球蛋白和精子等,当遇到外伤、感染或手术时,这些物质进入血液,引起自身免疫应答,发生自身免疫性疾病。

(二) 修饰性自身抗原

由于感染、电离辐射、药物等作用,自身组织的分子结构发生改变,形成新的抗原表位引起自身免疫应答,发生自身免疫性疾病。

六、肿瘤抗原

肿瘤抗原(tumor antigen)泛指在肿瘤发生、发展过程中新出现或过度表达的抗原物质。

(一) 肿瘤特异性抗原

肿瘤特异性抗原(tumor specific antigen,TSA)是肿瘤细胞特有的或只存在于某种肿瘤细胞而不存在于正常细胞的新抗原。化学或物理因素诱生的肿瘤抗原、自发肿瘤抗原和病毒诱导的肿瘤抗原等多属此类。

(二) 肿瘤相关抗原

肿瘤相关抗原(tumor-associated antigen,TAA)是指非肿瘤细胞所特有的、正常细胞和其他组织上也存在的抗原,只是其含量在细胞癌变时明显增高。此类抗原只表现出量的变化,而无严格肿瘤特异性。在临床上最有意义的肿瘤相关抗原是甲胎蛋白(α-fetoprotein,αFP 或 AFP)。

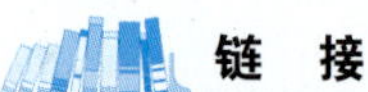

链 接

甲胎蛋白

甲胎蛋白主要在胎儿肝中合成,分子量 6.9 万,在胎儿 13 周 AFP 占血浆蛋白总量的 1/3。在妊娠 30 周达最高峰,以后逐渐下降,出生时血浆中浓度为高峰期的 1% 左右,约 40mg/L,在周岁时接近成人水平(低于 30μg/L)。

甲胎蛋白在产妇羊水或母体血浆中,AFP 可用于胎儿产前监测。如在神经管缺损、脊柱裂、无脑儿等时,AFP 可由开放的神经管进入羊水而导致其在羊水中含量显著升高。胎儿在宫腔内死亡、畸胎瘤等先天缺陷亦可有羊水中 AFP 增高。AFP 可经羊水部分进入母体血循环。在85% 脊柱裂及无脑儿的母体,血浆 AFP 在妊娠 16~18 周可见升高而有诊断价值,但必须与临床经验结合,以免出现假阳性的错误。

在成人,AFP 可以在大约 80% 的肝癌患者血清中升高,在生殖细胞肿瘤出现 AFP 阳性率为 50%。当肝细胞发生癌变时,却又恢复了产生这种蛋白质的功能,而且随着病情恶化它在血清中的含量会急剧增加,故 AFP 的检测有助于原发性肝癌的辅助诊断。

第6节 超抗原与佐剂▲

一、超 抗 原

超抗原(superantigen,SAg)是指一类只需极低浓度(1~10ng/ml)即可激活大量的T细胞(2%~20%某些亚型T细胞克隆)活化,产生极强的免疫应答的抗原因子。

超抗原多为一些微生物及其代谢产物,如金黄色葡萄球菌肠毒素(SE)A-E、葡萄球菌表皮剥脱毒素(ET)、金黄色葡萄球菌毒素休克综合征毒素1(TSST-1)、链球菌致热外毒素、链球菌M蛋白、某些病毒蛋白等。

二、佐 剂

佐剂(adjuvant)是非特异性免疫增强剂,当与抗原一起注射或预先注入机体时,可增强机体对抗原的免疫应答或改变免疫应答类型。佐剂有很多种,例如氢氧化铝佐剂、短小棒状杆菌、脂多糖、细胞因子、明矾等。弗氏佐剂(Freund adjuvant),这是目前最常用于动物实验的佐剂,它是将抗原水溶液与油剂(石蜡油或植物油)等量混合,再加乳化剂(羊毛脂或吐温80)制成油包水抗原乳剂,称之为不完全弗氏佐剂。如在不完全佐剂中加入分枝杆菌(如卡介苗)则称为完全弗氏佐剂。

由于佐剂能增强抗原表面面积,并能延长抗原在体内保留时间,使抗原与淋巴系统细胞有充分接触时间,所以它有多种作用:①将无抗原性的物质转变为有效的抗原;②增强循环抗体的水平或产生更有效的保护性免疫;③改变所产生的循环抗体的类型;④增强细胞介导的超敏反应的能力;⑤产生实验性自身免疫或其他类型的变态性疾病;⑥保护抗原(特别是DNA或RNA)不受体内酶的分解。

目标检测

一、名词解释

1. 抗原 2. 抗原决定簇 3. 交叉反应 4. 肿瘤抗原

二、填空题

1. 抗原的两个基本特性是________、________。
2. 抗原的特异性是由________决定的。
3. 完全抗原既有__________,又有__________;只有__________,而无__________的物质,称为半抗原。
4. 医学上重要的抗原有__________、__________、__________和__________、__________、__________。

三、选择题

A_1型题(单句型最佳选择题)

1. 以下属于半抗原的是
   A. 外毒素 B. 细菌
   C. 青霉素 D. 抗毒素
   E. 类毒素
2. 决定抗原特异性的是
   A. 异种物质
   B. 理化特性
   C. 抗原决定簇
   D. 抗原的免疫反应性
   E. 抗原表面化学基因的多少
3. 只具有免疫反应性,而无免疫原性的物质称为
   A. 天然抗原 B. 人工抗原
   C. 完全抗原 D. 半抗原
   E. 内源性抗原
4. ABO血型抗原属于
   A. 异种抗原 B. 异嗜性抗原
   C. 自身抗原 D. 同种异型抗原
   E. 组织相容性抗原
5. 只具有免疫反应性的物质是
   A. 细菌 B. 异种动物血清
   C. 细菌外毒素 D. 类毒素
   E. 青霉素

6. 与蛋白质载体结合后才具有免疫原性的物质是
   A. 完全抗原　B. TD抗原
   C. TI抗原　D. 半抗原
   E. 超抗原
7. 动物来源的破伤风抗毒素对人而言是
   A. 半抗原　B. 抗体
   C. 抗原　D. 既是抗原又是抗体
   E. 超抗原
8. 精子抗原属于
   A. 异种抗原　B. 同种异型抗原
   C. 异嗜性抗原　D. 自身抗原
   E. 肿瘤相关抗原
9. 异嗜性抗原的本质是
   A. 共同抗原　B. 异种抗原
   C. 自身抗原　D. 异嗜性抗原
   E. 同种异型抗原
10. 类毒素具有的性质是
   A. 有免疫原性,有毒性
   B. 有免疫原性,无毒性
   C. 无免疫原性,有毒性
   D. 无免疫原性,无毒性
   E. 与外毒素完全相同
11. 肿瘤相关抗原是
   A. 某一肿瘤细胞特有的抗原
   B. 肿瘤时不表达的抗原
   C. 正常时不表达的抗原
   D. 肿瘤时和正常时都可高表达的抗原
   E. 肿瘤时高表达而正常时可低表达的抗原
12. 兄弟姐妹之间进行器官移植,引起排斥反应的物质是
   A. 异种抗原　B. 同种异型抗原
   C. 自身抗原　D. 异嗜性抗原
   E. 超抗原
13. 下列哪种物质不是TD-Ag
   A. 血清蛋白　B. 细菌外毒素
   C. 类毒素　D. 细菌脂多糖
   E. 病毒
14. AFP属于
   A. 异种抗原　B. 交叉抗原
   C. 超抗原　D. 异嗜性抗原
   E. 肿瘤相关抗原

四、简答题

1. 动物免疫血清为什么对人具有双重性?
2. 肿瘤相关抗原甲胎蛋白(AFP)的临床意义?

（任振疑）

第 31 章 免疫球蛋白

人类对免疫球蛋白(immunoglobulin,Ig)的认识是从研究抗体(antibody,Ab)开始的。抗体是B细胞受相应抗原刺激后,活化、增殖、分化为浆细胞所产生的一种能与相应抗原发生特异性结合的球蛋白。1968年和1972年,世界卫生组织和国际免疫学会联合会所属专门委员会先后决定,将具有抗体活性或化学结构与抗体相似的球蛋白统一命名为免疫球蛋白。

免疫球蛋白是化学结构的概念,而抗体是功能性的概念,抗体均是免疫球蛋白,而免疫球蛋白不一定都是抗体。如多发性骨髓瘤患者血清中查到的球蛋白无抗体活性。

第 1 节 免疫球蛋白的结构

一、免疫球蛋白的基本结构

免疫球蛋白的基本结构是由两条相同的重链(heavy chain,H链)和两条相同的轻链(light chain,L链)以二硫键连接形成的"Y"型对称四肽链分子,它是构成免疫球蛋白的基本单位,又称为免疫球蛋白的单体(图31-1)。

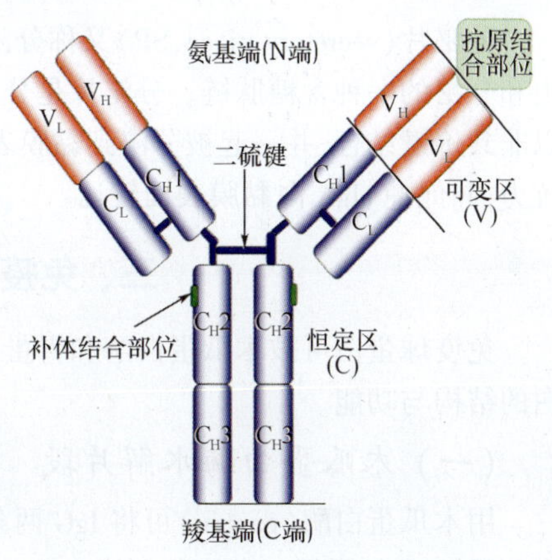

图 31-1 免疫球蛋白分子的基本结构示意图

(一) 重链与轻链

1. 重链 较长,大约由450~550个氨基酸残基组成。根据重链结构和抗原性不同,可分为五种,即μ链、γ链、α链、δ链和ε链。据此将免疫球蛋白相应地被分为五类即IgM、IgG、IgA、IgD和IgE。同一类免疫球蛋白根据铰链区氨基酸组成和重链二硫键的数目、位置不同还可分为不同亚类,如IgG可分为四个亚类(IgG1、IgG2、IgG3、IgG4);IgM和IgA可分为两个亚类(IgA1、IgA2;IgM1、IgM2);IgD、IgE尚未发现有亚类。

2. 轻链 较短,大约由214个氨基酸残基组成。根据轻链结构和抗原性的不同,可将其分为两种,即κ链和λ链。

(二) 可变区和恒定区

在免疫球蛋白氨基端(N端)侧,1/2轻链和1/5或1/4重链的氨基酸组成与排列顺序变化很大,称为可变区(variable region,V区);在其羧基端(C端)侧,1/2重链和4/5或3/4轻链的氨基酸序列相对稳定,称为恒定区(constant regoin,C区)。

1. 可变区 重链和轻链的可变区分别称为VH和VL。在VH和VL中各有3个部位的氨基酸组成和排列顺序更容易变化,称为高变区(hypervarible region,HVR)。VH和VL的各3个HVR共同构成免疫球蛋白的抗原结合部位。HVR以外的可变区称为骨架区。

2. 恒定区 重链和轻链的恒定区分别称为CH和CL。

(三) 功能区

免疫球蛋白的H链和L链均借其链内二硫键折叠成若干球形结构,称为功能区(domain),每一功能区约有110个氨基酸残基组成。

轻链有2个功能区,即VL和CL,重链有1个VH功能区和若干个CH功能区(IgG、IgA和IgD有CH1、CH2和CH3;IgM和IgE有CH1、CH2、CH3和CH4。)

(四) 铰链区

铰链区(hinge region)位于CH1和CH2之间。IgG、IgA和IgD有铰链区,IgM和IgE无铰链区。

铰链区含有大量脯氨酸,富有弹性,在抗体与相应抗原结合时,该区可通过伸展或弯曲,使"Y"型结构的两臂上的抗原结合部位能同时与不同距离的抗原表位结合。

二、免疫球蛋白的辅助成分

除基本结构外,某些类型免疫球蛋白还有一些辅助成分如J链和分泌片。

(一) J链

J链(joining chain)是由浆细胞产生和分泌的一种富含半胱氨酸的多肽链,它能将免疫球蛋白的单体连接成多聚体,如IgA二聚体和IgM五聚体均是由一条J链连接而成的。

(二) 分泌片

分泌片(secretory piece,SP)又称分泌成分(secretory component,SC)是由黏膜上皮细胞产生和分泌的一种含糖肽链。分泌片是分泌型IgA(sIgA)分子上的一种辅助成分,与二聚体IgA以非共价键结合,并一起被分泌到黏膜表面。分泌片可增加sIgA对分泌液中蛋白水解酶的抵抗力,并促使sIgA向黏膜表面转运。

三、免疫球蛋白的水解片段

免疫球蛋白可被木瓜蛋白酶和胃蛋白酶水解为不同片段,通过水解片段可分析免疫球蛋白的结构与功能。

(一) 木瓜蛋白酶水解片段

用木瓜蛋白酶(papain)可将IgG两条H链在铰链区链间二硫键近N端侧切断,水解为3个片段:2个相同的Fab片段和1个Fc片段。

1. Fab段(fragment of antigen binding,Fab) 即抗原结合片段。该片段含一条完整的轻链和一条重链的VH 、CH1结构域,具有单价抗体活性,可与1个相应抗原表位特异性结合。

2. Fc段(fragment of crystallizable,Fc) 即可结晶片段。该片段相当于IgG的CH2和CH3结构域,因其在低温和低离子强度下可结晶,故名。Fc段无抗原结合活性,但具有其他生物学活性,如结合补体、结合细胞和穿过胎盘和黏膜等。

(二) 胃蛋白酶水解片段

用胃蛋白酶可将IgG两条H链在铰链区链间二硫键近C端侧切断, 水解为一个$F(ab')_2$段和若干小分子多肽碎片即pFc′。

1. $F(ab')_2$段 该片段包括两条完整轻链和两条重链的VH1、CH1结构域和铰链区。具有双价抗体活性,能与2个相应抗原表位结合。它既保留了免疫球蛋白单体双价结合抗原的活性,又减少或避免了Fc段可能引起的副作用,具有较大的实际应用价值。如某些精制抗毒素,就是经过胃蛋白酶处理后的抗毒素提纯制品,因其去除了Fc段,从而减少了超敏反应的发生。

2. pFc′不具任何生物学活性。

免疫球蛋白水解片段见图31-2。

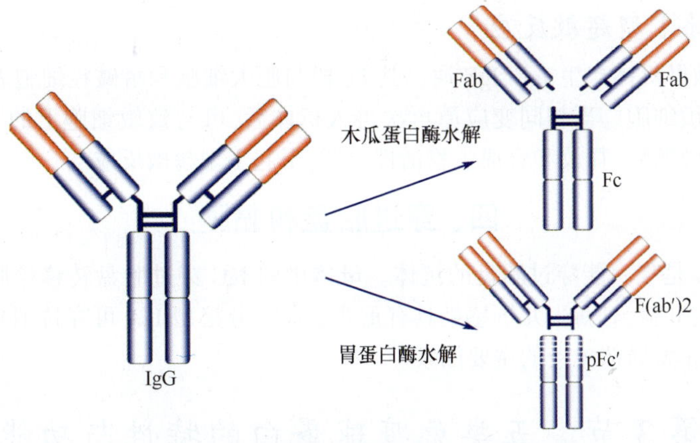

图 31-2　免疫球蛋白水解片断示意图

第 2 节　免疫球蛋白的生物学活性

一、特异性结合抗原

免疫球蛋白的主要功能是识别并特异性结合抗原，这一功能主要是由免疫球蛋白 V 区执行的，其中 HVR 起决定作用。

免疫球蛋白在体内外均能与相应抗原特异性结合。在体内：抗体与抗原结合后，可直接发挥效应，如抗毒素中和外毒素，抗病毒中和抗体可阻断病毒入侵，使其失去感染性；B 细胞表面的膜免疫球蛋白（mIg），能特异性识别和结合抗原，介导特异性体液免疫应答。在体外：抗体与抗原结合后可发生凝集、沉淀等现象，依此建立的许多血清学试验有助于某些感染性疾病和免疫性疾病的诊断。

二、激活补体

IgM、IgG（IgG_1、IgG_2 和 IgG_3）与相应抗原结合形成的免疫复合物，可通过补体经典激活途径激活补体；IgA 和 IgG_4 本身难于激活补体，但形成聚合物后可通过旁路途径激活补体。

三、结合 Fc 受体

多种细胞表面具有 IgG Fc 受体（Fc receptor，FcR），IgG 可通过其 Fc 段与具有相应受体的细胞结合，产生一定的生物学作用。

（一）调理作用

IgG 通过其 Fab 段与细菌等颗粒性抗原结合后，又可通过其 Fc 段与中性粒细胞、巨噬细胞表面的 IgG Fc 受体结合，从而增强吞噬细胞的吞噬功能，称为抗体的调理作用（opsonization）。调理作用中的抗体在抗原颗粒和吞噬细胞间起到“桥梁”作用，使吞噬细胞易于接近和吞噬抗原。

（二）抗体依赖性细胞介导的细胞毒作用

肿瘤细胞或病毒感染细胞等刺激机体产生的 IgG，通过 Fab 段与靶细胞结合，又可通过 Fc 段与表达 IgG Fc 受体的杀伤细胞结合，促使杀伤细胞杀伤靶细胞，称为抗体依赖性细胞介导的细胞毒作用（antibody dependent cell-mediated cytoxicity，ADCC）。具有 ADCC 活性的杀伤细胞有：NK 细胞、单核细胞、巨噬细胞和中性粒细胞。

（三）介导Ⅰ型超敏反应

变应原刺激可机体产生 IgE，IgE 通过其 Fc 段与肥大细胞和嗜碱粒细胞表面的 IgE Fc 受体结合，形成致敏细胞。当相同变应原再次进入机体后，可与致敏细胞上的 IgE 的 Fab 段结合，使致敏细胞脱颗粒，释放和合成生物活性介质，引起Ⅰ型超敏反应。

四、穿过胎盘和黏膜

在人类，IgG 是唯一能穿过胎盘的抗体。母体中的 IgG 穿过胎盘转移给胎儿是一种重要的自然被动免疫机制，对新生儿抗感染具有重要意义。分泌型 IgA 可穿过消化道和呼吸道黏膜，是介导机体黏膜局部免疫的主要因素。

第3节　五类免疫球蛋白的特性与功能

一、IgG

考点：IgG、IgM、IgA、IgE 的特性及临床意义

IgG 是血清中含量最高的 Ig 类型，占血清抗体总量的 75%～80%。

IgG 于出生后 3 个月开始合成，3～5 岁时达成人水平，40 岁以后逐渐下降，半寿期约 20～30 天，是体内半寿期最长的免疫球蛋白类型。

IgG 是机体抗感染的主要抗体，大多数抗菌、抗病毒，以及抗毒素的抗体都属于 IgG 类抗体；某些自身抗体如抗甲状腺球蛋白抗体、抗核抗体属于 IgG，介导Ⅱ、Ⅲ型超敏反应的大多数抗体属于 IgG。

IgG 是唯一能够通过胎盘的抗体，在新生儿抗感染中发挥重要作用。

二、IgM

IgM 有两种存在方式，即膜结合型（mIgM）和血清型。膜结合型 IgM 为单体，表达于 B 细胞表面，构成 B 细胞抗原受体。血清型 IgM 是由一条 J 链和五个免疫球蛋白单体借若干二硫键连接而成的五聚体。是分子量最大的免疫球蛋白，故又称巨球蛋白。血清型 IgM，一般不能通过血管壁，主要存在于血清中。

在个体发育中，IgM 是最早出现的免疫球蛋白类型。一般认为，在胚胎发育晚期，机体已具备产生 IgM 的能力，脐带血中 IgM 增高提示胎儿有宫内感染。B 细胞受抗原刺激诱后，最早产生的抗体类型也是 IgM，测定血清中 IgM 含量，可作为某些传染病早期诊断的指标之一。

血清型 IgM 具有很强的抗原结合能力，在凝集反应、激活补体等方面其作用均强于 IgG。天然血型抗体、类风湿因子等均属于 IgM。

三、IgA

IgA 有血清型和分泌型之分。血清型 IgA 多以单体存在，分泌型 IgA（secretory immunoglobulin A，SIgA）则由两个单体、一条 J 链和一个分泌片组成。SIgA 的 IgA 单体和 J 链由黏膜伴随淋巴组织（macosal associated lymphoid tissue，MALT）中的浆细胞产生，而分泌片是由该处的黏膜上皮细胞合成。两个单体 IgA 借 J 链连接成二聚体 IgA，后者经过黏膜时，与分泌片结合形成 SIgA，并由黏膜细胞分泌至分泌液中。

SIgA 主要存在于胃肠液、支气管分泌液、初乳、唾液和泪液中，通过与相应病原微生物结合，阻止其吸附黏膜细胞，也可作为抗毒素中和相应外毒素，从而在局部抗感染中发挥重要作用。新生儿因 SIgA 合成不足易患呼吸道、胃肠道感染。婴儿可通过自然被动免疫，从母乳中获得 SIgA。因此，提倡母乳喂养对防止婴儿呼吸道、胃肠道感染具有重要意义。

四、IgD

IgD 在个体发育中合成较晚。有两种存在形式,即膜结合型(mIgD)和血清型(IgD)。mIgD 是成熟 B 细胞抗原受体 BCR 的重要成分。未成熟 B 细胞只表达 mIgM,不表达 mIgD。正常人血清中 IgD 浓度很低,约 30 ~ 40μg/ml,占血清免疫球蛋白总量的 0.2% 以下,其功能尚不清楚。

五、IgE

IgE 在个体发育中合成较晚,为单体,是血清中含量最低的免疫球蛋白类型,血清浓度约 0.3μg/ml,仅占血清免疫球蛋白总量的 0.002% 。但在寄生虫感染和Ⅰ型超敏反应时,血清特异性 IgE 水平显著升高。

IgE 为亲细胞抗体,其 Fc 段能与肥大细胞和嗜碱粒细胞膜上的 IgE Fc 受体结合,介导Ⅰ型超敏反应。IgE 主要由鼻咽、扁桃体、支气管、胃肠等处黏膜固有层的浆细胞产生,这些器官也是变应原侵入机体导致Ⅰ型超敏反应的最常见部位。

第 4 节　人工制备抗体▲

抗体对临床许多疾病的诊断和防治具有重要价值,人工制备抗体以满足实际应用的需要一直是人们关注的重要课题之一。根据人工制备抗体采取的方法不同,可将人工制备抗体分为三类即多克隆抗体、单克隆抗体和基因工程抗体。

一、多克隆抗体

多克隆抗体是用某一天然抗原物质免疫动物,获得抗血清所制备的抗体,因大多数天然抗原(如细菌外毒素、细胞等)含有多种不同抗原表位,故所获得的抗血清中存在多种抗体,称之为多克隆抗体。多克隆抗体是人工制备的第一代抗体,由于其特异性差、易导致超敏反应等,因而在临床应用中受到很大限制。

二、单克隆抗体

单克隆抗体(monocloned antibody,McAb)是由单一克隆 B 细胞杂交瘤产生的,只能识别抗原分子上相应表位的高度特异性抗体。1975 年,köher 和 Milstein 通过将小鼠骨髓瘤细胞与经绵羊红细胞免疫的小鼠脾细胞在体外融合,建立了可产生单克隆抗体的杂交瘤(hybridoma)技术。杂交瘤细胞既保留了骨髓瘤细胞大量无限繁殖的特性,又具有 B 细胞可合成和分泌特异性抗体的能力。每个杂交瘤细胞在形成时,因参与融合的 B 细胞只有一个,故其产生的抗体为均一的、只针对单一抗原表位的单克隆抗体。单克隆抗体制备过程见图 31-3,用杂交瘤技术制备的单克隆抗体可视为人工制备的第二代抗体。

单克隆抗体特异性强、纯度高、少或无交叉反应,可与放射性核素、毒素(如外毒素、蓖麻毒素等)或药物耦连制成导向药物,为临床疾病的诊断、预防和治疗开辟了广阔前景。但目前,国内外所用的单克隆抗体多为鼠源性,可诱导人抗鼠的免疫应答,使其在人体内应用受到了限制。

三、基因工程抗体

为了降低鼠源性单克隆抗体的免疫原性,在 20 世纪 80 年代早期,人们开始利用基因工程技术制备抗体,通过用人抗体的部分氨基酸序列代替某些鼠源性抗体的序列,经修饰制备成基因工程抗体,此即人工制备的第三代抗体。

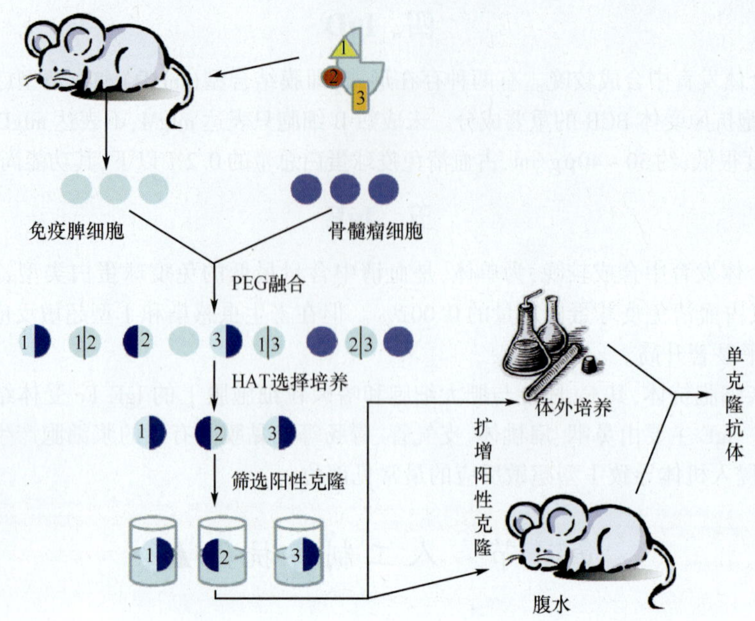

图31-3 单克隆抗体的制备示意图

目前所制备的基因工程抗体主要有嵌合抗体、人源化抗体、双特异性抗体及小分子抗体等。

目标检测

一、名词解释

1. 抗体 2. 高变区 3. 抗体的调理作用

二、填空题

分子量最大的抗体类型是________，唯一能通过胎盘的抗体类型是________，参与局部免疫的主要抗体类型是________，血清中含量最高的抗体类型是________，介导Ⅰ型超敏反应的主要抗体类型是________，B细胞表面表达的抗体类型是________。

三、选择题

A_1 型题（单句型最佳选择题）

1. 血清中分子量最大的免疫球蛋白类型是
   A. IgG B. IgM C. IgA
   D. IgE E. IgD
2. 唯一能通过胎盘的免疫球蛋白类型是
   A. IgG B. IgM C. IgA
   D. IgE E. IgD
3. 介导ADCC作用的免疫球蛋白类型是
   A. IgG B. IgM C. IgA
   D. IgE E. IgD
4. 介导Ⅰ型超敏反应的主要免疫球蛋白类型是
   A. IgG B. IgM C. IgA
   D. IgE E. IgD
5. 胎儿发生宫内感染时在脐带血中可检出哪类免疫球蛋白增高
   A. IgG B. IgM C. IgA
   D. IgE E. IgD
6. 未成熟B淋巴细胞表面表达的免疫球蛋白类型是
   A. IgG B. IgM C. IgA
   D. IgE E. IgD

四、简答题

1. 简述抗体与免疫球蛋白的关系。
2. 简述抗体的生物学功能。
3. 试述各类免疫球蛋白的特点。

（米亚英）

第32章 补体系统

第1节 概 述

一、补体系统的概念

补体是一种不同于抗体的免疫分子。19世纪末，Jules Bordet通过实验证实在新鲜血清中存在一种具有辅助抗体介导溶菌及溶细胞作用的物质，称之为补体。现知补体约有30多种成分，统称为补体系统（complement system）。补体系统是存在于人和脊椎动物体液和细胞表面的一组不耐热的蛋白质反应系统。补体系统在机体免疫防御、免疫调节和介导免疫病理损伤中发挥重要的生物学作用。

二、补体系统的组成和命名

（一）补体系统的组成

组成补体系统的成分按其生物学功能不同可分为三类。

1. 固有成分　存在于体液中，包括C1（C1q、C1r、C1s）、C2、C3、C4、C5、C6、C7、C8、C9、甘露聚糖结合凝集素（mannan-bindind lectin，MBL）、MBL相关丝氨酸蛋白酶（MBL-associated serine protease，MASP）、B因子、D因子和备解素（P因子）。

2. 调节蛋白　是存在于血浆或某些细胞膜表面，能够调控补体活性的蛋白质。根据其存在形式不同分为可溶性调节蛋白和膜结合调节蛋白。可溶性调节蛋白分布于体液中，包括C1抑制物（C1INH）、I因子、C4结合蛋白（C4bp）、H因子、S蛋白（膜攻复合体抑制物）、C8结合蛋白（C8bp）等。膜结合调节蛋白表达于不同细胞表面，主要有补体受体1（CR1）、衰变加速因子（DAF）、膜辅助蛋白（MCP）、膜反应性溶解抑制物（MIRL）。

3. 补体受体　包括CR1～CR5、C3aR 、C5aR 、C1qR、H因子受体（HF-R）等。表达于不同细胞表面，能与相应补体片段结合，介导一定生物学效应。

（二）补体系统的命名

补体系统的命名较为复杂。参与补体经典激活途径的补体固有成分（包括参与三条激活途径的终末成分）是按发现先后命名的，即C1～C9；补体系统的其他成分有些以英文大写字母表示如B因子、D因子、H因子；有些以功能命名如C1抑制物、C4结合蛋白、衰变加速因子等。补体系统某些成分在活化过程中可裂解为两个片段，其片段命名是在该补体成分符号后附加英文小写字母表示，如C3a，C3b；具有酶活性的补体成分或复合物，一般在其符号上画一横线表示，如$\overline{\text{C3bBb}}$，失活的补体成分在其符号前加i表示，如iC3b。

（三）补体系统的来源与理化性质

机体多种组织细胞能合成补体成分，血清补体成分中90%由肝脏合成，小肠上皮细胞、脾、巨噬细胞及血小板也可合成某些补体成分。

补体成分大多为β球蛋白，少数属α或γ球蛋白，其性质不稳定，在0～10℃时活性仅能保持3～4天，56℃、30min可使血清中大部分补体成分丧失活性，称为补体灭活。许多理化因素如紫外线、机械震荡、酸、碱、乙醇等均可破坏补体活性。

第2节　补体系统的激活

在生理情况下，血清中的补体固有成分多以非活性的酶前体形式存在。当某些补体成分被激活物质作用时，启动一组补体成分依次被激活，产生许多水解片段，发挥相应的生物学作用，此过程称为补体系统的激活。补体系统的激活是一种级联酶促反应，即前一种反应的产物可以作为后一种反应的酶，经过一系列反应，形成中间产物和终产物。目前发现补体系统的激活途径有三条，即经典激活途径、MBL激活途径和旁路激活途径。

一、经典激活途径

经典激活途径是由抗原抗体复合物即免疫复合物（immunecomplex，IC）结合C1q，启动相关补体成分活化的途径。

参与经典激活途径的补体成分包括C1～C9。IgM或某些IgG亚类（IgG1、IgG2、IgG3）与相应抗原结合形成的免疫复合物是其主要激活物质。该途径激活过程可分为识别、活化、攻膜三个阶段。

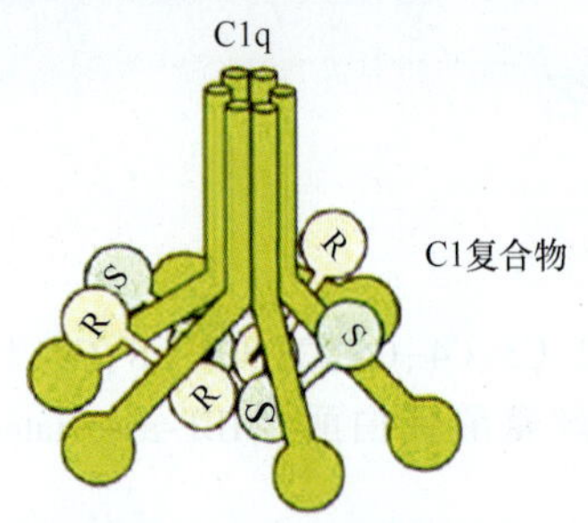

图32-1　C1分子结构示意图

（一）识别阶段

识别阶段是指IC与C1q结合，使C1活化，形成C1s的阶段。C1是由1分子C1q，2分子C1r和2分子C1s相连而成的复合物。C1q为六聚体，每一亚单位的头部是C1q与免疫球蛋白Fc段结合的部位（图32-1）。

当C1q与IC中2个以上Fc段结合后，其六聚体构象发生改变，进而使与C1q结合的C1r活化。活化的$\overline{C1r}$作用于C1s形成具有酯酶活性$\overline{C1s}$。

（二）活化阶段

是指$\overline{C1s}$依次裂解C4、C2形成C3转化酶，后者裂解C3形成C5转化酶的阶段。C2和C4均为$\overline{C1s}$的底物，$\overline{C1s}$先与C4作用将其裂解为C4a和C4b。大部分C4b与水分子结合而失活，少数C4b可与邻近细胞的表面分子结合。在Mg^{2+}存在下，C2附着于结合有C4b的细胞表面，继而被$\overline{C1s}$裂解为C2a和C2b。C2a与C4b结合成$\overline{C4b2a}$即C3转化酶。此酶将C3裂解为C3a和C3b。C3b与$\overline{C4b2a}$结合为$\overline{C4b2a3b}$即C5转化酶。

（三）攻膜阶段

攻膜阶段是指C5转化酶裂解C5，C5b结合于胞膜上，与C6、C7、C8、C9联结成攻膜复合体（membrane attack complex，MAC），介导溶细胞效应的阶段。

C5转化酶裂解C5为C5a和C5b。C5b可吸附于结合有免疫复合物的细胞或临近的其他组织细胞。通常吸附于细胞表面的C5b，其活性极不稳定，易衰变为iC5b。但其与C6、C7结合形成的C5b67，则较稳定，不易从细胞上解离。C5b67能插入胞膜脂质双层中，与C8结合，形成$\overline{C5b678}$。后者可与12～15个C9分子联结成C5b678（9）n即MAC。MAC在靶细胞膜上可形成8～12nm的管状跨膜孔道，该孔道允许水、离子以及可溶性小分子通过，但细胞质中蛋白质等大分子则难以逸出，致使胞内离子外逸，胞外水分子大量进入，引起细胞溶解（图32-2）。

二、MBL激活途径

MBL激活途径又称为凝集素途径，是指由血浆中的MBL与某些病原微生物如细菌等表面的甘露糖残基结合,激活 MBL 相关的丝氨酸蛋白酶(MASP)、C4、C2 和 C3,形成与经典途径相同的 C3 转化酶和 C5 转化酶,继而活化其他相关补体成分的途径。参与补体活化的有甘露聚糖结合凝集素(MBL),故将此途径称为 MBL 激活途径。

参与 MBL 激活途径的补体组分包括 C2 ~ C9、MBL 和 MASP 。MBL 激活途径的主要激活物质是含有甘露糖的病原微生物。正常情况下,体内 MBL 含量极低。被病原微生物感染后,机体发生急性期反应,肝细胞大量合成和分泌 MBL。MBL 可与某些病原微生物表面的甘露糖残基结合,继而激活 MASP。MASP 具有类似 $C\overline{1s}$ 的生物活性,可裂解 C4 和 C2 形成 $C\overline{4b2a}$(C3 转化酶)。此后激活过程与经典途径相同,最终形成 MAC,发挥溶细胞生物学效应(图 32-3)。

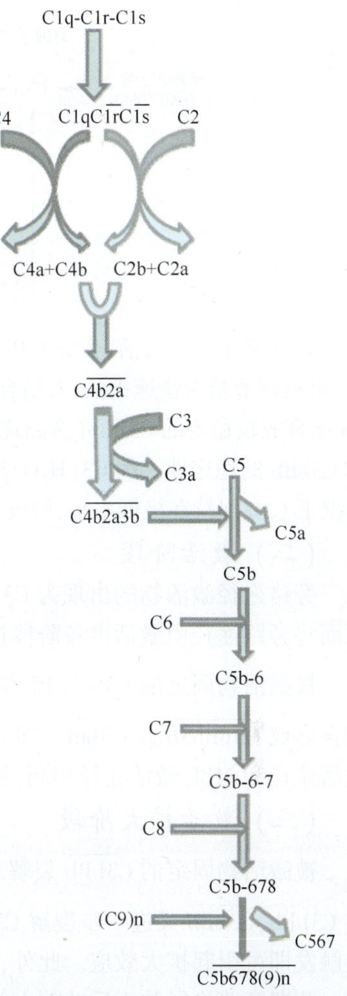

图 32-2 补体经典激活途径示意图

三、旁路激活途径

旁路激活途径(alternative pathway)是指越过 C1、C4、C2,直接激活 C3,继而启动后续相关补体成分活化的补体激活途径。又称 C3 激活途经或替代激活途径(图 32-4)。参与旁路途径激活的补体成分包括 B 因子,D 因子、备解素(P 因子)、C3、C5 ~ C9。旁路途径的激活物实际上是指那些为启动该途径补体激活提供保护性环境和接触表面的分子,如某些细菌的细胞壁分子(脂多糖、磷壁酸)、酵母多糖、葡聚糖、凝聚 IgA 和凝聚 IgG4 等。激活物质是通过为 C3b 提供接触表面,使 C3b 不被 I 因子和某些膜结合补体调节蛋白灭活,进而保障补体激活级联反应得以进行而发挥其作用的。

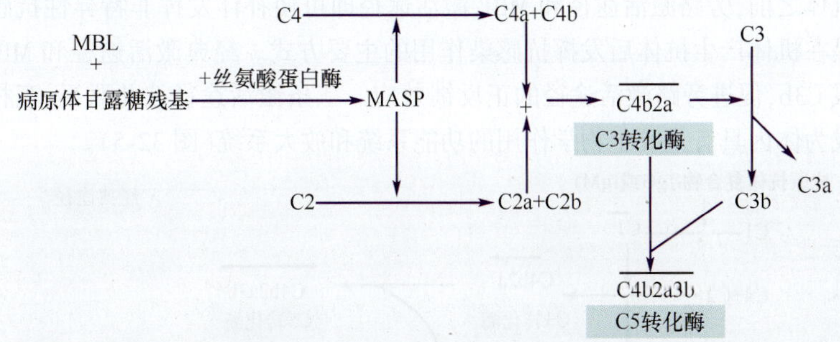

图 32-3 补体 MBL 激活途径示意图

旁路途径的激活过程包括以下三个阶段:

(一)激活准备阶段

在生理情况下,天然 C3 与水分子形成 C3(H_2O),D 因子可裂解 B 因子形成 Ba 和 Bb。C3(H_2O)在 Mg^{2+}存在下,能与 Bb 结合为 C3(H_2O)Bb,此即旁路途径的起始 C3 转化酶。C3(H_2O)Bb 中的 Bb 具有丝氨酸蛋白酶活性,可裂解若干 C3,形成 C3b 和 C3a。绝大多数 C3b 在液相中

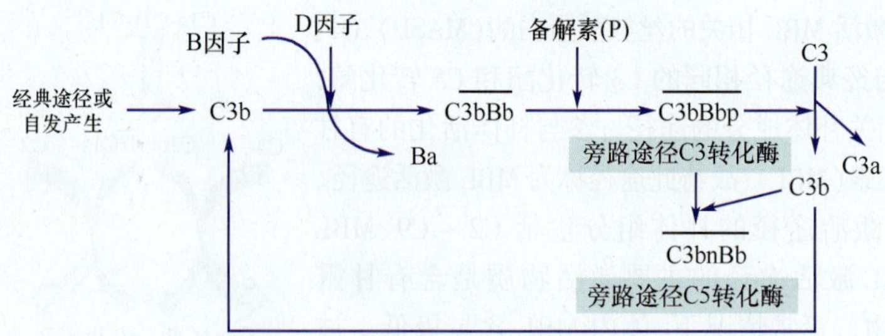

图 32-4 补体旁路激活途径示意图

被H因子和I因子灭活,少数C3b可随机与附近颗粒样物质结合。若C3b结合于自身细胞表面,可被调节蛋白快速灭活,若结合于缺乏调节蛋白的微生物等旁路途径激活物表面时,其可与Bb结合成较稳定的C3bBb(旁路途径C3转化酶)。备解素与C3bBb结合为C3bBbp可进一步增加C3bBb的稳定性。因C3(H_2O)Bb极不稳定,易被血清中的H因子和I因子灭活,致使在生理情况下C3b保持在极低水平,但极低浓度C3b的形成却为旁路途径的激活奠定了基础。

(二)激活阶段

旁路途径激活物的出现为C3b提供了接触表面,使C3b逃逸H因子、I因子的灭活作用,从而将旁路途径由激活准备阶段过渡到激活阶段。

被激活物固定的C3b与Bb结合形成$\overline{C3bBb}$,可快速裂解C3生成大量C3b,C3b与$\overline{C3bBb}$结合形成$\overline{C3bBb3b}$或$\overline{C3bnBb}$即C5转化酶。C5转化酶裂解C5为C5a和C5b。此后,与经典激活途径和MBL激活途径相同,最终形成MAC,发挥溶细胞生物学效应。

(三)激活扩大阶段

被激活物固定的$\overline{C3bBb}$裂解C3形成大量C3b,后者在B因子和D因子作用下,形成更多的$\overline{C3bBb}$,$\overline{C3bBb}$又进一步裂解C3形成C3b。由于液相中富含C3、B因子,因此这一过程一经触发即可引起扩大效应。此外,经典激活途径及MBL激活途径形成的C3b也可加入该过程。此即旁路途径的正反馈放大效应,简称C3b正反馈途径。

补体三条激活途径全过程见图32-5,补体三条激活途径比较见表32-1。在机体感染早期,尚未产生相应抗体之前,旁路激活途径和MBL激活途径即可使补体发挥非特异性抗感染作用;经典激活途径是在机体产生抗体后发挥抗感染作用的主要方式。经典激活途径和MBL激活途径均可通过形成C3b,促进旁路激活途径的正反馈效应。三条激活途径彼此联系,互相促进,从而使补体系统成为体内具有重要生物学作用的功能系统和放大系统(图32-5)。

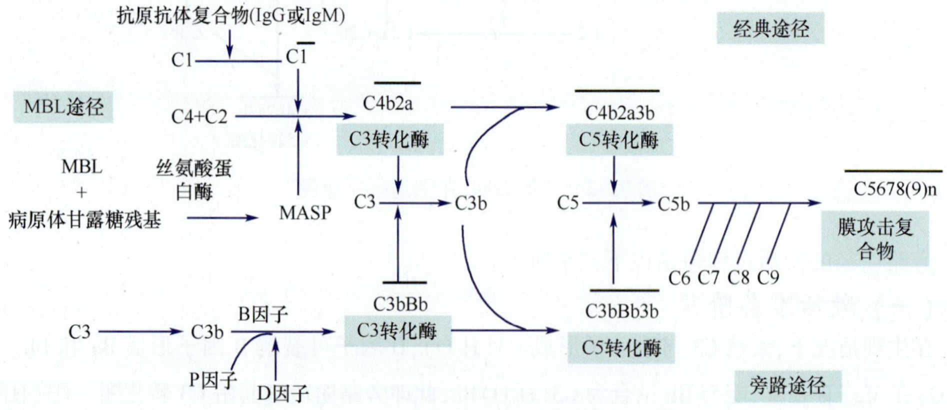

图 32-5 补体三条激活径全过程示意图

表 32-1 补体三条激活途径比较

	经典激活途径	旁路激活途径	MBL 激活途径
激活物质	免疫复合物	细菌脂多糖、凝聚 IgG、IgA 等	细菌表面甘露糖残基
参与补体成分	C1 ~ C9	C3、C5 ~ C9、B 因子、D 因子、P 因子等	C1 ~ C9，相关丝氨酸蛋白酶
C3 转化酶	$\overline{C4b2a}$	$\overline{C3bBb}$	$\overline{C4b2a}$
C5 转化酶	$\overline{C4b2a3b}$	$\overline{C3bBb3b}$ $\overline{C3bnBb}$	$\overline{C4b2a3b}$
作用	参与特异性体液免疫	参与非特异性免疫	参与非特异性免疫

第 3 节 补体系统的生物学活性

一、溶细胞(细胞毒)作用

补体系统激活后形成的 MAC 可导致靶细胞溶解。补体的溶细胞效果因靶细胞种类不同而异。如革兰阴性菌、支原体、有包膜的病毒及各种血细胞对补体敏感，革兰阳性菌则不敏感。补体的溶细胞作用是机体抵抗病原微生物及人体寄生虫感染的重要防御机制，但在某些情况下，也可导致自身细胞溶解，引起自身免疫病。

二、调 理 作 用

结合于细菌、细胞及免疫复合物上的 C3b 或 C4b，能与中性粒细胞或巨噬细胞表面的 C3b 受体或 C4b 受体结合，促进吞噬细胞的吞噬作用，称为补体的调理作用。因补体和抗体均有调理作用，故有人将此二类分子又称为调理素(opsonin)。

三、炎症介质作用

补体系统在激活过程中产生的 C3a、C4a、C5a 具有炎性介质活性，通过过敏毒素作用和趋化作用引起局部炎症反应。

(一) 过敏毒素作用

C3a、C4a、C5a 被称为过敏毒素，可与肥大细胞、嗜碱粒细胞表面的相应受体结合，促使细胞脱颗粒、释放组织胺等活性介质，引起血管扩张、通透性增强，导致局部水肿等炎症反应。

(二) 趋化作用

C5a 具有趋化作用，能诱导中性粒细胞向炎症部位聚集，有利于其吞噬功能的发挥，从而增强炎症反应。

四、清除免疫复合物

补体系统在激活过程中产生的 C3b 可结合于免疫复合物上，一方面通过调理循环中的吞噬细胞吞噬清除免疫复合物，另一方面可与表达 C3b 受体的红细胞、血小板结合，将免疫复合物运送到肝脏和脾脏，通过那里的吞噬细胞将免疫复合物吞噬清除，后者又称为补体的免疫黏附作用。

五、免疫调节作用

补体系统可通过受体和激活过程中产生的 C3b、C4b 等对适应性免疫应答发挥调节作用。C3b 与 B 细胞表面的 C3b 受体结合，可使 B 细胞增殖、分化为浆细胞。C3b/C4b 介导的调理作用，一方面有促进抗原提呈细胞摄取、处理，提呈抗原，启动适应性免疫应答，另一方面可促进吞噬细胞吞噬清除抗原。

第4节 补体系统异常与疾病▲

补体缺损、补体功能障碍和补体过度活化与某些疾病的发生、发展有一定关系。

一、补体成分先天缺陷与疾病

几乎所有补体成分均可发生遗传性缺陷，由于补体成分缺陷，使补体系统激活受阻，补体生物学作用不能正常发挥，导致机体某些病理性改变。如C3缺陷，机体防御功能低下，患者对病原体易感；C1INH缺陷，可引起凝血、激肽和纤溶系统过度激活，产生多种血管活性物质，导致遗传性血管神经性水肿。

二、补体与感染性疾病

某些膜型补体蛋白可作为病原微生物侵入机体细胞的受体，如CR2为EB病毒的受体，MCP是麻疹病毒的受体，DAF为柯萨奇病毒和大肠埃希菌的受体。结合于胞内寄生病原体的C3b、C4b和iC3b可与吞噬细胞表面的C3b受体和C4b受体结合，使病原体被吞入细胞内增殖，导致感染扩散。

三、补体与炎症性疾病

补体激活过程中产生的一些活性片段如C3a、C5a，一方面可作用于肥大细胞和嗜碱粒细胞，使之脱颗粒，释放或合成炎性介质，另一方面可激活单核细胞、内皮细胞和血小板等，使其释放炎性介质和细胞因子，进而介导炎症反应。此外，补体系统与凝血系统、激肽系统和纤溶系统相互作用，可扩大和加剧炎症反应。多种感染和非感染性炎症疾病与补体相关，因而适当抑制补体功能也许有利于炎症性疾病的治疗。

目标检测

一、名词解释

补体

二、填空题

1. 补体的三条激活途径包括________、________和________。
2. 具有过敏毒素作用的补体片段包括________和________，具有趋化作用的补体片段主要指________。
3. 补体经典激活途径的C3转化酶是________，C5转化酶是________，旁路激活途径的C3转化酶是________，C5转化酶是________。

三、选择题

A_1 型题（单句型最佳选择题）

1. 下列哪种补体片段具有趋化作用的
   A. C3a　B. C5a
   C. C3b　D. C5b
   E. C2a
2. 补体经典激活途径的激活物是
   A. 抗原　B. 抗体
   C. 补体　D. 抗原抗体复合物
   E. 细胞因子
3. 在补体旁路激活途径中最早激活的补体成分是
   A. C1　B. C2
   C. C3　D. C4
   E. C5
4. 具有溶细胞作用的补体活化成分是
   A. C4b2b　B. C567
   C. C4b2b3b　D. C3bBb
   E. C5678(9)n

四、简答题

1. 简述补体系统的组成。
2. 比较补体的三条激活途径。
3. 简述补体系统的生物学功能。

（米亚英）

第 33 章　主要组织相容性复合体

“组织相容性抗原”这一术语来源于移植免疫学。早在20世纪40年代，人们发现在近交系小鼠同系间皮肤移植时不出现移植物被排斥，推测可能是供、受者间组织抗原差异较小，即组织相容所造成的，而不同近交系小鼠间皮肤移植时可导致移植物被排斥，说明供、受者间组织抗原差异大，即组织不相容。由此可见，组织移植能否成功，是由供者与受者细胞表面组织抗原的相容性决定的，相容性好，移植物易被接受，则移植成功；否则移植物被排斥。诱发移植排斥反应的抗原被称为移植抗原或组织相容性抗原。组织相容性抗原包括主要组织相容性抗原和次要组织相容性抗原，在移植排斥反应中起决定作用的是主要组织相容性抗原（MHA）。编码主要组织相容性抗原的基因统称为主要组织相容性复合体（major histocompatibility complex，MHC），MHC 是一组定位于人或动物某对染色体上的一组紧密连锁的基因群。不同物种的主要组织相容性复合体及其编码的主要组织相容性抗原的名称各异。人的主要组织相容性复合体称为人白细胞抗原复合体，即 HLA 复合体，所编码的主要组织相容性抗原称为人白细胞抗原，即 HLA 抗原。主要组织相容性复合体主要通过其编码产物主要组织相容性抗原在机体的移植排斥反应、免疫应答和免疫调节中发挥重要作用。

第 1 节　HLA 复合体

一、HLA 复合体的组成

HLA 复合体位于人第 6 号染色体的短臂 6p21.31，长约 4000kDa，共有 224 个基因座位。HLA 复合体基因根据结构和功能不同分为三类，它们在染色体上的分布，从着丝点侧起依次为 HLA-Ⅱ类基因，HLA-Ⅲ类基因和 HLA-Ⅰ类基因（图 33-1）。

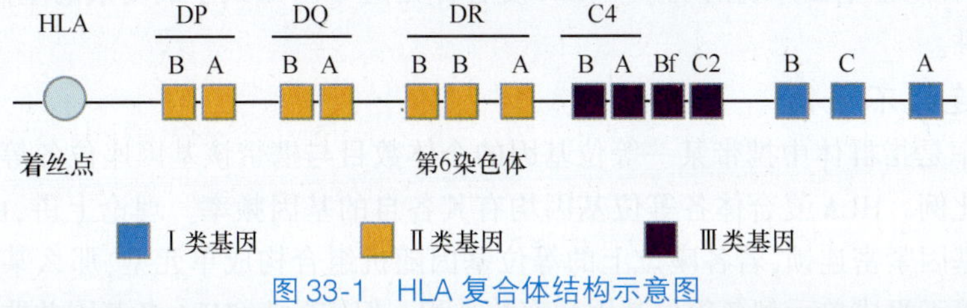

图 33-1　HLA 复合体结构示意图

（一）HLA-Ⅰ类基因

HLA-Ⅰ类基因包括 HLA-B、C、A 基因座位，每个基因座位上存在多个等位基因，其编码产物称为 HLA-Ⅰ类分子。实际上 HLA-Ⅰ类基因仅编码 HLA-Ⅰ类分子异二聚体的重链（α链）。HLA-Ⅰ类分子的轻链是β2 微球蛋白，编码基因位于第 15 号染色体。HLA-Ⅰ类分子的主要功能是提呈内源性抗原。

（二）HLA-Ⅱ类基因

HLA-Ⅱ类基因主要包括 HLA-DP、DQ 和 DR 三个亚区。每个亚区包括两个或两个以上功能基因座位，分别编码 HLA-Ⅱ类分子异二聚体的 α 链和 β 链，构成 HLA-Ⅱ类分子。HLA-Ⅱ类分子的主要功能是提呈外源性抗原。

（三）HLA-Ⅲ类基因

具有多个免疫功能相关基因，主要编码补体（C4、C2、Bf）、TNF 和热休克蛋白 70（HSP70）等产物。

二、HLA 复合体的遗传特性

(一) 单元型遗传

HLA 复合体是一组紧密连锁的基因群。在同一条染色体上连锁的 HLA 众多基因座位上等位基因的特定组合称为 HLA 单元型。一条染色体上的等位基因很少发生同源染色体间的交换,单元型通常作为完整的遗传单位由亲代传给子代,此即单元型遗传。人是二倍体生物,子女的 HLA 单元型一个来自父亲、一个来自母亲(图 33-2)。根据遗传法则,HLA 单元型遗传方式为:亲代和子代之间必然有一个单元型相同,而且也只能有一个单元型相同。同胞之间两个单元型完全相同或完全不同的概率均为 25%,有一个单元型相同的概率为 50%。这一遗传特点已应用于器官移植供者的选择和法医中亲子鉴定。

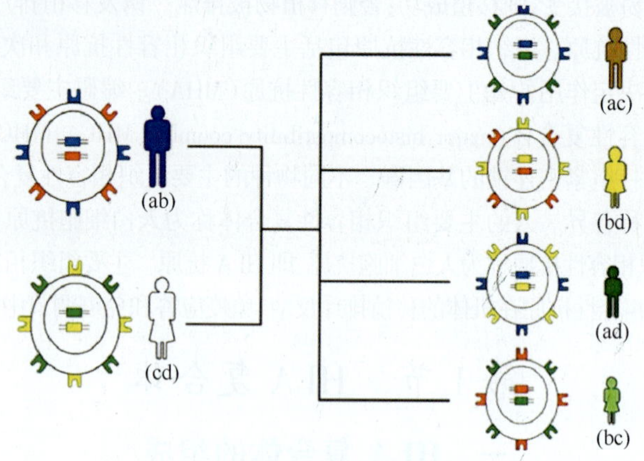

图 33-2 HLA 的单元型遗传示意图

(二) 多态性

多态性是指在一个随机婚配的群体中,染色体上同一个基因座位有两种以上的等位基因,可编码两种以上基因产物的现象。HLA 复合体是迄今已知人体最复杂的基因复合体,具有高度多态性。

(三) 连锁不平衡

基因频率是指群体中携带某一等位基因的个体数目与携带该基因座位各等位基因个体数目总和的比例。HLA 复合体各等位基因均有其各自的基因频率。理论上讲,由于 HLA 复合体各等位基因紧密连锁,若各座位上的等位基因随机组合构成单元型,那么某一单元型出现的频率应等于组成单元型各等位基因频率的乘积。但实际上,HLA 各基因并非完全随机组成单元型,某些基因总是较多地连锁在一起出现,而另一些则较少地连锁在一起出现。这种在某一群体中不同座位上两个等位基因在同一单元型上的频率高于或低于随机组成单元型出现的频率的现象称为连锁不平衡。连锁不平衡现象提示人们在研究免疫应答调控或疾病易感性时,可根据连锁分析找出与疾病关联的因素。

第 2 节 HLA 的结构、分布与生物学活性

一、HLA 分子的结构

(一) HLA-Ⅰ类分子的结构

HLA-Ⅰ类分子是由一条重链(α 链)和一条轻链(β 链)以非共价键连接成的异二聚体。

α链是HLA-Ⅰ类基因编码；β链是由第15号染色体上的基因编码(图33-3)。HLA-Ⅰ类分子可分为4个区,即抗原肽结合区、免疫球蛋白样区、跨膜区和细胞质区。

1. 抗原肽结合区　位于α链的氨基端,是由α1和α2结构域组成凹槽状结构。是HLA-Ⅰ类分子与内源性抗原肽结合的区域,也是TCR识别结合的部位。此外,抗原肽结合区决定HLA-Ⅰ类分子的多态性。

2. 免疫球蛋白样区　包括重链α3结构域和β2微球蛋白。α3结构域是$CD8^+$T细胞表面CD8分子识别和结合的部位。β2微球蛋白无种属特异性,不插入细胞膜,其与α3以非共价键结合,通过与重链胞外部分相互作用,有助于HLA-Ⅰ类分子的表达和结构稳定性的维持。

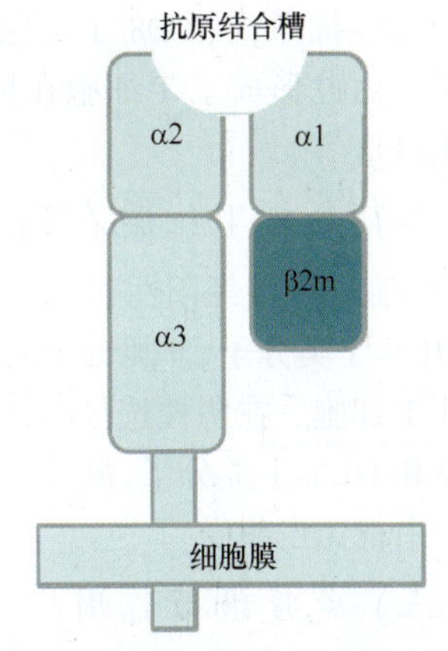

图33-3　HLA-Ⅰ类分子结构模式图

3. 跨膜区　跨越脂质双层疏水区,将HLA-Ⅰ类分子锚定在细胞膜上。

4. 细胞质区　是指位于细胞质中的α链,可能参与跨膜信号的传递。

(二) HLA-Ⅱ类分子的结构

HLA-Ⅱ类分子是由HLA-Ⅱ类基因编码的α链和β链以非共价键结合组成的异二聚体。α链和β链均为跨膜蛋白,其胞外区各有两个结构域,分别为α1、α2结构域和β1、β2结构域(图33-4)。HLA-Ⅱ类分子的结构分为4个区,即抗原肽结合区、免疫球蛋白样区、跨膜区和细胞质区。

1. 抗原肽结合区　是指由α1和β1结构域组成的凹槽状结构。该区是HLA-Ⅱ类分子与外源性抗原肽结合的部位,也是决定HLA-Ⅱ类分子多态性和TCR识别结合的部位。

2. 免疫球蛋白样区　由α2和β2结构域组成,其中β2结构域是$CD4^+$T细胞表面CD4分子识别和结合的部位。

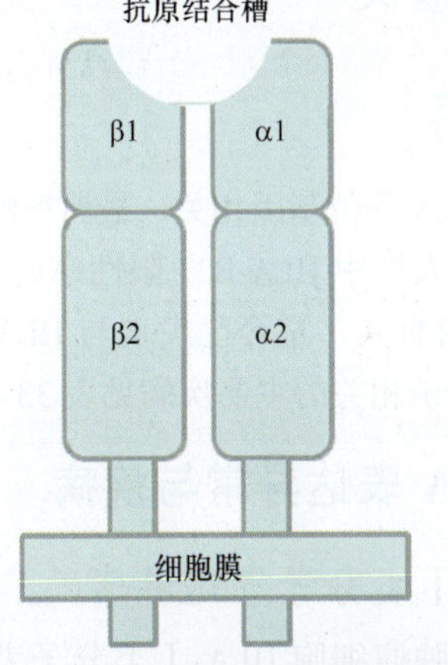

图33-4　HLA-Ⅱ类分子结构模式图

3. 跨膜区　该区组成及功能与HLA-Ⅰ类分子类似。

4. 细胞质区　其功能与HLA-Ⅰ类分子相应区类似。

二、HLA分子的分布

(一) HLA-Ⅰ类分子的分布

HLA-Ⅰ类分子分布于人体各种有核细胞的表面,包括血小板和网织红细胞,但在神经细胞、成熟红细胞和滋养层细胞表面尚未检出。

(二) HLA-Ⅱ类分子的分布

HLA-Ⅱ类分子分布比较局限,主要表达于树突状细胞、单核-巨噬细胞和B细胞表面,也可表达于胸腺上皮细胞和某些活化的T细胞表面。

此外,HLA-Ⅰ类分子和HLA-Ⅱ类分子也可分布在血清、尿液、乳汁等体液中,分别被称为可溶性HLA-Ⅰ类分子和可溶性HLA-Ⅱ类分子。

三、HLA分子的生物学活性

(一) 抗原提呈作用

HLA-Ⅰ类、Ⅱ类分子均具有抗原提呈作用,参与适应性免疫应答。HLA-Ⅰ类分子主要提呈内源性抗原，供 $CD8^+$T 细胞的识别；HLA-Ⅱ类分子主要提呈外源性抗原，供 $CD4^+$T 细胞识别。由此形成了 T 细胞在抗原识别和发挥效应中的 MHC 限制性（详见 T 细胞介导的细胞免疫应答）。

（二）参与 T 细胞在胸腺中的分化和中枢免疫耐受的建立

T 细胞在胸腺经阳性和阴性选择等过程发育成熟。在阳性选择时，双阳性 T 细胞需要与表达 HLA-Ⅰ类分子、Ⅱ类分子的胸腺基质细胞相互作用，才能分化为只表达 $CD8^+$ 或 $CD4^+$ 的单阳性 T 细胞。在阴性选择时，单阳性 T 细胞通过识别胸腺基质细胞表面表达的自身组织共同抗原和 HLA-Ⅰ类分子，最终导致针对自身组织共同抗原的 T 细胞克隆被清除，从而使机体建立了中枢免疫耐受。

（三）免疫调节作用

HLA 分子可通过其表达水平、抗原呈递、制约免疫细胞间相互作用等调节免疫应答的性质和强度。

第 3 节 HLA 的医学意义

一、HLA 与疾病的关系

通过大量人群调查，发现某些疾病与个体携带某些特定 HLA 等位基因相关。最典型的例子是 58%～97% 的强直性脊柱炎患者带有 HLA-B27 分子，而正常人群中 HLA-B27 阳性率仅为 1%～8%。由此可见，带有 HLA-B27 等位基因的个体易患强直性脊柱炎。迄今已发现与 HLA 相关的疾病大约有 500 多种，大部分为自身免疫性疾病。与 HLA 分子相关的主要疾病见表 33-1。

表 33-1 HLA 分子与疾病的相关性

疾病	HLA 抗原
强直性脊柱炎	B27
急性前葡萄膜炎	B27
肾小球肾炎咯血综合征	DR2
多发性硬化症	DR2
乳糜泻	DR3
突眼性甲状腺肿	DR3
系统性红斑狼疮	DR3
胰岛素依赖性糖尿病	DR3/DR4
类风湿关节炎	DR4
寻常天疱疮	DR4
淋巴瘤性甲状腺肿	DR5

二、HLA 表达异常与疾病

（一）HLA-Ⅰ类分子表达异常

人们发现多种肿瘤细胞 HLA-Ⅰ类分子表达减少或缺失，若给其转染 HLA-Ⅰ类基因，则这些细胞的成癌性和转移性即消失或降低。可能的机制为：HLA-Ⅰ类分子表达缺失的肿瘤细胞不能被 CTL 细胞识别和攻击，导致肿瘤细胞的免疫逃逸。

（二）HLA-Ⅱ类分子表达异常

某些器官特异性自身免疫病的靶细胞，如 Graves 病的甲状腺上皮细胞、Ⅰ型糖尿病的胰岛 β 细胞和原发性胆管肝硬化的胆管上皮细胞等均可出现 HLA-Ⅱ类分子异常表达，这也许是其发生自身免疫反应的因素之一。

三、HLA 与移植排斥反应

同种异体器官移植物后，移植物的存活率主要取决于供者和受者之间 HLA 型别的相符程度，即组织相容性。在单卵双生个体间进行器官和骨髓移植，因两者 HLA 完全相同，所以移植物可以长期存活。而两个 HLA 不同的个体间进行组织器官移植，就会出现移植排斥反应。为避免或减少移植排斥反应，在移植前必须要进行组织 HLA 配型。

四、HLA 与输血反应

多次接受输血的患者可产生抗供者 HLA 分子的抗体，从而引起白细胞和血小板破坏的非溶血性输血反应，因而对反复输血的患者应尽量选择 HLA 相同的供者，以避免发生输血反应。

五、HLA 与法医

HLA 具有高度的多态性，在无关个体间 HLA 表型完全相同的概率极低，故 HLA 型别被认为是代表个体特异性并伴随个体终身的遗传标志。另外 HLA 具有单元型遗传特点，因而法医学上常将 HLA 检测作为个体识别和亲子鉴定的一个重要工具。

案例 33-1

妇女李某诉丈夫刘某没有生育能力，婚后 3 年未怀孕，称其女儿是与第三者赵某所生，第三者赵某承认与李某有两性关系，但李某的丈夫刘某不承认自己没有生育能力。李某提出要与刘某离婚，诉诸法院要求把孩子判给自己。刘某则以李某没有抚养孩子能力为由，要求法院把孩子判给自己。法院为确定谁是孩子的父亲，对上述 4 人做了 HLA 型别检测。检测结果：李某、刘某和赵某的 HLA 型别与孩子的相合率分别为 50%，50% 和 0.0002%。

问题：1. 亲子间 HLA 型别相合率是多少？为什么？

2. 本案例中孩子的父亲是谁？

目标检测

一、名词解释

1. MHC　2. HLA

二、填空题

1. 人类主要组织相容性复合体是_______，其位于第_______号染色体的短臂，主要编码分子包括_______、_______。
2. HLA 分子的生物学活性包括_______、_______和_______。
3. CD4 是_______的受体，CD8 是_______的受体。

三、选择题

A_1 型题（单句型最佳选择题）

1. HLA-Ⅰ类分子的 α3 结构域是 T 细胞表面哪种分子识别的部位
   A. CD2　B. CD3　C. CD4　D. CD8　E. CD28
2. HLA-Ⅱ类分子的 β2 结构域是 T 细胞表面哪种分子识别的部位
   A. CD2　B. CD3　C. CD4　D. CD8　E. CD28
3. 下列哪种疾病与个体 HLA-B27 型别有关
   A. 亚急性甲状腺炎
   B. 胰岛素依赖性糖尿病
   C. 强直性脊柱炎
   D. 类风湿关节炎
   E. 重症肌无力
4. 经典 HLA-Ⅰ类基因包括
   A. DO 和 DM　B. DP、DQ 和 DR　C. E、F 和 G　D. HLA-B、C、A　E. C4、C2、Bf
5. 经典 HLA-Ⅱ类基因主要包括
   A. DO 和 DM　B. DP、DQ 和 DR　C. E、F 和 G　D. B、C、A　E. C4、C2、Bf

四、简答题

1. 试述 HLA-Ⅰ类分子和 HLA-Ⅱ类分子的分布和功能。
2. HLA 在医学上有何意义？

（米亚英）

第34章　细胞因子▲

细胞因子(cytokine,CK)是由多种细胞,主要为活化的免疫细胞(单核-巨噬细胞、B细胞、T细胞、NK细胞等)在免疫原、丝裂原等因子刺激下合成并分泌的一类小分子蛋白质。其具有调节细胞生理功能、介导炎症反应、调节免疫应答和刺激造血等生物学效应。目前采用现代生物技术已研制开发出多种重组细胞因子(如IFN-α、IL-2、IL-11等)、细胞因子受体拮抗蛋白和细胞因子抗体。它们在治疗肿瘤、自身免疫性疾病、免疫缺陷病、造血功能障碍和感染性疾病等方面发挥重要作用。

第1节　细胞因子的共同特性

一、理化性质

大多数细胞因子为低分子量(8~30kD)的糖蛋白,多以单体形式存在,少数为二聚体或三聚体。

二、产生特点

(一) 多源性

体内多种细胞都可产生细胞因子。能够产生细胞因子的细胞包括免疫细胞(单核巨噬细胞、B细胞、T细胞、NK细胞等)和非免疫细胞(成纤维细胞、血管内皮细胞、表皮细胞等)以及某些肿瘤细胞。

(二) 多向性

多向性即同一种细胞可分泌多种细胞因子,而一种细胞因子又可由多种细胞产生。

(三) 诱导性

细胞内细胞因子无前体形式储存。当细胞受免疫原或丝裂原等刺激活后才诱导合成并分泌细胞因子。

三、作用方式

细胞因子可以自分泌、旁分泌或内分泌方式发挥效应(图34-1)。若细胞因子作用的靶细胞也是其产生细胞,则该细胞因子对靶细胞的作用方式称为自分泌效应(autocrine action),如T细胞产生的IL-2刺激T细胞自身生长。若细胞因子的产生细胞和靶细胞为临近细胞,则该细胞因子对靶细胞的作用方式称为旁分泌效应(paracrine action),如树突状细胞(DC)产生的IL-12刺激临近的T细胞分化。少数细胞因子(IL-1,TNF-α)在高浓度时可通过血流作用于远处的靶细胞,此种作用方式称为内分泌效应。

四、作用特点

(一) 高效性

细胞因子与相应细胞表面受体结合有很高的亲和力,只需极少量(10^{-15}~10^{-1}mol/L)就能产生明显的生物学效应。

(二) 多效性

一种细胞因子可对多种靶细胞产生不同的生物学效应或一个靶细胞可同时接受多种细

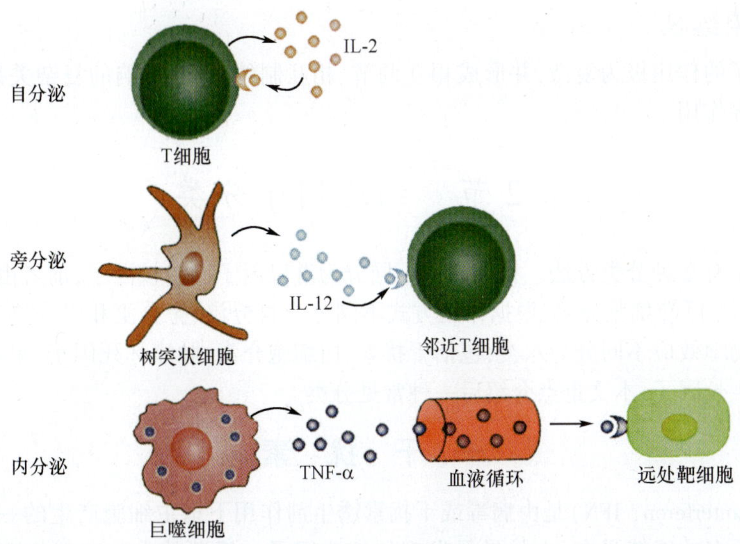

图34-1　细胞因子的作用方式

胞因子的作用。

(三) 重叠性

不同的细胞因子可作用于同一种靶细胞,产生相同或相似的生物学效应。如IL-2和IL-7和IL-15均可刺激T细胞增殖。

(四) 协同性

一种细胞因子可增强另一种细胞因子的生物学效应。如IL-3可协调多种集落刺激因子刺激造血干细胞的分化成熟。IL-5可增强IL-4诱导B细胞分泌的抗体类别向IgE转换。

(五) 拮抗性

一种细胞因子可抑制其他细胞因子的生物学效应。如IFN-γ可阻断IL-4诱导B细胞分泌的抗体类别向IgE转换;IL-4可抑制IFN-γ诱导Th0细胞向Th1细胞分化(图34-2)。

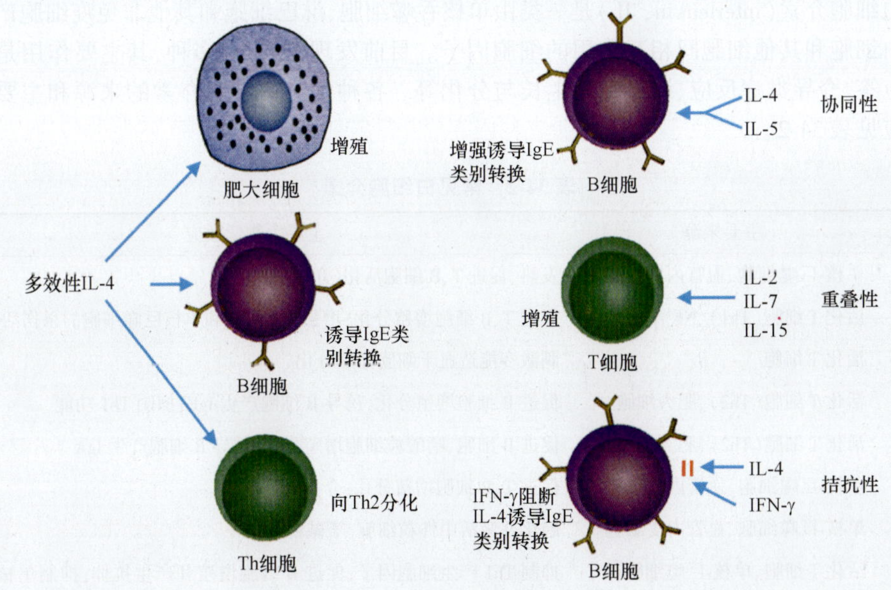

图34-2　细胞因子的作用特点

（六）网络性

细胞因子的作用极为复杂，并形成相互调节、相互制约、相互影响的复杂关系，通常以网络的形式发挥作用。

第2节 细胞因子分类

细胞因子有多种分类方法。根据来源不同分为淋巴因子和单核因子，前者由淋巴细胞分泌，后者由单核-巨噬细胞分泌；根据作用方式不同分为自分泌、旁分泌和内分泌性细胞因子；根据主要生物学效应不同分为六类，包括干扰素、白细胞介素、肿瘤坏死因子、集落刺激因子、趋化因子和生长因子，本文重点介绍后一种常见分类。

一、干 扰 素

考点：细胞因子的分

干扰素（interferon, IFN）是由病毒或干扰素诱生剂作用下宿主细胞产生的一类具有高度生物学活性的多功能糖蛋白，也是最早发现的细胞因子。根据其来源和理化性质不同分为α、β和γ三种类型（表34-1）。IFN-α和IFN-β主要由白细胞、成纤维细胞和病毒感染的细胞产生，又称Ⅰ型干扰素，其作用主要以抗病毒为主。IFN-γ主要由活化的T细胞和NK细胞产生，又称为Ⅱ型干扰素，其作用主要以免疫调节为主。

表34-1 干扰素的分类及特性

类别	主要来源	主要生物学效应
IFN-α	白细胞	抗病毒；促进HLA-Ⅰ类分子的表达
IFN-β	成纤维细胞	抗病毒；促进HLA-Ⅰ类分子的表达
IFN-γ	T细胞、NK细胞	激活巨噬细胞；促进HLA-Ⅰ/Ⅱ分子表达和抗原提呈；抑制Th2细胞

二、白细胞介素

白细胞介素（interleukin, IL）是一类由单核吞噬细胞、淋巴细胞和其他非免疫细胞产生的介导白细胞和其他细胞间相互作用的细胞因子。目前发现已有30多种，其主要作用是促进免疫应答、介导炎症反应、调节细胞生长与分化等。各种常见白细胞介素的来源和主要生物学效应见表34-2。

表34-2 常见白细胞介素

名称	主要来源	主要生物学效应
IL-1	单核-巨噬细胞、血管内皮细胞等	发热、促进T、B细胞活化、介导炎症反应
IL-2	活化T细胞（Th1）、NK细胞	促进T、B细胞增殖分化；增强NK细胞和单核巨噬细胞的杀伤活性
IL-3	活化T细胞	刺激多能造血干细胞增殖分化
IL-4	活化T细胞（Th2）、肥大细胞	促进B细胞增殖分化，诱导B细胞产生IgE；抑制Th1功能
IL-5	活化T细胞（Th2）、肥大细胞	促进B细胞、嗜酸粒细胞增殖分化；诱导B细胞产生IgA
IL-6	单核-巨噬细胞、血管内皮细胞	促进T、B细胞增殖分化；介导炎症反应
IL-8	单核-巨噬细胞、血管内皮细胞	趋化并激活中性粒细胞、嗜碱粒细胞
IL-10	活化T细胞、单核-巨噬细胞	抑制Th1产生细胞因子；促进B细胞增殖和产生抗体；抑制单核巨噬细胞功能

续表

名称	主要来源	主要生物学效应
IL-12	B细胞、单核-巨噬细胞	激活NK细胞;诱导T细胞向Th1细胞分化
IL-13	活化的T细胞(Th2)	促进B细胞增殖分化;抑制单核巨噬细胞产生炎性因子
IL-16	活化T细胞($CD8^+$)、肥大细胞	趋化$CD4^+$T细胞、单核细胞和嗜酸粒细胞
IL-17	活化T细胞($CD4^+$)	诱导上皮和成纤维细胞产生细胞因子
IL-18	单核-巨噬细胞	诱导T、NK细胞产生干扰素
IL-23	树突状细胞、吞噬细胞	增强APC抗原提呈能力
IL-35	调节性T细胞	促进调节性T细胞的分化;抑制Th17

三、肿瘤坏死因子

肿瘤坏死因子(tumor necrosis factor, TNF)是一类在体内外均能引起肿瘤组织出血、坏死的细胞因子。分为TNF-α和TNF-β两种。TNF-α由单核-巨噬细胞和其他多种细胞产生;TNF-β又称淋巴毒素,主要由激活的T细胞和NK细胞产生。两者的生物学活性相似,在调节适应性免疫、杀伤靶细胞和诱导细胞凋亡等过程中发挥重要作用。

四、集落刺激因子

集落刺激因子(colony stimulating factor, CSF)是一类在体内外均可选择性地刺激多能造血干细胞和不同发育分化阶段的造血祖细胞增殖、分化的细胞因子。根据CSF主要功能和作用细胞的不同,可分为粒细胞集落刺激因子(G-CSF)、巨噬细胞集落刺激因子(M-CSF)、粒细胞-巨噬细胞集落刺激因子(GM-CSF)、红细胞生成素(erythropoietin, EPO)、干细胞生长因子(stem cell factor, SCF)、血小板生成素(thrombopoietin, TPO)等。

五、趋化因子

趋化因子(chemokine)是一类对不同靶细胞具有趋化作用的细胞因子。其主要功能是促使血液中的单核细胞、中性粒细胞、淋巴细胞等进入炎症部位。目前已经发现的趋化因子达几十种。

六、生长因子

生长因子(growth factor, GF)是一类能刺激不同类型细胞生长和分化的细胞因子。根据其功能和作用靶细胞的不同分为转化生长因子-β(TGF-β)、表皮细胞生长因子(EGF)、成纤维细胞生长因子(FGF)、神经生长因子(NGF)、血管内皮细胞生长因子(VEGF)和血小板衍生的生长因子(PDGF)等。

第3节 细胞因子的生物学活性

一、介导炎症反应

考点:细胞因子的生物学活性

IL-1、IL-8、TNF-α和IFN-γ等细胞因子能使单核巨噬细胞和中性粒细胞等炎症细胞聚集,并激活这些炎症细胞和血管内皮细胞,使之表达黏附分子和释放炎症介质,引起或加重炎症反应。此外,IL-1和TNF-α也可直接作用于下丘脑体温调节中枢,引起发热,并促进肝细胞分泌C-反应蛋白,引起急性炎症反应。

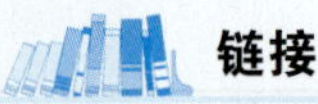

链接

“细胞因子风暴”

细胞因子风暴是指机体感染微生物后引起体液中多种细胞因子如 TNF-α、IL-1、IL-12、IFN-α、IFN-β、IFN-γ 和 MCP-1 等迅速大量产生的现象。正常情况下，机体通过一定调控机制，使促炎细胞因子和抗感染细胞因子之间处于平衡，但在异常情况下，机体调控失常，体液中的抗感染细胞因子不足以抵御迅速产生的大量促炎细胞因子，导致全身炎症反应综合征。细胞因子风暴可发生在 SARS、流感、脓毒血症和急性呼吸窘迫综合征等疾病中，若不及时采取正确的处理措施，会严重危及人的生命。

二、刺激造血功能

从造血干细胞发育为成熟血细胞的过程中，每一个阶段都需要细胞因子参与，其中起主要作用的是各类集落刺激因子，比如 GM-CSF、G-CSF、M-CSF 可以促进粒细胞和巨噬细胞的增殖分化；EPO 可促进红细胞的生成；IL-11 和 TPO 可促进骨髓巨核细胞分化、成熟和血小板的生成。

三、参与免疫调节

在免疫应答的过程中，细胞因子发挥重要调节作用。

在免疫应答识别和分化阶段，有的细胞因子可刺激免疫细胞增殖，如 IL-6 和 IL-13 刺激 B 细胞增殖，IL-2 和 IL-15 刺激 T 细胞的增殖；也有的细胞因子可刺激免疫细胞的分化，如 IL-4 促进 $CD4^+$T 细胞分化成 Th2 细胞，IL-12 促进 $CD4^+$T 细胞分化成 Th1 细胞。

在免疫应答的效应阶段，多种细胞因子刺激免疫细胞对抗原性异物进行杀伤、清除，如 IFN-γ 能激活单核巨噬细胞杀灭微生物，IL-5 能刺激嗜酸粒细胞产生杀伤蠕虫的效应等。

另外，有的细胞因子可表现出免疫抑制性。如 IL-10 能抑制 Th1 细胞合成分泌 IFN-γ 等细胞因子，并具有抑制单核-巨噬细胞，降低其提呈抗原的能力；TGF-β 可抑制巨噬细胞的激活，也可抑制杀伤性 T 细胞（CTL）的成熟。

四、抗病毒抗肿瘤

有些细胞因子具有抗病毒和抗肿瘤作用，如 TNF 能直接杀伤肿瘤细胞；INF 作用于正常组织，使之产生抗病毒蛋白，抑制病毒在细胞内增殖。还有些细胞因子通过活化免疫细胞发挥作用，如 IL-2 可活化 NK 细胞、单核-巨噬细胞，增强其对靶细胞的杀伤作用。

五、其他生物学活性

除上述生物学活性外，细胞因子还具有诱导细胞凋亡、促进血管生成、抗细菌感染等作用。IL-2 可诱导抗原活化的 T 细胞凋亡，TNF 可诱导肿瘤细胞凋亡；IL-8 和成纤维细胞生长因子可促进血管生成。

第 4 节　与细胞因子及其受体相关的生物制品

细胞因子通过与靶细胞表面相应高亲和力受体结合发挥其生物学活性。目前，采用现代生物技术研发的细胞因子受体拮抗蛋白、细胞因子抗体和重组细胞因子在临床上已广泛应用于肿瘤、自身免疫性疾病、免疫缺陷病、造血功能障碍和感染性疾病等的治疗（表 34-3）。

表 34-3　与细胞因子及其受体相关的生物制品

名称	治疗疾病
重组干扰素 α	人毛细胞白血病、Kaposi 肉瘤、慢性髓样白血病、肾细胞癌、黑色素瘤、尖锐湿疣、丙型肝炎和乙型肝炎等
重组干扰素 β	多发性硬化
重组干扰素 γ	慢性肉芽肿
重组促红细胞生成素	慢性肾衰竭引起的重度贫血、癌症化疗后导致的贫血等
重组 G-CSF	肿瘤化疗后白细胞减少、自身骨髓移植、白血病等
重组 GM-CSF	肿瘤化疗后白细胞减少、再生障碍性贫血、AIDS 等
IL-11	化疗和放疗引起的血小板减少、恶性肿瘤
IL-2	恶性肿瘤、免疫缺陷
EGF	烧伤、口腔溃疡
抗 IL-4 单抗	哮喘
抗 IL-2R 单抗	移植排斥反应
抗 IL-12/23 单抗	银屑病
TNF 嵌合抗体	溃疡性结肠炎、类风湿性关节炎
人 TNF 的单克隆抗体	类风湿性关节炎
TNF-受体-Ig 融合蛋白	类风湿性关节炎

目 标 检 测

一、名词解释

1. 细胞因子　2. 干扰素

二、填空题

1. 细胞因子的生物学活性主要包括________、________、________和________。

2. 细胞因子根据生物学效应不同分为________、________、________、________、________和________六大类。

三、选择题

A_1 型题(单句型最佳选择题)

1. 下列哪类细胞不能分泌细胞因子
   A. T 淋巴细胞　B. B 淋巴细胞
   C. 浆细胞　D. 单核细胞
   E. 成纤维细胞

2. 关于细胞因子的叙述,下列哪项有误
   A. 一般是小分子量蛋白质
   B. 与细胞因子受体结合后才能发挥作用
   C. 主要以内分泌形式发挥作用
   D. 生物学效应具有拮抗性
   E. 生物学效应具有重叠性

3. 产生 TNF-α 的主要细胞是
   A. 单核巨噬细胞　B. 静止 T 细胞
   C. B 细胞　D. 树突状细胞
   E. 红细胞

4. 介导炎症反应发生,具有趋化作用的细胞因子是
   A. IL-2　B. TGF-β
   C. CSF　D. IFN
   E. IL-8

（谢玲林）

第35章 免疫应答

第1节 概　述

一、免疫应答的概念与类型

考点：免疫应答的概念

免疫应答(immune response)是指机体受抗原刺激后，免疫细胞活化、增殖、分化并产生免疫效应的过程。在正常情况下免疫应答能及时清除体内抗原性异物，维持机体生理平衡；但在异常情况下也可对机体造成损伤，引起超敏反应或其他免疫相关疾病。

考点：免疫应答根据主导作用的免疫细胞不同分类

广义上免疫应答分为固有免疫应答(非特异性免疫应答)和适应性免疫应答(特异性免疫应答)(参见第36章)，但通常所说的免疫应答指的是适应性免疫应答。适应性免疫应答有多种分类方法。

(1) 根据在免疫应答中起主导作用的免疫细胞不同，将其分为B细胞介导的体液免疫应答和T细胞介导的细胞免疫应答。

(2) 根据抗原进入体内的时间和次数不同，分为初次应答和再次应答。

(3) 根据免疫应答是否表现出效应，分为正免疫应答和负免疫应答。正免疫应答是抗原刺激机体后，产生抗体或效应T细胞，发挥特异性免疫效应。负免疫应答又称免疫耐受，是抗原刺激机体后，对该抗原不发生特异性免疫效应。

考点：免疫应答的基本过程

二、免疫应答的过程

免疫应答的基本过程人为地分为三个阶段(图35-1)。

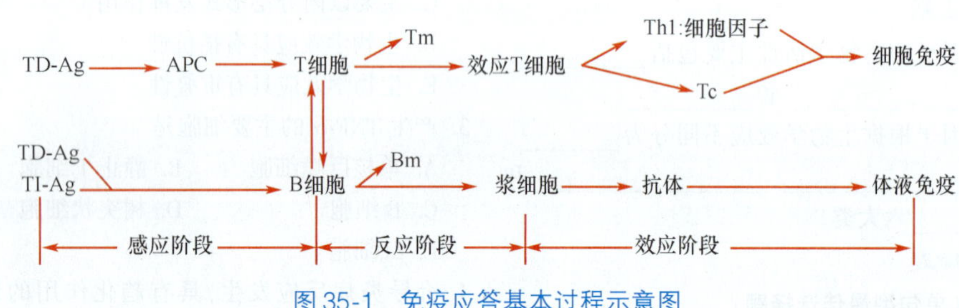

图35-1　免疫应答基本过程示意图

(一) 感应阶段(抗原提呈与识别阶段)

感应阶段是指抗原提呈细胞(APC)摄取、加工、处理、提呈抗原和免疫细胞(B、T细胞)识别抗原的阶段。

(二) 反应阶段(免疫细胞活化、增殖与分化阶段)

反应阶段是指B、T细胞识别抗原后，活化、增殖、分化，产生效应细胞(浆细胞或效应T细胞)的阶段。在此阶段，有部分B、T细胞中途停止分化形成记忆细胞(Bm或Tm)，当再次接触相同抗原时，记忆细胞可迅速增殖分化为效应细胞，发挥特异性免疫效应。

(三) 效应阶段

效应阶段是指浆细胞分泌抗体发挥特异性体液免疫效应和效应T细胞直接杀伤或通过

分泌细胞因子发挥特异性细胞免疫效应的阶段。

三、免疫应答的特点

考点：免疫应答的特点

免疫应答主要具有特异性、记忆性、放大性、HLA 限制性等特点。

（一）特异性

特异性是指 T、B 细胞只能被相应抗原激活，所产生的效应 T 细胞和抗体也只能与相应抗原发生反应。

（二）记忆性

记忆性是指免疫应答中产生的记忆细胞对抗原的刺激具有记忆性，当机体再次接触相同抗原时发生更迅速、更强烈的反应。

（三）放大性

放大性是指免疫细胞受抗原刺激后，进行分化增殖，产生较多的效应细胞和效应分子，放大免疫效应。

（四）HLA 限制性

HLA 限制性是指 T 细胞识别 APC 所提呈的抗原肽的过程中，必须同时识别与抗原肽形成复合物的 HLA 分子。

第 2 节 抗原提呈

抗原提呈（antigen presentation）是指 APC 将胞质内自身产生的内源性抗原或摄入胞质内的外源性抗原加工处理成一定大小的多肽片段，即抗原肽。抗原肽与 HLA 分子结合成抗原肽-HLA 复合物表达于 APC 表面，供 T 细胞表面的 TCR 识别的过程。

抗原根据来源不同分为两大类：一是细胞内合成的内源性抗原，如病毒感染的细胞合成的病毒蛋白、肿瘤细胞合成的肿瘤抗原、某些细胞内的自身成分等；二是来自细胞外的外源性抗原，如细菌、异种蛋白、被吞噬的细胞等（图 35-2）。

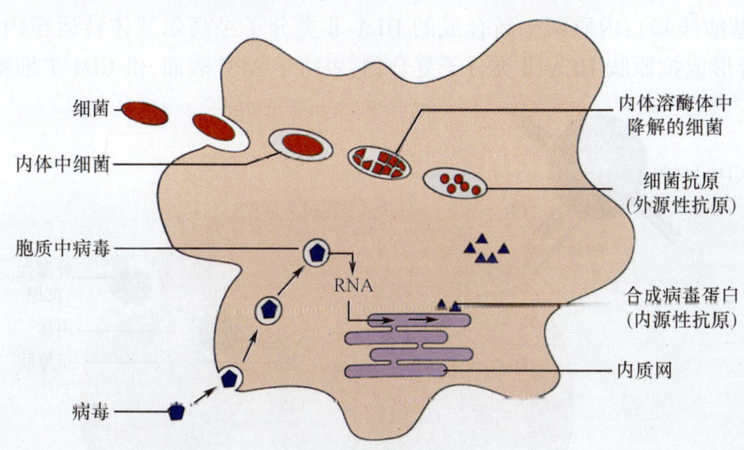

图 35-2 内源性抗原与外源性抗原的产生

APC 对抗原提呈的方式主要有两种途径：HLA-Ⅰ类分子途径和 HLA-Ⅱ类分子途径。

一、内源性抗原的提呈（HLA-Ⅰ类分子途径）

绝大多数有核细胞均可表达 HLA-Ⅰ类分子，因此它们都具有通过 HLA-Ⅰ类分子途径加工和提呈抗原的能力。内源性抗原的提呈主要通过 HLA-Ⅰ类分子途径，基本过程见图 35-3。内源性抗原在胞质中被蛋白酶体降解为抗原肽，抗原肽与内质网（ER）表面的抗原加工相关转运物（transporter associated with antigen processing, TAP）结合，将抗原肽转移至内质网腔内；抗原肽与内质网中新组装的 HLA-Ⅰ类分子结合形成抗原肽-HLA-Ⅰ类分子复合物。抗原肽-HLA-Ⅰ类分子复合物经高尔基体转运至细胞膜上，提呈给 CD8$^+$T 细胞供其识别。

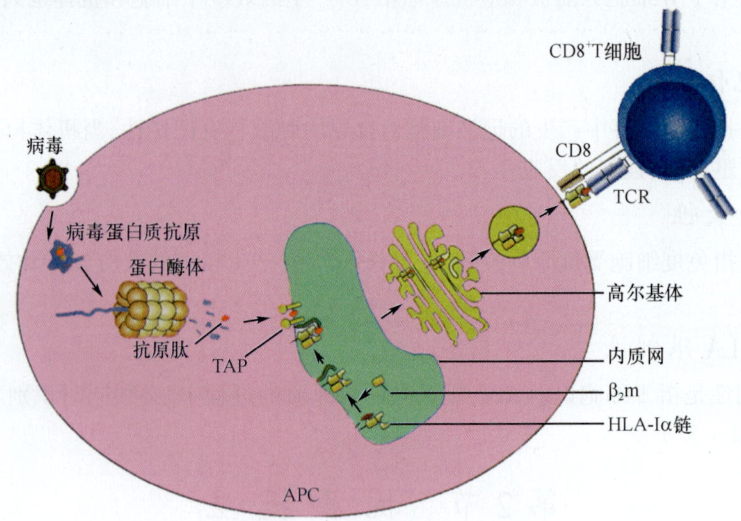

图 35-3 内源性抗原的提呈

二、外源性抗原的提呈（HLA-Ⅱ类分子途径）

外源性抗原主要通过 HLA-Ⅱ类分子途径提呈，基本过程见图 35-4。外源性抗原被 APC 识别并摄入形成内体，在内体抗原蛋白被水解为多肽片段，并随内体转移至溶酶体或与溶酶体融合为内体/溶酶体；在溶酶体内抗原被进一步降解成为能与 HLA-Ⅱ类分子结合的抗原肽（6～30 个氨基酸残基）；内质网中新合成的 HLA-Ⅱ类分子经高尔基体转运至内体/溶酶体，与抗原肽结合形成抗原肽-HLA-Ⅱ类分子复合物，表达于 APC 表面，供 CD4$^+$T 细胞识别。

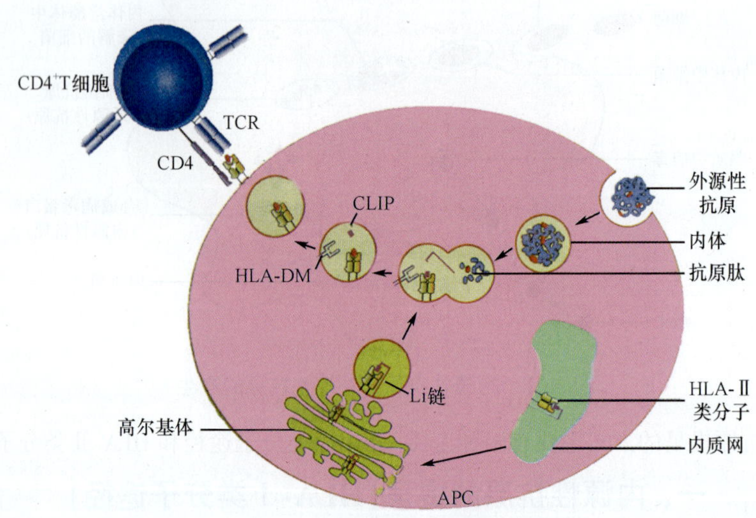

图 35-4 外源性抗原的提呈

第3节　B淋巴细胞介导的体液免疫应答

体液免疫应答(humoral immune response)即B细胞介导的免疫应答,是指B细胞在抗原的刺激下活化、增殖并分化为浆细胞,产生特异性抗体进入体液,发挥免疫效应的过程。

考点:体液免疫应答的概念

根据B细胞在抗原的刺激下产生抗体是否需要Th细胞辅助,抗原分为TD-Ag和TI-Ag。TD-Ag既能诱导机体发生体液免疫应答,又能诱导机体发生细胞免疫应答;TI-Ag只能诱导机体发生体液免疫应答,不能诱导细胞免疫应答。

一、TD-Ag诱导的体液免疫应答

TD-Ag诱导的体液免疫应答必须有APC、Th细胞($CD4^+$T细胞)和B细胞的参与,其基本过程如下(图35-5)。

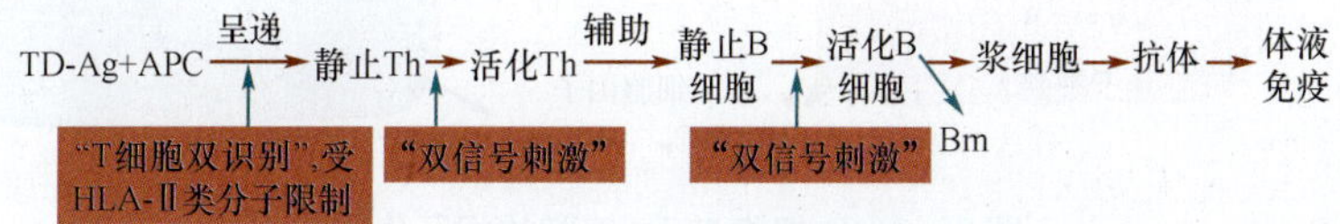

图35-5　TD-Ag诱导体液免疫应答基本过程

(一)抗原提呈与识别阶段

1. 抗原提呈　TD-Ag进入机体,由APC摄取加工为抗原肽,抗原肽与HLA-Ⅱ类分子结合形成抗原肽-HLA-Ⅱ类分子复合物表达于APC表面,供Th细胞识别。

2. Th细胞对抗原的识别　Th细胞通过TCR识别APC表面的抗原肽-HLA-Ⅱ类分子复合物中的抗原肽,通过CD4分子识别HLA-Ⅱ类分子的β_2功能区,即"T细胞的双识别"。Th细胞对抗原的识别受HLA-Ⅱ类分子的限制。

3. B细胞对抗原的识别　B细胞表面的BCR可直接识别并结合抗原,不受HLA-Ⅱ类分子的限制。但B细胞识别抗原后只有得到活化的Th细胞的辅助后才能活化。

(二)活化、增殖和分化阶段

活化、增殖和分化阶段指B细胞识别抗原后活化、增殖和分化为浆细胞的阶段(图35-6)。B细胞的活化、增殖分化依赖Th细胞的辅助。

Th细胞通过识别和结合相应抗原后获得活化的第一信号,又称抗原特异性信号,该信号通过CD3分子传递至细胞内;第一信号产生后,Th细胞和APC细胞通过表面的协同刺激分子相互作用,主要是Th细胞表面的CD28和APC表面的B7(CD80)结合,产生Th细胞活化的第二信号,又称协同刺激信号。在双信号的刺激下,Th细胞活化、增殖,分化为Th1和Th2。Th2通过分泌细胞因子如IL-2、IL-4、IL-5、IL-6、IL-10、TNF等促进B细胞的增殖分化。

B细胞既是APC,也是体液免疫的效应细胞。B细胞的活化也需要双信号刺激。B细胞通过BCR识别结合抗原肽,产生活化的第一信号,该信号由Igα/Igβ转导入细胞内;与此同时,B细胞通过与Th细胞间多个黏附分子对的相互作用,如CD40/CD40L(CD40配体)、细胞间黏附分子1(ICAM-1)/淋巴细胞功能相关抗原1(LFA-1)等,产生活化的第二信号。在双信号刺激下,B细胞活化。

活化的B细胞表面可表达多种细胞因子受体,与Th2细胞产生的相应细胞因子如IL-4、IL-5、IL-10、TNF等结合,增殖分化为浆细胞。在此过程中,部分B细胞中途停止分化形成记忆细胞。

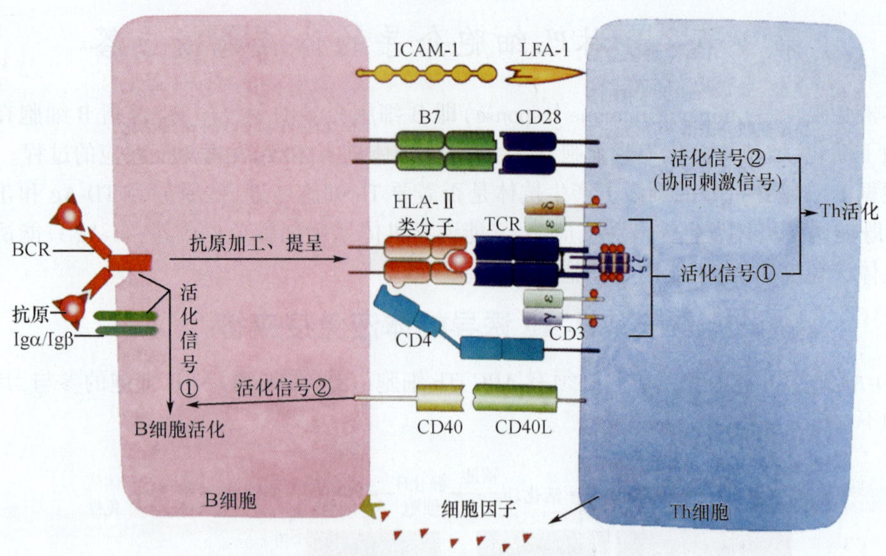

图 35-6 B 细胞与 Th 细胞的相互作用

(三) 效应阶段

效应阶段指浆细胞分泌抗体发挥免疫效应的阶段。浆细胞接受不同的细胞因子作用产生不同的抗体如 IL-2、IL-4、IL-6 和 IFN-γ 可促进 IgG 合成，IL-2、IL-4、IL-5 可促进 IgM 合成，IL-5、TGF-β 可促进 IgA 合成，IL-4 可促进 IgE 合成。抗体与相应抗原结合通过中和作用、调理作用、ADCC 作用等方式发挥免疫效应，达到清除抗原的目的。

二、TI-Ag 诱导的体液免疫应答

TI-Ag 不需要 Th 细胞的辅助，也不需要 APC 参与，直接与 B 细胞结合后，产生较强的刺激信号，使 B 细胞活化、增殖和分化为浆细胞，产生抗体发挥免疫效应。其基本过程见图 35-7。

TI-Ag → 静止B细胞 → 活化B细胞 → 浆细胞 → 抗体 → 体液免疫

图 35-7 TI-Ag 诱导体液免疫应答的基本过程

TI-Ag 诱导的体液免疫应答只能产生 IgM 类抗体，不形成记忆细胞，因此，TI-Ag 诱导的体液免疫应答没有再次应答，但其在机体抵抗某些胞外病原体感染中发挥重要作用。

考点：抗体产生的一般规律及其应用

三、抗体产生的一般规律及其意义

(一) 初次应答

抗原初次进入机体引发的免疫应答称为初次应答(primary response)。抗原的性质、注射途径、剂量等都能影响初次应答。初次应答抗体产生有以下特点：潜伏期长，一般约 1～2 周才在血液中出现；产生抗体浓度低；在体内维持时间短(数天或数周)；最初出现 IgM，随后出现 IgG，但以低亲和力的 IgM 为主。

(二) 再次应答

当机体再次接受相同抗原刺激产生的免疫应答称为再次应答(secondary response)。由于初次应答免疫记忆细胞的存在，机体可迅速产生高效、特异的再次应答。再次应答抗体产

生有以下特点：潜伏期短，一般为初次应答潜伏期的一半；产生抗体浓度高；在体内维持时间长（数月或数年）；抗体以高亲和力的IgG为主。

初次应答和再次应答都先产生IgM，后产生IgG。IgM维持时间短，初次应答中当IgM接近消失时才出现IgG。再次应答中IgM的含量与初次应答相似，增多的主要是IgG（图35-8）。

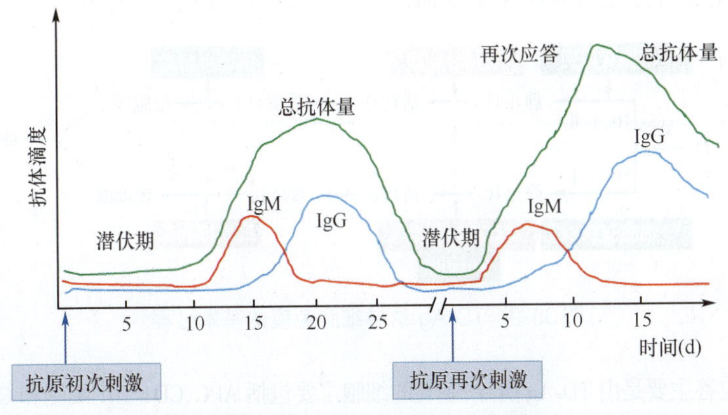

图35-8 抗体产生一般规律示意图

在医学实践中，了解抗体产生的一般规律有重要的指导意义：①指导预防接种。免疫原性较弱的疫苗接种应采用2次或2次以上加强免疫，产生高亲和力、高浓度的抗体，获得更好的免疫效果。②指导传染病的诊断。在免疫应答中，IgM出现早，消失快，因此检测特异性IgM可作为早期感染的诊断依据或胎儿宫内感染的指标；IgG出现较晚，维持时间长，检测特异性IgG可作为恢复期或曾经感染的诊断依据，也可作为判断机体产生特异性免疫力的指标。③指导传染病病情评估。检测患者疾病早期和恢复期血液中特异性抗体的效价，一般抗体滴度增长4倍有诊断意义，根据抗体含量的变化有助于评估病情。

链接

乙肝疫苗为何注射3次

根据计划免疫的要求，目前我国乙肝疫苗是按0、1、6个月程序进行3次免疫接种。出生后24小时内注射第1针，1个月和6个月后分别注射第2、3针。第1次接种后，疫苗进入人体刺激免疫系统发生初次应答，约30%～50%的人会出现抗体，产生的抗体以IgM为主，维持时间短，亲和力低。第2次接种后，机体受到同种抗原的再次刺激产生再次应答，迅速产生抗体，产量高、亲和力强。第3次接种后进入加强阶段，约90%～95%的被接种者可出现抗体。通常3次注射完成后，抗体可维持3～5年。目前，国内多数学者建议免疫后3～5年内再加强1次为好。

四、体液免疫应答的生物学效应

考点：体液免疫应答的生物学效应

体液免疫通过特异性抗体发挥免疫效应，可通过中和作用、激活补体、调理作用ADCC作用和阻止局部抗原侵入黏膜等多种机制发挥免疫效应，以清除非己抗原。

1. 抗胞外病原体感染作用　由于抗体不能进入细胞内，因此主要清除胞外病原体。

2. 中和病毒，中和毒素　抗体与胞外病毒结合阻止病毒吸附于易感细胞而阻断感染。抗体与游离外毒素结合，阻止毒素进入细胞发挥其毒性作用。

3. 免疫损伤作用　在某些情况下，抗体参与Ⅰ、Ⅱ、Ⅲ型超敏反应及自身免疫性疾病，引起免疫病理损伤。

第4节 T淋巴细胞介导的细胞免疫应答

考点：细胞免疫应答的概念

细胞免疫应答(cellular immune response)即由T细胞介导的免疫应答，是指T细胞受抗原刺激后，活化、增殖并分化为效应T细胞而发挥免疫效应的过程(图35-9)。

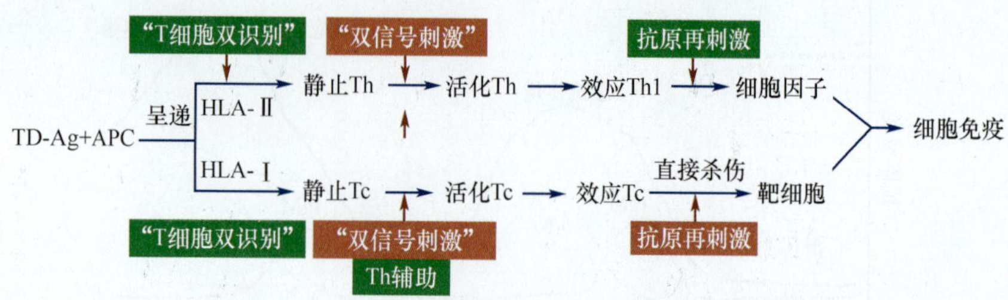

图35-9 TD-Ag诱导细胞免疫的基本过程

细胞免疫应答主要是由TD-Ag诱导，参与的细胞主要包括APC、$CD4^+$Th1细胞和$CD8^+$Tc细胞。

一、细胞免疫应答的过程

(一)抗原提呈与识别阶段

1. APC对抗原的提呈 外源性抗原被APC摄取、加工和处理，以抗原肽-HLA-Ⅱ类分子复合物形式呈递给$CD4^+$T细胞识别；内源性抗原经APC加工处理，以抗原肽-HLA-Ⅰ类分子复合物形式呈递给$CD8^+$T细胞识别。

2. Th细胞对抗原的识别(参见本章第3节)。

3. Tc细胞对抗原的识别 Tc细胞通过TCR识别抗原肽-HLA-Ⅰ类分子复合物中的抗原肽，通过CD8分子识别HLA-Ⅰ类分子的α_3功能区，即"T细胞的双识别"。Tc细胞对抗原的识别受HLA-Ⅰ类分子的限制。

(二)T细胞的活化、增殖和分化

指Th细胞和Tc细胞识别抗原后，活化、增殖和分化为$CD4^+$Th1细胞和效应$CD8^+$Tc细胞阶段。

1. Th细胞的活化、增殖和分化 Th细胞在双信号的刺激下被活化(参见本章第3节)，活化的Th细胞表面表达多种细胞因子受体，在以IL-12、IFN-r为主的细胞因子作用下，增殖分化为$CD4^+$Th1细胞，主要介导细胞免疫应答；在IL-4等细胞因子作用，增殖分化为$CD4^+$Th2细胞。

2. Tc细胞的活化、增殖和分化 $CD8^+$Tc的活化主要有两种方式，一种为Th细胞依赖性的，这种方式作用下的靶细胞一般低表达或不表达协同刺激因子，必须在APC和Th细胞辅助下才能有效激活$CD8^+$Tc增殖分化为效应$CD8^+$Tc细胞(即为CTL)。另一种为Th细胞非依赖性的，主要是高表达协同刺激因子的病毒感染树突状细胞，可不需要Th细胞的辅助而直接刺激$CD8^+$Tc产生IL-2，诱导$CD8^+$Tc增殖分化为CTL。

(三)T细胞的效应阶段

1. $CD4^+$Th1细胞介导的效应 $CD4^+$Th1细胞接受特异性抗原刺激后，释放多种细胞因子如IFN-γ、IL-2、TNF-β等并通过其作用，发挥细胞免疫效应，使局部组织产生以单核细胞、巨噬细胞以及淋巴细胞浸润为主的慢性炎症反应，在宿主抗胞内病原体感染和肿瘤免疫中发挥重要作用。

2. $CD8^+$Tc细胞介导的效应 效应$CD8^+$Tc细胞与表达相应抗原的靶细胞接触，主要通过两条途径直接杀伤靶细胞。其杀伤作用具有抗原特异性,受 HLA-Ⅰ类分子限制;也具有高效性,可连续杀伤多个靶细胞(图 35-10)。

(1) 穿孔素/颗粒酶途径:效应 $CD8^+$ Tc 细胞可向靶细胞释放细胞毒性蛋白(穿孔素和颗粒酶),穿孔素可导致靶细胞形成跨膜通道,使细胞外水和电解质进入胞内,使靶细胞裂解死亡。颗粒酶可沿穿孔素在靶细胞膜上形成的孔道进入靶细胞,激活凋亡相关的酶系统,导致靶细胞凋亡。

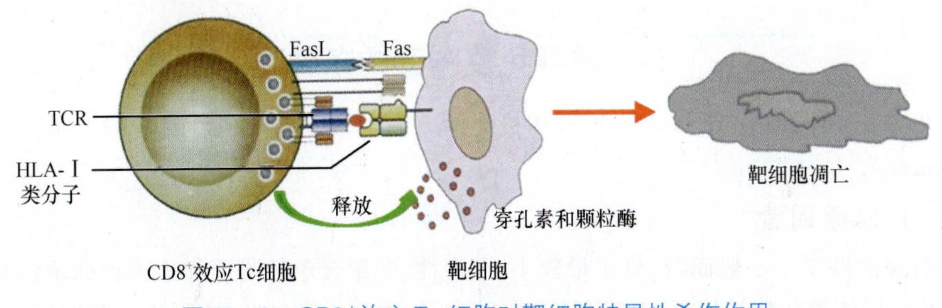

图 35-10　$CD8^+$效应 Tc 细胞对靶细胞特异性杀伤作用

(2) Fas/FasL 途径:效应 Tc 细胞可高效表达 FasL(凋亡蛋白 1 受体),能与靶细胞表面的 Fas 分子(凋亡蛋白 1)结合,从而启动细胞死亡信号,导致靶细胞凋亡。

二、细胞免疫应答的生物学效应

考点:细胞免疫应答的生物学效应

1. 抗胞内病原体感染作用　主要针对胞内寄生菌(如结核杆菌、伤寒沙门菌、麻风杆菌等)、病毒、真菌及某些寄生虫如原虫。

2. 抗肿瘤作用　效应 $CD8^+$Tc 细胞可特异性杀伤肿瘤细胞,Th1 细胞通过释放细胞因子发挥直接或间接杀瘤效应。

3. 免疫损伤作用　在某些情况下参与Ⅳ型超敏反应、移植排斥反应和某些自身免疫性疾病等发生和发展过程。

第 5 节　免疫耐受▲

免疫耐受(immunological tolerance)是指机体免疫系统接受某种抗原作用后产生的对该抗原的特异性无应答状态,又称负免疫应答。免疫耐受具有高度特异性和记忆性,只对特定的抗原无应答,对其他抗原仍能产生免疫应答。

免疫耐受不同于免疫缺陷和免疫抑制,前者表现为机体对某种抗原的特异性免疫无应答,后两者表现为机体对任何抗原均不反应或反应减弱。

一、免疫耐受的分类

免疫耐受分为天然免疫耐受和获得性免疫耐受两种。

1. 天然免疫耐受(natural tolerance)　是由自身抗原诱导产生的免疫耐受,又称自身耐受(self tolerance)。

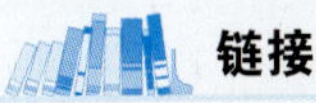
链接

天然免疫耐受和获得性免疫耐受的发现

1945 年,Owen 发现二卵双生小牛由于在胚胎期胎盘血管相互融合导致血液自由交流,出生后双方形成含有两种不同血型抗原的红细胞,构成红细胞嵌合体,相互间进行皮肤移植不发生移植排斥反应;但将其他小牛的皮肤移植给此二卵双生小牛,则被排斥。1953 年,Medawar 将 CBA 系黑鼠的脾细胞注入A系白鼠的胚胎内,当此A系白鼠出生8周后,将CBA系黑鼠皮肤移植给此A系白鼠,移植物存活而不被排斥,但此A系白鼠不能接受其他品系小鼠的皮肤移植,而未经处理的A系白鼠接受其他品系包括CBA系皮肤移植后都会发生排斥反应。

2. 获得性免疫耐受(acquired tolerance) 是由外来抗原诱导产生的免疫耐受,又称人工诱导的免疫耐受。

二、诱导免疫耐受的条件

免疫耐受是否成功主要取决于抗原和机体两方面因素。诱导免疫耐受的抗原称为耐受原(tolerogen)。

(一) 抗原因素

1. 抗原的性质 一般而言,分子量较小、可溶性、非聚合单体物质如人丙种球蛋白和脂多糖等以及与机体遗传背景接近的抗原易成为耐受原,诱发免疫耐受;抗原的异源性近,分子结构差异小,也易诱发免疫耐受。

2. 抗原的剂量 一般而言,TI-Ag诱导机体产生免疫耐受所需抗原剂量高,TD-Ag在低剂量和高剂量时均可诱导机体发生免疫耐受。

3. 抗原免疫的途径 口服最容易诱导全身免疫耐受;静脉注射、腹腔注射次之;肌内或皮下注射最难诱导免疫耐受。

4. 抗原的持续存在 在缺乏第二信号刺激情况下,单纯被自身抗原持续刺激的特异性T细胞不仅不能被活化,反而易发生凋亡,导致对自身抗原的耐受。

(二) 机体因素

1. 机体的免疫系统成熟程度 机体免疫系统发育愈成熟,诱导发生免疫耐受难度愈大。一般而言,胚胎期最易诱导免疫耐受,新生儿次之。

2. 动物的种属和品系 不同种属或同种不同品系的动物诱发免疫耐受的难易有差异。兔、有蹄类和灵长类动物一般只在胚胎期较易诱导免疫耐受;而小鼠和大鼠在胚胎期和新生期均能诱导耐受。

3. 机体的免疫状态 单独应用抗原一般不易诱导健康成人免疫耐受,但与免疫抑制措施联合应用,造成机体免疫功能低下则可诱导耐受。

三、研究免疫耐受的意义

免疫耐受的诱导、维持和破坏,影响着许多疾病的发生、发展和转归。建立或加强生理性免疫耐受可维持机体免疫系统的稳态,有助于防止自身免疫病、器官移植排斥反应和超敏反应等的发生;因病理性免疫耐受可导致肿瘤和慢性持续性感染的发生,设法打破这种耐受,使机体恢复正常免疫应答,可提高机体抗肿瘤和抗感染能力。因此,临床上常常采取人工方法诱导建立或破坏免疫耐受。

第6节 免 疫 调 节▲

免疫调节(immunoregulation)是指机体在免疫应答过程中免疫细胞与免疫分子间以及免疫系统与机体其他系统间构成一个相互促进与相互制约的调节网络,使机体对抗原产生最适的应答。

免疫调节贯穿整个免疫应答过程，由多种免疫细胞（T细胞、B细胞、NK细胞和巨噬细胞等）、多种免疫分子（抗体、补体、细胞因子和膜表面分子等）和机体多个系统（神经系统、内分泌系统和免疫系统等）共同参与。

免疫调节正常发挥对维持机体内环境的稳定有重要作用。若免疫调节功能异常，可能导致自身免疫性疾病、超敏反应、严重感染或肿瘤的发生。因此，利用免疫调节机制采取免疫干预手段，可用于临床对某些疾病的预防与治疗。

目标检测

一、名词解释

1. 免疫应答　2. 抗原提呈　3. 免疫耐受

二、填空题

1. 免疫应答基本过程包括________、________和________3个阶段。
2. 免疫应答主要特点有________、________和________。
3. 细胞免疫应答生物学效应有________、________和________。
4. 效应Tc细胞释放________、________两种细胞毒性蛋白杀伤靶细胞。

三、选择题

A_1型题（单句型最佳选择题）

1. 产生抗体的细胞是
   A. T细胞　B. 浆细胞
   C. 单核细胞　D. 巨噬细胞
   E. NK细胞
2. 抗体初次应答的特点是
   A. 抗体以IgG类为主
   B. 抗体的亲和力较高
   C. 产生抗体浓度高
   D. 产生抗体浓度低
   E. 抗体产生潜伏期较短
3. 免疫应答的过程不包括
   A. T细胞在胸腺内的分化成熟
   B. B细胞对抗原的特异性识别
   C. 巨噬细胞对抗原的处理和提呈
   D. T细胞和B细胞的活化增值和分化
   E. 效应细胞和效应分子的产生和作用
4. 可形成免疫记忆的细胞是
   A. 巨噬细胞　B. 中性粒细胞
   C. T、B细胞　D. NK细胞
   E. 红细胞
5. 免疫耐受是指
   A. 机体免疫系统发育不良
   B. 使用免疫抑制剂抑制免疫功能
   C. 免疫功能缺陷
   D. 再次接触相同抗原发生免疫应答
   E. 某抗原刺激机体后，对该抗原特异性无应答状态
6. $CD4^+$T细胞识别的是
   A. 蛋白质抗原
   B. 抗原肽-HLA-Ⅰ类分子复合物
   C. 核酸抗原
   D. 抗原肽-HLA-Ⅱ类分子复合物
   E. 脂多糖抗原
7. 特异性细胞免疫的效应细胞是
   A. Th1，Th2　B. Th1，Tc
   C. Th1，Ts　D. Th2，Tc
   E. Th2，Ts
8. Tc细胞杀伤靶细胞错误的是
   A. 有抗原特异性
   B. 抗体和补体参与
   C. 可连续杀伤靶细胞
   D. 释放穿孔素和颗粒酶
   E. 受HLA-Ⅰ类分子限制

四、简答题

1. 初次应答与再次应答各有何特点。
2. 简述体液免疫与细胞免疫的生物学效应。
3. 简述免疫应答的基本过程。

（谢玲林）

第 36 章　抗感染免疫

人类在自然环境中时刻受到各类病原生物如细菌、病毒以及寄生虫等的威胁。在长期的进化过程中，人体建立了抵抗病原生物感染的一系列防御功能，即抗感染免疫。抗感染免疫包括固有免疫和适应性免疫。固有免疫是抗感染免疫的基础，首先发挥作用，并参与适应性免疫的启动和效应；适应性免疫发挥作用较固有免疫为迟，但其抗感染功能强而持久，并可加强固有免疫的功能，它们相互配合，共同发挥抗感染免疫效应。

第 1 节　非特异性免疫

考点：非特异性免疫的特点和组成

非特异性免疫是机体在长期种系发育和进化过程中逐渐形成的抵抗病原生物感染的天然防御功能，又称先天性免疫或固有免疫。其特点是：生来就有，比较稳定，可以遗传，无明显个体差异；作用无特异性，即对各种病原生物都有一定的防御力。

非特异性免疫系统主要是由机体的屏障结构、固有免疫细胞和固有免疫分子组成。

一、屏障结构

（一）皮肤和黏膜屏障

皮肤和黏膜屏障是机体阻挡和防御病原生物进入机体的第一道天然防线。

1. 机械性阻挡与排除作用　体表上皮细胞的脱落与更新，可清除大量黏附于其上的细菌；当烧伤或发生湿疹时容易发生感染，说明完整的皮肤具有抗感染的能力；呼吸道黏膜的纤毛不停向上摆动可将细菌排至咽部，并由此咳出；眼、口腔、支气管等部位经常有泪液、唾液和支气管分泌物的冲洗可排出外来的病原生物。

2. 分泌物的抑菌与杀菌作用　皮肤和黏膜屏障除机械性阻挡与排除作用外，其分泌物还有一定程度的抑菌杀菌作用。如汗腺分泌的乳酸、皮脂腺分泌的脂肪酸、唾液腺和泪腺分泌的溶菌酶都有杀菌作用；胃黏膜分泌的胃酸能杀灭吞入的多种病原菌，如霍乱弧菌、肠道致病性杆菌等，当胃液缺乏或胃切除后，对肠道致病菌的感染率增加。

3. 正常菌群的作用　正常皮肤和黏膜表面存在正常菌群，可通过与病原生物竞争受体、竞争营养物质和分泌杀菌、抑菌物质等方式抵抗病原生物的感染。

（二）血脑屏障

血脑屏障是位于血液与脑组织、脑脊液之间的屏障，是由软脑膜、脉络丛毛细血管壁和毛细血管壁外覆盖的星形胶质细胞组成。其结构致密，能阻止血液中病原生物、毒素或其他大分子物质进入脑组织和脑脊液，从而保护中枢神经系统。婴幼儿血脑屏障发育不完善，容易发生中枢神经系统感染，如脑炎、脑膜炎等（图 36-1）。

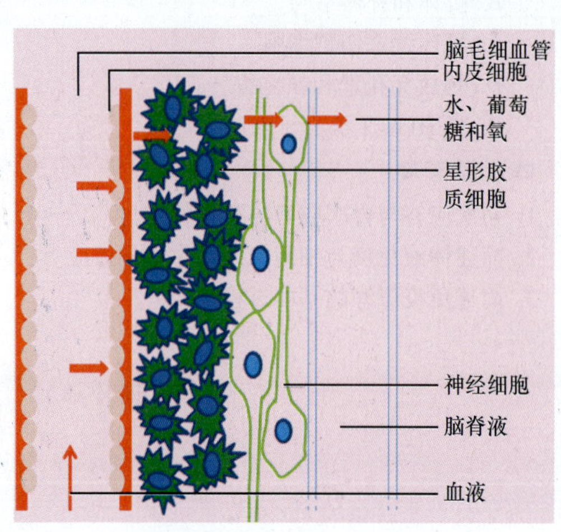

图 36-1　血-脑屏障组成

(三) 胎盘屏障

胎盘屏障由母体子宫内膜的基蜕膜和胎儿的绒毛膜组成,可防止母体内病原生物和有害物质进入胎儿体内,从而保护胎儿。但妊娠早期(3 个月内),胎盘屏障发育尚不成熟,此时母体如果感染某些病毒(风疹病毒、巨细胞病毒等),病毒容易通过胎盘屏障感染胎儿,导致胎儿畸形、流产或死亡。

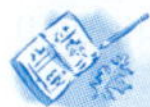

案例 36-1

患者,女性,30 岁,妊娠 6 周。今日全身出现粟粒大小红色丘疹,伴耳后淋巴结肿大,检测风疹病毒抗体 IgM 效价高,初步诊断为风疹,一周后痊愈。妊娠 37 周(足月)入院分娩,顺利生下一男婴,新生儿检查发现患有先天性心脏病。

问题:1. 该新生儿患先天性心脏病的病因可能是什么?

2. 胎儿感染容易发生在妊娠的哪一时期? 为什么?

二、固有免疫细胞

机体的固有免疫细胞主要包括:吞噬细胞、NK 细胞、树突状细胞、肥大细胞、嗜酸粒细胞和嗜碱粒细胞等。在抗感染免疫中吞噬细胞的作用至关重要,此处重点介绍吞噬细胞。

(一) 吞噬细胞种类

吞噬细胞分两大类:一类是小吞噬细胞,主要是血液中的中性粒细胞。另一类是大吞噬细胞,主要是血液中的单核细胞和组织中的巨噬细胞,两者构成单核-吞噬细胞系统。

(二) 吞噬细胞的吞噬作用

两类吞噬细胞的吞噬作用基本相似,但中性粒细胞主要吞噬存在于细胞外的细菌,而单核细胞、巨噬细胞主要吞噬细胞内寄生的病原体和衰老、损伤及恶变细胞。

吞噬细胞的吞噬杀菌过程,一般分为三个阶段(图 36-2)。

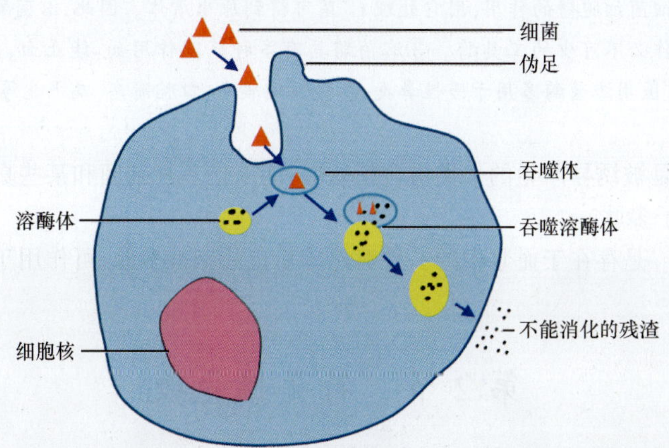

图 36-2　吞噬细胞吞噬杀菌过程示意图

1. 接触病原体　吞噬细胞与病原体的接触可以是两者随机相遇,也可以是在趋化因子(某些淋巴因子、补体 C3a,C5a 等)的作用下,吞噬细胞向病原体定向迁移,通过吞噬细胞膜表面受体识别病原体并与之结合。

2. 吞入病原体　有两种方式,一种是吞噬作用,对于较大的颗粒物质如细菌等,由吞噬细胞伸出伪足将细菌包绕摄入细胞内,形成吞噬体;另一种是吞饮作用,对于较小的物质如病毒等,吞噬细胞通过细胞膜内陷直接将结合在细胞膜上的病毒吞入细胞质中,形成吞饮体。

3. 杀灭病原体　吞噬体形成后,吞噬细胞质内的溶酶体与之靠近接触融合形成吞噬溶酶体,溶酶体内的各种酶可杀死病原体,并进一步消化分解,最后将不能消化的残渣排出吞噬细胞外。

(三) 吞噬结果

考点:吞噬细胞的吞噬结果

吞噬细胞吞噬结果与所吞噬病原体的种类、毒力及机体的免疫状态有关。其吞噬的结果分为完全吞噬和不完全吞噬。完全吞噬,多数病原菌被吞噬后可完全被杀死和消化;不完全吞噬,某些细菌如细胞内寄生菌(伤寒沙门菌、结核分枝杆菌和麻风分枝杆菌等)被吞噬后,不但不被杀死,反而在吞噬细胞内生长、繁殖或随吞噬细胞的游走而扩散,甚至引起吞噬细胞的死亡。

三、体液中固有免疫分子

正常人体液中含有多种抗病原生物的物质,主要包括补体(参见第32章)、细胞因子(参见第34章)、溶菌酶、抗菌肽、乙型溶素等。这些非特异性免疫分子在抗感染中也发挥一定作用。

1. 溶菌酶　主要由巨噬细胞产生的,存在于外分泌液和吞噬细胞溶酶体中的一种不耐热的碱性蛋白质。能破坏G^+菌细胞壁肽聚糖的β-1,4糖苷键,使细菌裂解死亡。G^-菌对溶菌酶不敏感,但在补体和特异性抗体存在下也能被溶菌酶裂解破坏。

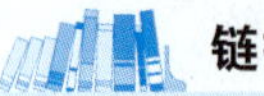
链接

溶菌酶的应用

目前,关于溶菌酶的应用较为广泛:①溶菌酶是一种无毒副作用的蛋白质,又有一定的溶菌作用,因此可用作天然的食品防腐剂。现已广泛应用于水产品、肉食品、蛋糕、清酒、料酒及饮料中的防腐;还可以添入乳粉中,以抑制肠道中腐败微生物的生存,同时直接或间接地促进肠道中双歧杆菌的增殖。②溶菌酶具有破坏细菌细胞壁的作用,用它处理G^+菌可得到原生质体。因此,溶菌酶是基因工程、细胞工程中细胞融合操作必不可少的工具酶。③溶菌酶具有多种药理作用如:能止血、消肿止痛及加快组织修复等作用,目前医用溶菌酶多用于慢性鼻炎、急慢性咽喉炎、口腔溃疡、扁平疣等的治疗。

2. 抗菌肽　是被诱导产生的一类富含精氨酸,能杀伤多种细菌和某些真菌、病毒、原虫和肿瘤细胞的小分子多肽。

3. 乙型溶素　是存在于血浆中的一种对热较稳定的碱性多肽,可作用于G^+菌细胞膜,产生破坏效应。

第2节　特异性免疫

考点:适应性免疫的特点

特异性免疫是指个体出生后,接触病原生物及其代谢产物等抗原物质后所产生的特异性免疫防御功能,又称后天免疫或获得性免疫或适应性免疫。其特点是:后天获得,不能遗传;有明显的个体差异;作用有特异性和记忆性。

特异性免疫包括体液免疫和细胞免疫。体液免疫主要由B细胞介导,通过产生抗体对细胞外和细胞表面的细菌、病毒和外毒素发挥作用。细胞免疫主要通过$CD4^+$Th1细胞和$CD8^+$Tc细胞对胞内寄生菌、病毒、真菌及寄生虫发挥作用(参见第35章)。

非特异性免疫与特异性免疫主要特点比较见表36-1。

表 36-1　非特异性免疫与特异性免疫主要特点比较

项目	非特异性免疫	特异性免疫
获得方式	生来就有	后天获得
	能遗传后代	不能遗传后代
作用特异性	无	有
免疫记忆	无	有
免疫产生时间	早期、快速(数分钟)	4、5 天后
免疫物质基础	屏障结构、吞噬细胞	体液免疫(抗体)
	体液中固有免疫分子	细胞免疫(效应 T 细胞)

第 3 节　抗各类病原体感染免疫

在自然环境中病原体的种类有很多,针对不同的病原体,抗感染免疫又可分为抗细菌免疫、抗病毒免疫、抗真菌免疫和抗寄生虫免疫等。

一、抗细菌免疫

(一) 抗胞外菌感染的免疫

胞外菌常存在于宿主细胞外的血液、淋巴液和组织液中。固有免疫和适应性免疫在抗胞外菌感染免疫中都起一定的作用。固有免疫以吞噬细胞的吞噬作用为主。适应性免疫中以体液免疫为主,其中参与的抗体主要是 IgG、IgM 和 SIgA。IgG 和 IgM 通过其 Fab 段与病原菌表面的抗原结合后,并通过其 Fc 段与吞噬细胞表面的 Fc 受体结合,从而促进吞噬细胞对病原菌的吞噬作用;也可以通过与病原菌结合后,激活补体系统,从而发挥溶细菌作用;SIgA 能抑制病原菌对宿主细胞的黏附,使病原菌失去致病作用。

(二) 抗胞内菌感染的免疫

少数病原菌属于胞内寄生菌(结核分枝杆菌、麻风分枝杆菌、伤寒沙门菌、布鲁菌和军团菌等)。抗胞内菌感染免疫以细胞免疫为主,可通过 Tc 细胞直接杀伤病原菌感染的细胞或通过 Th1 细胞释放细胞因子,激活并促进单核细胞、巨噬细胞的吞噬作用,清除入侵的病原菌。

(三) 抗毒素免疫

某些病原菌(如破伤风梭菌、白喉棒状杆菌等)能分泌外毒素,机体抗毒素免疫以体液免疫为主。抗体(抗毒素)能与相应外毒素结合并中和外毒素的毒性。

二、抗病毒免疫

病毒是严格细胞内寄生的非细胞型微生物,抗病毒免疫主要通过细胞免疫、体液免疫和 IFN 和 NK 细胞的作用实现的,它们彼此间相互配合、相互协同,达到清除病毒、维护机体内环境稳定的功能。其中,感染细胞内的病毒的清除以细胞免疫为主,通过 Tc 细胞直接杀伤病毒感染的靶细胞或 Th1 细胞分泌细胞因子,发挥抗病毒作用。细胞外的病毒的清除以体液免疫为主,病毒在细胞外可刺激机体产生特异性中和抗体(IgG、IgM、IgA),这些抗体能与游离的病毒结合并消除其感染能力,形成的病毒与抗体的免疫复合物也能被吞噬细胞清除。IFN 在病毒感染的早期发挥重要作用,通过诱导宿主细胞产生抗病毒蛋白质发挥抗病毒作用。NK 细胞可直接或依赖 IgG 通过 ADCC 作用非特异性杀伤受病毒感染的靶细胞。

三、抗真菌免疫

抗真菌免疫也包括固有免疫和适应性免疫两个方面，其中固有免疫在阻止真菌感染中起重要作用，而适应性免疫与真菌感染的恢复密切相关，尤其以细胞免疫为主。

四、抗寄生虫免疫

寄生虫侵入机体可引起一系列的防御反应，即抗寄生虫免疫。机体也是通过固有免疫和适应性免疫的方式抑制、杀伤或消灭感染的寄生虫。由于虫体抗原成分复杂、抗原性一般较弱，所以机体抗寄生虫的免疫又有带虫免疫、伴随免疫和免疫逃避等免疫现象（见第24章）。

目标检测

一、名词解释

1. 抗感染免疫 2. 固有免疫

二、填空题

1. 大吞噬细胞是指血液中的_______和组织中的_______，小吞噬细胞是指血液中的_______。病原体被吞噬细胞吞入杀灭的结果称______，病原体虽被吞噬细胞吞入但并未杀死的结果称_______。
2. 组成非特异性免疫的成分主要包括_______、_______和_______。
3. 构成机体非特异性免疫的屏障组织主要有_______、_______和_______。

三、选择题

A_1 型题（单句型最佳选择题）

1. 吞噬细胞的吞噬过程不包括
   A. 趋化 B. 特异性识别
   C. 吞噬 D. 杀菌
   E. 排除残渣
2. 在抗感染过程中，下列哪项不是皮肤黏膜屏障所起的作用
   A. 杀菌作用 B. 吞噬作用
   C. 排除作用 D. 拮抗作用
   E. 阻挡作用
3. 下列容易形成不完全吞噬的病原体是
   A. 破伤风杆菌 B. 麻风分枝杆菌
   C. 痢疾志贺菌 D. 肺炎双球菌
   E. 大肠埃希菌
4. 机体抗细胞内寄生菌感染主要依靠
   A. 体液免疫 B. 补体
   C. 溶菌酶 D. 干扰素
   E. 细胞免疫
5. 下列属于适应性免疫的物质是
   A. 干扰素 B. 溶菌酶
   C. IgG D. 补体
   E. 中性粒细胞

四、简答题

比较非特异性免疫和特异性免疫的特点。

（谢玲林）

第 37 章　超敏反应

超敏反应(hypersensitivity)是指机体对某些抗原初次应答后,再次接受相同抗原刺激时产生的一种以生理功能紊乱或组织细胞损伤为主的病理性免疫应答,又称变态反应(allergy)。

考点:超敏反应概念、类型

根据超敏反应发生机制和临床特点不同,将其分为Ⅰ、Ⅱ、Ⅲ和Ⅳ型。Ⅰ~Ⅲ型超敏反应由抗体介导,属于病理性体液免疫。Ⅳ型超敏反应由T细胞介导,属于病理性细胞免疫。

第 1 节　Ⅰ型超敏反应

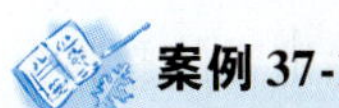

案例 37-1

患者,女性,29岁,因急性化脓性扁桃体炎给青霉素肌注。注射后数分钟出现大汗淋漓、胸闷、口唇发紫、呼吸困难、血压下降、脉搏细弱。立即给予吸氧、平卧、皮下注射0.1%盐酸肾上腺素0.5mg,并给地塞米松10mg静注。经抢救后,患者呼吸平稳、血压回升、神志清醒。

问题:1. 患者出现该现象的原因是什么?

2. 分析其发生机制。

Ⅰ型超敏反应(type Ⅰ hypersensitivity)又称速发型超敏反应或过敏反应,是临床上最常见的超敏反应。

考点:Ⅰ型超敏反应的特点、发生机制

一、Ⅰ型超敏反应特点

Ⅰ型超敏反应发生快,消退也快,一般在再次接触相同抗原后几分钟至几十分钟,有的甚至几秒钟内就发生反应;主要参与的抗体是IgE,效应细胞是肥大细胞和嗜碱粒细胞;主要引起生理功能紊乱,一般不发生严重的组织细胞损伤;反应可发生在局部,也可发生在全身;有明显的个体差异和遗传倾向。

二、参与反应的物质

(一) 变应原

能够诱导机体产生特异性IgE,引起Ⅰ型超敏反应的抗原称为变应原,又称过敏原。变应原可以是完全抗原,也可以是半抗原。大多数变应原的分子量为10~70kDa,分子量过大不易穿过呼吸道和消化道黏膜,分子量太小不易吸附于肥大细胞和嗜碱粒细胞。临床引起Ⅰ型超敏反应常见的变应原见表37-1。

表 37-1　常见Ⅰ型超敏反应的变应原

变应原类别	常见变应原
食源性	动物蛋白食品(鱼、奶、蛋、虾、蟹、花生等)、蘑菇、坚果类、谷类、油料作物及坚果类等
吸入性	花粉、动物皮毛、尘螨、真菌菌丝及孢子、羽毛、屋尘等
药源性	青霉素、头孢类抗生素、磺胺、氯霉素、普鲁卡因、苯海拉明、氢化可的松、有机碘化合物、有机磷、汞剂、某些酶类物质如枯草杆菌蛋白酶(枯草菌溶素)等

续表

变应原类别	常见变应原
接触性	破伤风及白喉抗毒素、狂犬病毒及蛇毒等抗血清、某些疫苗及类毒素等；蚂蚁、蜜蜂、黄蜂等昆虫叮蛰的排泄物或分泌物如毒液等
其他	食品添加剂、防腐剂、保鲜剂等

（二）参与的抗体

引起Ⅰ型超敏反应的抗体主要是IgE。正常人血清IgE含量极低，而过敏患者体内IgE含量显著升高。过敏患者对变应原易于产生IgE类抗体，介导Ⅰ型超敏反应，故称其为过敏体质的人或特应性个体。IgE为亲细胞抗体，可通过其Fc段与肥大细胞和嗜碱粒细胞表面的IgE Fc受体结合，使机体处于致敏状态。

（三）参与反应的细胞

1. 肥大细胞和嗜碱粒细胞　肥大细胞主要分布于呼吸道、胃肠道、泌尿生殖道的黏膜上皮及皮肤下的结缔组织内靠近血管处。嗜碱粒细胞主要分布于外周血中。两者在形态上相似，都来源于骨髓髓样干细胞；且胞质中都含有嗜碱性颗粒，颗粒内储存有组胺、白三烯（LTs）和嗜酸粒细胞趋化因子等生物活性介质。

2. 嗜酸粒细胞　主要分布呼吸道、消化道和泌尿生殖道黏膜上皮下的结缔组织内，外周血中含量少，也来源于骨髓髓样干细胞。嗜酸粒细胞在某些细胞因子的刺激下被活化，一方面释放有毒性作用的颗粒蛋白、酶类物质以及与肥大细胞和嗜碱粒细胞相似的生物活性介质杀伤病原生物；另一方面还能释放组胺酶、芳基硫酸酯酶和磷脂酶D，能分别灭活组胺、白三烯和血小板活化因子（PAF），进而抑制Ⅰ型超敏反应发生。

（四）生物活性介质

1. 储存在颗粒内的介质　主要有组胺和激肽原酶。此类介质在肥大细胞或嗜碱粒细胞活化脱颗粒后被释放出来，其中组胺释放快，维持时间短，与相应的受体结合，能引起毛细血管扩张，通透性增加；胃肠道和支气管平滑肌收缩；腺体分泌物增加。激肽原酶能使血浆中激肽原分解成有生物学活性的激肽，其中缓激肽能刺激支气管平滑肌收缩；也能引起毛细血管扩张，通透性增加；吸引嗜酸粒细胞和中性粒细胞等向局部趋化。

2. 新合成的介质　主要有前列腺素D_2（PGD_2）、白三烯（LTs）、血小板活化因子（PAE）、细胞因子（CK）。PGD_2和LTs都能刺激支气管平滑肌收缩，血管扩张和通透性增加，但LTs释放及发挥作用缓慢，维持时间长，导致支气管平滑肌持续强烈地收缩，也是引起过敏性哮喘的主要介质。PAF可凝集和活化血小板使之释放组胺、5-羟色胺等血管活性胺类物质，促进Ⅰ型超敏反应。CK如IL-1、IL-3、TNF-α等发挥不同作用促进Ⅰ型超敏反应。

三、发生机制

Ⅰ型超敏反应的发生过程大致分为三个阶段，即致敏阶段、激发阶段和效应阶段。

（一）致敏阶段

变应原通过不同的途径进入相应过敏体质的机体，刺激B细胞增殖分化为浆细胞，产生特异性的IgE。IgE通过其Fc段与肥大细胞或嗜碱粒细胞表面IgE Fc受体（FcεRⅠ）结合，使机体处于致敏状态。表面结合特异性IgE的肥大细胞或嗜碱粒细胞，被称为致敏的肥大细胞或致敏的嗜碱粒细胞。致敏状态可维持数月甚至更长。如长期不再接触相同变应原，致敏状态可逐渐消失。

（二）激发阶段

当相同的变应原再次进入，变应原与结合在致敏肥大细胞或嗜碱粒细胞表面的IgE的Fab段特异性结合。单个IgE结合FcεRⅠ并不能刺激细胞活化；只有变应原同时与致敏细胞表面的2个或2个以上相邻IgE结合，与FcεRⅠ交联形成复合物（图37-1），才能使致敏细胞活化。活化的致敏细胞开始脱颗粒释放组胺、激肽原酶，并合成分泌LTs、PGD_2、PAF等生物活性介质。

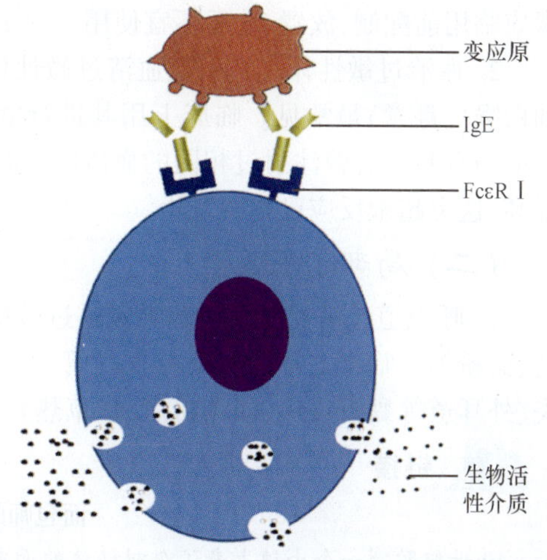

图37-1　变应原结合致敏细胞表面IgE，使其"桥联"活化细胞示意图

（三）效应阶段

活化的致敏细胞释放和新合成的活性介质作用于效应器官，引起平滑肌收缩；毛细血管扩张、通透性增加；腺体分泌物增多等病理变化，导致机体出现全身性或局部的过敏反应（图37-2）。

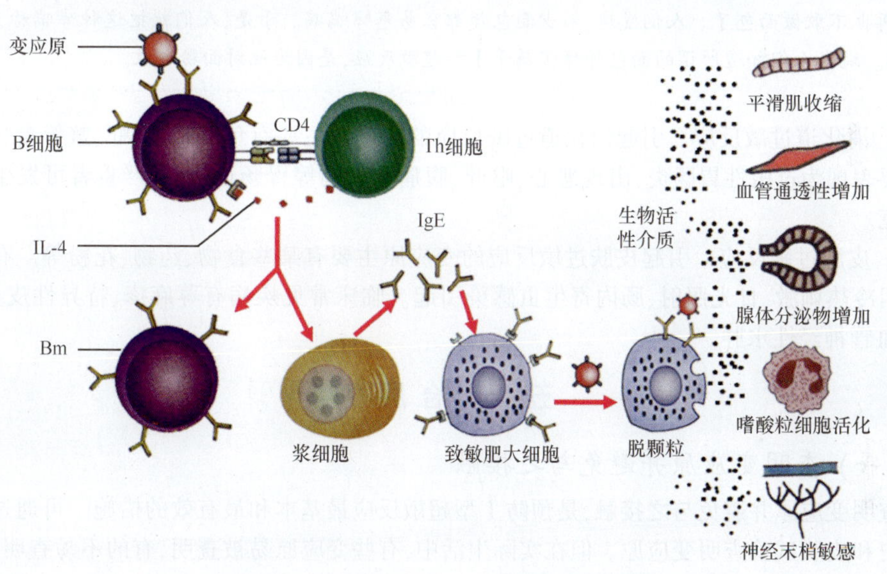

图37-2　Ⅰ型超敏反应发生机制示意图

考点：Ⅰ型超敏反应常见的代表疾病

四、临床常见疾病

（一）全身过敏性反应

全身过敏性反应是最严重的一种超敏反应，临床上常见有药物过敏性休克和血清过敏性休克。

1. 药物过敏性休克　引起药物过敏性休克最为常见的变应原是青霉素，其次是链霉素、头孢霉素、普鲁卡因等。青霉素分子量小，无免疫原性，其降解产物（青霉烯酸或青霉噻唑醛酸）可与人体内组织蛋白结合成为完全抗原，刺激机体产生特异性IgE，使肥大细胞或嗜碱粒细胞致敏；当机体再次接触青霉素时，可发生过敏反应，重者可导致过敏性休克，患者表现气急、发绀、喉头堵塞伴濒危感；面色苍白、出冷汗、血压下降；头晕、眼花、面部及四肢麻木、意识丧失、抽搐等，甚至死亡。临床发现，少数人在初次注射青霉素时也可发生过敏性休克，这可能与患者曾经使用过被青霉素污染的医疗器械或吸入空气中青霉菌孢子或青霉素降解产物而使机体处于致敏状态有关。另外，青霉素在弱碱性溶液中易形成青霉烯酸，因此使用青霉

考点：青霉素过敏性休克的原理

素应临用前配制，放置 2h 后不宜使用。

2. 血清过敏性休克　引起血清过敏性休克的变应原以动物免疫血清（如破伤风抗毒素和白喉抗毒素）最常见。临床上用其进行紧急预防或治疗时，可发生过敏性休克甚至死亡。可能与有些患者曾注射过相同的血清制剂而被致敏有关。现在，随着免疫血清纯化程度不断提高，这类超敏反应已很少发生。

（二）局部过敏反应

1. 呼吸道过敏反应　引起呼吸道过敏反应的变应原主要有植物花粉、真菌、尘螨、动物皮屑、面粉等。临床上常见疾病有支气管哮喘和过敏性鼻炎。过敏性鼻炎常伴有过敏性结膜炎、外耳道等黏膜瘙痒，即花粉症（枯草热）。

链接

面包师的欢乐与苦恼

19 世纪欧洲一个小镇上来了个叫格林的面包师。他烤出的面包，颜色是金黄色的，而且麦香味袭人，许多人不辞辛劳，舍近求远来到他居住的小镇，心甘情愿排队等候买他的面包。但过了不久，格林再也不烤面包了。他说他自己患了哮喘病，一接触面粉就发病，而脱离与面粉接触后，哮喘就会好转。因此，他再也不敢做面包了。人们发现，不少面包师都容易患哮喘病。于是，人们就把这种哮喘称为面包师哮喘。现在人们知道所谓的面包师哮喘属于Ⅰ型超敏反应，是因为他对面粉过敏。

2. 消化道过敏反应　引起消化道过敏反应的变应原主要有鱼、奶、蛋、虾、蟹等食物。临床主要表现为过敏性胃肠炎，出现恶心、呕吐、腹痛和腹泻等胃肠道症状，严重者可发生过敏性休克。

3. 皮肤过敏反应　引起皮肤过敏反应的变应原主要有某些食物、药物、花粉等。有些人也可因冷热刺激、日光照射、肠内寄生虫感染引起。临床常见疾病有荨麻疹、特异性皮炎（湿疹）、血管神经性水肿。

五、防治原则

考点：Ⅰ型超敏反应（尤其是青霉素过敏性休克）的防治原则

（一）查明变应原并避免与之接触

查明变应原并避免与之接触，是预防Ⅰ型超敏反应最基本和最有效的措施。可通过询问过敏史和皮肤试验查明变应原。但在实际生活中，有些变应原易被查明，有的不易查明；有的容易避免接触，有的却难以避免再次接触。

1. 询问过敏史　通过询问个人及家族过敏史，查明变应原并避免与其接触。

2. 皮肤试验　目前临床检测变应原最常用的方法是皮肤试验。在使用可能引起过敏反应的药物（如青霉素、链霉素等）或生物制品之前必须做皮肤试验，皮试阳性者，禁忌使用。青霉素皮试阳性者忌用青霉素，应改用其他抗生素。患者如有青霉素过敏史，应禁止做皮肤试验；患者已进行青霉素治疗，如停药 3 天后再使用，或用药中更换药物批号，均应重新做皮肤试验，结果阴性方可使用。

（二）脱敏治疗

1. 异种动物免疫血清脱敏疗法　使用异种动物免疫血清（如破伤风抗毒素）治疗患者时，皮试阳性但又必须使用者，可采用小剂量、短间隔(20～30min)、多次注射的方法进行脱敏治疗。其机制可能是小剂量注入的抗毒素与数量有限的致敏肥大细胞或嗜碱粒细胞上的 IgE 结合，释放少量介质，不足以引起明显的症状，而介质作用时间短很快被灭活，结果使这些致敏细胞脱敏；短时间内多次注射后，致敏细胞分期分批脱敏，最终机体暂时处于脱敏状态。这时大剂量注射抗毒素就不会发生过敏反应。但这种脱敏是暂时的，经一定时间后机体又处于致敏状态。

2. 特异性变应原脱敏疗法（减敏疗法） 对已查明而又难以避免接触的变应原如花粉、尘螨等，可将其制成脱敏剂，采用小剂量、长间隔（2周）、反复多次皮下注射的方法进行减敏治疗。其机制可能是通过改变变应原进入机体的途径，诱导机体产生大量的特异性IgG类抗体（封闭性抗体），当变应原再次进入机体后，IgG可与致敏细胞上的IgE竞争结合相应的变应原，从而阻断了Ⅰ型超敏反应的发生。

考点：脱敏治疗的方法及原理

（三）药物防治

使用某些药物切断Ⅰ型超敏反应过程中的一个或多个环节，可以阻止过敏反应的发生。主要有抑制生物学活性介质合成和释放的药物如色甘酸钠、盐酸肾上腺素、异丙肾上腺素、前列腺素E、氨茶碱等；拮抗生物活性介质的药物如苯海拉明、氯苯那敏（扑尔敏）、异丙嗪、阿司匹林等；改善效应器官反应性的药物肾上腺素、麻黄碱、葡萄糖酸钙、氯化钙和维生素C等。

（四）免疫生物疗法

根据IgE介导Ⅰ型超敏反应的机制和细胞因子能调控IgE产生的原理，近年来采用免疫生物制剂治疗Ⅰ型超敏反应的方法正在积极尝试中。

第2节 Ⅱ型超敏反应

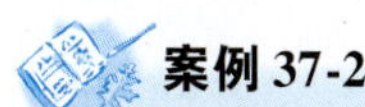
案例37-2

患者，女性，37岁，因车祸腹部外伤、失血性休克急诊入院。查血型B型。手术中输入相同B型全血2000ml，术后2h再次输入全血500ml，输血后患者突然胸闷、心跳加快、烦躁不安、发绀、呼吸困难、血压下降，经抢救无效死亡。询问病史：既往无输血史和过敏史。经诊断最后死亡原因为输血反应所致。经进一步检查，原来在第二次输血时因护士疏忽大意，错把A型血当B型血输入。

问题：1. 输血反应属于哪一型超敏反应？

2. 分析其发生机制。

Ⅱ型超敏反应（type Ⅱ hypersensitivity）又称细胞溶解型或细胞毒型超敏反应，是血清中IgG或IgM类抗体与靶细胞表面的抗原结合后，在补体、吞噬细胞和NK细胞的参与下，引起的以细胞溶解或组织损伤为主的病理性免疫应答。

一、Ⅱ型超敏反应的主要特点

参与的抗体主要是IgG和IgM；参与的其他免疫成分包括补体、吞噬细胞、NK细胞，引起以组织损伤为主的病理改变。

考点：Ⅱ型超敏反应特点

二、发生机制

（一）靶细胞及其表面抗原

Ⅱ型超敏反应被攻击杀伤的靶细胞主要是血细胞和某些组织成分。靶细胞表面常见抗原主要包括：①同种异型抗原，如ABO血型抗原、Rh抗原、HLA抗原和血小板抗原等；②修饰的自身抗原，因自身细胞受到某些理化、药物、微生物感染等因素作用，使其分子结构发生改变形成的新抗原；③异嗜性抗原，如链球菌细胞壁的成分与心脏瓣膜、关节组织之间的共同抗原；④外来抗原或半抗原，如某些化学药物作为半抗原进入机体可吸附在血浆蛋白或血细胞表面而成为完全抗原。

（二）靶细胞损伤机制

当靶细胞表面抗原与相应的 IgG 和 IgM 结合后，主要通过三条途经溶解或杀伤靶细胞：激活补体系统，形成膜攻击复合物（MAC）引起靶细胞溶解；调理、激活吞噬细胞，吞噬、杀伤靶细胞；激活 NK 细胞，通过 ADCC 作用，杀伤靶细胞（图 37-3）。

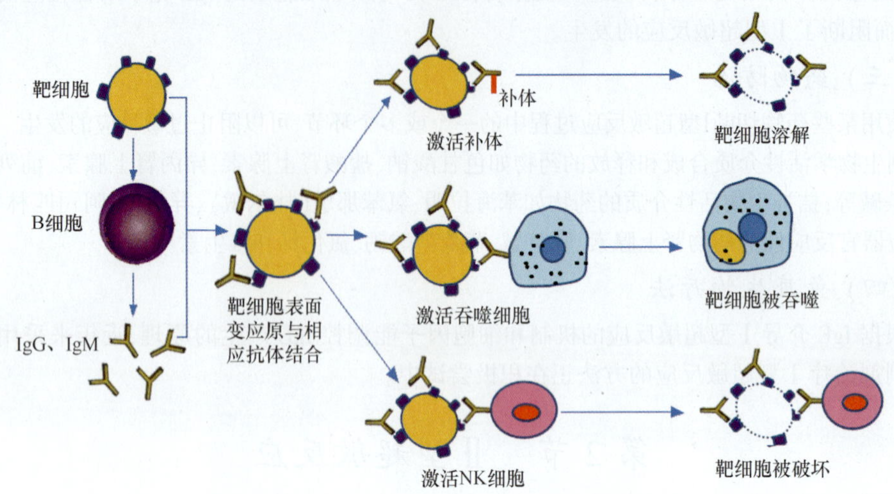

图 37-3 Ⅱ型超敏反应发生机制示意图

三、临床常见疾病

考点：Ⅱ型超敏反应临床常见疾病

（一）输血反应

输血反应多发生于 ABO 血型不符的输血。如将 B 型供血者的血液误输给 A 型受血者，由于供血者红细胞表面有 B 抗原，而受血者血清中有天然抗 B 抗体（IgM），两者结合后激活补体，使红细胞溶解，引起溶血反应。所以临床上必须同血型输血。

另外，多次接受输血者或经产妇，体内可产生抗 HLA 抗体，通过以上机制损伤白细胞、血小板等可引起非溶血性输血反应。患者可表现出发热、胸闷、寒战、脸红、心跳加快等输血反应。

（二）新生儿溶血症

新生儿溶血症多由母子间 Rh 血型不符引起。血型为 Rh^- 的母亲由于输血、流产或分娩时，Rh^+ 血液或胎儿 Rh^+ 红细胞进入母体后，刺激母体产生抗 Rh 抗体（IgG）；当母亲再次妊娠且胎儿为 Rh^+ 时，抗 Rh 抗体通过胎盘进入胎儿体内，溶解红细胞，引起新生儿溶血症，严重者可引起流产或死亡。分娩后 72h 内给母体注射抗 Rh 抗体能成功预防该母亲第二胎因 Rh 血型不符引起的新生儿溶血症。

母子间 ABO 血型不符也可引起新生儿溶血症，但症状较轻。多见于母亲是 O 型，胎儿是 A 型或 B 型。

（三）药物过敏性血细胞减少症

药物过敏性血细胞减少症包括药物过敏性溶血性贫血、粒细胞减少症和血小板减少性紫癜，主要有半抗原型和免疫复合物型。

1. 半抗原型 青霉素等半抗原进入机体与血细胞结合形成完全抗原，刺激机体产生相应抗体，该抗体与血细胞上结合的半抗原结合，通过补体、吞噬细胞和 NK 细胞作用引起相应血细胞溶解破坏。

2. 免疫复合物型 某些药物如磺胺、安替比林等,与血浆蛋白结合形成完全抗原,刺激机体产生相应抗体,当再次使用相同药物时,抗体与相应药物结合形成免疫复合物,免疫复合物吸附到红细胞、粒细胞、血小板等细胞表面,通过补体、吞噬细胞和NK细胞作用,引起相应血细胞溶解。

(四)自身免疫性溶血性贫血

红细胞膜表面成分可能因服用甲基多巴类药物或某些病毒(如流感病毒、EB病毒)感染而发生改变,刺激机体产生抗自身红细胞的IgG类抗体,这种抗体与红细胞结合导致自身免疫性溶血性贫血。

(五)链球菌感染肾小球肾炎

链球菌感染肾小球肾炎由乙型溶血性链球菌感染引起。人肾小球基膜与链球菌某些成分有共同抗原,当链球菌感染机体后,刺激机体产生抗链球菌抗体,该抗体既能与链球菌结合也能与肾小球基膜结合,发生交叉反应,使肾小球损伤。也可能是由于链球菌感染改变了肾小球基膜抗原结构,形成新抗原,刺激机体产生相应抗体,该抗体与相应抗原结合,使肾小球损伤,导致链球菌感染肾小球肾炎。

(六)肺出血-肾炎综合征

肺出血-肾炎综合征又称Goodpasture综合征。由于病毒或药物等损伤肺泡基膜,患者产生针对肺泡基膜的IgG类抗体,因肺泡基膜与肾小球基膜之间有共同抗原,该自身抗体与肺泡基膜和肾小球基膜结合,激活补体或通过调理吞噬作用,引起肺出血和肾炎。

(七)甲状腺功能亢进

甲状腺功能亢进(Graves病)简称甲亢,属于自身免疫性抗受体病,是一种特殊的Ⅱ型超敏反应,即抗体刺激型超敏反应。患者可产生一种抗促甲状腺素受体的自身抗体(IgG),此抗体不引起甲状腺细胞损伤,而是与甲状腺细胞表面的促甲状腺素受体结合,持续刺激甲状腺分泌大量甲状腺素,从而引起甲状腺功能亢进。

第3节 Ⅲ型超敏反应

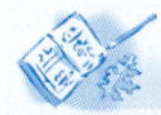

案例37-3

患者,男性,25岁,主诉乏力、水肿、腰痛1周,2周前曾患扁桃体炎。经检查发现:眼睑及面部水肿;尿中可见大量红细胞、白细胞,蛋白(+++)管型(++);血中循环免疫复合物测定强阳性,总补体活性(CH50)和C3明显下降。诊断为急性肾小球肾炎。

问题:1. 患者所患疾病与2周前扁桃体炎病史有关吗?

2. 血中循环免疫复合物测定强阳性说明什么?

3. 此病属于哪一型超敏反应?

Ⅲ型超敏反应(type Ⅲ hypersensitivity)又称免疫复合物型超敏反应或血管炎型超敏反应。是由抗原与血清中相应抗体结合形成的可溶性免疫复合物(immune complex,IC)沉积于局部或全身毛细血管基膜后,激活补体后引起的以充血水肿、局部坏死和中性粒细胞浸润为主的血管炎症反应和组织损伤。

一、Ⅲ型超敏反应的主要特点

考点:Ⅲ型超敏反应特点

主要参与的抗体是IgG、IgM和IgA;由中等大小的可溶性免疫复合物沉积血管壁引起;有补体、中性粒细胞和血小板参与，引起以血管炎症为主的病理改变。

二、发生机制

（一）中等大小可溶性免疫复合物的形成与沉积

可溶性抗原初次进入机体，刺激机体产生 IgG、IgM 和 IgA。相同抗原再次进入机体与血清中相应抗体形成可溶性 IC。如果抗原与相应抗体的比例合适，可形成大分子 IC，易被单核-巨噬细胞吞噬清除；如果抗原（或相应的抗体）的量过剩，可形成小分子 IC，易通过肾小球，随尿排出体外；只有抗原与相应抗体的量在一定比例时形成的中等大小 IC（约 1000KD），不易被有效清除，可沉积于毛细血管基膜引起炎症反应和组织损伤。

（二）免疫复合物沉积后引起的组织损伤

IC 沉积后通过以下方式引起组织损伤（图 37-4）。

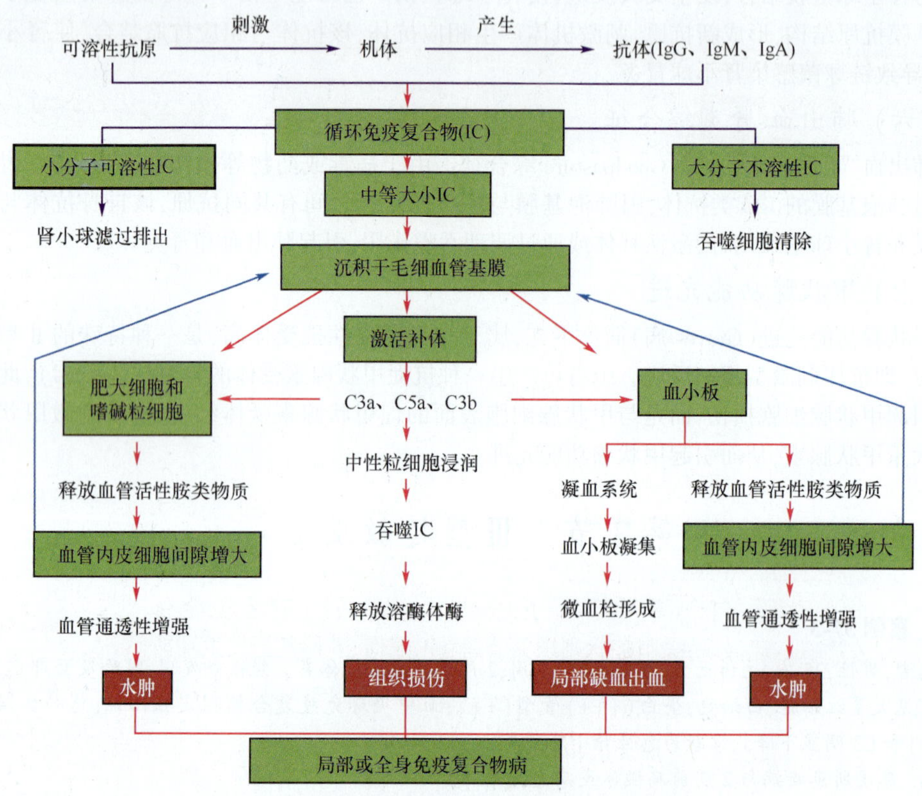

图 37-4 Ⅲ型超敏反应发生机制示意图

1. 补体作用 IC 通过经典途径激活补体系统，产生裂解片段 C3a、C5a 等，C3a、C5a 具有过敏毒素作用，能刺激肥大细胞和嗜碱粒细胞释放组胺等生物活性介质，使局部毛细血管通透性增加，渗出物增多，出现水肿。C3a、C5a 还能使中性粒细胞在 IC 沉积部位聚集，加重组织损伤。

2. 中性粒细胞作用 聚集的中性粒细胞在吞噬沉积的 IC 过程中，释放多种溶酶体酶，导致沉积部位出现血管炎症和周围组织损伤。

3. 肥大细胞、嗜碱粒细胞和血小板作用 肥大细胞和嗜碱粒细胞活化释放的 PAF，可使血小板集聚、活化、形成微血栓，引起局部组织缺血、出血、变性坏死；也可释放血管活性胺类物质，加重组织水肿。

三、临床常见疾病

考点：Ⅲ型超敏反应临床常见疾病

主要有局部免疫复合物病和全身免疫复合物病两类。

（一）局部免疫复合物病

1. Arthus 反应　1903 年 Arthus 发现用马血清给家兔多次皮下注射后，注射局部出现红肿、出血和坏死等剧烈炎症反应，即 Arthus 反应。

2. 类 Arthus 反应　临床上见于胰岛素依赖型糖尿病患者，局部反复注射胰岛素后可刺激机体产生相应的 IgG，如再次注射胰岛素，与血清中相应 IgG 结合形成 IC 并沉积，在注射局部可出现红肿、出血和坏死等类似 Arthus 反应的炎症反应。

3. 过敏性肺泡炎　患者因工作长期吸入霉菌孢子、动物或植物蛋白质抗原等，可刺激机体产生抗体，当机体再次吸入相同抗原时，在抗原进入机体的部位形成 IC 沉积，导致间质性肺炎。

（二）全身免疫复合物病

1. 血清病　一般发生于机体初次大剂量注射抗毒素（异种动物免疫血清）后，1 ~ 2 周后患者出现发热、皮疹、关节疼痛、淋巴结肿大和蛋白尿等临床表现。这是因为患者体内产生的针对抗毒素的抗体与大量尚未完全排除的抗毒素结合形成中等大小的 IC 沉积所致。血清病为一过性反应，一旦停止使用抗毒素，症状可自行消失。临床上若长期使用青霉素、磺胺等药物，也可通过相似的机制引起类似血清病样反应，称为药物热，例如治疗梅毒时，反复大剂量使用青霉素可出现药物热。

2. 链球菌感染后肾小球肾炎　一般发生于乙型溶血性链球菌感染 2 ~ 3 周后。此时体内产生的抗链球菌抗体与链球菌可溶性抗原形成 IC 沉积肾小球基膜，损伤局部组织，引起肾小球肾炎，又称免疫复合物型肾炎。

3. 系统性红斑狼疮（systemic lupus erythematosus，SLE）　是一种全身性的自身免疫病，好发于女性，病因尚不清楚。患者体内出现多种自身抗体，如抗核抗体等，与自身相应成分结合形成中等大小的 IC 沉积于肾小球、关节、皮肤等全身各处血管基膜上，引起多部位病理损伤。

4. 类风湿关节炎（rheumatoid arthritis，RA）　是一种自身免疫性疾病，病因尚不清楚，可能与病毒或支原体持续感染有关。患者体内会产生抗自身变性 IgG 的抗体（主要为 IgM），临床上称类风湿因子（rheumatoid factor，RF），其与变性 IgG 结合形成中等大小可溶性 IC，沉积在小关节滑膜引起类风湿关节炎。患者全身症状先于关节症状，起病缓慢，有乏力、全身不适、发热、食欲缺乏和手足发冷等临床表现；关节症状则以关节痛、肿、晨僵、畸形甚至发生功能障碍为主。

第4节　Ⅳ型超敏反应

案例 37-4

患者，女性，23 岁，因染发后面部肿胀、灼痛 10h 就诊。既往曾 1 次染发，无任何反应，本次染发后约 40h 即感觉头皮刺痛、烧灼，立即用肥皂清洗，洗液流至面、颈部，引起局部刺痒疼痛，面部肿胀，睁眼困难。

问题：1. 初步诊断什么疾病？

2. 为什么前 1 次无任何反应，第 2 次后出现反应？

Ⅳ型超敏反应（type Ⅳ hypersensitivity）又称迟发型超敏反应，是由效应 T 细胞再次接触相同变应原后，局部产生以单核细胞、淋巴细胞浸润和组织损伤为主的病理性损伤。

一、Ⅳ型超敏反应的特点

考点：Ⅳ型超敏反应的特点

Ⅳ型超敏反应发生缓慢（一般在机体接触相同变应原后 24 ~ 72h）；由 T 细胞介导，抗体和补体不参与反应;病变发生在局部,病理特征是以单核细胞、淋巴细胞浸润和组织损伤为主的炎症反应;一般无个体差异(接触性皮炎例外)。

二、发生机制

(一) T细胞致敏阶段

引起Ⅳ型超敏反应的抗原主要是胞内寄生菌、病毒、真菌、寄生虫、油漆、化妆品、药物等。这些抗原进入机体经APC摄取、加工处理后,分别呈递给$CD4^+$T细胞和$CD8^+$T细胞,使之活化、增殖和分化为致敏T细胞(即效应T细胞,主要包括$CD4^+$Th1细胞和效应$CD8^+$Tc细胞)。

(二) 致敏T细胞效应阶段

1. Th1细胞的作用　效应$CD4^+$Th1细胞识别相应抗原后,释放多种细胞因子,如TNF-β、IFN-γ、IL-2、IL-3、MCP-1等,在抗原存在部位形成以单核细胞、淋巴细胞浸润和组织损伤为主的炎症反应。

2. 效应$CD8^+$Tc细胞作用　效应$CD8^+$Tc细胞识别靶细胞表面相应的抗原后,通过释放穿孔素、颗粒酶,使靶细胞溶解或凋亡;或通过其表面表达FasL与靶细胞表面的Fas结合,使靶细胞凋亡(图37-5)。

考点:Ⅳ型超敏反应临床常见疾病

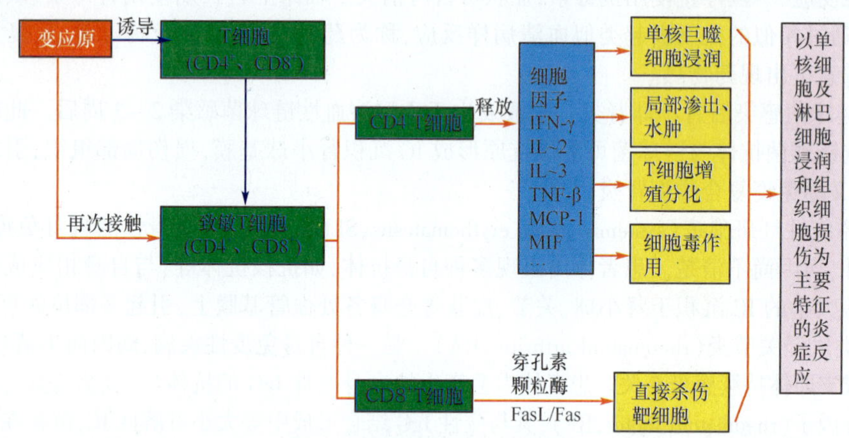

图37-5 Ⅳ型超敏反应发生机制示意图

三、临床常见疾病

(一) 传染性超敏反应

引起传染性超敏反应的抗原多为胞内寄生菌(如结核杆菌、麻风杆菌、布氏杆菌等)以及病毒、真菌、寄生虫等。由于是在传染过程中发生的Ⅳ型超敏反应,故称为传染性超敏反应(或感染性迟发型超敏反应)。机体对胞内寄生病原体主要产生细胞免疫,同时在清除抗原及阻止病原体扩散的同时,因发生Ⅳ型超敏反应导致组织损伤。如成人感染结核杆菌时,因机体已建立了细胞免疫,在清除结核杆菌同时可诱发Ⅳ型超敏反应,导致患者肺部易发生干酪样坏死,甚至液化形成空洞。

(二) 接触性皮炎

接触性皮炎是一种皮肤局部Ⅳ型超敏反应。因机体接触小分子半抗原物质如染料、某些药物(磺胺或青霉素等)、农药、化妆品、油漆等引起。这些物质与某些人皮肤接触后,与皮肤角质蛋白结合形成完全抗原,使机体致敏;当机体再次接触相同变应原时,局部皮肤出现红肿、皮疹、水疱甚至出现剥脱性皮炎。

（三）移植排斥反应

同种异体（除单卵双生外）细胞、组织、器官移植时，由于供者与受者之间的HLA不同，发生不同程度的排斥反应，严重的可导致移植物发生坏死、脱落。尤其在急性排斥反应中，造成移植物损伤的机制是以T细胞介导的Ⅳ型超敏反应为主。

超敏反应的发生很复杂，临床上遇到的一些超敏反应往往不是单一型，常为混合型，而且以某一型为主，如链球菌感染后肾小球肾炎多为Ⅲ型，也可由Ⅱ型引起。同一变应原在不同条件下可引起不同类型的超敏反应，如青霉素可引起Ⅰ型超敏反应如过敏性休克，可引起Ⅱ型超敏反应如溶血性贫血，也可引起Ⅲ型超敏反应，而青霉素油膏局部应用还可引起Ⅳ型超敏反应；乙肝病毒可通过Ⅱ、Ⅳ型超敏反应损伤肝细胞，也可通过Ⅲ型超敏反应损伤肾脏和关节。所以，在临床实际中应针对不同超敏反应性疾病，进行具体分析。

实验十 超敏反应实验

一、实验目的

1. 了解豚鼠过敏反应实验的方法。
2. 掌握Ⅰ型超敏反应的发生机制。

二、实验用品

健康豚鼠3只(250kg左右)、新鲜鸡蛋清、马血清、生理盐水、注射器、无菌棉签、75%乙醇等。

三、实验内容和方法

1. 取健康豚鼠3只（分别标注甲、乙、丙），甲、乙两只分别于皮下注射1：10稀释的马血清0.1ml，使其致敏。丙豚鼠注射0.1ml生理盐水做对照。
2. 两周后，甲豚鼠心脏注射鸡蛋清1～2ml，乙豚鼠和丙豚鼠心脏注射马血清1～2ml。
3. 注射后，观察三只豚鼠的反应。

致敏豚鼠（乙豚鼠）于注射后数分钟可发生过敏性休克反应，表现出兴奋、不安、竖毛、抓鼻、呼吸困难、抽搐、大小便失禁等症状，严重者于数分钟死亡。

对照豚鼠（甲、丙豚鼠）不出现过敏反应。

四、注意事项

1. 心脏内注射时，要固定好动物以避免划破心脏。
2. 当看到注射器内有回血时再注入变应原。

五、实验作业

分析豚鼠过敏性休克的表现及发生机制。

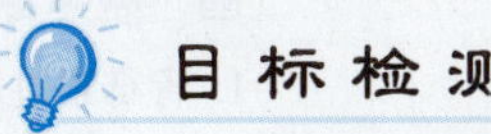

目标检测

一、名词解释

1. 超敏反应 2. 变应原

二、填空题

1. 新生儿溶血症常发生在母亲血型为Rh______性，胎儿血型为Rh______性。
2. 参与Ⅰ型超敏反应的抗体为______，参与反应的其他免疫细胞为______和______、______。

三、选择题

A_1 型题（单句型最佳选择题）

1. 在过敏性支气管哮喘发病中，引起支气管平滑

肌收缩的最主要介质是

A. 胆碱酯酶 B. 组胺、白三烯
C. 血管紧张素 D. 腺苷酸环化酶
E. 以上都不是

2. 系统性红斑狼疮属于自身免疫性疾病,其发生机制属于

A. Ⅰ型 B. Ⅱ型 C. Ⅲ型
D. Ⅳ型 E. 以上均是

3. 由T细胞介导的变态反应性疾病是

A. 输血反应
B. 青霉素过敏性休克
C. 消化道过敏反应
D. 传染性超敏反应
E. 感染后肾小球肾炎

4. 超敏反应性疾病病例中错误的是

A. Ⅰ型:青霉素过敏性休克
B. Ⅱ型:新生儿溶血症
C. Ⅲ型:接触性皮炎
D. Ⅲ型:系统性红斑狼疮
E. Ⅲ型:类风湿关节炎

5. 当患者需要注射抗毒素,而又对其过敏时,可采取的治疗措施是

A. 脱敏注射
B. 减敏疗法
C. 先小量注射类毒素,再大量注射抗毒素
D. 同时注射类毒素和足量抗毒素
E. 先服用抗过敏药物,再注射抗毒素

6. 下列哪种超敏反应性疾病的发生与补体无关

A. 血清病 B. 血小板减少性紫癜
C. 接触性皮炎 D. 新生儿溶血症
E. 类风湿性关节炎

7. 与类风湿关节炎相关的是

A. 自身变性的IgG B. 穿孔素
C. 组织胺 D. 血型抗体
E. 抗甲状腺刺激素受体的抗体

8. 乙型溶血型链球菌A组感染引起的急性肾小球肾炎法发生机制有

A. Ⅰ型超敏反应
B. Ⅱ型超敏反应
C. Ⅰ、Ⅱ型超敏反
D. 多为Ⅲ型超敏反应,少数为Ⅱ型超敏反应
E. Ⅳ型超敏反应

9. 能分别引起Ⅰ、Ⅱ、Ⅲ、Ⅳ型超敏反应的物质是

A. 化妆品 B. 花粉 C. 青霉素
D. 抗毒素 E. 乙型溶血性链球菌

A_2 型题(病历摘要型最佳选择题)

10. 患者,女性,28岁。因外出春游去植物园,出现咳嗽咳痰伴喘息1天入院。体检:体温36.5℃,脉搏90次/分,呼吸28次/分,血压110/80mmHg,喘息貌,口唇发绀,在肺部可闻及广泛哮鸣音,该患者发病最可能的诱因是

A. 花粉 B. 尘螨
C. 动物毛屑 D. 病毒感染
E. 精神因素

11. 患者,女性,18岁,因发热咳嗽来院就诊。经医生检查后,诊断为感冒、急性支气管炎,给予抗感冒药和青霉素治疗。但该患者青霉素皮试为阳性,你认为应该如何处理

A. 青霉素脱敏注射
B. 减敏注射
C. 换用其他抗生素
D. 继续使用青霉素
E. 以上都不是

12. 患者,女性,29岁,分娩产下的婴儿发生新生儿溶血,经检查发现婴儿血型为Rh阳性,孕妇为Rh阴性,关于该病下述说法不正确的是

A. 孕妇可能为经产妇
B. 补体参与该病的发病机制
C. 引起新生儿溶血的抗体为新生儿自己产生的IgG抗体
D. 第一次分娩后72h内给母体注射抗Rh抗体血清,可预防该病
E. 引起新生儿溶血的抗体为来自母体的IgG抗体

13. 患者,女性,45岁,急性肺炎,医嘱给予青霉素治疗,护士给患者做青霉素皮试前首先要了解的情况是

A. 用药史 B. 家族史 C. 过敏史
D. 睡眠情况 E. 体重

四、简答题

1. 青霉素过敏性休克属于哪一型超敏反应?简述其发病机制和防治原则。
2. 请比较四种类型的超敏反应的特点。

(谢玲林)

第 38 章 免疫缺陷病与自身免疫性疾病▲

第 1 节 免疫缺陷病

免疫缺陷病(immunodeficiency diseases,IDD)是由于免疫系统先天发育不全或因后天因素而致免疫功能缺陷所引起的疾病。按发病原因不同将免疫缺陷病分为原发性免疫缺陷病和获得性免疫缺陷病两种类型;按主要累及的免疫成分不同将免疫缺陷病分为体液免疫(B 细胞)缺陷病、细胞免疫(T 细胞)缺陷病、联合性免疫缺陷病、吞噬细胞缺陷病和补体缺陷病等。

考点:免疫缺陷病的概念

一、原发性免疫缺陷病

原发性免疫缺陷病(primary immunodeficiency diseases,PIDD)是由于免疫系统先天性发育不全,造成免疫器官、免疫细胞或免疫分子出现缺陷,导致机体免疫功能不全所致的疾病。该组疾病为少见病,多有遗传性,常发生在婴幼儿期,严重者会威胁生命。

原发性免疫缺陷病可分为特异性免疫缺陷病(如 B 细胞免疫缺陷病、T 细胞免疫缺陷病、联合性免疫缺陷病等)和非特异性免疫缺陷病(如吞噬细胞缺陷病、补体缺陷病等)。原发性免疫缺陷病的种类及代表性疾病见表 38-1。

表 38-1 原发性免疫缺陷病种类及代表性疾病

种类		占 PIDD 比例	代表性疾病
特异性免疫缺陷病	B 细胞免疫缺陷病	50%~70%	Bruton 病、选择性 IgA 缺陷病、X 连锁高 IgM 综合征
	T 细胞免疫缺陷病	5%~10%	先天性胸腺发育不全综合征、T 细胞信号转导缺陷病、慢性皮肤黏膜念珠菌病
	联合性免疫缺陷病	10%~25%	重症联合性免疫缺陷病、伴血小板减少和湿疹的免疫缺陷病、毛细血管扩张性共济失调综合征
非特异性免疫缺陷病	吞噬细胞缺陷病	1%~2%	慢性肉芽肿病、髓过氧化物酶缺陷病、迟钝白细胞综合征
	补体缺陷病	小于 1%	遗传性血管神经性水肿、阵发性夜间血红蛋白尿

(一)原发性 B 细胞免疫缺陷病

1. Bruton 病 又称 X 连锁丙种球蛋白缺陷病,是最常见的原发性 B 细胞免疫缺陷病,该病遗传方式为 X 连锁的隐性遗传,多见男性患者,女性可为携带者。发病原因是位于 X 染色体上的 Bruton 酪氨酸激酶基因异常,而使 B 细胞发育障碍,导致患儿体内丙种球蛋白缺乏。临床表现为出生半年后开始发病(因经胎盘进入胎儿体内的母体 IgG 基本消耗),出现反复持续的细菌感染,大约半数患儿在 10 岁前死亡。

2. 选择性 IgA 缺陷病 该病遗传方式可以是常染色体隐性遗传,也可以是常染色体显性遗传。目前认为该病可能是非免疫球蛋白基因区的某个基因异常所致。患者血清 IgA 和黏膜表面分泌型 IgA(SIgA)均缺乏,多无临床症状。有些患者可出现反复的鼻窦或肺部感染,慢性腹泻,哮喘等。

（二）原发性T细胞免疫缺陷病

1. 先天性胸腺发育不全综合征　患者体内T细胞数量重度减少，但B细胞数量正常或偏低，易被胞内寄生菌感染。患者临床特征为胸腺和甲状旁腺发育异常，抗感染能力低下，出生后即有反复感染；常伴有先天性心血管异常（主动脉缩窄、主动脉弓右位畸形等）和脸、耳畸形等。

2. T细胞活化和功能缺陷　患者因T细胞表面分子或细胞内信号转导分子表达异常或缺失，导致T细胞活化和功能缺陷。

（三）联合性免疫缺陷病

1. 重症联合性免疫缺陷病　该病是因骨髓干细胞的T、B细胞发育异常所致疾病，表现为体液免疫、细胞免疫同时缺陷，尤以T细胞免疫缺陷更为突出。患儿易患严重感染，如未接受骨髓干细胞移植，一般在2岁内死亡。

2. 伴血小板减少和湿疹的免疫缺陷病　该病遗传方式为X连锁的隐性遗传，多见于男孩。本病是一种T细胞、B细胞和血小板均受影响的疾病，临床表现以血小板减少、湿疹和反复感染为特点。

（四）吞噬细胞缺陷病

吞噬细胞缺陷病表现为吞噬细胞数量减少和功能障碍。该类患者对致病化脓性细菌和真菌易感，多发生反复感染。慢性肉芽肿病是常见的吞噬细胞功能缺陷病，该病为X连锁的隐性遗传病，因患者体内中性粒细胞缺乏杀菌酶所致。由于中性粒细胞吞入细菌后不能将其杀死，反而保护细菌避免体内杀菌物质的损伤，致使细菌在细胞内大量繁殖，随中性粒细胞游走而扩散，引起反复发作的化脓性感染。患者一般在2岁左右发病，临床表现为肝、脾肿大，颈淋巴结、骨髓、肺、皮肤等处出现慢性化脓性炎症或肉芽肿。

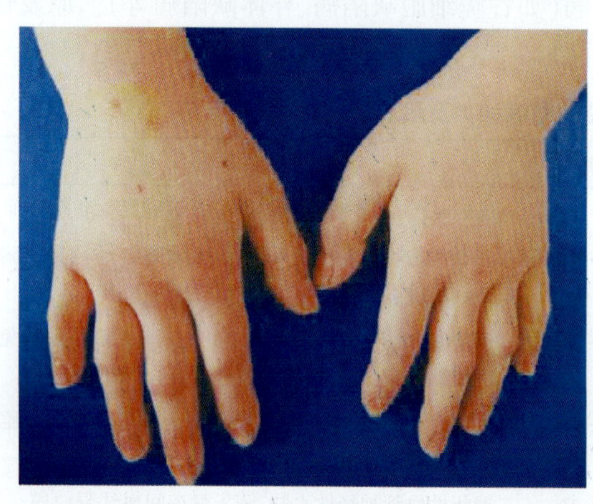

图38-1　遗传性血管神经性水肿

（五）补体缺陷病

补体系统的补体固有成分、调控蛋白及其受体均可发生遗传性缺陷。如遗传性血管神经性水肿是因患者C1抑制物的缺陷，引起C2裂解失控，C2a产生过多，从而导致血管通透性增加，发生组织水肿。该病属于常染色体显性遗传病，患者临床表现为反复的皮下组织和黏膜水肿，若咽部发生水肿可因窒息而死亡（图38-1）。

二、获得性免疫缺陷病

获得性免疫缺陷病（acquired immunodeficiency diseases，AIDD）是由于出生后某些因素引起的免疫缺陷性疾病，可发生在任何年龄，比原发性免疫缺陷病多见。患者对各种病原体的易感性增加，可出现反复严重感染、自身免疫性疾病和恶性肿瘤等。

常见的引发继发性免疫缺陷病的病因有：①感染，某些病毒（如人类免疫缺陷病毒、风疹病毒、巨细胞病毒等）、细菌（如结核分枝杆菌、麻风杆菌等）和寄生虫（如弓形虫等）感染，均可不同程度损害机体的免疫系统。②肿瘤，一方面肿瘤本身能对免疫系统造成损伤；另一方面因化疗、放疗或消耗等，恶性肿瘤患者多伴有免疫功能缺陷。如肾脏移植时，因使用免疫抑制剂治疗而导致继发性免疫缺陷病的患者,其恶性肿瘤的发病率比常人高 100 倍。③营养不良,这是发生继发性免疫缺陷病的常见因素。④医源性因素,由于治疗过程中对患者使用免疫抑制剂或电离辐射等,可导致其机体免疫功能低下。

案例 38-1

患者,男性,26 岁。有 2 年静脉吸毒史,为同性恋者。该患者半年前开始出现发热、盗汗、乏力、体重明显减轻的现象。近 1 周出现全身淋巴结肿大、口腔内膜毛状白斑、不明原因的腹泻等。

体检:消瘦、多汗,体温 37.8℃。

实验室检查:抗-HIV(+)

初步诊断:该患者患的是人类获得性免疫缺陷综合征(艾滋病)。

问题:1. 判断该病为哪一类型的免疫缺陷病?

2. 说明引发该病的病因是什么?

临床观察表明,继发性免疫缺陷病可以是暂时性的,当消除原发疾病后,免疫缺陷可逐渐恢复正常;也可以是持久性的,例如获得性免疫缺陷综合征。获得性免疫缺陷综合征(acquired immunodeficiency syndrome, AIDS)又称艾滋病,是典型的获得性免疫缺陷病。因 HIV 侵入机体,引起细胞免疫严重缺陷,导致以 CD4 细胞减少为主,伴有机会性感染、恶性肿瘤和神经系统病变为特征的临床综合征。

三、免疫缺陷病的主要临床特点

(一) 易发生反复感染

免疫缺陷病患者对病原体的易患性明显增加,可出现反复、持续、严重的感染,并难以治愈,是该类患者死亡的主要原因。感染的病原体种类主要取决于免疫缺陷的类型,如体液免疫缺陷、吞噬细胞缺陷或补体缺陷时,患者易发生细菌性感染,且以化脓性细菌感染为主;细胞免疫缺陷病患者则易发生病毒、胞内寄生菌、真菌和原虫等的感染。

(二) 易发生肿瘤

免疫缺陷病患者尤其是以 T 细胞免疫缺陷病为主的患者易发生恶性肿瘤。研究表明,免疫缺陷病患者恶性肿瘤的发病率是同龄正常人群的 100~300 倍。

(三) 易伴发自身免疫性疾病

免疫缺陷病患者伴发有自身免疫性疾病的比例可高达 14%。而正常人群的自身免疫性疾病的发病率仅为 0.001%~0.01%。

(四) 具有遗传倾向

多数免疫缺陷病患者有遗传倾向,约 1/5 为性染色体遗传,1/3 为常染色体遗传。

四、免疫缺陷病的治疗原则

(一) 免疫重建

通过干细胞移植,重建机体的免疫功能。

(二) 控制感染

感染是免疫缺陷病主要的致死因素,有效控制和预防感染是防治免疫缺陷病的重要措施之一。

(三) 基因治疗

对某些单基因缺陷所致的免疫缺陷病,通过基因治疗可获得一定疗效。

(四) 免疫制剂

输入免疫分子可增强患者的免疫功能,这是一种替补疗法,如补充免疫球蛋白可用于治疗体液免疫缺陷病。

第2节 自身免疫性疾病

考点:自身免疫性疾病的概念

自身免疫性疾病(autoimmune disease,AID)是由于机体免疫系统对自身成分产生过度而持久的免疫应答,造成自身组织损伤或功能障碍而引起的疾病。

一、自身免疫性疾病基本特征

与其他疾病相比,自身免疫性疾病有以下基本特征:①患者以女性为多见,发病率随年龄增长而增高,具有遗传倾向;②多病因不明,多呈自发性,有些可能与病毒感染或服用某些药物有关;③易伴发免疫缺陷病或恶性肿瘤;④病程一般较长,常呈反复发作和慢性迁延,有的可发展为终生痼疾;⑤患者血液中可检测出高效价的自身抗体和(或)针对自身抗原的效应T细胞;⑥自身抗体和(或)针对自身抗原的效应T细胞作用于表达相应抗原的组织细胞,能造成组织损伤或功能障碍,患者组织器官的病理表现常为免疫炎症;⑦免疫抑制剂治疗有一定效果。

二、自身免疫性疾病的分类

自身免疫性疾病根据发病原因不同可分为原发性AID和继发性AID两大类,目前发现的自身免疫性疾病大约有数十种,其中大多数为原发性AID,少数为继发性AID。

原发性AID的发生与遗传因素密切相关,为终身性疾病。该类疾病一般预后不良,常呈慢性迁延。常见疾病有系统性红斑狼疮、重症肌无力等。继发性AID的发生与遗传因素无关,通常由药物、外伤和感染等引起。该类疾病预后良好,常见疾病有因药物引起的可逆性狼疮样反应,眼外伤引起的交感性眼炎等。

自身免疫性疾病根据自身免疫应答针对的靶抗原分布不同分为器官特异性AID和非器官特异性AID(即全身性AID),前者的病变部位常局限于某一特定器官,后者常累及多种器官和结缔组织,又称系统性自身免疫性疾病或结缔组织病。器官特异性AID和非器官特异性AID的常见病见表38-2。

表38-2 常见的自身免疫性疾病

分类	疾病	自身抗原	自身抗体	主要症状
器官特异性AID	1. 慢性淋巴细胞性甲状腺炎(HT)	甲状腺球蛋白、微粒体	抗甲状腺球蛋白抗体、抗微粒体抗体	甲状腺功能低下
	2. 毒性弥漫性甲状腺肿(Graves病)	促甲状腺素(TSH)受体	抗TSH受体抗体	甲状腺功能亢进
	3. 重症肌无力(MG)	乙酰胆碱受体	抗乙酰胆碱受体抗体	进行性肌无力
	4. 自身免疫性溶血性贫血(AIHA)	红细胞	抗红细胞抗体	贫血

续表

分类	疾病	自身抗原	自身抗体	主要症状
非器官特异性 AID（全身性 AID）	1. 系统性红斑狼疮（SLE）	细胞核、组蛋白	抗核抗体、抗组蛋白抗体	血管炎、红斑狼疮、肾小球肾炎
	2. 硬皮病（SSc）	DNA 异构酶	抗局部异构酶抗体	皮肤僵硬
	3. 类风湿关节炎（RA）	IgGF C 段	抗免疫球蛋白抗体	关节炎

三、自身免疫性疾病免疫损伤机制及典型疾病

自身免疫性疾病发生机制多与Ⅱ型、Ⅲ型或Ⅳ型超敏反应有关（图 38-2、图 38-3）。大多数自身免疫性疾病由单一型超敏反应引起，但也有少数的自身免疫性疾病由两型或两型以上的超敏反应所致。例如自身免疫性溶血性贫血、自身免疫性血小板减少性紫癜、毒性弥漫性甲状腺肿、重症肌无力等均为自身抗体介导的细胞破坏或细胞功能异常，属于Ⅱ型超敏反应；类风湿关节炎、系统性红斑狼疮等由自身抗体与自身抗原形成免疫复合物介导组织损伤属于Ⅲ型超敏反应（图 38-4、图 38-5）；多发性硬化症、胰岛素依赖性糖尿病（IDDM）等是由自身反应性 T 淋巴细胞介导的自身免疫性疾病，属于Ⅳ型超敏反应。

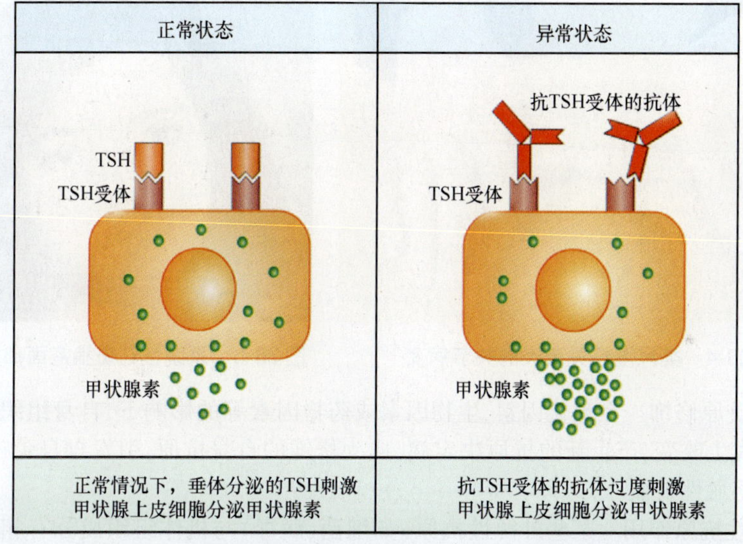

图 38-2　毒性弥漫性甲状腺肿发病机制示意图

四、自身免疫性疾病发生的相关因素

（一）自身抗原因素

1. 隐蔽抗原释放　脑组织、眼晶状体、精子、甲状腺球蛋白等自身成分由于解剖位置的特殊性在正常情况下不与免疫系统接触，称为隐蔽抗原。当手术、外伤或感染等原因，使隐蔽抗原释放出来与免疫系统接触，从而引发自身免疫应答，导致自身免疫性疾病的发生。如眼外伤引起交感性眼炎等。

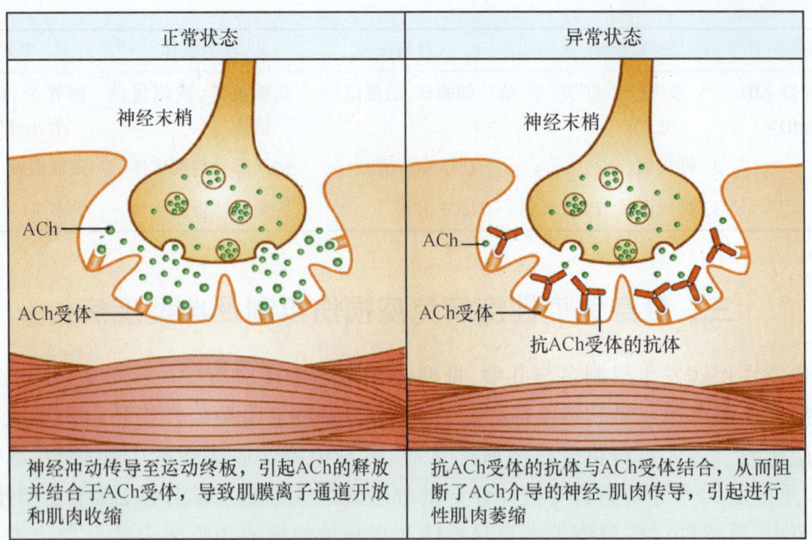

图 38-3 重症肌无力的发病机制示意图

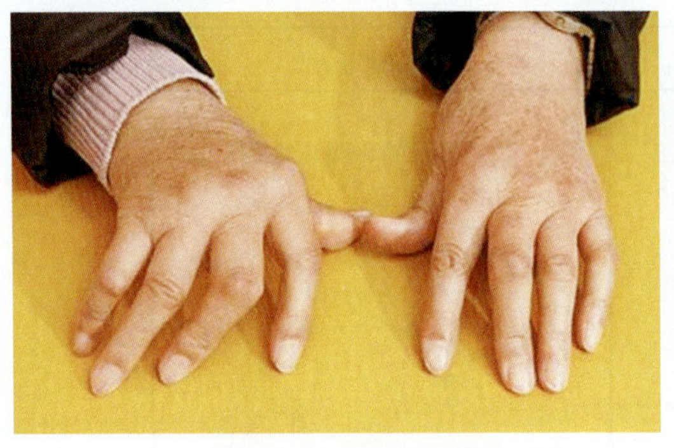

图 38-4 类风湿性关节炎的关节病变

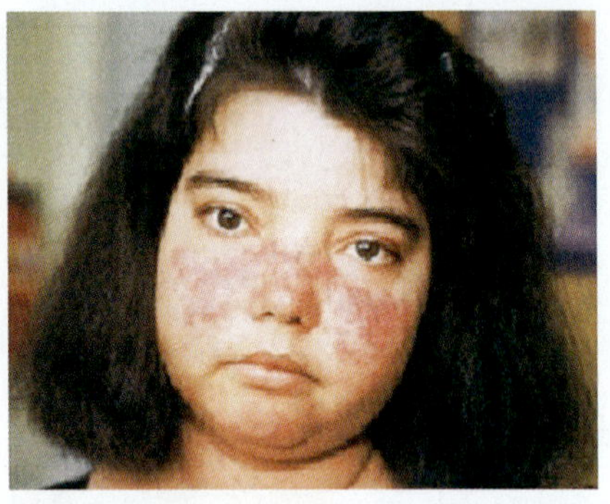

图 38-5 系统性红斑狼疮面部蝶形红斑

2. 自身抗原修饰 在理化因素、生物因素或药物因素等的影响下，自身组织和自身细胞的抗原性质发生改变，产生新的抗原决定簇，成为修饰的自身抗原，引发自身免疫性疾病，如自身免疫性溶血性贫血。

3. 异嗜性抗原作用 某些外源性抗原（如细菌、病毒）与机体组织成分有相同或相似的抗原决定簇，这些外源性抗原激发的免疫应答所产生的抗体或效应 T 细胞，既可针对外源性抗原，又可针对与外源性抗原有相同或相似抗原决定簇的自身组织，发生交叉反应。如乙型溶血性链球菌与人体肾小球基膜和心肌内膜有共同抗原，当机体感染该菌后容易引发急性肾小球肾炎或风湿性心脏病。

（二）免疫调节因素

由于机体内存在着精密的免疫调节网络，正常情况下是不易引发自身免疫性疾病的。但如果 HLA-Ⅱ类分子异常表达、抗原提呈细胞表面辅助因子异常表达、Th1 和 Th2 细胞功能失衡、调节性 T 细胞缺失或功能障碍、细胞因子及其受体产生异常等因素可使免疫调节机制发生紊乱，导致自身免疫性疾病发生。

（三）遗传因素

遗传背景在自身免疫性疾病的发生中起到重要作用，多数自身免疫性疾病有遗传倾向性,如系统性红斑狼疮在人类不同种族间的发病率有很大差别。

五、自身免疫性疾病的治疗原则

目前,对自身免疫性疾病的治疗尚缺乏特效的方法。一般采用对症治疗,或者通过调节免疫应答的各环节来阻断病程。联合使用免疫抑制剂、抗感染药物和皮质激素等是现阶段治疗自身免疫性疾病的常用方案,可在一定程度上抑制炎症反应,缓解自身免疫性疾病的临床症状。此外,血浆置换法对缓解因免疫复合物沉积而引起的重症自身免疫性疾病(如系统性红斑狼疮)有一定疗效。

目 标 检 测

一、名词解释

1. 免疫缺陷病　2. 原发性免疫缺陷病　3. 继发性免疫缺陷病　4. 自身免疫性疾病

二、填空题

1. 免疫缺陷病具有________、________、________和________等特点。
2. 按发病原因,免疫缺陷病可分为__________和__________两种类型。
3. 自身免疫性疾病的发生与________、________和________等因素有关。

三、选择题

A_1 型题(单句型最佳选择题)

1. 下列哪个因素不是常见的引发继发性免疫缺陷病的病因
   A. 感染　B. 肿瘤
   C. 营养不良　D. 医源性因素
   E. Bruton 病
2. 下列哪种疾病不是自身免疫性疾病
   A. 系统性红斑狼疮
   B. 类风湿性关节炎
   C. 毒性弥漫性甲状腺肿
   D. 伴血小板减少和湿疹的免疫缺陷病
   E. 硬皮病
3. 下列哪个因素不是自身免疫性疾病发生的主要原因
   A. 自身抗原修饰　B. 免疫调节紊乱
   C. 感冒　D. 异嗜性抗原作用
   E. 遗传

A_2 型题(病历摘要型最佳选择题)

4. 患者,女性,6 岁,胸腺和甲状旁腺发育异常,伴主动脉弓右位畸形,脸耳畸形,此病考虑是
   A. 先天性胸腺发育不全综合征
   B. Bruton 病
   C. 选择性 IgA 缺陷病
   D. 伴血小板减少和湿疹的免疫缺陷病
   E. 重症联合性免疫缺陷病
5. 患者,女性,42 岁,患有血管炎且红斑狼疮,此病考虑是
   A. 重症肌无力　B. 系统性红斑狼疮
   C. 硬皮病　D. 自身免疫性溶血性贫血
   E. 类风湿性关节炎

四、简答题

1. 简述免疫缺陷病的临床特点治疗原则是什么?
2. 简述自身免疫性疾病的基本特征治疗原则是什么?

(祝继英)

第 39 章　肿瘤免疫▲

肿瘤(tumor)是指正常细胞在致癌因素作用下，发生恶性转化，导致细胞异常增生而形成的病变。肿瘤一般分为良性和恶性两大类。

链接

良性肿瘤与恶性肿瘤

作为全球疾病致死的重要元凶之一，肿瘤本质是基因病，源于体细胞的遗传物质发生了突变。肿瘤有良性和恶性之分，良性肿瘤和恶性肿瘤有着明显不同的生物学特点，如良性肿瘤生长缓慢，恶性肿瘤生长较快；良性肿瘤不转移，恶性肿瘤常有转移；良性肿瘤极少发生出血和坏死，恶性肿瘤常发生出血、坏死和溃疡；良性肿瘤对机体影响小，恶性肿瘤对机体影响大等。

目前，恶性肿瘤与心血管疾病一起成为导致人体死亡的前两位主因，是现代医学的两大难以攻克的难题。

肿瘤免疫学(tumor Immunology)是利用免疫学的理论和方法，研究肿瘤的发生机制、诊断、治疗和预防的科学，它是免疫学的分支学科之一。

第 1 节　肿 瘤 抗 原

考点：肿瘤抗原的概念

肿瘤抗原(tumor antigen)是指肿瘤发生发展过程中出现的新抗原以及肿瘤细胞异常表达的抗原物质的总称。机体产生肿瘤抗原的机制可能是发生了基因突变；抗原合成过程中的某些环节异常表达；细胞癌变过程导致原本不表达的基因被激活；某些基因产物的异常表达；胚胎时期抗原或分化抗原的异常表达或异位表达；外源性基因的表达等。

肿瘤抗原根据不同分类方法可分为不同的种类。

一、根据肿瘤抗原的特异性分类

(一) 肿瘤特异性抗原

肿瘤特异性抗原(tumor specific antigen，TSA)为肿瘤细胞所特有，只存在于肿瘤细胞，正常细胞不表达的抗原。肿瘤特异性抗原是通过近交系小鼠间进行肿瘤移植排斥的方法证实的，故又称为肿瘤特异性组织相容性抗原或肿瘤排斥抗原，如图 39-1 所示。

(二) 肿瘤相关抗原

肿瘤相关抗原(tumor-associated antigen，TAA)为非肿瘤细胞所特有，正常细胞和其他组织也可存在的抗原，只是其含量在细胞癌变时有明显的增高。该类抗原通常只表现出量的变化，无严格的肿瘤特异性，如胚胎抗原。

二、根据肿瘤诱发和发生的情况分类

(一) 病毒诱发的肿瘤抗原

实验证明，某些肿瘤可由病毒引起，如乙型和丙型肝炎病毒与原发性肝癌有关，乳头状瘤病毒(HPV)与人宫颈癌有关。此类抗原是由病毒基因编码，具有较强的抗原性，且同一种病

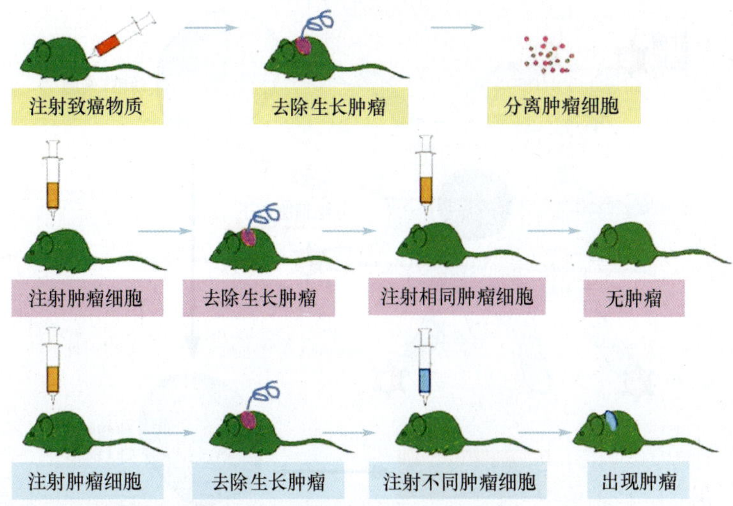

图39-1　肿瘤特异性抗原

毒诱发的不同类型肿瘤，如组织来源或动物种类不同的肿瘤，均可表达相同的抗原。

（二）化学或物理因素诱发的肿瘤抗原

某些化学致癌剂或物理因素如X-射线、紫外线等在不同宿主或同一宿主的不同部位诱发的肿瘤都具有互不相同的抗原性，表现出明显的个体特异性。由于人体极少暴露于此类强烈化学、物理的诱发环境中，因此大多数人肿瘤抗原不是这种抗原。

（三）自发性肿瘤抗原

自发性肿瘤为一些无明确诱发因素的肿瘤，人类大多数肿瘤属于此类。自发性肿瘤的发生机制尚不明了。某些自发性肿瘤细胞可表达TAA，其类似于化学致癌剂诱发的肿瘤抗原，各自具有特异性，很少发生交叉反应；而某些自发性肿瘤可表达胚胎抗原，其具有类似于病毒诱发的肿瘤，具有共同的抗原性。

（四）胚胎抗原

胚胎抗原是胚胎发育阶段由胚胎组织产生的正常成分，在胚胎后期减少，出生后逐渐消失或仅存留极微量。当细胞癌变时，该类抗原可重新合成，表达在肿瘤细胞的表面或分泌在血清中。如肝细胞癌变时产生的甲胎蛋白（AFP）、结肠癌细胞产生的癌胚抗原（carcinoembryonic antigen，CEA）。AFP和CEA是人类肿瘤研究中探讨得最为深入的两种胚胎抗原，它们抗原性均很弱，且在胚胎期出现过，宿主已对其产生免疫耐受，所以不能引发宿主免疫系统对肿瘤细胞的有效应答，但AFP和CEA在血清中含量的变化可作为原发性肝癌和结肠癌鉴别诊断的辅助指标。

第2节　机体抗肿瘤免疫效应

机体的抗肿瘤免疫是多方面的，其机制十分复杂，包括固有免疫和适应性免疫。其中，针对免疫原性弱的肿瘤，机体抗肿瘤免疫以固有免疫为主，而对于免疫原性强的肿瘤，则以适应性免疫为主。肿瘤发生后引发的适应性免疫包括细胞免疫和体液免疫，一般认为抗肿瘤免疫是以细胞免疫为主的，体液免疫起协同作用。

细胞免疫中参与抗肿瘤免疫的细胞主要有T细胞、NK细胞、巨噬细胞、树突状细胞（图39-2）等，细胞免疫主要通过效应细胞的直接杀伤作用或释放细胞因子、穿孔素等，导致肿瘤细胞崩解。

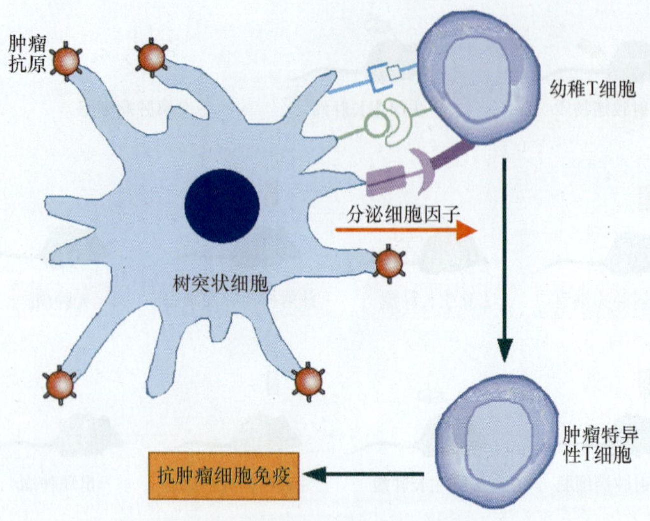

图 39-2 抗肿瘤细胞免疫示意图

机体抗肿瘤的体液免疫机制包括抗肿瘤抗原的抗体与肿瘤抗原特异性结合后激活补体溶解肿瘤细胞、抗体依赖性细胞介导的细胞毒作用杀伤肿瘤细胞等。在某些情况下，肿瘤特异性抗体非但不能杀伤肿瘤细胞，反而会干扰特异性细胞免疫对肿瘤细胞的杀伤作用，促进肿瘤细胞的生长，此种抗体被称为封闭抗体，该抗体的作用机制目前尚不清楚。

第 3 节 肿瘤的免疫逃逸机制

考点：肿瘤免疫逃逸的概念

肿瘤免疫逃逸(tumor escape)是肿瘤细胞通过多种机制逃避机体免疫系统的识别和攻击，致使肿瘤细胞在体内生存和增殖。肿瘤的免疫逃避机制复杂，可能因素有：①肿瘤细胞HLA-Ⅰ类分子的异常表达。某些肿瘤细胞表面的HLA-Ⅰ类分子表达减少或缺失，引发抗原提呈细胞功能障碍，导致效应T细胞无法识别和杀伤肿瘤细胞；②肿瘤细胞抗原缺失或改变。肿瘤细胞表达的抗原与正常细胞表面的蛋白差异很小，且表达量极微，肿瘤抗原免疫原性弱，难以诱导机体产生有效的抗肿瘤免疫；③肿瘤细胞分泌免疫抑制性因子。肿瘤细胞可分泌多种具有免疫抑制功能的细胞因子，如IL-10等，可抑制T细胞、NK细胞、巨噬细胞等的活性，从而抑制机体抗肿瘤免疫效应；④肿瘤细胞表面协同刺激分子不表达或表达低下。某些肿瘤细胞的协同刺激分子如B-7表达缺陷或低下，无法为T细胞活化提供协同刺激信号，不能有效诱导抗肿瘤免疫应答；⑤肿瘤细胞的抗凋亡抵制作用。肿瘤细胞能高表达多种抗凋亡癌基因产物如Bcl-2，不表达或弱表达凋亡诱导分子如Fas，从而逃避效应T细胞的杀伤作用；⑥与宿主免疫系统有关因素。当机体处于免疫耐受、免疫缺陷和免疫抑制等状态时，肿瘤细胞可逃避机体免疫系统的识别与攻击。

第 4 节 肿瘤的免疫诊断与治疗

一、肿瘤的免疫诊断

检测肿瘤抗原、抗肿瘤抗体或其他肿瘤标志物，主要目的是对肿瘤进行免疫诊断和评估肿瘤患者的免疫功能状态。目前检测肿瘤抗原是最常用的肿瘤免疫诊断法，如检测CEA有助于诊断直肠结肠癌，检测AFP对原发性肝癌有诊断价值。

二、肿瘤的免疫治疗

肿瘤的免疫治疗是利用免疫学原理和方法,激发和增强机体的免疫功能,以达到控制和杀灭肿瘤细胞的目的。肿瘤的免疫治疗只能清除少量的、播散的肿瘤细胞,对晚期实体肿瘤疗效有限,因而常将其作为一种辅助方法与传统手术、化学疗法、放射治疗等常规疗法联合应用。

肿瘤免疫治疗主要分为主动免疫治疗和被动免疫治疗两类。肿瘤主动免疫治疗是给机体输入具有免疫原性的瘤苗,以刺激机体免疫系统产生抗肿瘤免疫应答,达到治疗肿瘤的效果。此法对手术后清除微小转移瘤灶和隐匿瘤、预防肿瘤转移和复发有较好的应用前景。肿瘤被动免疫治疗是给机体输注外源性的免疫效应物质包括抗体、细胞因子、免疫效应细胞等,通过这些外源性的免疫效应物质在宿主体内发挥抗肿瘤作用。

案例 39-1

某医院近2年收治了84例晚期(Ⅲ或Ⅳ期)恶性实体瘤患者,其中肺癌25例、胃癌22例、结肠癌15例、黑色素瘤6例、乳腺癌5例、直肠癌和肝癌各4例、卵巢癌2例、阑尾腺癌1例,以上患者均经病理检查确诊。入院后所有患者均接受了手术治疗和放化疗治疗,并自愿接受免疫治疗。该院采用的免疫治疗法是将树突状细胞(DC)联合细胞因子诱导杀伤细胞(CIK)输入到患者体内,以达到增强患者机体免疫力,清除肿瘤细胞的目的。该免疫疗法与手术及放化疗间隔至少1个月,每14天为1个疗程。3个疗程后评价疗效,治疗效果均较理想。

问题:对上述肿瘤的免疫治疗属于那一类,其治疗机制如何?

目标检测

一、名词解释

1. 肿瘤 2. 肿瘤抗原 3. 肿瘤免疫逃逸

二、填空题

1. 根据肿瘤抗原的特异性,肿瘤抗原可分为________和________两种类型。
2. 抗肿瘤免疫一般以______免疫为主,______免疫起协同作用。

三、选择题

A_1 型题(单句型最佳选择题)

1. 甲胎蛋白异常增高可见于下列哪种疾病
   A. 原发性肝癌 B. 肝硬化
   C. 营养不良 D. 肺癌
   E. 结肠癌
2. 癌胚抗原属于哪种类型的肿瘤抗原
   A. 化学因素诱发的肿瘤抗原
   B. 物理因素诱发的肿瘤抗原
   C. 胚胎抗原
   D. 病毒诱发的肿瘤抗原
   E. 自发性肿瘤抗原
3. 目前常作为结肠癌治疗后,随访检测是否复发或扩散的非创伤性指标是
   A. CEA B. AFP C. TAA
   D. TSA E. 以上均否

A_2 型题(病历摘要型最佳选择题)

4. 患者,男性,36岁,因腹胀、便前腹痛,出现黏液脓性血便等前来就诊,经实验室检测其CEA 12.5ng/ml,试推断该患者的疾病可能为
   A. 肺癌 B. 卵巢癌 C. 阑尾腺癌
   D. 黑色素瘤 E. 结肠癌
5. 患者,女性,20岁,消瘦,自述乏力、食欲减退、腹胀、肝区疼痛,经检查肝肿大,AFP为500μg/L,试推断该患者的疾病可能为
   A. 宫颈癌 B. 卵巢癌
   C. 乳腺癌 D. 原发性肝癌
   E. 结肠癌

四、简答题

1. 简述肿瘤免疫逃逸的机制有哪些?
2. 列举一些肿瘤抗原并说明其临床意义。

(祝继英)

第 40 章 免疫学的临床应用

第 1 节 免疫学防治

免疫学防治是指运用免疫学原理和技术来调整机体的免疫功能状态，实现对疾病的预防和治疗，免疫学防治包括免疫预防与免疫治疗。

一、免疫预防

考点：人工获得特异性免疫的方式

利用免疫学方法使机体产生特异性免疫是预防传染病的重要措施。特异性免疫的获得方式有自然免疫和人工免疫两种。自然免疫主要是通过机体感染病原体后建立的特异性免疫，也包括胎儿经胎盘、新生儿经乳汁从母体中获得抗体的方式，前者为自然自动免疫，后者为自然被动免疫。人工免疫则是通过人为技术使机体获得特异性免疫，以达到预防疾病的目的。根据注入机体的物质不同，人工免疫可分为人工自动免疫（artificial active immunization）和人工被动免疫（artificial passive immunization）。机体特异性免疫的获得方式见表 40-1。

表 40-1 机体特异性免疫的获得方式

获得方式	类型	途径
自然免疫	自然自动免疫	隐性感染、显性感染
	自然被动免疫	新生儿经初乳获得 sIgA、胎儿经胎盘获得 IgG
人工免疫	人工自动免疫	接种疫苗、类毒素等抗原性物质
	人工被动免疫	注射抗毒素、丙种球蛋白和细胞因子等

用于人工免疫的抗原（如疫苗、类毒素）、抗体（如抗毒素、人丙种球蛋白）、细胞因子（如干扰素）等多来自于生物体，故统称为生物制品（biological product）。

（一）人工自动免疫

人工自动免疫是用人工接种的方法给机体输入抗原性物质，刺激机体产生特异性免疫应答从而获得特异性免疫的方法，又称预防接种，临床主要用于传染病的特异性预防。国内常将细菌制作的生物制品称为菌苗，将病毒、立克次体、螺旋体等制作的生物制品称为疫苗，国际上将用于人工自动免疫的细菌性制剂、病毒性制剂以及类毒素等统称为疫苗（vaccine）。

1. 类毒素　细菌外毒素经 0.3%～0.4% 甲醛溶液处理后脱去毒性但保留免疫原性的物质，即为类毒素，接种类毒素后能诱导机体产生抗毒素，用以中和相应的外毒素，如白喉类毒素、破伤风类毒素等。百日咳死疫苗、白喉类毒素、破伤风类毒素可混合制成百白破三联疫苗。

2. 灭活疫苗　又称死疫苗，是选用免疫原性强的病原体经人工培养后，用理化方法灭活而制成的疫苗。死疫苗主要诱导特异性抗体的产生，由于其在体内不能增殖，为维持血清中的抗体水平，常需多次接种且剂量大，可使注射局部或全身出现较重反应。但灭活疫苗稳定性好，易保存。常用的灭活疫苗有狂犬病、霍乱、百日咳、伤寒、流脑及钩端螺旋体病疫苗等。

3. 减毒活疫苗　由减毒或无毒力的活病原微生物制备而成。由于其能在体内繁殖，可诱导机体产生体液免疫和细胞免疫。故所需接种量小，一般只需接种一次就能获得良好且持久的免疫效果。但减毒活疫苗不宜保存，安全性不如灭活疫苗。常用的减毒活疫苗有卡介苗和脊髓灰质炎、麻疹、风疹疫苗等。

灭活疫苗与减毒活疫苗的比较见表 40-2。

表 40-2　灭活疫苗与减毒活疫苗的比较

区别点	灭活疫苗	减毒活疫苗
制剂微生物特点	死，毒性强	活，无毒或弱毒
接种量和次数	量较大，2～3 次	量较小，1 次
保存难易和有效期	易保存，有效期约 1 年	不易保存，4℃下数周
免疫效果	较弱，维持 1 左右年	较强，维持 3～5 年甚至更长

4. 新型疫苗　在安全、有效、实用的基础上研发新型疫苗是为了增强免疫效果，简化接种程序，提高接种效果。近年来新研制的疫苗主要有：①亚单位疫苗，是提取病原体中能刺激机体产生保护性免疫力的有效免疫原成分制成的疫苗。该类疫苗具有免疫效果好，又可减少不良反应的特点。目前应用的亚单位疫苗有流感病毒血凝素和神经氨酸酶亚单位疫苗、乙型肝炎亚单位疫苗、无细胞百日咳疫苗等；②结合疫苗，是将细菌荚膜多糖（属于 TI 抗原）的水解物以化学方法与蛋白质如类毒素交联制成的疫苗。由于该类疫苗中的荚膜多糖结合了蛋白质载体，使其成为 TD 抗原，故能诱导机体发生细胞免疫和体液免疫，明显提高了免疫效果。目前已获准使用的结合疫苗有肺炎链球菌疫苗、b 型流感杆菌疫苗和脑膜炎奈瑟菌疫苗；③合成疫苗，是将人工合成的具有免疫保护作用的抗原肽结合到如脂质体的载体上，再加入佐剂制成的疫苗。该类疫苗可大量生产，不会因某些微生物培养困难而造成原料缺乏；可避免减毒活疫苗返祖和病毒核酸疫苗致畸的危险性；④基因工程疫苗，通过对抗原分子的编码基因进行克隆、改造、修饰和表达，获得的能诱导有效保护性免疫且不含感染性物质的免疫原制剂，目前制备的基因工程疫苗有重组抗原疫苗、重组载体疫苗、核酸疫苗、转基因植物疫苗等类型。

（二）人工被动免疫

人工被动免疫是指用人工方式给机体输入含有特异性抗体的免疫血清、细胞因子或免疫效应细胞等制剂，使机体被动获得特异性免疫的方法。由于人工被动免疫注入机体的是免疫效应物质，故可立即产生免疫效果，但维持时间短，一般约 2～3 周。人工被动免疫主要用于疾病的治疗或紧急预防。常用的制剂有抗毒素、丙种球蛋白和细胞因子等。

1. 抗毒素　是将细菌外毒素或类毒素多次免疫动物（如马）后，分离获得的免疫血清。抗毒素具有中和外毒素的作用，主要用于治疗或紧急预防由外毒素所致的疾病。由于抗毒素来自免疫动物，因而它具有双重性，即对外毒素而言它是抗体，但对人体而言它是抗原。抗毒素使用前应做皮试以避免Ⅰ型超敏反应的发生；又因抗毒素只能中和游离的外毒素，故应早期、足量使用抗毒素。常用的抗毒素制剂有破伤风抗毒素、白喉抗毒素等。

2. 人免疫球蛋白制剂

（1）丙种球蛋白：包括胎盘丙种球蛋白和人血浆丙种球蛋白。若肌内注射可用于预防麻疹、传染性肝炎、脊髓灰质炎等，若静脉注射则主要用于治疗丙种球蛋白缺乏症等免疫缺陷病。

（2）人特异性免疫球蛋白：是对某种病原微生物具有高效价抗体的血浆制剂。提取于恢复期患者的血浆，或者是接受过类毒素和疫苗免疫者的血浆，或者是含有高效价特异性抗体供血者的血浆。该种制剂在机体内停留时间长，不易发生超敏反应，适用于对动物血清过敏或使用丙种球蛋白效果不佳的患者。

3. 细胞因子　细胞因子种类繁多，目前已在临床上应用的有 IFN、IL-2 等，为新型免疫治疗剂，主要用于治疗病毒感染性疾病、免疫缺陷病、自身免疫性疾病和肿瘤等。

人工主动免疫与人工被动免疫的比较见表 40-3。

表 40-3　人工主动免疫与人工被动免疫的比较

区别点	人工主动免疫	人工被动免疫
输入物质	抗原（疫苗、类毒素等）	免疫效应物质（抗体、细胞因子等）
免疫力出现时间	慢（1～4 周后）	快（注入后立即生效）
免疫力维持时间	长，数月至数年	短，2～3 周
主要用途	疾病的特异性预防	疾病的治疗和紧急预防

案例 40-1

患者，女性，50 岁，因张口困难 1 天前来就诊。自述 1 周前被生锈的铁丝刺伤左手小指，在卫生院进行清创缝合，拆线后遂出现张口困难、颈部和背部肌肉疼痛。体检：体温 37.5℃，神志清晰，张口度只有 0.2cm，咬肌和颈部肌肉张力增强。初步诊断：破伤风。治疗措施：输入破伤风抗毒素（TAT）34500U/d，肌内注射地西泮。随后 2、3 天，患者病情进行性加重，出现“苦笑”面容、颈部强直和背部肌肉抽搐。遂加大破伤风抗毒素和地西泮的使用剂量。7 天后，患者病情明显好转。5 天巩固治疗后痊愈出院。

问题：1. 对患者实施破伤风抗毒素治疗是属于哪一种免疫获得方式？

2. 使用破伤风抗毒素的注意事项是什么？

（三）计划免疫

计划免疫（planned immunization）是根据某些特定传染病的疫情监测和人群免疫状况分析，按照规定的免疫程序有计划地进行人群免疫接种，以提高人群免疫水平，达到控制和消灭特定传染病的目的。预防接种是计划免疫的重要内容，此外计划免疫还包括免疫程序的制订和实施。计划免疫程序分为儿童基础免疫程序、从事特殊职业者免疫程序、特殊地区人群免疫程序。儿童基础免疫程序包括每一个儿童需要接种的疫苗类型、接种次数、初次免疫月龄和间隔时间等。

我国儿童计划免疫程序见表 40-4。

考点：我国儿童计划免疫程序

表 40-4　我国儿童计划免疫程序

性质	接种时间	疫苗类型
基础接种	出生时	卡介苗、乙肝疫苗（1）
	1 个月	乙肝疫苗（2）
	2 个月	三价脊髓灰质炎疫苗（1）
	3 个月	三价脊髓灰质炎疫苗（2），百白破（1）
	4 个月	三价脊髓灰质炎疫苗（3），百白破（2）
	5 个月	百白破（3）

续表

性质	接种时间	疫苗类型
	6 个月	乙肝疫苗(3),流脑多糖疫苗(1)
	8 个月	麻疹疫苗（初种）
	一岁	乙脑疫苗免疫(2 针),间隔 7～10 天
加强接种	一岁半	百白破疫苗(加强 1),麻疹疫苗(复种),三价脊髓灰质炎疫苗(加服),流脑多糖疫苗(2)
	2 岁	乙脑疫苗(加强 1)
	3 岁	乙脑疫苗(加强 1)
	4 岁	三价脊髓灰质炎疫苗(加强 1)
	7 岁	百白破疫苗(加强 1),麻疹疫苗(复种),乙脑疫苗(加强 1),卡介苗(加强)
	12 岁	卡介苗(加强)

注:括号里的数字表示接种针(剂)次

预防接种时应严格按照生物制品的使用说明书进行,注意接种对象的选择,接种剂量、次数和间隔时间,接种途径及禁忌证,同时还应注意制品是否因过期、保存不当或变质而失效。接种途径可用皮内接种、划痕或口服。为避免异常反应或使原有疾病恶化,高热、活动性肺结核、急性传染病、肝肾疾病、严重心血管等患者不宜进行免疫接种,免疫缺陷病或在免疫抑制治疗中的患者、孕妇也不宜免疫接种。

考点: 计划免疫的注意事项(接种途径、接种反应禁忌证)

接种后有时会发生不同程度的局部或全身反应,一般症状较轻,1～2 天后即可恢复正常。若个别反应剧烈,甚至出现接种后脑炎、过敏性休克等,应及时就医。

考点: 接种反应及处理

二、免疫治疗

免疫治疗(immunotherapy)是指运用免疫学原理,针对疾病的发生机制,人为地调整机体免疫功能,以达到治疗疾病目的所采取的措施。传统的免疫治疗分为免疫增强与免疫抑制疗法、主动免疫与被动免疫疗法、特异性与非特异性免疫疗法等。免疫治疗的基本策略是从分子、细胞和整体水平干预或调整机体的免疫功能。通常按所用制剂不同免疫治疗被分为分子治疗、细胞治疗、生物应答调节剂与免疫抑制剂治疗等。

(一) 分子治疗

分子治疗指给机体输入分子制剂,如抗体、细胞因子等,以调节机体的免疫应答。

1. 分子疫苗　常用的分子疫苗有合成肽疫苗、重组载体疫苗和 DNA 疫苗等,可作为肿瘤和感染的治疗性疫苗。例如,人工合成的肿瘤相关抗原多肽能激活特异性 T 细胞,诱导特异性 CTL 的抗肿瘤效应;乙型肝炎多肽疫苗可诱导抗病毒感染的免疫效应。

治疗性疫苗不同于传统(预防性)疫苗,使用的目的是治疗疾病,接种对象是已病者,往往有不同程度的免疫缺陷或免疫耐受。

2. 抗体　以抗体为基础的免疫治疗包括多克隆抗体、单克隆抗体及基因工程抗体的应用,临床用于治疗感染性疾病、肿瘤、自身免疫病、超敏反应性疾病和抗移植排斥等。多克隆抗体主要包括抗毒素免疫血清、人免疫球蛋白制剂、抗淋巴细胞丙种球蛋白;单克隆抗体(单抗)主要包括抗细胞表面分子的单抗、抗细胞因子的单抗及抗体靶向制剂;基因工程抗体是通过 DNA 重组技术和蛋白质工程技术,在基因水平对 Ig 进行切割、拼接或修饰,重新组装成新型的抗体分子。

3. 细胞因子　细胞因子的免疫治疗主要包括重组细胞因子的治疗、细胞因子阻断和拮抗疗法等,临床用于肿瘤、感染、造血障碍、自身免疫病等。如 IFN-α 对白血病的疗效显著,IL-

1 受体拮抗剂对于炎症、自身免疫病等具有较好的疗效。

（二）细胞治疗

细胞治疗是指给机体输入细胞制剂，以激活或增强机体的特异性免疫应答，如使用细胞疫苗、干细胞移植、过继免疫治疗等。

1. 细胞疫苗　主要有肿瘤细胞疫苗、基因修饰的瘤苗、树突状细胞疫苗，主要用于增强机体抗肿瘤的免疫应答。

2. 干细胞移植　干细胞具有多种分化潜能、自我更新能力强，在适当条件下可被诱导分化为多种细胞组织。目前干细胞移植已成为癌症、造血系统疾病、自身免疫病等的重要治疗手段。用于移植的干细胞可来自 HLA 型别相同的供者，也可进行自体造血干细胞移植。

3. 过继免疫治疗　将自体或异体免疫细胞经体外激活、增殖后回输或转输给患者，直接杀伤肿瘤或激发机体抗肿瘤免疫效应。适合于该疗法的免疫效应细胞包括 CTL、NK 细胞、巨噬细胞、淋巴因子激活的杀伤细胞（LAK）、肿瘤浸润性淋巴细胞（TIL）和细胞因子诱导的杀伤细胞（CIK）等。

（三）生物应答调节剂和免疫抑制剂

1. 生物应答调节剂　指具有促进或调节免疫功能的制剂，通常对免疫功能正常者无影响，而对免疫功能异常，特别是免疫功能低下者有促进和调节作用。生物应答调节剂的发展极为迅速，已广泛应用于肿瘤、感染、自身免疫病、免疫缺陷病等的治疗。其制剂包括治疗性疫苗、单克隆抗体、细胞因子、微生物及其产物、人工合成分子等（表 40-5）。

表 40-5　主要生物应答调节剂

种类	举例	主要作用
微生物制剂	卡介苗、短小棒状杆菌、二霉菌酸酯海藻糖、胞壁酰二肽、链球菌低毒菌株、丙酸杆菌	活化巨噬细胞、NK 细胞
合成性分子	嘧啶、聚肌胞、吡喃共聚物、马来酐二乙烯醚	诱导产生 IFN
细胞因子	IFN-α、IFN-β、IFN-γ、IL-2	活化巨噬细胞、NK 细胞
激素	胸腺素、胸腺生成素	增强胸腺功能

某些化学合成药物以及中药制剂也具有免疫促进作用。例如，左旋咪唑原为驱虫药，后发现能激活吞噬细胞的吞噬功能，促进 T 细胞产生 IL-2 等细胞因子，增强 NK 细胞的活性；西咪替丁原为组胺拮抗药，后发现可促进淋巴细胞转化，阻止抑制性 T 细胞的活化，增强机体的免疫功能；异丙肌苷具有增强免疫功能，可用于抗病毒的辅助治疗。某些中药提取物如人参多糖、黄芪多糖等均可提高机体的免疫功能。

2. 免疫抑制剂　免疫抑制剂能抑制机体的免疫功能，常用于防止移植排斥反应的发生和自身免疫病的治疗。常用的免疫抑制剂有：

（1）微生物制剂：具有免疫抑制效应的微生物制剂主要为真菌代谢产物，如环孢素 A 主要通过阻断 T 细胞内 IL-2 基因的转录，抑制 IL-2 依赖的 T 细胞活化，用于治疗移植排斥反应及自身免疫病；他克莫司（FK-506）属于大环内酯抗生素，其作用机制与环孢素 A 相近，但其作用比环孢素 A 强 10 ~ 100 倍；吗替麦考酚酯是一种强效、新型免疫抑制剂，能选择性阻断 T、B 淋巴细胞的增殖，主要用于治疗自身免疫性疾病和移植排斥反应。

（2）化学合成药物：糖皮质激素具有明显的抗感染和免疫抑制作用，主要用于抗感染、移植排斥反应、超敏反应性疾病的治疗。烷化剂具有抑制 DNA 复制和蛋白质合成、阻止细胞分裂的功能，可抑制 T、B 淋巴细胞的增殖，主要用于治疗肿瘤、自身免疫性疾病和移植排斥反应。抗代谢药物:硫唑嘌呤可抑制 DNA 复制和蛋白质合成,阻止细胞分裂,抑制细胞免疫和体液免疫,主要用于治疗移植排斥反应;甲氨蝶呤可通过干扰蛋白质合成、抑制中性粒细胞趋化,具有很强的免疫抑制及抗感染作用,临床用于自身免疫病和肿瘤的治疗。

(3) 中药及其制剂:雷公藤多苷具有明显的免疫抑制作用,已用于治疗肾炎、SLE、类风湿关节炎及移植排斥反应;北沙参、细辛、忍冬藤、郁金等能抑制细胞免疫和体液免疫。

第 2 节　免疫学检测▲

随着免疫学及相关学科的发展,免疫学检测技术也在不断地发展完善,新方法、新技术层出不穷。因具有简便、灵敏、快速、特异性高等优点,免疫学检测技术也越来越多地应用于临床和生命科学的各个领域。

一、抗原或抗体的检测

(一) 抗原抗体反应的特点

抗原与抗体在体内外可发生特异性结合反应,在体内抗原抗体特异性结合,在其他免疫因素参与下,导致杀菌、溶细胞、中和毒素或引起免疫病理损伤等。在体外抗原抗体特异性结合,在一定条件下,可呈现肉眼可见现象如凝集、沉淀等,借此进行抗原或抗体检测。某些微量抗原和抗体在体外特异性结合后不能出现可见现象,可通过荧光素、酶等标记抗原或抗体,借助仪器进行抗原或抗体检测。在抗原抗体反应检测中,既可用已知抗体检测未知抗原,也可用已知抗原检测未知抗体。由于传统的体外抗原抗体反应检测多采用血清作为抗体来源,故称为血清学反应。

抗原抗体反应的特点有:①特异性。抗原与抗体的结合具有高度的特异性,这一特性是由抗原分子上抗原决定簇与相应抗体高变区空间结构的互补性决定,如破伤风抗毒素只能与破伤风外毒素结合而不能与其他外毒素结合;②可见性。在体外只有当抗原抗体比例适当时,抗原抗体结合才可出现肉眼可见的现象。若抗原或抗体过剩,两者虽能结合,但不能形成肉眼可见的现象;③可逆性。抗原与抗体的结合为非共价结合,在一定条件下可发生解离,且解离后抗原与抗体的生物学活性不变。

(二) 影响抗原抗体反应的因素

1. 电解质　抗原或抗体多为蛋白质,具有对应的极性基团,两者结合后可使其由亲水性变为疏水性,若有电解质存在可使抗原-抗体复合物失去部分电荷,出现聚集,形成肉眼可见的凝集或沉淀现象。在抗原抗体反应时,常加入 0.85% NaCl 溶液,以提供适当的电解质。

2. 温度　在一定范围内,适当提高温度可使抗原与抗体分子间的碰撞概率增加,加速抗原抗体结合。通常抗原抗体反应的最适温度约为 37℃,温度过高时,抗原、抗体变形失活,影响反应结果,温度过低时抗原抗体反应速度减慢。

3. 酸碱度　抗原抗体反应必须在适当的 pH 环境中进行,才能出现可见反应。抗原抗体反应的最适 pH 为 6~8。pH 过高或过低,都可影响抗原抗体的理化性质。如 pH 在 3.0 左右,接近细菌抗原等电点,可致细菌发生非特异性酸凝集,产生假阳性,影响试验结果判定。

(三) 抗原和抗体的体外检测方法

常用的检测方法有凝集反应、沉淀反应和免疫标记技术等。

1. 凝集反应　细菌、细胞等颗粒性抗原或表面包被抗原或抗体的颗粒状物质与相应抗体或抗原结合后,在一定条件下形成肉眼可见的凝集颗粒,称为凝集反应。凝集反应包括直接凝集反应和间接凝集反应。

（1）直接凝集反应：指细菌、细胞等颗粒性抗原与相应抗体直接反应而出现凝集团块的现象（图40-1），主要有玻片法和试管法两种。玻片法为定性试验，用已知抗体检测未知抗原，如人ABO血型检测、细菌鉴定等。试管法为半定量试验，常用于检测抗体的滴度，如诊断伤寒和副伤寒的肥达反应。

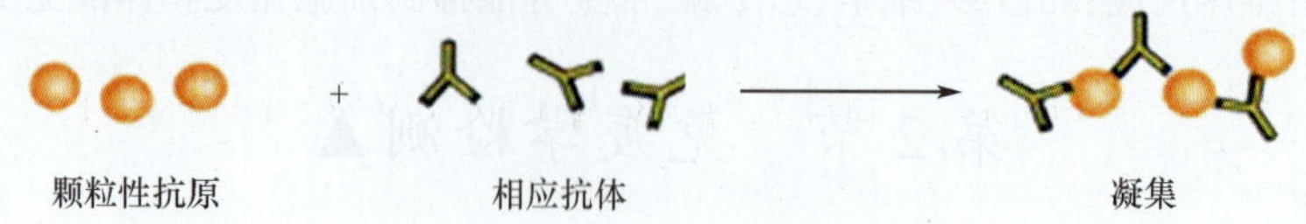

图40-1　直接凝集反应示意图

（2）间接凝集反应：指将可溶性抗原或抗体包被于某些颗粒性载体表面，再与相应抗体或抗原发生特异性结合，出现颗粒物凝集的现象（图40-2）。常用的颗粒性载体有人O型血红细胞、绵羊红细胞、乳胶颗粒等。间接凝集反应具有简便、敏感性高、快速等优点，在临床上得到广泛的应用。

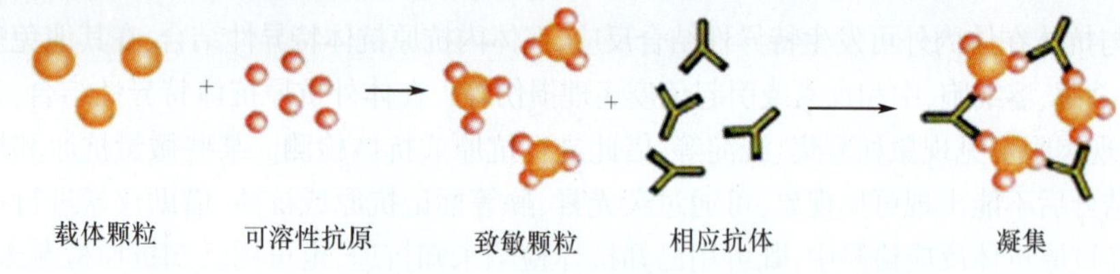

图40-2　间接凝集反应示意图

2. 沉淀反应　血清蛋白、细菌浸出液等可溶性抗原与相应抗体结合后，在一定条件下出现肉眼可见的沉淀物，称为沉淀反应。常用方法有单向琼脂扩散法、双向琼脂扩散法和对流免疫电泳法等。

（1）单向琼脂扩散法：将一定浓度的抗体混于琼脂凝胶中制成琼脂板，打孔后加入待测抗原，抗原向四周扩散过程中与凝胶中的抗体相遇结合，形成肉眼可见的白色沉淀环。沉淀环的直径与抗原浓度成正相关，测量沉淀环的直径，然后从标准曲线中查出抗原含量（图40-3）。本方法为半定量试验，常用于测定血清中免疫球蛋白、C3、AFP等的含量。

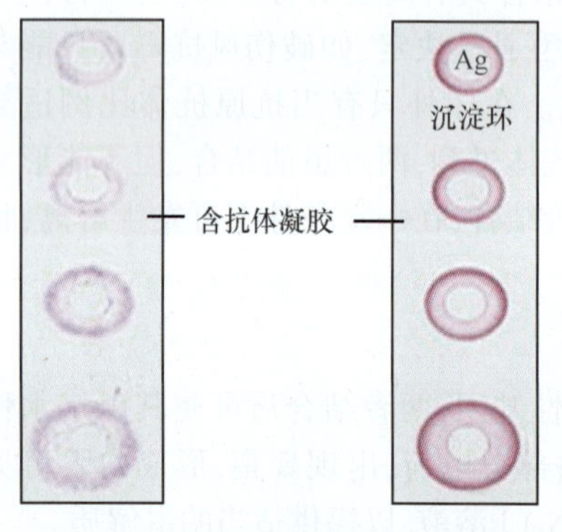

图40-3　单向琼脂扩散示意图

（2）双向琼脂扩散法：将抗原与抗体分别加入琼脂板不同小孔中，抗原与抗体自由向四周扩散，在比例合适时，在抗原和抗体孔之间形成白色沉淀线（图40-4）。本方法常用于可溶性抗原或抗体的定性检测和两种抗原相关性分析。

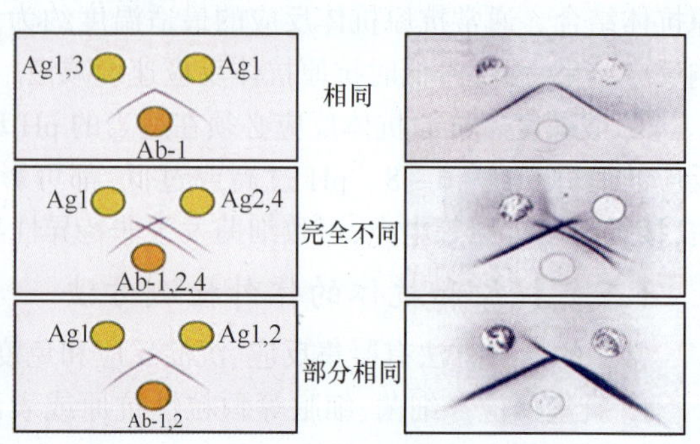

图40-4　双向琼脂扩散示意图

（3）免疫比浊法：是在一定量的抗体中分别加入递增量的抗原，抗原与抗体在反应液中反应，形成可溶性免疫复合物，通过浊度计测定反应液浊度，反应液浊度与免疫复合物形成量呈正相关,依据标准曲线可推算样品的抗原含量。本方法快速简单,应用范围广泛,且适用于大批量标本的测定,已成为临床检测抗原的主要方法。

3. 免疫标记技术　用标记物标记抗原或抗体,与相应抗体或抗原反应,通过检测标记物来判断待检物中有无相应抗体或抗原存在或量的多少的试验,称为免疫标记技术。常用的标记物有荧光素、酶、放射性核素、胶体金等。免疫标记技术具有灵敏度高、特异性强、快速等优点,可进行抗原或抗体的定性、定量、定位检测,是目前应用最为广泛的免疫学检测技术。

(1) 免疫荧光技术:用荧光素标记抗原或抗体,与待检抗体或抗原反应,置荧光显微镜下观察是否出现荧光,借此对标本中的抗原或抗体进行测定或定位(图 40-5)。常用的荧光素有异硫氰酸荧光素和藻红蛋白,前者发黄色荧光,后者发红色荧光。免疫荧光技术可用于病毒、细菌性疾病的诊断,也可用于免疫细胞 CD 分子、自身免疫病抗核抗体等的检查。

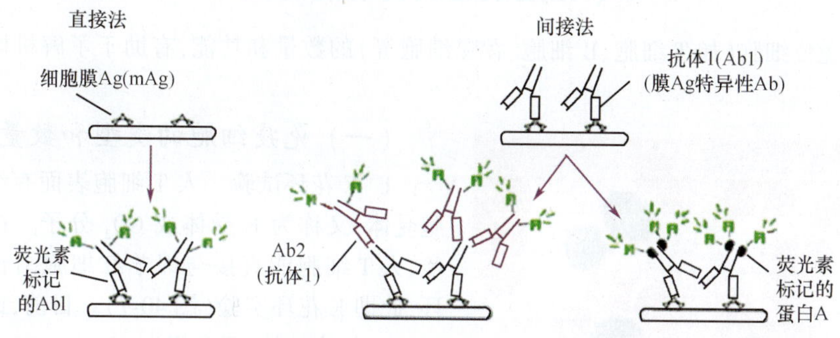

图 40-5　免疫荧光技术示意图

(2) 酶免疫测定技术:是用酶标记抗体或抗抗体,检测特异性抗原或抗体的方法。本法将抗原抗体反应的特异性与酶催化作用的高效性相结合,通过酶分解底物生成有色产物。用酶标仪测定产物光密度值以判定被检标本中有无抗原或抗体及其含量多少。酶联免疫吸附试验(ELISA)是最常用的酶免疫测定技术,它是将已知抗原或抗体吸附在固相载体表面,加入待检标本和酶标记的抗体或抗抗体,使抗原抗体反应在固相载体表面进行。通过洗涤使免疫复合物与液相中的游离物质分离,再加入酶的底物,根据底物被酶催化形成有色产物,检测标本中有无抗原或抗体及其含量多少。常用的 ELISA 法有双抗体夹心法和间接法,前者用于检测抗原,后者用于检测抗体(图 40-6)。

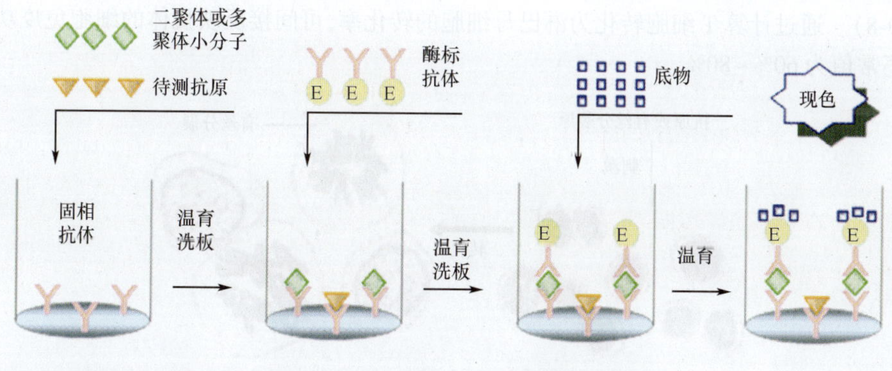

图 40-6　ELISA 双抗体夹心法示意图

(3) 放射免疫标记技术:该技术应用放射性核素标记抗原或抗体来进行免疫学检测,具有特异性高、灵敏性强、准确性好、易规范化和自动化等特点，常用于微量物质如生长激素、胰岛素、甲状腺素和 IgE 等的测定。常用的放射性核素有^{131}I 和^{125}I。

(4) 免疫胶体金技术：以胶体金为标记物进行的抗原抗体反应是一种新型免疫检测技术。该技术使用起来简单、快捷、准确和无污染。常用于 HBsAg、抗双链 DNA 抗体等的检测。目前临床上应用斑点金免疫层析试验，检测尿液中绒毛膜促性腺激素(HCG)，作为妊娠的早期诊断。

(5) 免疫印迹技术：是一种将免疫化学分析技术和高分辨率凝胶电泳相结合的测定技术。该技术具有分析容量大、敏感度高、特异性强等特点，能分离分子大小不同的蛋白质并确定其分子量，常用于多种病毒的抗体或抗原的检测。该技术已广泛用于医学研究领域。

二、免疫细胞及其功能的检测

检测免疫细胞(如 T 细胞、B 细胞、吞噬细胞等)的数量和功能，有助于了解机体的免疫状态。

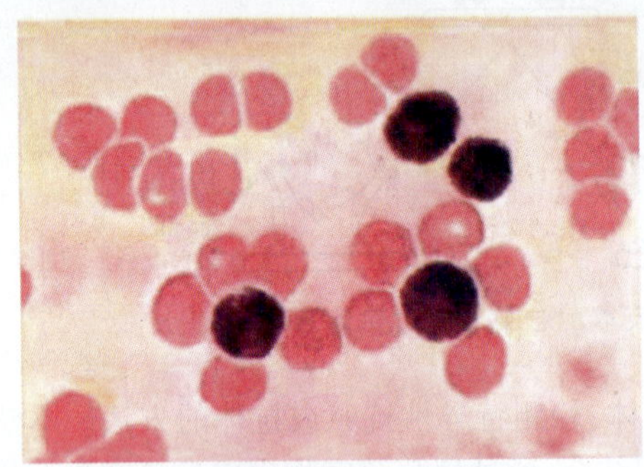

图 40-7 E 花环显微镜下图

(一) 免疫细胞的类型和数量检测

1. E 花环试验　人 T 细胞表面有绵羊红细胞受体，又称为 E 受体或 CD_2 分子。在体外环境，人 T 细胞能直接与绵羊红细胞结合形成花环，此即 E 花环实验(图 40-7)。目前，此法主要用于 T 细胞计数，正常值为 60% ~ 80% 。

2. 流式细胞术　该技术借助流式细胞仪可对免疫细胞及其他细胞进行快速鉴定和分类，可检测 T 细胞、B 细胞、NK 细胞、单核-巨噬细胞、树突状细胞等的数量和比率，$CD4^+$T 细胞和 $CD8^+$T 细胞的比值，并可进行细胞周期和细胞凋亡等分析。

(二) 免疫细胞功能检测

1. T 细胞功能测定

(1) 淋巴细胞转化试验：T 细胞表面存在有丝分裂原受体，当受到特异性抗原或有丝分裂原(如植物血凝素、刀豆蛋白 A 等)的刺激，T 细胞可发生增殖转化为淋巴母细胞(图 40-8)。通过计算 T 细胞转化为淋巴母细胞的转化率，可间接反映机体的细胞免疫功能状态。正常值为 60% ~ 80% 。

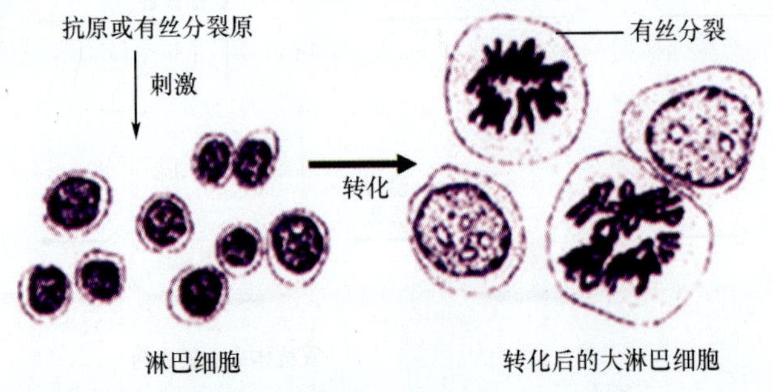

图 40-8 淋巴细胞转化试验示意图

(2) 皮肤试验：正常机体对特定抗原建立了细胞免疫后，再用相同抗原做皮肤试验时，则可发生以局部红肿为特征的迟发型超敏反应,但细胞免疫功能低下者该反应微弱或阴性。皮肤试验可用于结核病、麻风病等的辅助诊断,免疫缺陷病或肿瘤患者的细胞免疫功能测定等。

2. B 细胞功能测定

(1) 溶血空斑试验:将吸附有已知抗原的绵羊红细胞、待检 B 细胞、补体和适量琼脂糖液混合,倾注于平皿,温育 1～3h 后,肉眼可见分散的溶血空斑出现。每个空斑中央含一个抗体形成细胞,空斑数目即为抗体形成细胞数。本试验的目的是测定绵羊红细胞表面已知抗原的抗体形成细胞数目,以此反映机体的体液免疫功能状态。

(2) B 细胞增殖试验:从人外周血中分离出淋巴细胞,在淋巴细胞悬液里加入含蛋白 A 的金黄色葡萄球菌(丝裂原)作为 B 细胞的刺激物。B 细胞受丝裂原刺激后,进行分裂增殖,温育一定时间后检查抗体形成细胞的数目,来反映机体 B 细胞的功能。

3. 吞噬细胞功能测定

(1) 中性粒细胞吞噬功能测定:由于中性粒细胞具有吞噬功能,当与金黄色葡萄球菌等颗粒物质混合孵育一定时间后,颗粒物质会被吞噬。计算吞噬率和吞噬指数可反映中性粒细胞的吞噬功能。

(2) 巨噬细胞吞噬功能测定:利用巨噬细胞对较大的颗粒性异物(如鸡红细胞)有极强的吞噬能力,将待检巨噬细胞与鸡红细胞混合孵育一定时间后,在显微镜下可观察到鸡红细胞被巨噬细胞吞噬的现象。计算吞噬百分率和吞噬指数可判断巨噬细胞的吞噬功能。

4. 细胞因子的检测　细胞因子的检测方法主要有生物活性检测、免疫学检测和分子生物学检测。

(1) 生物学活性检测:根据细胞因子特定的生物学活性,选用相应的指示系统,如细胞因子依赖性细胞株或靶细胞,通过与标准品对照,确定待检样品中细胞因子活性水平,活性水平一般以活性单位(U/ml)表示。

(2) 免疫学检测:由于细胞因子多为小分子蛋白质,可作为抗原,根据抗原抗体反应进行定性或定量检测,常用方法为 ELISA。

(3) 分子生物学检测:可根据细胞因子基因核苷酸序列设计相应引物,利用反转录(聚合酶链反应)技术检测待检细胞中的特异 mRNA,该法可用于多种细胞因子检测。

实验十一　凝集反应实验

一、实验目的

1. 掌握直接和间接凝集试验的原理、类型、应用和注意事项。
2. 熟练掌握 玻片凝集试验、抗“O”试验的操作技术。

二、实验用品

待测细菌、诊断血清、生理盐水、无菌滴管、接种环、载玻片、酒精灯、蜡笔、待测血清、溶血素“O”试剂、溶血素“O”胶乳试剂、阳性对照血清、阴性对照血清、洁净玻片、生理盐水、毛细管等。

三、实验内容和方法

(一) 直接凝集试验(玻片法)

1. 取洁净载玻片一张,用蜡笔分成两格,以无菌接种环(或无菌毛细管)取生理盐水一环

(或一滴)放于玻片一侧作为对照,使用同样方法取一环(或一滴)诊断血清放于另一侧。

2. 用无菌接种环挑取平板培养基上培养的待测细菌菌落或斜面培养基上的待测细菌菌苔少许,于生理盐水小格中混匀,另挑取少许待测细菌放入诊断血清中混匀。

3. 摇动玻片,2~3 min 后观察结果。

4. 结果判定:出现凝集颗粒,判为阳性;无凝集颗粒出现,判为阴性。

(二) 间接凝集抑制试验(链球菌溶血素"O"抗体测定)

1. 取洁净载玻片一张,用蜡笔分成三格,在玻片背面分别标注1、2、3字样。

2. 将待测血清用生理盐水按1∶50稀释,56℃灭活30min。

3. 在载玻片1、2、3格内,用无菌毛细管分别加入稀释后的待测血清、阳性对照血清、阴性对照血清各1滴。再用无菌毛细管吸取链球菌溶血素"O"试剂每格加入1滴。手持玻片轻轻摇动2min。

4. 用无菌毛细管吸取溶血素"O"胶乳试剂分别加入到载玻片1、2、3格内,每格1滴。轻轻摇动玻片,反应3min后观察结果。

5. 结果判定:无凝集颗粒出现,判为阳性;出现凝集颗粒判为阴性。

四、实验作业

书写实验报告,说明实验意义。

实验十二 酶联免疫吸附试验——HBsAg的检测

一、实验目的

本实验采用ELISA双抗体夹心法检测待测样品中HBsAg。

二、实验用品

酶标仪、微量加样器、待测血清、包被反应条(HBsAg的抗体)、酶标记物(酶标记的HBsAg的抗体)、阳性对照血清、阴性对照血清、显色剂(酶的底物)、洗涤液、终止液、蒸馏水、吸水纸等。

三、实验内容和方法

1. 准备　把各HBsAg诊断试剂从冰箱里取出,在室温下平衡30min。把浓缩洗涤液用蒸馏水按1∶20稀释。

2. 包被反应条内加样　用微量加样器在包被反应条的孔内分别加入待测血清、阳性对照血清、阴性对照血清各50μl。

3. 加酶标记物　每孔内分别加入酶标记物50μl。

4. 温箱孵育　置37℃温箱内孵育30min。

5. 洗涤　甩去反应板孔内的液体,在吸水纸上拍干,用洗涤液加满各孔,静置5~10s,甩去孔内洗涤液,再于吸水纸上拍干。反复5次这样的操作。

6. 加显色剂　每孔内加入显色剂50μl,混合均匀,置37℃温箱内温育15min。

7. 加终止液　每孔内各加入终止液50μl,混合均匀,终止孔内反应。

8. 观察结果　观察对照孔,阳性对照血清孔为黄色,阴性对照血清孔为无色。观察待测血清孔,若与阳性对照血清孔颜色相同,判为阳性;若与阴性对照血清孔颜色相同,判为阴性。

四、实 验 作 业

书写实验报告,说明实验意义。

目 标 检 测

一、名词解释

1. 人工自动免疫　2. 生物制品　3. 疫苗　4. 免疫治疗

二、填空题

1. 特异性免疫的获得方式有________和________两种。
2. 免疫治疗常用的生物制品包括______、______、________、________和________等。
3. 影响抗原抗体反应的主要因素有__________、__________和__________。

三、选择题

A_1 型题(单句型最佳选择题)

1. 人患传染病后获得的免疫称为
   A. 固有免疫　B. 被动免疫
   C. 自然主动免疫　D. 人工主动免疫
   E. 自然被动免疫
2. 下列属于人工自动免疫的方式为
   A. 注射破伤风抗毒素
   B. 输入人血浆丙种球蛋白
   C. 注射细胞因子
   D. 接种百白破三联疫苗
   E. 骨髓移植
3. 能人工自动获得特异性免疫力的生物制品
   A. 白喉抗毒素　B. 胎盘丙种球蛋白
   C. 白喉类毒素　D. 血浆丙种球蛋白
   E. 破伤风抗毒素
4. 下列哪个属于人工主动免疫的方式
   A. 通过乳汁　B. 通过胎盘
   C. 通过隐性感染　D. 通过显性感染
   E. 通过接种疫苗
5. 影响抗原抗体反应出现肉眼可见现象的因素中不包括
   A. 电解质
   B. 温度
   C. 抗原必须是颗粒性抗原
   D. 抗原抗体的比例
   E. pH

A_2 型题(病历摘要型最佳选择题)

6. 患者,女性,5 岁,在郊外玩耍时被一野狗咬伤小腿,家人用清水清洗伤口后立即送至当地疾控中心注射狂犬病毒免疫血清,此举属于下列哪种免疫方式
   A. 主动免疫　B. 固有免疫
   C. 自然主动免疫　D. 人工主动免疫
   E. 人工被动免疫

四、简答题

1. 简述人工获得特异性免疫的方式有哪些?
2. 简述我国儿童计划免疫的程序和注意事项。
3. 比较人工自动免疫与人工被动免疫的异同点。

(祝继英)

参考文献

安庆云. 2012. 医学免疫学. 第3版. 北京:人民卫生出版社
曹雪涛. 2013. 医学免疫学. 第6版. 北京:人民卫生出版社
陈芳梅,夏金华. 2013. 病原生物与免疫学. 北京:人民卫生出版社
陈兴保,肖纯凌. 2012. 病原生物学与免疫学. 第6版. 北京:人民卫生出版社
陈兴保. 2011. 病原生物学和免疫学. 第6版. 北京:人民卫生出版社
段义龙,陈晓宁. 2013. 人体寄生虫学实验指导. 第2版. 北京:科学出版社
高美华,邵启祥,司传平,等. 2003. 医学免疫学. 第2版. 北京:人民军医出版社
郝素珍等. 2010. 医学免疫学. 北京:人民卫生出版社
黄敏. 2012. 医学微生物学与寄生虫学. 第3版. 北京:人民卫生出版社
季晓辉,张建琼. 2011. 医学免疫学与医学微生物学. 北京:科学出版社
金伯泉. 2010. 医学免疫学. 第5版. 北京:人民卫生出版社
金路. 2010. 免疫学与病原生物学. 第2版. 北京. 人民卫生出版社
李凡,刘晶星. 2010. 医学微生物学. 第7版. 北京:人民卫生出版社
李凡,徐志凯. 2013. 医学微生物学. 第8版. 北京:人民卫生出版社
李晓红,潘润存. 2012. 病原生物与免疫学. 第2版. 西安:第四军医大学出版社
米亚英. 2006. 美容医学微生物学与免疫学. 科学出版社
齐永长,陈瑞霞,马学萍. 2012. 病原生物学与医学免疫学. 武汉:华中科技大学出版社
全国护士执业资格考试用书编写专家委员会. 2011. 全国护士执业资格考试指导同步练习题集. 北京:人民卫生出版社
全国护士执业资格考试用书编写专家委员会. 2012. 全国护士执业资格考试指导同步练习题集. 北京:人民卫生出版社
全国护士执业资格考试用书编写专家委员会. 2013. 全国护士执业资格考试指导
全国护士执业资格考试用书编写专家委员会. 2014. 全国护士执业资格考试指导要点精编. 北京:人民军医出版社
任青云. 2009. 病原生物学和免疫. 第2版. 北京:高等教育出版社
王剑. 2011. 病原生物与免疫学. 北京:人民卫生出版社
王锦,潘丽红,李国利. 2013. 免疫学基础与病原生物学. 北京:中国科学技术出版社
王平. 2013. 2014护士执业资格考试护考急救包. 第5版. 北京:人民军医出版社
肖纯凌,赵富玺. 2011. 病原生物学和免疫学. 第6版. 北京:人民卫生出版社
许正敏. 2011. 病原生物与免疫学. 第2版. 北京:人民卫生出版社
阳莉,陈晓露. 2013. 病原生物与免疫学. 北京:中国医药科技出版社
张宝恩,皮至明. 2012. 病原生物与免疫学基础. 第3版. 北京:科学出版社
赵富玺. 2004. 病原生物与免疫学. 北京:人民卫生出版社
诸欣平,苏川. 2013. 人体寄生虫学. 第8版. 北京:人民卫生出版社
祖淑梅,潘丽红. 2010. 医学免疫学与病原生物学. 北京:科学卫生出版社

病原生物学与免疫学教学大纲

一、课程性质和任务

《病原生物学与免疫学》是医学专业一门必修的基础课程。该课程包含三部分：医学微生物学、人体寄生虫学和医学免疫学。主要研究与医学有关的病原微生物、人体寄生虫的生物学性状、致病性与免疫性、微生物学检查及防治原则，机体免疫系统、免疫应答、免疫相关的疾病及免疫检测与防治的一门学科。

该课程任务是使学生掌握该课程基本理论知识与基本实践技能，并能应用所学的理论知识对临床常见相关疾病的发病机制、诊断与治疗作出解释，了解本学科新动态与新进展，为后续临床课程的学习奠定必要的基础。

二、课程教学目标

（一）知识教学目标

1. 掌握　细菌的结构与生理特性、细菌的致病性、感染的种类与类型、正常菌群、消毒与灭菌、医院感染、细菌变异，常见病原微生物的主要生物学性状、致病性与免疫性、防治原则；人体寄生虫的概述、常见人体寄生虫的形态、生活史及致病性；免疫学的基本概念、基础理论及与免疫相关的临床疾病、防治措施。

2. 熟悉　常见病原微生物的微生物学检查方法；常见人体寄生虫病的流行规律；常见的免疫性疾病发病机制。

3. 了解　微生物学的发展简史及新进展、一般病原微生物的生物学性状及致病性；常见人体寄生虫的实验室诊断；免疫学的发展简史及新进展。

（二）能力培养目标

1. 能运用所学习的病原生物学与免疫学基础理论，分析临床相关疾病的发病机制，并具有一定的防治能力。

2. 掌握消毒灭菌的基础理论，树立无菌观念，培养无菌操作。

3. 强化院内感染控制意识，全面了解传染病的预防、诊断和治疗原则。

4. 熟练运用显微镜观察常见病原生物的形态特征。

5. 了解实验室常用仪器的使用方法。

（三）思想教育目标

1. 培养学生主动学习，相互讨论、勤学好问的习惯，提高沟通和互助学习的技巧，吸取新知识的能力。

2. 培养严谨慎密、实事求是的科学精神，救死扶伤、关爱患者的职业道德。

3. 培养在院内感染、抗生素使用、社区疫情防治等工作中均能运用所学专业知识指导临床工作，保持高度警觉性，具体良好的判断力。

三、教学内容和要求

本课程教学内容分为三个模块：基础模块、技能模块、选学模块。基础模块和技能模块是各专业的必修内容，选学模块根据学校及学生的具体情况选择使用。

基础模块

教学内容	教学要求			教学活动参考
	了解	理解	掌握	
一、医学微生物学				
（一）医学微生物学绪论				理论讲授
1. 微生物与病原微生物		√		多媒体演示
2. 微生物学与医学微生物学	√			
3. 医学微生物学发展简史	√			
（二）细菌的形态与结构				
1. 细菌的大小与形态			√	理论讲授
2. 细菌的结构			√	多媒体演示
3. 细菌的形态检查		√		显微镜观察
（三）细菌的生理				
1. 细菌的生长繁殖			√	理论讲授
2. 细菌的代谢产物及其意义		√		多媒体演示
3. 细菌的人工培养			√	
4. 细菌的分类与命名原则	√			
（四）微生物的分布与消毒灭菌				
1. 微生物的分布			√	理论讲授
2. 消毒灭菌			√	多媒体演示
3. 影响消毒灭菌的因素		√		
（五）细菌的遗传与变异				
1. 细菌的变异现象		√		
2. 细菌的遗传物质▲		√		理论讲授
3. 细菌变异的机制	√			多媒体演示
4. 细菌遗传变异在医学中的应用	√			
5. 细菌的耐药性▲			√	
（六）细菌的感染				
1. 细菌的致病性			√	理论讲授
2. 感染的发生与类型			√	多媒体演示
3. 医院感染		√		
4. 细菌感染的检查与防治		√		
（七）球菌				
1. 葡萄球菌属			√	理论讲授
2. 链球菌属			√	多媒体演示
3. 奈瑟菌属			√	案例分析讨论
（八）肠杆菌科				
1. 埃希菌属			√	理论讲授
2. 沙门菌属			√	多媒体演示
3. 志贺菌属			√	案例分析讨论
4. 其他肠道杆菌▲	√			
（九）螺形菌				理论讲授
1. 弧菌属			√	多媒体演示
2. 螺杆菌属		√		案例分析讨论
3. 弯曲菌属▲	√			自学
（十）厌氧性细菌				理论讲授
1. 厌氧芽胞梭菌属			√	多媒体演示
2. 无芽胞厌氧菌		√		案例分析讨论
（十一）分枝杆菌属				理论讲授
1. 结核分枝杆菌			√	多媒体演示
2. 麻风分枝杆菌	√			
（十二）动物源性细菌				
1. 布鲁菌属	√			理论讲授
2. 耶尔森菌属	√			多媒体演示
3. 芽胞杆菌属	√			自学
（十三）其他病原菌				
1. 白喉棒状杆菌		√		理论讲授
2. 铜绿假单胞菌		√		多媒体演示
3. 百日咳鲍特菌	√			案例分析讨论
4. 嗜肺军团菌▲	√			自学
5. 流感嗜血杆菌▲	√			
（十四）其他原核细胞型微生物				
1. 螺旋体		√		理论讲授
2. 衣原体		√		多媒体演示
3. 支原体		√		案例分析讨论

续表

教学内容	教学要求			教学活动参考
	了解	理解	掌握	
4. 立克次体	√			自学
5. 放线菌	√			
（十五）真菌				
1. 真菌的生物学性状	√			理论讲授
2. 致病性与免疫性		√		多媒体演示
3. 常见的病原性真菌		√		案例分析讨论
4. 微生物学检查与防治原则	√			自学
（十六）病毒概述				
1. 病毒的基本性状			√	理论讲授
2. 病毒的感染与免疫			√	多媒体演示
3. 病毒感染的检查与防治	√			自学
（十七）呼吸道病毒				理论讲授
1. 流行性感冒病毒			√	多媒体演示
2. 麻疹病毒			√	案例分析讨论
3. 腮腺炎病毒			√	
4. 冠状病毒及新型冠状病毒		√		
5. 风疹病毒		√		
6. 其他呼吸道病毒▲	√			
（十八）胃肠道感染病毒				理论讲授
1. 肠道病毒		√		多媒体演示
2. 急性胃肠炎病毒	√			自学
（十九）肝炎病毒				
1. 甲型肝炎病毒			√	理论讲授
2. 乙型肝炎病毒			√	多媒体演示
3. 其他肝炎病毒		√		案例分析讨论
（二十）反转录病毒				理论讲授
1. 人类免疫缺陷病毒			√	多媒体演示
2. 人类嗜 T 细胞病毒▲	√			案例分析讨论
（二十一）疱疹病毒				
1. 单纯疱疹病毒		√		理论讲授
2. 水痘-带状疱疹病毒		√		多媒体演示
3. EB 病毒	√			案例分析讨论
4. 巨细胞病毒	√			自学

教学内容	教学要求			教学活动参考
	了解	理解	掌握	
（二十二）虫媒病毒与出血热病毒				理论讲授
1. 虫媒病毒			√	多媒体演示
2. 出血热病毒▲	√			自学
（二十三）其他病毒与朊粒				理论讲授
1. 狂犬病病毒			√	多媒体演示
2. 人乳头瘤病毒▲	√			案例分析讨论
3. 朊粒▲	√			自学
二、人体寄生虫学				
（二十四）人体寄生虫学总论				理论讲授
1. 寄生现象与生活史			√	多媒体演示
2. 寄生虫与宿主的关系			√	
3. 寄生虫病的流行与防治			√	
（二十五）医学蠕虫				
1. 线虫				
（1）似蚓蛔线虫			√	
（2）蠕形住肠线虫		√		
（3）毛首鞭形线虫	√			理论讲授
（4）十二指肠钩口线虫与美洲板口线虫			√	多媒体演示
（5）丝虫	√			案例分析讨论
（6）旋毛形线虫	√			标本模型演示
2. 吸虫				自学
（1）华支睾吸虫	√			
（2）卫氏并殖吸虫	√			
（3）布氏姜片虫	√			
（4）日本血吸虫			√	
3. 绦虫				
（1）链状带绦虫			√	
（2）肥胖带绦虫		√		
（3）细粒棘球绦虫	√			
（4）曼氏迭宫绦虫	√			
（二十六）医学原虫				
1. 叶足虫		√		理论讲授

续表

教学内容	教学要求			教学活动参考
	了解	理解	掌握	
2. 鞭毛虫			√	多媒体演示
3. 孢子虫				案例分析讨论
(1) 疟原虫			√	标本模型演示
(2) 刚地弓形虫	√			自学
4. 纤毛虫▲	√			
(二十七) 医学节肢动物				
1. 概述			√	理论讲授
2. 昆虫纲	√			多媒体演示
3. 蛛形纲	√			标本模型演示
三、医学免疫学				
(二十八) 医学免疫学概述				
1. 免疫的概念与功能			√	理论讲授
2. 免疫的类型		√		多媒体演示
3. 医学免疫学发展简史	√			
(二十九) 免疫系统				
1. 免疫器官			√	理论讲授
2. 免疫细胞			√	多媒体演示
3. 免疫分子			√	案例分析讨论
(三十) 抗原				
1. 抗原的概念与特性		√		理论讲授
2. 抗原的分类			√	多媒体演示
3. 抗原的特异性与交叉反应		√		自学
4. 决定抗原免疫原性的条件		√		
5. 医学上重要的抗原			√	
6. 超抗原与佐剂▲	√			
(三十一) 免疫球蛋白				
1. 免疫球蛋白的结构		√		理论讲授
2. 免疫球蛋白的生物学活性			√	多媒体演示
3. 五类免疫球蛋白的特性与功能			√	案例分析讨论
4. 人工制备抗体▲	√			

教学内容	教学要求			教学活动参考
	了解	理解	掌握	
(三十二) 补体系统				
1. 概述		√		理论讲授
2. 补体系统的激活		√		多媒体演示
3. 补体系统的生物学活性			√	自学
4. 补体系统异常与疾病▲	√			
(三十三) 主要组织相容性复合体				
1. HLA 复合体	√			理论讲授
2. HLA 的结构、分布与生物学活性		√		多媒体演示
3. HLA 的医学意义		√		自学
(三十四) 细胞因子▲				理论讲授
1. 细胞因子的共同特性	√			多媒体演示
2. 细胞因子分类		√		自学
3. 细胞因子的生物学活性		√		
4. 与细胞因子及其受体相关的生物制品	√			
(三十五) 免疫应答				
1. 概述			√	
2. 抗原提呈	√			理论讲授
3. B 淋巴细胞介导的体液免疫应答		√		多媒体演示
4. T 淋巴细胞介导的细胞免疫应答		√		自学
5. 免疫耐受▲	√			
6. 免疫调节▲	√			
(三十六) 抗感染免疫				理论讲授
1. 非特异性免疫			√	多媒体演示
2. 特异性免疫			√	自学
3. 抗各类病原体感染免疫		√		
(三十七) 超敏反应				
1. Ⅰ型超敏反应			√	理论讲授
2. Ⅱ型超敏反应		√		多媒体演示
3. Ⅲ型超敏反应		√		案例分析讨论

续表

教学内容	教学要求			教学活动参考
	了解	理解	掌握	
4. Ⅳ型超敏反应		√		
(三十八)免疫缺陷病与自身免疫性疾病▲				理论讲授
1. 免疫缺陷病	√			多媒体演示
2. 自身免疫性疾病	√			自学
(三十九)肿瘤免疫▲				
1. 肿瘤抗原	√			理论讲授

教学内容	教学要求			教学活动参考
	了解	理解	掌握	
2. 机体抗肿瘤免疫效应	√			多媒体演示
3. 肿瘤的免疫逃逸机制	√			自学
4. 肿瘤的免疫诊断与治疗	√			
(四十)免疫学的临床应用				理论讲授
1. 免疫学防治			√	多媒体演示
2. 免疫学检测▲	√			自学

技能模块

实验名称	教学内容	教学要求		
		学会	掌握	熟练掌握
实验一　细菌的形态检查	1. 油镜的使用和保护			√
	2. 细菌基本形态和特殊结构的观察			√
	3. 不染色标本检查	√		
	4. 革兰染色法			√
实验二　细菌的人工培养及生化反应	1. 培养基的制备	√		
	2. 细菌的接种		√	
	3. 细菌生长现象观察			√
	4. 细菌生化反应鉴定	√		
实验三　细菌的分布与消毒灭菌	1. 细菌分布的检查			√
	2. 常用消毒灭菌器介绍	√		
	3. 皮肤消毒实验			√
	4. 紫外线杀菌实验			√
	5. 热力灭菌实验		√	
实验四　细菌的药物敏感性实验	细菌的耐药性实验			√
实验五　细菌毒素的检测	1. 外毒素的检测		√	
	2. 内毒素的检测		√	
实验六　常见病原菌实验	1. 常见病原菌形态和培养物的观察			√
	2. 血浆凝固酶实验	√		
实验七　其他原核细胞型微生物及真菌实验	1. 其他原核细胞型微生物形态观察		√	
	2. 真菌的形态观察		√	
	3. 真菌的培养	√		

续表

实验名称	教学内容	教学要求		
		学会	掌握	熟练掌握
实验八　医学蠕虫实验	1. 成虫标本观察		√	
	2. 虫卵标本观察		√	
	3. 虫卵检查方法-饱和盐水漂浮法		√	
实验九　医学原虫与医学节肢动物实验	1. 原虫标本观察		√	
	2. 医学节肢动物标本观察		√	
实验十　超敏反应试验	豚鼠过敏实验			√
实验十一　凝集反应试验	1. 直接凝集试验	√		
	2. 间接凝集试验	√		
实验十二　酶联免疫吸附试验——HBsAg的检测	酶联免疫吸附试验-HBsAg的检测		√	

选学模块

序号、单元题目 （对应基础模块单元序号）	教学内容	教学要求		
		学会	掌握	熟练掌握
（五）细菌的遗传与变异	2. 细菌的遗传物质		√	
	5. 细菌的耐药性		√	
（八）肠杆菌科	4. 其他肠道杆菌	√		
（九）螺形菌	3. 弯曲菌属	√		
（十一）分枝杆菌属	2. 麻风分枝杆菌	√		
（十二）动物源性细菌	1. 布鲁菌属	√		
	2. 耶尔森菌属	√		
	3. 芽胞杆菌属	√		
（十三）其他病原菌	4. 嗜肺军团菌	√		
	5. 流感嗜血杆菌	√		
（十六）病毒概述	病毒分类	√		
（十七）呼吸道病毒	6. 其他呼吸道病毒	√		
（十九）肝炎病毒	3. 其他肝炎病毒		√	
（二十）反转录病毒	2. 人类嗜T细胞病毒	√		
（二十二）虫媒病毒与出血热病毒	2. 出血热病毒	√		
（二十三）其他病毒与朊粒	2. 人乳头瘤病毒	√		
	3. 朊粒	√		

续表

序号、单元题目（对应基础模块单元序号）	教学内容	教学要求		
		学会	掌握	熟练掌握
（二十五）医学蠕虫	丝虫、旋毛形线虫	√		
	华支睾吸虫、卫氏并殖吸虫、布氏姜片虫	√		
	细粒棘球绦虫、曼氏迭宫绦虫	√		
（二十六）医学原虫	刚地弓形虫	√		
	纤毛虫	√		
（二十七）医学节肢动物	其他昆虫	√		
	蜱	√		
（三十）抗原	6. 超抗原与佐剂	√		
（三十一）免疫球蛋白	4. 人工制备抗体	√		
（三十二）补体系统	4. 补体系统异常与疾病	√		
（三十四）细胞因子	1. 细胞因子的共同特性	√		
	2. 细胞因子的分类	√		
	3. 细胞因子的生物学活性	√		
	4. 与细胞因子及其受体相关的生物制品	√		
（三十五）免疫应答	5. 免疫耐受	√		
	6. 免疫调节	√		
（三十八）免疫缺陷病与自身免疫性疾病	1. 免疫缺陷病	√		
	2. 自身免疫性疾病	√		
（三十九）肿瘤免疫	1. 肿瘤抗原	√		
	2. 机体抗肿瘤免疫效应	√		
	3. 肿瘤的免疫逃逸机制	√		
	4. 肿瘤的免疫诊断与治疗	√		
（四十）免疫学的临床应用	2. 免疫学检测	√		

四、教学大纲说明

（一）适用对象与参考学时

本课程由基础模块、技能模块及选学模块构成。基础模块和技能模块是各专业必修的教学内容，选修模块是学生根据自身状况选择性学习或由任课教师依据学生情况选择性教学的内容。

本教学大纲主要供五年制护理专业使用，也可供中职护理、助产、药学、医学检验、口腔工艺技术、医学美容、涉外护理等专业使用。总学时为96学时，其中理论教学76学时，实践教学20学时。

（二）教学要求

1. 本课程对理论教学部分要求有掌握、理解、了解三个层次。掌握是指对本学科所学的基本知识、基本理论具有深刻的认识，并能灵活地应用所学知识分析、解释生活现象和临床问题。理解是指能够解释、领会概念的基本含义并会应用所学技能。了解是指能够简单理解、记忆所学知识。

2. 本课程突出以培养能力为本位的教学理念,在实践技能方面分为熟练掌握、掌握、学会三个层次。熟练掌握是指能够独立娴熟地进行正确的实践技能操作。掌握是指能够在教师指导下进行实践技能操作。学会是指知道怎样进行实践技能操作。

(三)教学建议

1. 在教学过程中要积极采用现代化教学手段、标本等,加强直观教学,充分发挥教师的主导作用和学生的主体作用。注重理论联系实际,并组织学生开展必要的临床案例分析讨论,以培养学生的分析问题和解决问题的能力,使学生加深对教学内容的理解和掌握。

2. 实践教学要充分利用教学资源,结合挂图、标本、模型、活体、多媒体等,采用理论讲授、标本模型演示、活体观察、案例分析讨论等教学形式,充分调动学生学习的积极性和主观能动性,强化学生的动手能力和专业实践技能操作。

3. 教学评价应通过课堂提问、布置作业、单元目标测试、案例分析讨论、实践考核、期末考试等多种形式,对学生进行学习能力、实践能力和应用新知识能力的综合考核,以期达到教学目标提出的各项任务。

学时分配建议(96学时)

序号	教学内容	学时数		
		理论	实践	合计
1	医学微生物学绪论	1		1
2	细菌的形态与结构	3	2	5
3	细菌的生理	2	2	4
4	微生物的分布与消毒灭菌	2	2	6
5	细菌的遗传与变异	2		
6	细菌的感染	2	2	4
7	球菌	2		
8	肠杆菌科	2		
9	螺形菌	1		
10	厌氧性细菌	2	2	13
11	分枝杆菌属	2		
12	动物源性细菌	1		
13	其他病原菌	1		
14	其他原核细胞型微生物	2	2	5
15	真菌	1		
16	病毒概述	4		4
17	呼吸道病毒	3		3
18	胃肠道感染病毒	1		1
19	肝炎病毒	2		2
20	反转录病毒	1		1
21	疱疹病毒	1		1

续表

序号	教学内容	学时数		
		理论	实践	合计
22	虫媒病毒与出血热病毒	1		1
23	其他病毒与朊粒	1		1
24	人体寄生虫学总论	2		2
25	医学蠕虫	6	2	8
26	医学原虫	3	1	4
27	医学节肢动物	1	1	2
28	医学免疫学概述	1		1
29	免疫系统	3		3
30	抗原	2		2
31	免疫球蛋白	2		2
32	补体系统	2		2
33	主要组织相容性复合体	1		1
34	细胞因子	1		1
35	免疫应答	3		3
36	抗感染免疫	1		1
37	超敏反应	4	1	5
38	免疫缺陷病与自身免疫性疾病	1		1
39	肿瘤免疫	1		1
40	免疫学的临床应用	2	3	5
合计		76	20	96

目标检测选择题参考答案

第1章 1. A 2. C 3. B 4. A 5. D
第2章 1. B 2. E 3. A 4. C 5. A 6. D 7. C 8. C 9. A
第3章 1. B 2. C 3. B 4. B 5. E 6. A 7. A
第4章 1. B 2. A 3. A 4. D 5. E 6. A 7. A 8. B
第5章 1. B 2. D 3. A 4. B 5. A 6. A 7. A 8. C 9. C 10. C
第6章 1. C 2. E 3. C 4. A 5. B 6. C 7. B 8. D 9. A 10. C 11. C 12. A 13. E 14. E
第7章 1. A 2. C 3. A 4. A 5. D 6. B 7. A 8. D 9. C 10. B 11. B 12. A 13. A 14. A 15. C 16. C 17. D 18. D 19. C 20. A 21. C 22. A 23. C 24. A 25. B 26. A
第8章 1. B 2. D 3. A 4. A 5. E 6. B 7. D 8. C 9. C 10. C 11. B 12. D
第9章 1. D 2. A 3. D 4. E 5. C 6. B
第10章 1. B 2. A 3. C 4. E 5. B 6. C 7. E 8. C 9. D 10. B 11. A
第11章 1. A 2. A 3. D 4. E 5. D 6. D 7. A 8. B 9. D 10. C 11. D 12. C
第12章 1. B 2. D 3. B 4. A
第13章 1. D 2. B 3. D 4. C 5. A 6. E 7. C 8. B
第14章 1. D 2. C 3. A 4. B 5. A 6. C 7. D
第15章 1. A 2. D 3. A 4. C 5. B
第16章 1. C 2. C 3. B 4. E 5. E 6. C 7. D 8. E 9. A 10. C
第17章 1. C 2. A 3. A 4. A 5. E 6. A 7. C 8. A 9. B 10. D
第18章 1. A 2. B 3. E 4. C 5. B 6. D 7. C 8. E 9. C 10. B
第19章 1. E 2. B 3. D 4. E 5. E 6. B 7. E 8. C 9. A 10. B
第20章 1. D 2. E 3. B 4. E 5. B 6. B 7. D 8. D 9. C 10. C 11. E 12. D 13. E 14. D
第21章 1. A 2. D 3. A 4. D 5. C 6. C 7. A 8. D 9. B 10. D
第22章 1. B 2. A 3. B 4. D 5. C 6. A 7. D
第23章 1. B 2. E 3. D 4. C 5. B 6. D 7. A 8. C 9. E 10. D 11. E 12. B
第24章 1. D 2. D 3. A 4. E 5. A
第25章 1. A 2. C 3. D 4. C 5. D 6. D 7. B 8. A 9. E 10. A 11. C 12. B 13. A 14. B 15. A 16. E 17. D 18. C 19. A 20. D
第26章 1. A 2. D 3. D 4. B 5. A 6. B 7. A 8. E 9. B 10. A 11. A 12. B 13. C
第27章 1. A 2. B 3. C 4. A 5. E 6. E 7. C 8. B
第28章 1. D 2. E 3. A 4. D 5. B 6. A 7. B 8. B 9. C
第29章 1. C 2. E 3. D 4. C 5. D 6. C 7. B 8. C 9. C 10. A 11. B 12. C 13. C 14. A 15. C
第30章 1. C 2. C 3. D 4. D 5. E 6. D 7. D 8. D 9. A 10. B 11. E 12. B 13. D 14. E 15. C
第31章 1. B 2. A 3. A 4. D 5. B 6. B
第32章 1. B 2. D 3. C 4. E
第33章 1. D 2. C 3. C 4. D 5. B
第34章 1. C 2. C 3. A 4. E
第35章 1. B 2. D 3. A 4. C 5. E 6. D 7. B 8. B
第36章 1. B 2. B 3. B 4. E 5. C
第37章 1. B 2. C 3. D 4. C 5. A 6. C 7. A 8. D 9. C 10. A 11. C 12. C 13. C
第38章 1. E 2. D 3. C 4. A 5. B
第39章 1. A 2. C 3. A 4. E 5. D
第40章 1. C 2. D 3. C 4. E 5. C 6. E